中华医学百科全书

基础医学

医学微生物学（二）

国家出版基金项目
NATIONAL PUBLICATION FOUNDATION

中国协和医科大学出版社
北　京

图书在版编目 (CIP) 数据

医学微生物学 . 二 / 金奇主编 . -- 北京 : 中国协和医科大学出版社 , 2024. 7. -- (中华医学百科全书).
ISBN 978-7-5679-2455-0

Ⅰ . R37-61

中国国家版本馆 CIP 数据核字第 2024X3R219 号

中华医学百科全书·医学微生物学（二）

主　　编：金　奇

编　　审：吴翠姣

责任编辑：郭　琼

出版发行：中国协和医科大学出版社
　　　　　（北京市东城区东单三条 9 号　邮编 100730　电话 010-6526 0431）

网　　址：www.pumcp.com

印　　刷：北京广达印刷有限公司

开　　本：889×1230　1/16

印　　张：17

字　　数：490 千字

版　　次：2024 年 7 月第 1 版

印　　次：2024 年 7 月第 1 次印刷

定　　价：255.00 元

ISBN 978-7-5679-2455-0

《中华医学百科全书》编纂委员会

总顾问　吴阶平　韩启德　桑国卫

总指导　陈　竺

总主编　刘德培　王　辰

副总主编　曹雪涛　李立明　曾益新　吴沛新　姚建红

编纂委员（以姓氏笔画为序）

刘吉开	刘芝华	刘伏友	刘华平	刘华生	刘志刚	刘克良
刘迎龙	刘建勋	刘胡波	刘树民	刘昭纯	刘俊涛	刘洪涛
刘桂荣	刘献祥	刘嘉瀛	刘德培	闫永平	米玛	米光明
安锐	祁建城	许媛	许腊英	那彦群	阮长耿	阮时宝
孙宁	孙光	孙皎	孙锟	孙少宣	孙长颢	孙立忠
孙则禹	孙秀梅	孙建中	孙建方	孙建宁	孙贵范	孙洪强
孙晓波	孙海晨	孙景工	孙颖浩	孙慕义	纪志刚	严世芸
严姝霞	苏川	苏旭	苏荣扎布	杜元灏	杜文东	杜治政
杜惠兰	李飞	李方	李龙	李东	李宁	李刚
李丽	李彤	李波	李剑	李勇	李桦	李鲁
李磊	李燕	李冀	李大魁	李云庆	李太生	李日庆
李玉珍	李世荣	李立明	李汉忠	李永哲	李志平	李连达
李灿东	李君文	李劲松	李其忠	李若瑜	李泽坚	李宝馨
李建兴	李建初	李建勇	李映兰	李思进	李莹辉	李晓明
李凌江	李继承	李董男	李森恺	李曙光	杨凯	杨威
杨恬	杨勇	杨健	杨硕	杨化新	杨文英	杨世民
杨世林	杨伟文	杨克敌	杨甫德	杨国山	杨宝峰	杨炳友
杨晓明	杨跃进	杨腊虎	杨瑞馥	杨慧霞	励建安	连建伟
肖波	肖南	肖永庆	肖培根	肖鲁伟	吴东	吴江
吴明	吴信	吴令英	吴立玲	吴欣娟	吴勉华	吴爱勤
吴群红	吴德沛	邱建华	邱贵兴	邱海波	邱蔚六	何维
何勤	何方方	何志嵩	何绍衡	何春涤	何裕民	余争平
余新忠	狄文	冷希圣	汪海	汪静	汪受传	沈岩
沈岳	沈敏	沈铿	沈卫峰	沈心亮	沈华浩	沈俊良
宋国维	宋经元	张泓	张学	张亮	张强	张霆
张澍	张大庆	张为远	张玉石	张世民	张永学	张先庚
张华敏	张宇鹏	张志愿	张丽霞	张伯礼	张宏誉	张劲松
张奉春	张宝仁	张建中	张建宁	张承芬	张琴明	张富强
张新庆	张潍平	张德芹	张燕生	陆华	陆林	陆翔
陆小左	陆付耳	陆伟跃	陆静波	阿不都热依木·卡地尔		陈文
陈杰	陈实	陈洪	陈琪	陈楠	陈薇	陈曦
陈士林	陈大为	陈文祥	陈玉文	陈代杰	陈尧忠	陈红风
陈志南	陈志强	陈规化	陈虎彪	陈国良	陈佩仪	陈家旭
陈智轩	陈锦秀	陈誉华	邵蓉	邵荣光	邵瑞琪	武志昂
其仁旺其格	范明	范炳华	茅宁莹	林三仁	林久祥	林子强

林天歆	林江涛	林曙光	杭太俊	郁琦	欧阳靖宇	尚红
果德安	明根巴雅尔	易定华	易著文	罗力	罗毅	罗小平
罗长坤	罗颂平	帕尔哈提·克力木		图门巴雅尔	岳伟华	岳建民
金玉	金奇	金少鸿	金伯泉	金季玲	金征宇	金银龙
金惠铭	周兵	周永学	周光炎	周利群	周灿权	周良辅
周纯武	周学东	周宗灿	周定标	周宜开	周建平	周建新
周春燕	周荣斌	周辉霞	周福成	郑珊	郑一宁	郑志忠
郑金福	郑法雷	郑建全	郑洪新	郑家伟	郎景和	房敏
孟群	孟庆跃	孟静岩	赵平	赵艳	赵群	赵子琴
赵中振	赵文海	赵玉沛	赵正言	赵永强	赵志河	赵彤言
赵明杰	赵明辉	赵耐青	赵临襄	赵继宗	赵铱民	赵靖平
郝模	郝小江	郝传明	郝晓柯	胡志	胡明	胡慧
胡大一	胡文东	胡向军	胡国华	胡昌勤	胡盛寿	胡德瑜
柯杨	查干	柏亚妹	柏树令	钟翠平	钟赣生	
香多·李先加		段涛	段金廒	段俊国	侯一平	侯金林
侯春林	俞光岩	俞梦孙	俞景茂	饶克勤	施慎逊	姜小鹰
姜玉新	姜廷良	姜国华	姜柏生	姜德友	洪两	洪震
洪秀华	洪建国	祝庆余	祝䏴晨	姚霞	姚永杰	姚克纯
姚祝军	秦川	秦卫军	袁文俊	袁永贵	都晓伟	晋红中
栗占国	贾波	贾建平	贾继东	夏术阶	夏照帆	夏慧敏
柴光军	柴家科	钱传云	钱忠直	钱家鸣	钱焕文	倪健
倪鑫	徐军	徐晨	徐云根	徐永健	徐志云	徐志凯
徐克前	徐金华	徐建国	徐勇勇	徐桂华	凌文华	高妍
高晞	高志贤	高志强	高金明	高学敏	高树中	高健生
高思华	高润霖	郭岩	郭小朝	郭长江	郭巧生	郭庆梅
郭宝林	郭海英	唐强	唐向东	唐朝枢	唐德才	诸欣平
谈勇	谈献和	陶永华	陶芳标	陶·苏和	陶建生	陶晓华
黄钢	黄峻	黄烽	黄人健	黄叶莉	黄宇光	黄国宁
黄国英	黄跃生	黄璐琦	萧树东	梅亮	梅长林	曹佳
曹广文	曹务春	曹建平	曹洪欣	曹济民	曹雪涛	曹德英
龚千锋	龚守良	龚非力	袭著革	常耀明	崔蒙	崔丽英
庚石山	康健	康廷国	康宏向	章友康	章锦才	章静波
梁萍	梁显泉	梁铭会	梁繁荣	谌贻璞	屠鹏飞	隆云
绳宇	巢永烈	彭成	彭勇	彭明婷	彭晓忠	彭瑞云
彭毅志	斯拉甫·艾白		葛坚	葛立宏	董方田	蒋力生

蒋建东	蒋建利	蒋澄宇	韩晶岩	韩德民	惠延年	粟晓黎
程天民	程仕萍	程训佳	焦德友	储全根	舒 强	童培建
曾 苏	曾 渝	曾小峰	曾正陪	曾国华	曾学思	曾益新
谢 宁	谢立信	蒲传强	赖西南	赖新生	詹启敏	詹思延
鲍春德	窦科峰	窦德强	褚淑贞	赫 捷	蔡 威	裴国献
裴晓方	裴晓华	廖品正	谭仁祥	谭先杰	翟所迪	熊大经
熊鸿燕	樊 旭	樊飞跃	樊巧玲	樊代明	樊立华	樊明文
樊瑜波	黎源倩	颜 虹	潘国宗	潘柏申	潘桂娟	潘超美
薛社普	薛博瑜	魏光辉	魏丽惠	藤光生	B·吉格木德	

《中华医学百科全书》学术委员会

主任委员　巴德年

副主任委员（以姓氏笔画为序）

汤钊猷　　吴孟超　　陈可冀　　贺福初

学术委员（以姓氏笔画为序）

丁鸿才	于明德	于是凤	于润江	于德泉	马遂	王宪
王大章	王之虹	王文吉	王正敏	王邦康	王声湧	王近中
王政国	王晓仪	王海燕	王鸿利	王琳芳	王锋鹏	王满恩
王模堂	王德文	王澍寰	王翰章	毛秉智	乌正赉	方福德
尹昭云	巴德年	邓伟吾	石一复	石中瑗	石四箴	石学敏
平其能	卢世璧	卢圣栋	卢光琇	史俊南	皮昕	吕军
吕传真	朱预	朱大年	朱元珏	朱晓东	朱家恺	仲剑平
任德全	刘正	刘耀	刘又宁	刘宝林（口腔）		
刘宝林（公共卫生）	刘彦信	刘敏如	刘景昌	刘新光	刘嘉瀛	
刘镇宇	刘德培	闫剑群	江世忠	汤光	汤钊猷	许琪
许彩民	阮金秀	孙燕	孙汉董	孙曼霁	纪宝华	严隽陶
苏志	苏荣扎布	杜乐勋	李亚洁	李传胪	李仲智	李连达
李若新	李钟铎	李济仁	李舜伟	李巍然	杨莘	杨圣辉
杨克恭	杨宠莹	杨瑞馥	肖文彬	肖承悰	肖培根	吴坚
吴坤	吴蓬	吴乐山	吴永佩	吴在德	吴军正	吴观陵
吴希如	吴孟超	吴咸中	邱蔚六	何大澄	余森海	谷华运
邹学贤	汪华	汪仕良	沈岩	沈竟康	张乃峥	张习坦
张月琴	张世臣	张丽霞	张伯礼	张金哲	张学文	张学军
张承绪	张俊武	张洪君	张致平	张博学	张朝武	张蕴惠
陆士新	陆道培	陈虹	陈子江	陈文亮	陈世谦	陈可冀
陈立典	陈宁庆	陈在嘉	陈尧忠	陈君石	陈松森	陈育德
陈治清	陈洪铎	陈家伟	陈家伦	陈寅卿	邵铭熙	范乐明
范茂槐	欧阳惠卿	罗才贵	罗成基	罗启芳	罗爱伦	罗慰慈
季成叶	金义成	金水高	金惠铭	周俊	周仲瑛	周荣汉
周福成	郑德先	房书亭	赵云凤	胡永华	胡永洲	钟世镇
钟南山	段富津	侯云德	侯惠民	俞永新	俞梦孙	施侣元
姜世忠	姜庆五	恽榴红	姚天爵	姚新生	贺福初	秦伯益
袁建刚	贾弘禔	贾继东	贾福星	夏惠明	顾美仪	顾觉奋

顾景范	徐文严	翁心植	栾文明	郭　定	郭子光	郭天文
郭宗儒	唐由之	唐福林	涂永强	黄秉仁	黄洁夫	黄璐琦
曹仁发	曹采方	曹谊林	龚幼龙	龚锦涵	盛志勇	康广盛
章魁华	梁文权	梁德荣	彭小忠	彭名炜	董　怡	程天民
程元荣	程书钧	程伯基	傅民魁	曾长青	曾宪英	温　海
强伯勤	裘雪友	甄永苏	褚新奇	蔡年生	廖万清	樊明文
黎介寿	薛　森	戴行锷	戴宝珍	戴尅戎		

《中华医学百科全书》工作委员会

基础医学类

总主编

　　刘德培　　中国医学科学院　北京协和医学院

本卷编委会

主　编

　　金　奇　　中国医学科学院病原生物学研究所

副主编

　　杨　威　　中国医学科学院病原生物学研究所

编　委（以姓氏笔画为序）

　　王佑春　　中国医学科学院医学生物学研究所

　　王健伟　　中国医学科学院

　　邓红雨　　中国科学院生物物理研究所

　　安　静　　首都医科大学基础医学院

　　李琦涵　　中国医学科学院医学生物学研究所

　　李德新　　中国疾病预防控制中心病毒病预防控制所

　　杨　威　　中国医学科学院病原生物学研究所

　　肖庚富　　中国科学院武汉病毒研究所

　　岑　山　　中国医学科学院医药生物技术研究所

　　何玉先　　中国医学科学院病原生物学研究所

　　张磊亮　　山东第一医科大学

　　金　奇　　中国医学科学院病原生物学研究所

　　赵振东　　中国医学科学院病原生物学研究所

　　钟　劲　　中国科学院上海巴斯德研究所

　　段招军　　中国疾病预防控制中心病毒病预防控制所

　　袁正宏　　复旦大学

　　钱朝晖　　中国医学科学院病原生物学研究所

高　磊　　中国医学科学院病原生物学研究所

郭　斐　　中国医学科学院病原生物学研究所

黄　曦　　中山大学

梁国栋　　中国疾病预防控制中心病毒病预防控制所

舒跃龙　　中国医学科学院病原生物学研究所

鲁凤民　　北京大学医学部

谢幼华　　复旦大学

谭文杰　　中国疾病预防控制中心病毒病预防控制所

瞿　涤　　复旦大学

前　言

《中华医学百科全书》终于和读者朋友们见面了！

古往今来，凡政通人和、国泰民安之时代，国之重器皆为科技、文化领域的鸿篇巨制。唐代《艺文类聚》、宋代《太平御览》、明代《永乐大典》、清代《古今图书集成》等，无不彰显盛世之辉煌。新中国成立后，国家先后组织编纂了《中国大百科全书》第一版、第二版，成为我国科学文化事业繁荣发达的重要标志。医学的发展，从大医学、大卫生、大健康角度，集自然科学、人文社会科学和艺术之大成，是人类社会文明与进步的集中体现。随着经济社会快速发展，医药卫生领域科技日新月异，知识大幅更新。广大读者对医药卫生领域的知识文化需求日益增长，因此，编纂一部医药卫生领域的专业性百科全书，进一步规范医学基本概念，整理医学核心体系，传播精准医学知识，促进医学发展和人类健康的任务迫在眉睫。在党中央、国务院的亲切关怀以及国家各有关部门的大力支持下，《中华医学百科全书》应运而生。

作为当代中华民族"盛世修典"的重要工程之一，《中华医学百科全书》肩负着全面总结国内外医药卫生领域经典理论、先进知识，回顾展现我国卫生事业取得的辉煌成就，弘扬中华文明传统医药璀璨历史文化的使命。《中华医学百科全书》将成为我国科技文化发展水平的重要标志、医药卫生领域知识技术的最高"检阅"、服务千家万户的国家健康数据库和医药卫生各学科领域走向整合的平台。

肩此重任，《中华医学百科全书》的编纂力求做到两个符合。一是符合社会发展趋势：全面贯彻以人为本的科学发展观指导思想，通过普及医学知识，增强人民群众健康意识，提高人民群众健康水平，促进社会主义和谐社会构建。二是符合医学发展趋势：遵循先进的国际医学理念，以"战略前移、重心下移、模式转变、系统整合"的人口与健康科技发展战略为指导。同时，《中华医学百科全书》的编纂力求做到两个体现：一是体现科学思维模式的深刻变革，即学科交叉渗透/知识系统整合；二是体现继承发展与时俱进的精神，准确把握学科现有基础理论、基本知识、基本技能以及经典理论知识与科学思维精髓，深刻领悟学科当前面临的交叉渗透与整合转化，敏锐洞察学科未来的发展趋势与突破方向。

作为未来权威著作的"基准点"和"金标准"，《中华医学百科全书》编纂过程中，制定了严格的主编、编者遴选原则，聘请了一批在学界有相当威望、具有较高学术造诣和较强组织协调能力的专家教授（包括多位两院院士）担任大类主编和学科卷主编，确保全书的科学性与权威性。另外，还借鉴了已有百科全书的编写经验。鉴于《中华医学百科全书》的编纂过程本身带有科学研究性质，还聘请了若干科研院所的科研管理专家作为特约编审，站在科研管理的高度为全书的顺利编纂保驾护航。除了编者、编审队伍外，还制订了详尽的质量保证计划。编纂委员会和工作委员会秉持质量源于设计的理念，共同制订了一系列配套的质量控制规范性文件，建立了一套切实可行、行之有效、效率最优的编纂质量管理方案和各种情况下的处理原则及预案。

《中华医学百科全书》的编纂实行主编负责制，在统一思想下进行系统规划，保证良好的全程质量策划、质量控制、质量保证。在编写过程中，统筹协调学科内各编委、卷内条目以及学科间编委、卷间条目，努力做到科学布局、合理分工、层次分明、逻辑严谨、详略有方。在内容编排上，务求做到"全准精新"。形式"全"：学科"全"，册内条目"全"，全面展现学科面貌；内涵"全"：知识结构"全"，多方位进行条目阐释；联系整合"全"：多角度编制知识网。数据"准"：基于权威文献，引用准确数据，表述权威观点；把握"准"：审慎洞察知识内涵，准确把握取舍详略。内容"精"："一语天然万古新，豪华落尽见真淳。"内容丰富而精练，文字简洁而规范；逻辑"精"："片言可以明百意，坐驰可以役万里。"严密说理，科学分析。知识"新"：以最新的知识积累体现时代气息；见解"新"：体现出学术水平，具有科学性、启发性和先进性。

《中华医学百科全书》之"中华"二字，意在中华之文明、中华之血脉、中华之视角，而不仅限于中华之地域。在文明交织的国际化浪潮下，中华医学汲取人类文明成果，正不断开拓视野，敞开胸怀，海纳百川般融入，润物无声状拓展。《中华医学百科全书》秉承了这样的胸襟怀抱，广泛吸收国内外华裔专家加入，力求以中华文明为纽带，牵系起所有华人专家的力量，展现出现今时代下中华医学文明之全貌。《中华医学百科全书》作为由中国政府主导，参与编纂学者多、分卷学科设置全、未来受益人口广的国家重点出版工程，得到了联合国教科文等组织的高度关注，对于中华医学的全球共享和人类的健康保健，都具有深远意义。

《中华医学百科全书》分基础医学、临床医学、中医药学、公共卫生学、军事与特种医学和药学六大类，共计144卷。由中国医学科学院/北京协和医学院牵头，联合军事医学科学院、中国中医科学院和中国疾病预防控制中心，带动全国知名院校、科研单位和医院，有多位院士和海内外数千位优秀专家参加。国内知名的医学和百科编审汇集中国协和医科大学出版社，并培养了一批热爱百科事业的中青年编辑。

回览编纂历程，犹然历历在目。几年来，《中华医学百科全书》编纂团队呕心沥血，孜孜矻矻。组织协调坚定有力，条目撰写字斟句酌，学术审查一丝不苟，手书长卷撼人心魂……在此，谨向全国医学各学科、各领域、各部门的专家、学者的积极参与以及国家各有关部门、医药卫生领域相关单位的大力支持致以崇高的敬意和衷心的感谢！

《中华医学百科全书》的编纂是一项泽被后世的创举，其牵涉医学科学众多学科及学科间交叉，有着一定的复杂性；需要体现在当前医学整合转型的新形式，有着相当的创新性；作为一项国家出版工程，有着毋庸置疑的严肃性。《中华医学百科全书》开创性和挑战性都非常强。由于编纂工作浩繁，难免存在差错与疏漏，敬请广大读者给予批评指正，以便在今后的编纂工作中不断改进和完善。

刘德培

凡　例

一、《中华医学百科全书》（以下简称《全书》）按基础医学类、临床医学类、中医药学类、公共卫生类、军事与特种医学类、药学类的不同学科分卷出版。一学科辑成一卷或数卷。

二、《全书》基本结构单元为条目，主要供读者查检，亦可系统阅读。条目标题有些是一个词，例如"乳剂"；有些是词组，例如"制剂命名原则"。

三、由于学科内容有交叉，会在不同卷设有少量同名条目。例如《药剂学》《中药药剂学》都设有"片剂"条目。其释文会根据不同学科的视角不同各有侧重。

四、条目标题上方加注汉语拼音，条目标题后附相应的外文。例如：

yīxué bìngdúxué
医学病毒学（medical virology）

五、本卷条目按学科知识体系顺序排列。为便于读者了解学科概貌，卷首条目分类目录中条目标题按阶梯式排列，例如：

医学病毒学 ……………………………………………………………………
　病毒 ……………………………………………………………………………
　　病毒结构 ……………………………………………………………………
　　　病毒囊膜 …………………………………………………………………

六、各学科都有一篇介绍本学科的概观性条目，一般作为本学科卷的首条。介绍学科大类的概观性条目，列在本大类中基础性学科卷的学科概观性条目之前。

七、条目之中设立参见系统，体现相关条目内容的联系。一个条目的内容涉及其他条目，需要其他条目的释文作为补充的，设为"参见"。所参见的本卷条目的标题在本条目释文中出现的，用蓝色楷体字印刷；所参见的本卷条目的标题未在本条目释文中出现的，在括号内用蓝色楷体字印刷该标题，另加"见"字；参见其他卷条目的，注明参见条所属学科卷名，如"参见□□□卷"或"参见□□□卷□□□□"。

八、《全书》医学名词以全国科学技术名词审定委员会审定公布的为标准。同一概念或疾病在不同学科有不同命名的，以主科所定名词为准。字数较多，释文中拟用简称的名词，每个条目中第一次出现时使用全称，并括注简称，例如：中华人民共和国药典（简称中国药典）。个别众所周知的名词直接使用简称、缩写，例如：DNA。药物名称参照《中华人民共和国药典》2015 年版和《国家基本药物目录》

2012 年版。

九、《全书》量和单位的使用以国家标准 GB 3100~3102—1993《量和单位》为准。援引古籍或外文时维持原有单位不变。必要时括注与法定计量单位的换算。

十、《全书》数字用法以国家标准 GB/T 15835—2011《出版物上数字用法》为准。

十一、正文之后设有内容索引和条目标题索引。内容索引供读者按照汉语拼音字母顺序查检条目和条目之中隐含的知识主题。条目标题索引分为条目标题汉字笔画索引和条目外文标题索引，条目标题汉字笔画索引供读者按照汉字笔画顺序查检条目，条目外文标题索引供读者按照外文字母顺序查检条目。

十二、部分学科卷根据需要设有附录，列载本学科有关的重要文献资料。

目　录

yīxué bìngdúxué

医学病毒学 （medical virology）

以病毒为研究对象，主要从医学的角度研究病毒的本质和特性及其与疾病相互关系的一门学科。是病毒学的一个重要分支。医学病毒学研究范围包括病毒的生物学特征、致病机制、传播模式、遗传变异、感染免疫、病原学诊断方法以及药物和疫苗的开发等，其研究目的是更有效地治疗、预防和控制危害人类健康的病毒感染性疾病，以造福于人类。

研究简史　病毒是一类不具细胞结构却含有核酸、可遗传、能复制等生命特征的非细胞微生物。新的病毒在宿主细胞内完成复制、转录、翻译以及组装。病毒个体微小，能通过细菌滤器，在电镜下才能看见，大小用纳米（nm）表示。在人类早期的历史活动中，已经有了人类与病毒感染抗争的记载：公元前3700年的古埃及象形文字中记载了因患脊髓灰质炎而瘫痪的牧师；在古希腊时代已有狂犬病的记载；关于天花的最早记载出现在公元前5世纪；古代记载的病毒感染性疾病还有流行性腮腺炎、流行性感冒和黄热病。

尽管对病毒感染性疾病的存在，人类很早就有认识，但发现病毒感染性疾病是由病毒感染所引起的，并且鉴定出病毒是在19世纪后期。1892年，俄国生物学家伊万诺夫斯基（Ivanovski，1864~1920年）发现，通过细菌滤器过滤的患病烟草叶片汁液，还能引发健康的烟草发生花叶病。1898年，荷兰细菌学家贝杰林克（Beijerinck，1851~1931年）提出烟草花叶病的病原体是一种可通过滤器的可传染的可溶性分子，并能在宿主细胞内复制；与此同时，德国细菌学家莱夫勒·弗雷德里克（Freidrich Loeffler）发现了口蹄疫的病原体具有相同的特性。三位科学家的发现为医学病毒学的研究奠定了基础。此后的几十年中，相继证实多种病毒的存在，包括鸡瘟病毒（1900年）、黄热病毒（1901年）、鸡痘病毒（1902年）、狂犬病病毒（1903年）、鸡白血病病毒（1908年）、脊髓灰质炎病毒（1909年）、劳斯肉瘤病毒（1911年）、流行性感冒病毒（1933年）及噬菌体（又称细菌病毒）（1915年）等。

人类在遭受病毒感染性疾病侵害的同时，也是不断与病毒作斗争的过程。北宋年间（公元10世纪），中国就有了人工免疫接种预防天花的记载。公元17世纪，人工免疫接种预防天花的技术通过丝绸之路传入中东及欧洲。直到18世纪90年代，英国医师发明了利用牛痘接种法预防天花，才取代天花接种，并一直沿用至今。1885年，法国微生物学家路易斯·巴斯德（Louis Pasteur，1822~1895年）制备出病毒减毒疫苗——狂犬病病毒疫苗，接种后可产生针对狂犬病病毒特异的保护性免疫。随着第一个病毒的发现，许多病毒疫苗，如黄热病毒疫苗、流行性感冒病毒疫苗等也被陆续发明出来。

回顾医学病毒学的发展历史发现，对医学病毒学的研究早就开始，但直到20世纪中叶随着实验体系的建立和显微镜技术的不断进步，才逐渐成为一门独立的学科。随着分子生物学和生物信息学的发展，医学病毒学与这些学科充分融合，进入了飞速发展阶段：20世纪60年代以来，病毒的繁殖机制被阐明；包括朊病毒在内的一系列亚病毒相继被发现；许多病毒的基因组序列被测定；某些病毒的基因结构与功能的关系、基因表达调控原理以及蛋白质分子结构被阐明；病毒变异和进化、病毒感染性疾病的感染和流行特征不断被描述和更新。

研究对象　医学病毒学研究向两方向发展，一是着重在理论方面，采用现代分子生物学技术阐明病毒及病毒感染的本质；二是着重在应用方面，也就是病毒感染性疾病的诊断和治疗方面；二者相互依存，相互促进，其主要内容和重要性可概括如下。①关于病毒本质的研究：利用现代显微技术（如电子显微镜）、X射线晶体衍射技术和激光光谱仪等，观察病毒及其亚基的细微形态和内部结构特征；利用分子生物学技术阐释病毒的理化特性、基因组的结构及其与功能之间的关系、病毒复制增殖过程、感染宿主机制、致病机制、免疫逃逸、基因表达及其调控机制；利用测序技术和生物信息学分析检测和监测病毒遗传变异，阐述其感染特征及流行规律。②关于病毒感染性疾病的研究：研究病毒与病毒感染性疾病的致病关系，如一种病毒与疾病、多种病毒合并感染与疾病、病毒组学与疾病的关系；病毒感染性疾病临床检测技术和手段的开发；对病毒感染性疾病防治的研究，包括结合生物化学、有机化学和现代生物和非生物合成技术的抗病毒药物的研制，利用基因编辑技术对病毒感染性疾病如获得性免疫缺陷综合征的治疗技术的研发及对病毒感染性疾病的预防和控制技术的研发（主要包括疫苗的研发，病毒基因工程疫苗成为主要研究热点和趋势）。

研究方法　医学病毒学的发

展史实际上是研究病毒的方法和实验体系的发展史。研究病毒的方法主要有 5 种。①体内宿主培养技术：最初的病毒学研究以活的宿主体系为基础，或用实验动物，甚至采用志愿者进行。20 世纪初，鸡胚开始应用于病毒研究。随着转基因动物技术体系的成熟，极大地推动了医学病毒学的发展。②体外组织培养技术：1943 年，中国学者黄祯祥（1910~1987 年）利用鸡胚组织进行体外的病毒培养、定量和滴定试验。1949 年，约翰·安德斯（John Enders）等在人体原代细胞中繁殖出脊髓灰质炎病毒。从此，病毒学进入黄金发展期。组织培养技术不仅推动了病毒疫苗的研究，还带动了新的病毒研究方法的出现，包括空斑试验和噬菌体展示技术等。③血清学/免疫学方法：推动了一系列灵敏、快速和准确的病毒检测技术的出现。④病毒超微结构的研究：用化学方法不仅可测量病毒颗粒的整体组分、病毒蛋白和核酸特性，还可测量病毒颗粒的结构及囊膜各组分间的相互作用方式。用物理学方法测量病毒颗粒，如用 X 射线晶体衍射技术使在原子水平上测定病毒结构成为可能；电子显微镜技术，包括透射和扫描显微镜技术等，用于观察病毒结构。⑤分子生物学和生物信息学的发展，使医学病毒学进入一个全新的时代。

与相关学科的关系 医学病毒学、医学细菌学与医学真菌学共同构成医学微生物学。医学病毒学与兽医微生物学（尤其是兽医病毒学）密切相关。医学病毒学在致病机制方面与免疫学、病理学、肿瘤学密切相关；在所致疾病方面与感染病学及流行病学关系密切；在病原学诊断、遗传变异和疫苗开发研究方面，离不开生物化学、分子生物学、免疫学的知识和技能。

（金 奇）

bìngdú

病毒（virus） 一类微小的无细胞结构的微生物。由蛋白质和核酸组成，不能独立生长和复制，只能在活细胞中完成复制和增殖。

病毒的特点：体积微小，常用测量单位为纳米，须用电子显微镜放大后方可观察；结构简单，仅有一种类型核酸；严格的细胞内寄生；对抗生素不敏感，对干扰素敏感；以自我复制形式进行增殖。

结构完整的具有感染性的病毒颗粒称为病毒体。病毒体的基本结构是核衣壳，由核心和衣壳构成。核心位于病毒的中心，主要成分是核酸，构成病毒的基因组，为病毒复制、遗传和变异提供遗传信息。除核酸，核心还可能有少量病毒复制所需的酶类，如病毒转录酶、反转录酶等。衣壳包绕在核酸外面，主要成分是蛋白质。衣壳具有抗原性，是病毒体的主要抗原成分，并可保护病毒核酸免受破坏。有些病毒的核衣壳外有囊膜，主要由脂质和糖蛋白构成，具有维护病毒体结构完整的功能，并与病毒的致病性和免疫性相关。病毒核酸的化学成分为 DNA 或 RNA，依此可将病毒分为 DNA 病毒或 RNA 病毒。

病毒的增殖方式是自我复制。病毒的复制周期依次包括吸附、进入、生物合成及装配、成熟和释放等步骤。病毒基因组进入宿主细胞后，在 DNA 聚合酶或 RNA 聚合酶的作用下，以病毒基因组为模板，经过复杂的生物合成过程复制出病毒的基因组；病毒基因组通过转录和翻译过程，合成大量的病毒结构蛋白，再经过装配，最终释放出子代病毒。

病毒在医学微生物学中占有十分重要的地位，在微生物引起的疾病中，由病毒引起的疾病约占 75%。

（鲁凤民）

bìngdú qǐyuán

病毒起源（origin of virus） 在病毒的进化历史中，其初始发生与形成的过程。随着对病毒与细胞相互作用的分子模型和分子病毒学研究的发展，形成了针对病毒起源的 3 种代表性假说，即共同进化假说、退行性假说和内源性假说。

共同进化假说 认为病毒是通过与细胞生物平行的进化途径，由生命产生之前的 RNA 中能自我复制的分子进化而来，并与细胞生物体共同进化，由此提示，在从无机自然界到生命出现这一漫长的转变过程中，病毒处于非生物到生物的过渡位置，既有化学大分子的属性，又具有生物的部分特征，即病毒填补了从化学大分子到原始细胞生物之间的空白。

退行性假说 认为病毒可能是一种高级微生物的退行性生命物质，微生物细胞在生命历程中随着部分基因的丢弃使其丧失独立的自我繁殖能力，最终退化为病毒。其依据是在细胞内环境寄生的细菌与病毒之间，存在着立克次体和衣原体等专性细胞内寄生的中间形式，据此推测，由寄生于细胞的低级细菌经立克次体和衣原体逐步退化成病毒。

内源性假说 认为有些病毒起源于正常细胞的核酸片段逃逸，因偶然途径从细胞内脱离出来而演化为病毒。其依据一是质粒本属于细胞的一部分，但其可随时脱离细胞，并在细胞之间传递；二是病毒与质粒相似，有很多病毒的核酸可全部或部分结合到宿主细胞的染色体上，从而变为细胞的一部分，之后，生成的病毒蛋白捕获病毒基因组，装配成熟的病毒颗粒，并最终释放到细胞外。

（鲁凤民）

病毒进化 （evolution of virus）

bìngdú jìnhuà

病毒为更好地生存、更好地适应环境，将适宜生存的种类被保留下来，不适合生存的种类被淘汰的过程。在漫长的进化过程中，病毒形成了相对稳定的病毒株，也选择了相对固定的宿主。病毒的进化给病毒感染性疾病的诊断、治疗和预防提出了新的挑战。

病毒进化的机制有 3 种。①基因突变：病毒的高速复制及高度突变率增加了病毒的基因多样性，为其进化提供了首要条件。②基因交换：病毒之间及病毒与宿主细胞之间通过基因组片段的重组或重配交换遗传信息，这是病毒在自然选择中为生存所必需的条件。③自然选择：病毒通过选择宿主适应不断变化的环境，或通过产生大量的子代病毒，或快速变异，或以丰富的多样性适应宿主，也可通过扩大宿主范围来适应变化的环境。

病毒进化的途径有两方面，一是与宿主共同进化，病毒与宿主具有共同的命运，可能会因宿主的消亡而消亡；二是选择多种宿主，一种宿主消亡时，可在另一种宿主中继续繁殖。

病毒的突变随机发生，而病毒的进化在各种选择压力下具有一定的方向性，这些选择压力有 4 个方面。①负性选择：对病毒产生致死性或有害性改变。②适应性选择：使病毒更好地在宿主内生存。③免疫选择：使病毒逃避宿主的免疫攻击。④药物选择：使病毒逃避抗病毒药物的清除。

（鲁凤民）

病毒形态 （morphology of virus）

bìngdú xíngtài

病毒种类繁多，在电镜下可观察到许多病毒颗粒的形态，呈棒状、球形、多角形、弹形或蝌蚪形。病毒的大小也不相同，一般为 $10\sim250$nm。

病毒的形状同其壳体的基本结构有紧密的联系，病毒的壳体有 3 种结构类型，与之相对应，病毒颗粒的形状大致分为以下 3 种类型。①二十面体对称型：蛋白质亚基围绕具有立方对称的正多面体的角或边排列，形成一个封闭的蛋白质的鞘，包装病毒核酸，形成病毒衣壳，各种病毒衣壳亚基数目不同，聚集在一起形成二聚体、三聚体、四聚体、五聚体或六聚体。这些子粒形成由二十面体对称结构，包括 12 个顶角、20 个三角面、30 条边，呈 5∶3∶2 轴对称。脊髓灰质炎病毒、腺病毒和小 RNA 病毒均属于这一类病毒。②螺旋对称型：蛋白质亚基与核酸沿中心轴呈螺旋状排列，形成高度有序、对称的螺旋状共聚体。螺旋对称的壳体形成杆状、线状和球形等病毒颗粒，流行性感冒病毒为螺旋对称的圆球形病毒。③复合对称型：噬菌体为典型的代表。壳体由头部和尾部组成，头部由 20 个以上的蛋白质亚基组成，相当于二十面体，尾部呈螺旋对称，由领带和尾板把头部与尾部连接起来，构成一个复杂而巧妙的整体结构。

（王健伟　雷晓波）

病毒结构 （structure of virus）

bìngdú jiégòu

由组成病毒的核酸和包被核酸的蛋白质亚基组成的结构。病毒核酸位于中心，称为核心，实际上是病毒的基因组，决定了病毒的复制与特性。蛋白质亚基包裹在核心周围，称为衣壳，保护病毒核酸。由核酸和蛋白质衣壳组成的颗粒称为核衣壳。一些病毒的外边还包由一层由脂质和糖蛋白组成的囊膜，称为囊膜病毒，如流行性感冒病毒、疱疹病毒、狂犬病病毒和冠状病毒等。

（王健伟　雷晓波）

病毒囊膜 （viral envelop）

bìngdú nángmó

大多数病毒在病毒颗粒外含有由蛋白质和脂肪所形成的外膜。又称病毒包膜。主要来源是宿主的细胞膜或细胞核膜。其基本结构与生物膜相似，是脂质双层膜，脂质分子如卵磷脂、磷脂酰乙醇胺和鞘磷脂主要位于脂质双层膜的外层，磷脂酰丝氨酸和磷脂酰肌醇主要位于脂质双层膜的内层。蛋白质是病毒的囊膜糖蛋白，具有跨膜和锚定功能。

病毒囊膜维持病毒的结构完整，在识别宿主、病毒进入细胞、子代病毒包装释放和病毒抗原性方面发挥重要作用。

（王健伟　雷晓波）

病毒衣壳 （viral capsid）

bìngdú yīqiào

由一定数量的结构单元——壳粒组成的，包裹在病毒核酸外面的蛋白质结构。可保护和介导病毒核酸进入宿主细胞；衣壳所含的壳粒数目和对称方式可作为病毒的鉴别和分类依据之一。

（钱朝晖）

病毒核衣壳 （viral nucleocapsid）

bìngdú héyīqiào

由核心及衣壳共同组成的病毒颗粒结构单位。是病毒的一个基本结构，根据核衣壳外有无囊膜，病毒分为囊膜病毒和裸露病毒。

(钱朝晖)

bìngdú jīyīnzǔ

病毒基因组 （viral genome）

病毒的遗传信息。主要编码病毒的结构蛋白及非结构蛋白。与其他生物体的遗传信息储存形式主要为双链DNA不同，病毒的基因组表现出较为独特的特征，如单链DNA、单链RNA、双链RNA、正链RNA、负链RNA等。依据病毒遗传信息储存形式的不同，如DNA或RNA、单链或双链、正链或负链等，可将病毒进行分类，如负链单链RNA病毒等，这种分类方法又称巴尔的摩病毒分类系统。对新发病毒的基因组的分析，可为病毒的分类、溯源及进化等提供重要的参考意义。

(郭斐 许丰雯)

bìngdú zǔchéng

病毒组成 （constitution of virus）

病毒的主要组成成分。包括内部的核酸即核心或称病毒基因组、包围在核心周围的蛋白质即病毒衣壳和一层含有病毒糖蛋白和病毒脂蛋白的病毒囊膜。核心和衣壳合称病毒核衣壳。有的病毒囊膜上还长有纤突等附属物。

(张磊亮)

bìngdú jiégòu dànbái

病毒结构蛋白 （viral structural protein）

组成病毒颗粒结构成分的蛋白质。包括衣壳蛋白、囊膜蛋白和毒粒酶等。衣壳蛋白是构成病毒衣壳结构的蛋白质，由一条或多条多肽链折叠形成的蛋白质亚基。衣壳蛋白构成病毒的衣壳，保护病毒的核酸。无囊膜病毒的衣壳蛋白参与病毒的吸附、进入过程，决定病毒的宿主嗜性，同时是病毒的表面抗原。囊膜蛋白是构成病毒囊膜结构的蛋白质，包括囊膜糖蛋白和基质蛋白两类。囊膜蛋白是病毒的主要表面抗原，与病毒的受体相互作用启动病毒的进入。囊膜蛋白还可能具有凝集脊椎动物红细胞、细胞融合以及酶等活性。基质蛋白构成膜脂双层与核衣壳之间的亚膜结构，具有支撑囊膜、维持病毒结构的作用，并在病毒出芽、成熟过程中发挥重要作用。毒粒酶是存在于毒粒内部的酶，根据其功能可分为参与病毒进入、释放等过程的酶和参与病毒的大分子合成的酶。

(张磊亮)

bìngdú fēijiégòu dànbái

病毒非结构蛋白 （viral nonstructural protein）

由病毒基因组编码的，在病毒复制过程中产生的具有一定功能，但不属于病毒结构，不被包装进入完整的病毒颗粒的蛋白质。典型的病毒非结构蛋白包括不同类型的酶和转录因子。病毒非结构蛋白常见的功能包括影响病毒复制、装配和免疫调节。

(张磊亮)

bìngdú tángdànbái

病毒糖蛋白 （viral glycoprotein）

由病毒自身编码的、短的寡糖链与蛋白质共价相连构成的蛋白质。主链较短，在大多数情况下，糖的含量少于蛋白质的含量。同时，糖蛋白还是一种结合蛋白，糖蛋白是分支的寡糖链与多肽链共价相连所构成的复合糖分子，糖链作为缀合蛋白的辅基。病毒糖蛋白是一种多功能蛋白，其中囊膜糖蛋白在病毒的吸附和进入宿主细胞、致病性、下调宿主细胞表面蛋白的表达、增加病毒装配及出芽过程中起至关重要的作用；同时囊膜糖蛋白是保护性免疫的主要目标，是诱导产生中和抗体的最理想抗原。

(何玉先 种辉辉)

bìngdú zhīdànbái

病毒脂蛋白 （viral lipoprotein）

病毒的脂类与蛋白质结合形成的复合物。通常病毒蛋白以非共价键与磷脂、胆固醇等脂质结合，是生物膜的重要组成成分，在生物膜的功能中起十分重要的作用。病毒囊膜的脂质来源于细胞，所以其种类与含量均具有宿主细胞的特异性。

(何玉先 种辉辉)

bìngdú fēnlèi

病毒分类 （classification of virus）

一般采用非系统、多原则、分等级对病毒的分类方法。

进行病毒分类的主要依据有核酸类型和结构（DNA或RNA、线状或环状、单链或双链、是否分节段、分子量大小及鸟嘌呤和胞嘧啶含量等）、病毒形态与大小、核衣壳的对称型（立体、螺旋或复合对称）、有无病毒囊膜、对理化因素的敏感性、抗原性及生物学特性（宿主范围、繁殖方式、传播途径和致病性）。随着病毒学研究的不断深入，尤其是病毒基因和基因组测序研究的推进，使病毒分类从单一基因水平发展到了全基因组水平。

国际病毒分类委员会（International Committee on Taxonomy of Viruses，ICTV）根据上述特征建立了由目、科（亚科）、属和种等分类构成的病毒分类系统。"种"指组成一个复制谱系且生存于特定生态小生境的一组多元病毒株，是病毒分类的最基本单位，多个"种"又可归类于同一个病毒"属"，多个"属"又可组成同一个病毒"科"，多个"科"可归类于同一个"目"；但在应用中

"科"通常是病毒分类的最高级别。ICTV 于 2015 年公布的病毒分类最新报道中将病毒分为 3 大目、7 个组、104 个科、23 个亚科、505 个属和 3186 个种，另有超过 4000 种病毒尚未被分类。

此外，在临床医学和预防医学中，经常按传播途径及临床致病特征等对病毒进行分类，如呼吸道病毒、肝炎病毒等。按此分类，每类病毒可包含多个病毒科及众多病毒属。

ICTV 把比病毒更小，且在结构、化学组成及复制过程不同于常规病毒的传染因子，称为非寻常病毒致病因子或新型感染因子，并归入亚病毒，包括卫星病毒、类病毒和朊病毒。

（鲁凤民）

DNA bìngdú

DNA 病毒（DNA virus） 遗传物质为 DNA，使用依赖于 DNA 的 DNA 聚合酶进行复制的病毒。属于一级病毒。DNA 病毒的核酸可为线状或环状、单链或双链。

双链 DNA 病毒 人和动物 DNA 病毒多数是双链 DNA 病毒，包括痘病毒科、疱疹病毒科、嗜肝 DNA 病毒科、腺病毒科和乳多空病毒科病毒。其在细胞核内合成 DNA，在细胞质内合成病毒蛋白，并在细胞核内完成病毒装配；但痘病毒例外，其本身携带 DNA 聚合酶，DNA 和蛋白质都在细胞质内合成，并在细胞质内完成病毒装配。双链 DNA 病毒采取半保留复制形式，即亲代 DNA 的双链在解旋酶的作用下，打开成为正、负 2 个 DNA 单链，再分别以这两条单链为模板，在 DNA 聚合酶作用下，分别合成互补的 DNA（负链或正链），形成新的双链 DNA 病毒。

单链 DNA 病毒 主要包括小病毒科病毒，其基因组为线状单链 DNA。单链 DNA 病毒复制时以亲代 DNA 链为模板，在 DNA 聚合酶的作用下，产生互补链，并与亲代 DNA 链形成双链 DNA 作为复制中间型，然后解链，由新合成的互补链为模板复制出子代单链 DNA，转录信使 RNA 和翻译合成病毒蛋白。单链 DNA 病毒在细胞核内完成病毒的装配。

（鲁凤民）

RNA bìngdú

RNA 病毒（RNA virus） 遗传物质为 RNA 的病毒。属于一级病毒。占所有病毒种类 80% 以上。RNA 病毒的核酸可为单链或双链、线状或环状、分节段或不分节段。其中，单链 RNA 病毒又分为两类，即正链单链 RNA 病毒和负链单链 RNA 病毒。

正链单链 RNA 病毒 包括小 RNA 病毒科、嵌杯样病毒科、星状病毒科、冠状病毒科、黄病毒科、披膜病毒科和反转录病毒科病毒。正链单链 RNA 病毒的 RNA 本身具有信使 RNA 的功能，可直接附着于宿主细胞的核糖体上翻译早期蛋白——依赖于 RNA 的 RNA 聚合酶，随后在该酶的作用下，转录出与亲代正链单链 RNA 互补的负链单链 RNA，形成双链 RNA 复制中间型。其中，正链单链 RNA 起信使 RNA 作用，翻译晚期蛋白（病毒衣壳蛋白及其他结构蛋白）；负链单链 RNA 起模板作用，转录与负链单链 RNA 互补的子代病毒 RNA（正链单链 RNA）。

负链单链 RNA 病毒 大多数有囊膜的 RNA 病毒都属于负链单链 RNA 病毒，主要包括 RNA 不分节段的副黏病毒科、弹状病毒科、丝状病毒科、博尔纳病毒科，以及 RNA 分节段的正黏病毒科、布尼亚病毒目和沙粒病毒科病毒。负链单链 RNA 病毒本身带有依赖于 RNA 的 RNA 聚合酶，病毒 RNA 在此酶的作用下，首先转录出互补的正链单链 RNA，形成 RNA 复制中间型，再以其正链单链 RNA 为模板（起信使 RNA 作用），转录出与其子代互补的负链单链 RNA，同时翻译出病毒结构蛋白和酶。

双链 RNA 病毒 包括呼肠孤病毒目和双链 RNA 病毒科病毒。病毒双链 RNA 在依赖于 RNA 的 RNA 聚合酶作用下由正链 RNA 转录信使 RNA，再翻译出各类蛋白。双链 RNA 病毒复制时，先由负链 RNA 复制出正链 RNA，再由正链 RNA 复制出新负链 RNA，因此子代双链 RNA 全部为新合成的 RNA。

（鲁凤民）

yàbìngdú yīnzǐ

亚病毒因子（subviral agent） 一类比病毒更小、结构更简单的感染性因子。又称亚病毒（Subvirus）。包括类病毒（viroid）、卫星病毒（satellite virus）、缺损干扰病毒（defective interfering virus，DIV）和朊病毒（prion）。类病毒和卫星病毒只含单链 RNA 组分，缺损干扰病毒需要在辅助病毒的作用下完成复制，朊病毒只含具有传染性的蛋白质。

（鲁凤民）

lèibìngdú

类病毒（viroid） 具有传染性的单链 RNA 的植物病毒。是最小的传染性病原体，1971 年由美国人迪纳（Diener）等在分离马铃薯纺锤块茎病的病原体时发现，迄今已发现有 32 种类病毒。类病毒仅由 246~401 个核苷酸组成，为单链杆状 RNA，无囊膜或衣壳，不含蛋白质，分子量为

70 000~120 000，仅相当于细小病毒科病毒分子量的 1/20。

类病毒 RNA 分子能形成稳定的二级结构。根据类病毒二级结构的不同将其分为 2 个科，即马铃薯纺锤形块茎类病毒科（Pospiviroidae）和鳄梨日斑类病毒科（Avsunviroidae）。马铃薯纺锤形块茎类病毒科分为 5 个属，鳄梨日斑类病毒科分为 3 个属。

类病毒抗热性较强，对 RNA 聚合酶极敏感。类病毒不具有信使 RNA 活性，自身不编码任何蛋白质，可在感染的宿主细胞中利用宿主的 RNA 聚合酶进行直接复制。类病毒通过机械损伤感染高等植物，有些可通过花粉和种子垂直传播。类病毒与人类疾病的关系尚不清楚。

（鲁凤民）

wèixīng bìngdú

卫星病毒（satellite virus） 由 500~2000 个核苷酸构成的单链 RNA，是一类基因缺损，必须在特异性辅助病毒的协助下，才能在细胞内复制的病毒。在研究类病毒过程中发现的又一种与植物病害有关的致病因子。其依赖辅助病毒完成复制，同时干扰辅助病毒的复制，甚至还能改变由辅助病毒引起的宿主症状。

卫星病毒可分为两类：一类可编码自身的衣壳蛋白；另一类为卫星病毒 RNA 分子，曾称拟病毒（Virusoid），需利用辅助病毒的蛋白质衣壳。有人认为，人类的丁型肝炎病毒具有部分卫星病毒和类病毒的特征，是一种特殊的嵌合 RNA 分子。其依据是，丁型肝炎病毒必须由辅助病毒乙型肝炎病毒提供复制酶和囊膜蛋白乙型肝炎表面抗原，才能完成复制。

（鲁凤民）

nèiyuán fǎnzhuǎnlù bìngdú

内源反转录病毒（endogenous retrovirus，ERV） 整合到宿主基因组中的反转录病毒的残余部分。简称内源病毒。整合在人类基因组中的 ERV 称为人内源反转录病毒（Human endogenous retrovirus，HERV），占整个人类基因组的 5%~8%。

ERV 已经在宿主基因组中存在了数百万年。反转录病毒主要感染体细胞，偶尔也会感染生殖细胞，如果感染了反转录病毒的生殖细胞发育成为子代个体，则其基因组中将带有反转录病毒基因组，即 ERV。ERV 可通过种系垂直传播并按照孟德尔法则世代遗传。

HERV 与外源反转录病毒如人类免疫缺陷病毒、人 T 细胞白血病病毒等具有相似的基因结构，侧翼带有 2 个长末端重复序列。通过转座作用，HERV 可增加其在基因组中的拷贝数。在进化过程中，大部分 HERV 由于突变、缺失等积累，仅少数保留了完整的开放阅读框。尚未发现具有产生病毒能力的 HERV。HERV 的长串联重复序列可发挥启动子或增强子作用，影响 HERV 基因和宿主基因的转录，使其在特定的组织或分化发育的特定阶段表达。HERV 的异常表达与多发性硬化、精神分裂症、癌症等多种疾病的发生存在一定的相关性。

ERV 的分类是根据序列与外源反转录病毒的同源性进行的，通常还会根据 Pol 基因的同源程度或引导反转录的转移核糖核酸类型分成亚类。已鉴定了超过 20 个 HERV 家族。

（鲁凤民）

bìngdúyàng kēlì

病毒样颗粒（virus-like particle，VLP） 形态与真病毒颗粒相同或相似，含有病毒的部分结构蛋白，但无病毒核酸、不能自主复制、不具有感染性的病毒颗粒。患者血清中存在由乙型肝炎病毒表面抗原形成的 VLP 已被报道。细小病毒科、反转录病毒科及黄病毒科等多种病毒成分都可形成 VLP。

VLP 可通过和真病毒感染相同的途径呈递给免疫系统，并能有效诱导中和抗体的产生和其他保护性免疫反应。通常情况下，VLP 比亚单位疫苗和重组的蛋白疫苗有更强的免疫原性，在无任何佐剂的情况下就能刺激宿主免疫系统产生很强的免疫应答。VLP 本身具有的佐剂效应是因为其大小适合被树突状细胞摄取。VLP 被高效摄取的可能机制包括吞噬、渗透及 Toll 样受体介导等。VLP 也常用于研究病毒装配所需的蛋白成分及基因治疗。

（鲁凤民）

zhēnbìngdú

真病毒（euvirus） 至少含有核酸和蛋白质两种组分的病毒。除少数不符合上述条件的亚病毒外，所有病毒均属真病毒（见病毒）。

（鲁凤民）

jiǎbìngdú

假病毒（pseudotyped virus） 由一种复制缺陷型病毒为核心，在其表面表达另一种病毒的重组囊膜糖蛋白形成的嵌合病毒颗粒的一类嵌合型病毒。假病毒感染细胞的能力取决于其表面包裹的囊膜糖蛋白的种类和特性。

假病毒的制备方法为在包装细胞系中共同表达缺失囊膜糖蛋白的病毒核心基因组（通常为含有报告基因的反转录病毒或水疱口炎病毒基因组）和另一种病毒的囊膜糖蛋白基因，假病毒存在于上述包装细胞系的培养上清液中。假病毒具有感染目标靶细胞的能力，通过检测报告基因等方法测定假病毒的感染能力与水平。

应用假病毒进行研究可减少高级别生物安全实验室的使用。在病毒流行特征、感染机制、病毒受体等科学研究及疫苗与抗病毒药物开发等领域，假病毒应用广泛，是重要的病毒学研究工具之一。

（杨 威）

bìngdú fùzhìzǐ

病毒复制子（viral replicon）
基于 RNA 病毒的能自主复制的 RNA 分子。病毒复制子保留了病毒基因组复制所必需的非结构蛋白基因和非编码区的关键顺式作用元件，而结构蛋白基因缺失或由外源基因替代。

病毒复制子由于基因组小、复制效率高和安全性好等优点，广泛应用于复制子疫苗的研制和病毒基因结构功能的研究。

病毒复制子的转染方式有 3 种：一是体外转录的裸 RNA；二是构建成质粒 DNA，由细胞 RNA 聚合酶 II 体内转录成复制子 RNA；三是通过反式互补系统（辅助 RNA 或细胞系）提供结构蛋白，将复制子 RNA 包装成病毒样颗粒或假病毒。多采用第一种方式，将复制子的互补 DNA 置于 SP6 和 T7 启动子的控制下，在体外利用噬菌体的 SP6 和 T7 聚合酶进行转录，RNA 直接转染细胞起始 RNA 复制。

（鲁凤民）

bìngdú mìngmíng

病毒命名（nomenclature of virus）
按照病毒的多种特征对其统一命名，可反映病毒的种属特征。

病毒种的命名原则：①种是组成一个复制谱系且生存于特定生态环境的一组多元病毒株，是病毒分类的最基本单位。②病毒种的名称必须赋予种恰当的鉴别特征。③种名由少数几个有实际意义的词组成，但不应只由宿主名加"病毒"构成。④已经广泛应用的数字、字母及其组合可用作种名形容词；但新提出的数字、字母及其组合不再单独作为种名形容词，现存在的数字或字母名称，仍可继续保留。

病毒属的命名原则：①属是一群具有共同特征的种。②通过一个新属名的同时，必须承认一个代表种。③属名应为以 -virus 为后缀的单个词。

病毒科的命名原则：①科是一群具有共同特征的属。②科的命名没有明确规定，以病毒引起的疾病、形态学特点、被发现的地点、发现人的名字等均可命名。③科名应为以 -viridae 为后缀的单个词。

病毒目的命名原则：①目是一群具有共同特征的科。②目名应为以 -virales 为后缀的单个词。

病毒命名书写原则：①病毒目、科、亚科和属名均用斜体，首字母大写。②病毒种名用斜体，第一个词的首字母大写，其他词均小写，但种名中含有的专有名词需大写。

（鲁凤民）

bìngdú shēnghuó zhōuqī

病毒生活周期（viral life cycle）
从病毒吸附于细胞开始，到子代病毒释放到细胞外的整个病毒复制过程。包括吸附、进入、脱壳、生物合成、装配与释放 5 个阶段（图 1）。病毒是严格的细胞内寄生物，其只能在活细胞内繁殖。病毒的繁殖是病毒基因组复制与表达的结果，是一种完全不同于其他生物的繁殖方式。

病毒繁殖的 5 个阶段，依其所发生的时间顺序排列，分别为吸附、进入、脱壳、生物合成、装配与释放。

病毒感染敏感的宿主细胞，首先是病毒颗粒表面的吸附蛋白与细胞表面的受体结合，病毒吸附细胞后以一定方式进入细胞，经过脱壳，释放出病毒基因组，然后病毒基因组在细胞核和/或细胞质中，进行病毒大分子的生物合成。一方面，病毒基因进行表达，产生参与病毒基因组复制的蛋白质、包装病毒基因组成为病毒颗粒的结构蛋白及改变受染细胞结构和/或功能的蛋白质；另一

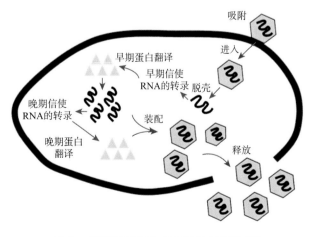

图 1 病毒生活周期（以 DNA 病毒为例）

方面，病毒基因组进行复制产生子代病毒基因组。新合成的病毒基因组与病毒衣壳蛋白装配成病毒核衣壳。若是无囊膜病毒，装配成熟的核衣壳就是子代病毒颗粒，以一定方式释放到细胞外；若是囊膜病毒，核衣壳通过与细胞膜或细胞内膜系统的相互作用出芽释放，并在此过程中获得囊膜。

经过从吸附到释放的生活周期，病毒完成感染，产生子代病毒。

（肖庚富　王　薇）

bìngdú shēngzhǎng qūxiàn

病毒生长曲线 （viral growth curve）

以较高感染复数的病毒接种培养敏感细胞，并定时取样测定培养物中的病毒感染单位，继而以感染时间为横坐标、病毒感染单位为纵坐标，绘制出病毒特征性的繁殖曲线（图1）。又称病毒一步生长曲线。

具体方法为以较高感染复数（multiplicity of infection，MOI）或空斑形成单位的病毒接种培养的敏感细胞，待病毒吸附后，洗涤细胞除去未被吸附的病毒，继续培养，定时取样测定培养物中的病毒效价。每个时间点的病毒效价可通过样品中总病毒数除以感染初期总细胞数来转换为噬斑形成单位/细胞。以感染时间为横坐标、病毒感染单位为纵坐标，绘制出病毒特征性的繁殖曲线即病毒生长曲线。

病毒生长曲线可分为隐蔽期、快速生长期和平台期。实验开始时，病毒吸附于细胞表面，具有感染性。随着病毒脱壳，感染性丧失（隐蔽期），直到有子代病毒颗粒产生后，感染性才恢复。病毒效价急剧增加，进入快速生长期，然后是平台期。出现平台期是由于所有受染细胞都达到其最大产生病毒的能力，或受染细胞溶解死亡。确保每个细胞至少被一个病毒感染，是绘制病毒生长曲线的关键。若MOI过低，大部分细胞未被感染，则会出现首轮感染细胞产生的子代病毒在未感染细胞中繁殖的情况，测得数据不能代表一个生长周期。需要特别指出的是，病毒生长曲线考察的是病毒群体而不是单个病毒的复制规律。

病毒生长曲线是研究噬菌体复制的经典方法，常用于医学病毒生长特性的研究。

（肖庚富　王　薇）

bìngdú xīfù

病毒吸附 （viral adsorption）

病毒表面蛋白与细胞受体特异性结合，导致病毒附着于细胞表面的过程。是启动病毒感染的第一步。

细胞表面有许多分子可作为病毒受体，如蛋白质、糖类或脂质分子。病毒受体能被病毒吸附蛋白特异性识别并与之结合，介导病毒进入细胞。病毒受体并非专为某一病毒的感染所表达，它们或是细胞的特定功能受体，或是在细胞表面组成表达的蛋白质、糖蛋白或脂质类，如狂犬病病毒的受体是细胞的乙酰胆碱受体，人类免疫缺陷病毒的受体是T细胞信号分子CD4，流行性感冒病毒的受体是细胞表面糖蛋白和脂质末端的寡聚唾液酸。病毒受体的种系特异性和组织特异性决定了病毒的宿主范围和组织嗜性。病毒颗粒与宿主细胞的初始结合通常是一个病毒吸附蛋白与一个受体蛋白分子的接触。多分子接触时，可能发生不可逆的结合。病毒吸附蛋白与受体间的结合力来源于空间结构的互补性、疏水相互作用、静电相互作用、氢键及范德瓦耳斯力。一般认为，温度为4℃时，病毒可吸附，但不发生进入。洗去细胞表面未被吸附

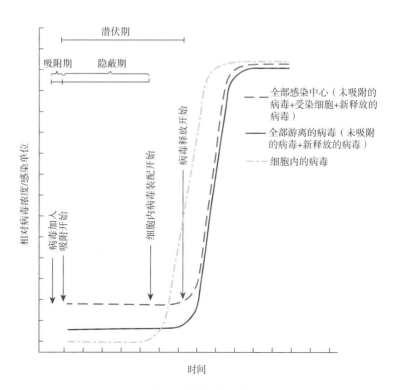

图 1　病毒生长曲线

的病毒，将温度升至正常温度，如哺乳动物细胞的培养温度37℃时，才发生病毒进入等后续事件。4℃吸附是研究病毒生活周期时常用的建立同步感染的手段。

（肖庚富　王薇）

bìngdú jìnrù

病毒进入（viral penetration）

病毒吸附到细胞表面后依赖能量的病毒内化、进入细胞感染的过程。

某些囊膜病毒通过与细胞膜的融合，释放病毒内部组分到细胞质中，更为常见的病毒进入方式是通过细胞胞吞的途径。有些囊膜病毒，如麻疹病毒，通过病毒表面的吸附蛋白与细胞受体结合后，诱发病毒表面的融合蛋白变构，病毒融合蛋白疏水的融合肽暴露并插入细胞膜，同时病毒融合蛋白回复折叠，促使病毒囊膜与细胞膜并置、融合。许多囊膜病毒，如流行性感冒病毒、登革病毒、狂犬病病毒等利用受体介导的胞吞方式而进入细胞。胞吞途径除巨胞饮、依赖网格蛋白介导的途径，还有依赖脂筏或小窝蛋白介导的，既不依赖网格蛋白也不依赖小窝蛋白介导的胞吞途径。被细胞胞吞的病毒颗粒累积在胞内体囊泡中，在低pH诱导下病毒表面蛋白变构，介导病毒膜与胞内体膜的融合，将病毒内部组分释放到细胞质中。无囊膜病毒，如脊髓灰质炎病毒、腺病毒、细小病毒等，也是利用受体介导的胞吞方式跨越细胞屏障，但病毒从胞内体逃逸并不一定需要严格的低pH诱导，脊髓灰质炎病毒的十八烷基化VP4蛋白、腺病毒膜裂解蛋白VI、细小病毒VP1蛋白N端磷脂酶A2结构域等均可诱导胞内体膜失稳、病毒内部组分释放到细胞质中（图1）。

病毒进入细胞是感染的第一步，以病毒进入为靶标设计药物，可有效抑制病毒感染。

（肖庚富　王薇）

bìngdú tuōqiào

病毒脱壳（viral uncoating）

病毒进入细胞后，脱去病毒衣壳而释放病毒基因组的过程（图1）。

病毒脱壳的过程伴随时相性的蛋白变构，可发生在细胞的多个部位，从细胞膜到核膜，也可发生在核内。T2、T4、T6等烈性噬菌体利用尾部的溶菌酶水解大肠埃希菌细胞壁的肽聚糖产生小孔，然后噬菌体尾鞘收缩，将头部的核酸注入细胞内，而蛋白质外壳则留在细胞外。其他众多病毒的脱壳和进入也是偶联发生或紧随发生的，如脊髓灰质炎病毒在低pH、二价离子诱导下，衣壳蛋白VP4的十八烷基通过正二十面体五重顶上的通道与胞内体膜

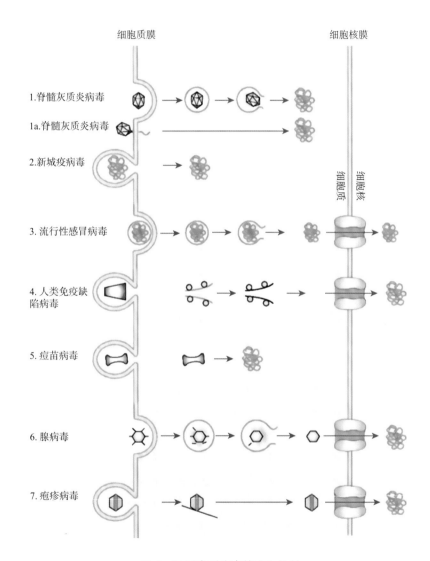

图1　不同类型病毒的进入机制

注：无囊膜RNA病毒如脊髓灰质炎病毒（第1行）和DNA病毒如腺病毒（第6行）在细胞膜表面经过细胞的胞吞作用进入细胞。有囊膜RNA病毒或DNA病毒经细胞膜融合进入细胞，如新城疫病毒（第2行）、人类免疫缺陷病毒（第4行）、痘苗病毒（第5行）、疱疹病毒（第7行）；或经胞吞和随后发生的病毒囊膜与胞吞泡膜的融合而进入细胞，如流行性感冒病毒（第3行）。病毒复制可在细胞质中发生（第1行、第2行、第5行），或病毒基因组通过细胞核孔被转运到细胞核内而在核内完成复制（第3行、第4行、第6行、第7行）。为了表述清楚，未显示病毒进入过程涉及的所有病毒蛋白。

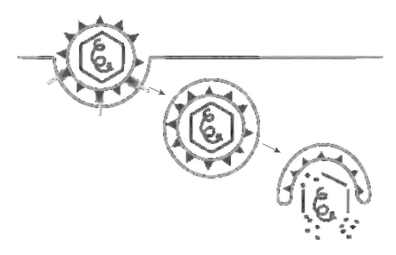

图 1　病毒脱壳释放基因组

结合，随后 VP4 逸出、衣壳蛋白 VP1 疏水 N 端外露，由此诱发五重顶上的通道扩大，并最终导致病毒基因组 RNA 释放到细胞质中。流行性感冒病毒为不完全脱壳，在低 pH 诱导病毒膜与细胞内体膜融合的同时或随后，离子通道蛋白 M2 诱导基质蛋白 M1 与病毒核糖核蛋白复合体解离，包含病毒基因组 RNA、核蛋白与聚合酶的核糖核蛋白复合体作为整体进入核内进行病毒生物合成；金刚烷胺靶向流行性感冒病毒 M2 蛋白阻止病毒脱壳而发挥抗流行性感冒的作用。腺病毒等 DNA 病毒在进入后，病毒核衣壳沿着细胞骨架移至核孔，在蛋白酶等细胞因子的作用下衣壳蛋白解构，释放病毒基因组 DNA 或核蛋白复合体进入核内。

脱壳紧随进入发生，或与进入偶联发生，是后续基因组复制和基因表达所必需的感染事件过程。

（肖庚富　王　薇）

bìngdú shēngwù héchéng

病毒生物合成 （viral biosynthesis）　病毒借助宿主细胞提供的原料、能量和场所合成病毒自身的核酸、蛋白质等生物大分子的过程。其间所需的酶也多来自宿主细胞。

病毒生物合成分为 3 个连续的阶段，即病毒早期基因表达、病毒基因组复制、病毒晚期基因表达。

病毒生物合成是通过病毒基因组复制与病毒基因表达来完成的，在这一过程中所发生的分子事件具有强烈的时序性，主要表现为基因转录的时间，即病毒基因的转录是分期进行的。发生在病毒基因组复制前的转录称为早期转录，所转录的基因称为早期基因，早期基因编码蛋白主要参与病毒基因组复制、调节病毒基因表达，以及改变或抑制宿主细胞生物大分子合成；病毒基因组复制开始或复制后所进行的转录称为晚期转录，所转录的基因称为晚期基因，晚期基因编码蛋白主要是构成子代病毒颗粒所需的结构蛋白。

合成和表达病毒生活周期中所必需的大分子，是帮助病毒基因组复制，产生子代病毒的重要步骤。

（肖庚富　王　薇）

bìngdú jīyīnzǔ fùzhì

病毒基因组复制 （viral genome replication）　通过感染进入细胞质或细胞核的病毒基因组借助细胞的大分子有机物、能量完成自身复制的过程。

DNA 病毒从复制起点开始基因组复制，利用经典的复制叉方式，前导链和后随链同时合成，也可置换合成。有多种策略在起始位点装配复制机器，通常是由一种病毒早期蛋白直接且特异地偶联在包含起始位点的双链 DNA 上，并招募细胞的复制元件到这一位点。某些 DNA 病毒基因组 3' 端含有与模板链配对的碱基，可在 DNA 聚合酶指导下延伸，而在罕见的情况下 DNA 病毒也可利用蛋白质引发策略。尽管启动机制不同，其共同本质是特异性蛋白质-蛋白质相互作用促使病毒及细胞的复制蛋白参与病毒基因组复制。疱疹病毒等大 DNA 病毒的复制需要病毒编码的 DNA 聚合酶；细小病毒等小 DNA 病毒的复制完全依赖细胞的 DNA 聚合酶，因此仅能在处于 S 期的细胞核内复制。RNA 病毒是唯一利用 RNA 作为遗传物质的生物，其基因组只能通过下面两种生化途径中的一种进行复制：病毒 RNA 依赖的 RNA 合成（RNA 复制）；病毒 RNA 依赖的 DNA 合成（反转录），随后发生 DNA 复制和转录。需要依赖于 RNA 的 RNA 聚合酶或反转录酶由病毒基因组编码，并在感染细胞内表达。

感染是病毒和宿主细胞遗传因素相互作用的结果，随之而来的相互影响反映了它们共同演化的情况。对其深入研究不仅能丰富对普通生物环境和特定病毒-宿主相互作用的理解，也能为抗病毒药物的合理研发和改造病毒，使之成为表达载体、减毒活疫苗及杀虫剂等提供机遇。

（肖庚富　王薇）

bìngdú jīyīn biǎodá

病毒基因表达（viral gene expression）

病毒基因的转录和翻译成为病毒蛋白的过程。

病毒与真核生物一样，其转录和翻译并不偶联，初始转录物要经过 4 步才能成熟为功能性信使 RNA：3′端多聚腺苷酸尾巴、5′端帽子结构、甲基化、拼接等加工修饰。

病毒的早期基因转录主要利用宿主转录酶进行，病毒的晚期基因转录由病毒早期蛋白和细胞转录因子协同调控。正链单链 RNA 病毒（如登革病毒）的基因组 RNA 直接作为信使 RNA 合成蛋白；负链单链 RNA 病毒（如狂犬病病毒）或双链 RNA 病毒（如人轮状病毒），以基因组负链 RNA 为模板转录出信使 RNA（本质上是病毒 RNA 依赖的 RNA 合成）。所有病毒均利用宿主的翻译装置来生产其自身蛋白，病毒有多种策略劫持宿主以优化病毒蛋白的合成、拮抗细胞蛋白的合成。5′端帽子结构和 3′端多聚腺苷酸尾巴在翻译起始阶段协同作用，增强 40S 核糖体小亚基与病毒信使 RNA 的结合；翻译起始因子 eIF-2 与鸟苷三磷酸、起始转运 RNA（Met-tRNA）形成复合物，将起始转运 RNA 递送到 40S 核糖体小亚基；在需要腺苷三磷酸的过程中，40S 核糖体小亚基被翻译起始因子 eIF-4F 召集到病毒信使 RNA 的 5′端帽子结构上，起始病毒信使 RNA 的翻译。许多 RNA 病毒，如登革病毒，均是先翻译成多聚蛋白前体，再经病毒和宿主的蛋白酶切割产生不同大小和功能的病毒蛋白。

病毒基因表达受病毒自身及宿主因素的双重调控，由此决定了病毒感染的进程，如急性感染、持续性感染或潜伏性感染。

（肖庚富　王薇）

bìngdú zhuāngpèi

病毒装配（viral assembly）

病毒生物合成之后，新合成的病毒基因组被衣壳蛋白等结构蛋白包装形成子代病毒颗粒的过程。在此过程中，数量众多、化学性质各异的病毒生物大分子通过细胞转运途径到达、集聚在细胞内某个地点而装配成病毒颗粒。

许多 RNA 病毒如脊髓灰质炎病毒，以细胞质中的膜性小泡为平台完成装配（图 1）：病毒多聚蛋白前体裂解成的 VP3、VP1 和 VP0 蛋白先行装配成 5S 的原聚体，进一步装配成 14S 的五聚体，12 个五聚体再装配成 74S 的空壳，病毒基因组 RNA 进入空壳后形成 150S 的"前毒粒"。

许多 DNA 病毒如腺病毒，在细胞核内装配（图 2）：腺病毒衣壳由 252 个壳粒组成，其中 240 个是六聚体，12 个是五聚体，六聚体以单体形式入核，五聚体基座与纤维以寡聚体形式入核，六聚体、五聚体在病毒编码的脚手架蛋白的协同下聚合成衣壳中间体，病毒基因组 DNA、与之结合的病毒核心蛋白前体依次被包装进入衣壳中间体从而产生"幼稚

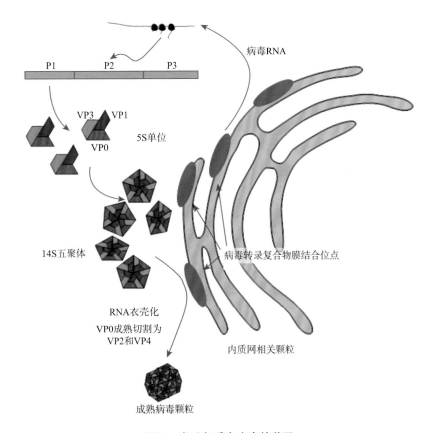

图 1　脊髓灰质炎病毒的装配

注：P1 蛋白前体通过自催化从新生多聚蛋白中被切割下来，然后经 3CD 蛋白酶 2 次切割产生 VP1、VP3 和 VP0，这一切割步骤对 5S 单体装配成 14S 五聚体是必需的。12 个五聚体直接与正在从膜结合转录复合体上被转录的新生基因组 RNA 结合，以装配成未成熟 150S 前病毒。VP0 的成熟切割产生 VP2 和 VP4，使未成熟前病毒转变成 160S 的成熟病毒颗粒。

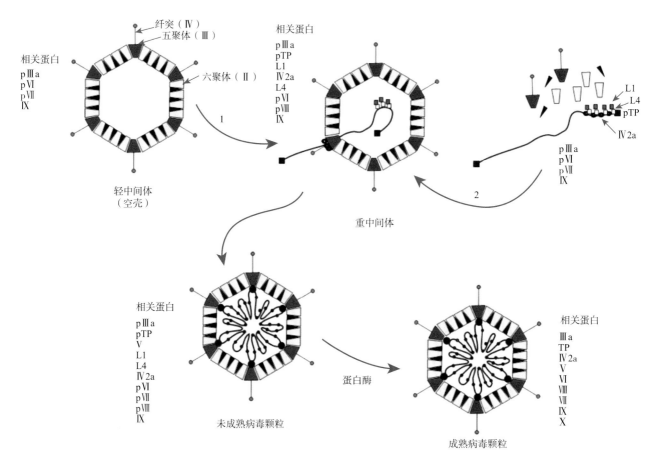

图 2　腺病毒的装配途径

注：据推测，六聚体和五聚体装运至细胞核后，装配入空壳中（曾称装配的轻中间体）。该装配阶段似乎需要 L1 区域支架蛋白的参与。这些蛋白质与 DNA 结合后便消失，DNA 通过一个位于基因组左侧末端的包装序列插入该结构。插入机制与 DNA 噬菌体类似并包括入门复合物。pⅣ2a 蛋白代表腺苷三磷酸-水解蛋白将 DNA 从入门复合物中输送至前衣壳。衣壳的中间体形式可能代表其中的 DNA 包装不完全及 DNA 是分阶段的。核心蛋白前体与基因组一起包装进入空壳，形成未成熟病毒颗粒。前体蛋白被病毒蛋白酶解切割产生成熟病毒颗粒。

毒粒"，一旦基因组 DNA 被包装，围绕病毒衣壳的脚手架蛋白则随之解体。脊髓灰质炎病毒的"前毒粒"和腺病毒的"幼稚毒粒"需再经蛋白酶切割等步骤才能产生成熟的病毒颗粒。

无论是 DNA 病毒，还是 RNA 病毒，均需要包装信号-病毒基因组上指导病毒衣壳装配的一小段或一组核苷酸序列，如腺病毒 DNA 分子 5′端有一段长约 390bp 的包装序列，能引导病毒 DNA 而不是细胞 DNA 进入病毒衣壳中。

病毒的装配，是病毒在感染周期中的关键步骤。数量众多、化学性质各异的大分子通过不同的转运途径被转运，到达细胞内的一个地点而装配成新生病毒颗粒。

(肖庚富　王　薇)

bìngdú kēlì chéngshú

病毒颗粒成熟（maturation of virion）　病毒装配后、释放前，利用病毒或细胞的蛋白酶、细胞的蛋白糖基化装置、膜系统及其他微环境等，实现病毒蛋白的成熟，产生感染性病毒颗粒的过程。

病毒编码的蛋白酶在许多病毒的成熟过程中起重要作用。脊髓灰质炎病毒"前毒粒"装配后的重要加工步骤是病毒蛋白酶将

VP0 切割成 VP4 和 VP2，这种自催化的切割与病毒 RNA 基因组衣壳化有关，伴随切割过程的结构变化向病毒装配过程引入不可逆性，也稳定了病毒衣壳，最终 150S "前毒粒"转变为 160S 正二十面体病毒颗粒；腺病毒"幼稚毒粒"含有 5 个与基因组 DNA 结合的核心蛋白前体，包括用于起始 DNA 合成的前终末蛋白等，在分子量为 23 000 的腺病毒蛋白酶的切割下成熟，该酶的纯化形式并无活性，必须依赖病毒 DNA 作为辅助因子，这种独特的性质保障了酶切成熟必须发生在病毒

DNA 包装后。有些病毒需要细胞的蛋白酶切割成熟，如登革病毒在装配后途经反式高尔基体外泌时，在弱酸性环境下由细胞成对碱性氨基酸蛋白酶切割病毒伴侣蛋白 prM 而成熟。囊膜病毒的膜蛋白在内质网、高尔基体糖基化，也是病毒颗粒成熟的重要步骤。

病毒颗粒成熟是产生感染性病毒颗粒的必经过程。

（肖庚富 王薇）

bìngdú shìfàng

病毒释放（viral release） 成熟的子代病毒颗粒释放到感染细胞外的过程。病毒释放标志着一轮病毒生活周期的结束，将启动新一轮感染。

通常认为，无囊膜病毒通过溶解细胞而释放，即裂解性释放；囊膜病毒通过从细胞膜出芽，或通过包含了成熟病毒颗粒的分泌小泡与细胞膜融合的方式离开感染细胞的表面（图 1）。囊膜病毒的脂质双分子层可直接从细胞膜获得，如流行性感冒病毒也可来自细胞内膜系统，如人轮状病毒来自内质网，冠状病毒来自高尔基体。一般认为，镶嵌在脂质双分子层上的病毒膜蛋白，与之结合的病毒基质蛋白协同作用，诱导脂膜形成突起，病毒出芽释放。流行性感冒病毒囊膜蛋白 NA 具有神经氨酸酶活性，可切割细胞表面的寡聚唾液酸，促进病毒释放，而药物磷酸奥司他韦正是靶向神经氨酸酶从而发挥抗流行性感冒病毒的作用。某些病毒如人类免疫缺陷病毒，感染细胞后，已感染细胞通过依赖细胞骨架、由黏附分子连结的特定结构——病毒突触与邻近的未感染细胞接触，将成熟病毒颗粒直接传递到未感染细胞内。

（肖庚富 王薇）

bìngdú yíchuán biànyì

病毒遗传变异（viral genetic variation） 由于各种原因导致的病毒遗传物质发生改变的现象。主要源于自发突变、诱发突变和基因重组。

病毒基因突变 一般分为自发突变和诱发突变。在无任何已知诱变剂的条件下，病毒可发生自发突变。诱发突变是利用不同的物理因素（如紫外线或 γ 射线）或化学诱变剂（如亚硝基胍或氟尿嘧啶等）处理病毒，提高病毒群体突变率。自发突变或物理化学因素所致的病毒突变率比较恒定。不同病毒之间的基因突变率差别与病毒复制酶的校正活性有关，如 RNA 复制酶的校正功能差，因此 RNA 病毒的突变率（$10^{-6} \sim 10^{-4}$）远高于 DNA 病毒的

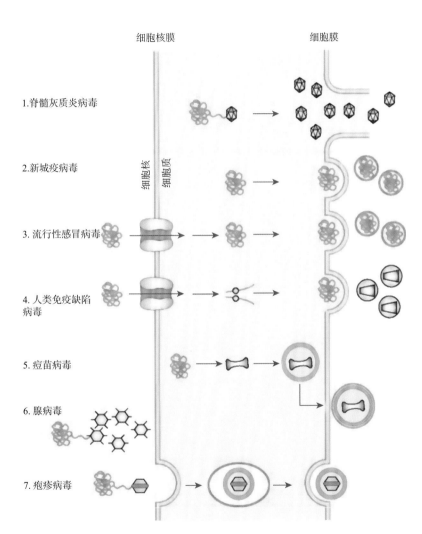

图 1 不同病毒的释放方式

注：无囊膜 RNA 病毒如脊髓灰质炎病毒（第 1 行）和 DNA 病毒如腺病毒（第 6 行）通过裂解细胞而释放。在细胞质中复制的有囊膜病毒，如新城疫病毒（第 2 行），通过从细胞膜出芽而释放。流行性感冒病毒（第 3 行）类似新城疫病毒释放方式，但是扩增的核糖核蛋白复合物必须首先经核孔离开细胞核。扩增的人类免疫缺陷病毒基因组（第 4 行）也以与流行性感冒病毒类似的方式经核孔离开细胞核，病毒颗粒从细胞膜出芽。痘苗病毒（第 5 行）在细胞质中复制并获取囊膜。疱疹病毒（第 7 行）在从细胞核内出芽时获得囊膜。病毒颗粒在细胞的囊泡运输中被运输到细胞膜上，在囊泡和细胞膜融合而使病毒从细胞中释放。为表示清楚，未显示释放过程涉及的所有病毒蛋白。

图中标注：
细胞核膜　细胞膜
细胞核　细胞质
1.脊髓灰质炎病毒
2.新城疫病毒
3.流行性感冒病毒
4.人类免疫缺陷病毒
5.痘苗病毒
6.腺病毒
7.疱疹病毒

突变率（$10^{-8} \sim 10^{-6}$）。DNA 病毒的 DNA 聚合酶具有高校正活性，其突变率与真核生物相似。

若病毒变异影响了病毒复制的关键环节（如吸附、进入、脱衣壳、复制、装配和释放等）必需的基因功能，这类突变体将不能独立生存。在病毒复制过程中可产生缺陷型干扰突变株，病毒基因组碱基缺失突变，基因组缩短，不能单独复制，必须在辅助病毒（通常是野生株）存在时才能进行复制，并干扰野生株的增殖。多数病毒可自然发生缺陷型干扰突变导致缺陷型干扰突变株的致病力减弱。

病毒基因重组 两种病毒感染同一宿主细胞发生基因或基因片段的交换，产生具有 2 个亲代病毒特征的子代病毒，并能继续复制，主要包括 DNA 病毒基因重组、RNA 拷贝选择和病毒重配等。基因重组可发生于活病毒之间、活病毒与灭活病毒之间及两种灭活病毒之间。重组机制不同，病毒的重组频率有很大差别，如基因组分节段的 RNA 病毒同型不同株间的基因重配（见病毒重配），其重组率高达 50%。

其他变异 两株病毒混合感染时，除基因突变或基因重组所致的遗传变异，还可能出现干扰、增强、杂合子、表型混合和互补等病毒表型变异，但基因组未发生改变。杂合子是在同一病毒颗粒内包含了 2 个不同的病毒基因组，经过复制，可产生 2 株病毒。表型混合是表型与基因型不符，常见的是核酸是一株病毒，而核衣壳或囊膜蛋白是另一株或两株病毒的混合体。表型混合获得性状不稳定，经复制后可恢复单株基因型的性状。互补是两种病毒感染同一细胞时，其中一个病毒的基因产物（衣壳或代谢酶）可促使另一个病毒的复制，常见于感染性病毒与缺陷病毒或灭活病毒之间。病毒的同源干扰、缺陷干扰及缺陷病毒的存在会对病毒表型变化产生影响。

病毒遗传变异可致新毒种出现，病毒抗原变异和宿主范围的改变可导致相关感染性疾病的流行，同时提示在病毒感染性疾病的检测和诊断时应密切注意病毒基因序列的变异。

（瞿　涤）

病毒系统发生（viral phylogeny）

生物演化中病毒种系的发生和发展。病毒系统发生的主要机制是可遗传的变异及宿主环境压力的选择。

通过对病毒的形态学、生物学特性和基因序列及蛋白质序列等数据建模提取特征，进而进行比较，根据同源特征（种间同源或种内同源）分析揭示病毒种或群间的亲缘关系，研究病毒形成或进化的历史，其结果多以系统发生树表示，用来描述各病毒种之间存在的可能的亲缘关系。病毒系统发生学研究所揭示的进化过程无法直接经实验证实，因此必须结合各方面的证据和数据进行综合分析，由于侧重不同，可能会呈现多个不同系统发生树。

病毒系统发生分析一般建立在分子钟的基础上。根据病毒突变率，应用分子钟可推算病毒的种或群的分支时间。由于病毒在与宿主相互作用中不断演变，系统发生树可用于描述病毒种系在进化过程中的演变，推测病毒演化为独立分支、杂合或消失等事件及发生时间，以及不同种病毒间的关系。该分析多用于传染源、致人兽共患病病毒、疫苗株的筛选、耐药毒株来源等方面的分析，此外还应用于病毒起源的研究。

病毒系统发生分析在病毒的分子流行病学调查、疫苗的研发和病毒耐药性突变株等研究中具有重要意义。

（瞿　涤）

病毒基因突变（viral gene mutation）

病毒在复制过程中发生基因碱基序列置换、缺失或插入而导致的病毒基因组序列改变。

病毒基因突变机制主要为自发突变、诱发突变及病毒复制酶的校正活性不同。病毒基因突变包括点突变、基因缺失、基因失活和基因重组等。基因突变导致表型性状改变的病毒株称为突变株。由于遗传密码子的重复性，可出现核苷酸变异但无蛋白质序列改变（沉默突变），或被功能相似的氨基酸替代，因此病毒基因突变体可无表型改变。不改变病毒基本复制基因的突变体能在病毒群中维持。基于不同基因突变，病毒可呈现多种不同的表型，包括病毒颗粒形态、病毒空斑大小、抗原性、宿主范围、营养要求、致细胞病变效应、致病性及耐药性等的改变，如温度敏感性突变株的基因突变，所编码的病毒酶或结构蛋白在较高温度时失去功能，病毒不能增殖，可用于减毒活疫苗的研发；抗病毒药物作用的病毒酶靶点序列突变，可降低药物与病毒酶的亲和力，导致病毒具有抗药性；此外，若突变发生在病毒基因组的调控元件的关键位点，可影响病毒基因的表达，从而影响病毒的表型和复制。

病毒基因突变可导致病毒的致病力、抗原性、抗药性及病毒生物学特性等的改变，同时可用于疫苗的研发。

（瞿　涤）

bìngdú jīyīn chóngzǔ

病毒基因重组（viral re-combination）

在两种或两种以上有亲缘关系但生物学特性不同的病毒株同时感染一个宿主细胞时，序列高度同源的 2 个病毒基因片段发生交换，产生具有亲代特性的子代病毒的过程。

病毒基因重组常见于双链DNA病毒，RNA病毒也存在基因重组。重组可发生于同种病毒的不同型、不同株之间，或同属病毒之间；也可发生于病毒基因组与宿主细胞染色体之间，病毒DNA或互补DNA整合到细胞染色体上，在病毒基因组自染色体切割时，可带有部分宿主细胞DNA；也可发生于活病毒与灭活病毒之间，如经紫外线灭活的病毒与另一近缘的活病毒感染同一宿主细胞，经基因重组可使灭活病毒复活，即交叉复活；还可发生于两种灭活病毒之间，如 2 个灭活病毒的基因重组，可产生具有感染性的病毒，两种或两种以上近缘的灭活病毒（病毒基因组受损部位不同）感染同一细胞时，经过基因重组可产生感染性的子代病毒，即多重复活。

DNA病毒基因重组机制主要是通过核酸链断裂和连接，将一株亲本病毒的基因组片段加入另一株亲本病毒的基因组中。

RNA病毒重组机制主要是通过RNA聚合酶拷贝选择，以一株亲本基因组为模板合成新链RNA转向另一株亲本模板。

病毒基因重组可改变病毒的生物学特性、致病性，导致疾病谱的变化并影响核酸检测病毒的结果。

（瞿　涤）

bìngdú chóngpèi

病毒重配（viral reassortment）

两株亲缘相近的病毒株同时感染一个宿主细胞时，在复制过程中子代病毒的基因组节段可发生随机互换，病毒基因组节段的重新分配过程。

病毒重配主要见于分节段基因组的RNA病毒。病毒基因位于不同的基因组节段，如流行性感冒病毒（甲型流行性感冒病毒基因组含有 8 个节段）和轮状病毒（基因组含有 11 个节段）等，在复制过程中每个RNA节段均被包装入病毒颗粒。亲缘相近的不同毒株感染同一细胞时，病毒基因节段可发生重配，包装的子代病毒颗粒含有的RNA节段来自不同的毒株，因此产生的新重配毒株具有亲代毒株的特性。病毒重配后导致病毒抗原改变（称为抗原转换）、病毒致病力改变或病毒感染宿主范围改变（跨种传播）。不同流行性感冒病毒毒株基因组重配后，可产生新型病毒变种，如引起 1957 年、1968 年流行性感冒世界大流行的毒株是由于禽流行性感冒病毒与人流行性感冒病毒的基因重配所致，2009 年流行的H1N1株含有猪流行性感冒病毒、禽流行性感冒病毒和流行性感冒病毒的RNA节段。

重配可使病毒基因组和表型迅速变异和进化，使病毒适应新的环境；因病毒抗原快速变异（抗原转换）而人群缺乏相应的免疫力，可造成疾病的流行；在疫苗研发中，也有利用病毒可发生重配的特性，制备疫苗株。

（瞿　涤）

bìngdú zhǔnzhǒng

病毒准种（viral quasispecies）

病毒（主要是RNA病毒）在同一个宿主体内或某种条件下大量复制，子代病毒基因组发生突变，形成含有系列突变的相关病毒基因组群体。

病毒准种的基因异质性是因RNA复制酶的校正功能较差，病毒的每个复制周期，基因组会出现高频突变。一个亲本病毒经历数十次复制周期后，可形成由无数相互间有差别但又很相似的病毒基因组群体。与原亲本病毒相比，子代病毒可含有一个或多个突变，不同突变的子代病毒群体组成了病毒准种，如丙型肝炎病毒、人类免疫缺陷病毒、乙型肝炎病毒等因易发生变异，在感染者体内可形成一个优势株为主的相关突变基因型的病毒群。准种的出现有利于病毒在不良环境下生存。在不同选择压力的作用下，特别是免疫压力的作用下，病毒准种的群体可向不同方向演变。选择压力不是作用于单一突变体，而是作用于准种群体。

病毒准种是在突变与选择相互作用的过程中形成的非常类似的突变体群体，其相互间的基因组已有不同的突变。准种强调病毒群体的各个突变体间具有遗传多样性，在临床诊断、免疫应答及疫苗研发等方面具有重要的意义。

（瞿　涤）

bìngdú duōtàixìng

病毒多态性（viral polymor-phism）

病毒基因相同位点发生的不连续点突变。在同一种群病毒基因组中存在两种或多种不连续的突变型或基因型的病毒遗传多态性，如单核苷酸多态性。

病毒多态性是因碱基的取代、缺失、插入等核苷酸序列改变所致。病毒基因多态性可造成遗传密码的改变、蛋白质肽链中的片段缺失、信使RNA剪接异常或启动子的突变及非转录区的突变等。

病毒多态性在自然界常见，受到自然选择压力的影响，与病毒的生物多样性、病毒的变异和适应性相关。病毒多态性导致病毒复制具有多种选择性，适应变化的环境，常用于病毒的分子流行病学调查和病毒耐药性突变株等研究。

（瞿　涤）

bìngdúzǔ

病毒组 （virome）

在人或动物宿主体内或宿主体内某一特定环境下，存在的所有类型病毒的总和。针对宿主，研究比较多的病毒组有人的病毒组及蝙蝠的病毒组；针对宿主的某些微环境，如胃肠道、呼吸道等微环境，研究相对应地构成了肠道病毒组、呼吸道病毒组等概念。这一类概念的提出是人们对于病毒感染性疾病的认识不断深化及技术手段不断更新的结果。

分析方法　有别于传统的细胞培养、分离病毒和使用聚合酶链反应扩增某种病毒核酸并测序等方法，病毒组分析是基于第二代高通量测序技术的病毒分析方法。该方法首先分离富集于某一样本中的所有病毒核酸并建立文库，然后通过第二代高通量测序技术得到所有病毒核酸的序列信息，最后通过高性能计算机的同源性比对来鉴定核酸序列所代表的所有病毒类型。

意义　①针对未知病原体所致的新发和突发的病毒感染性疾病，病毒组学分析方法能迅速获得患者样本中的病毒组成情况，为临床诊断和治疗提供基本的数据支持。②由于接近 3/4 的人类新发传染病均为动物源性，所以利用病毒组学分析方法，可对人类生存环境中的其他动物宿主所

携带的病毒进行系统的分析，从而为新发传染病的预警和溯源工作提供强大的数据支持。③针对某些复杂疾病，如 1 型糖尿病、哮喘等，病毒组学得到的病毒数据能为分析病毒与宿主的持续相互作用在复杂疾病形成过程中的作用提供数据。

（金　奇　吴志强）

bìngdú wēishēngtài

病毒微生态 （viral microecology）

病毒所寄生的宿主细胞的微环境。病毒微生态影响病毒的复制和基因表达。有学者将病毒感染特定宿主的生态研究归为病毒微生态学，病毒感染宿主群（包括多种脊椎动物或节肢动物等）的生态研究归为病毒宏生态学。

病毒感染宿主的微生态环境包括 3 个方面。①病毒从一个宿主到另一个宿主间的生态环境：病毒必须耐受这种环境理化因素变化的影响。②病毒在宿主的细胞间或腔管内的生态环境：病毒必须具有抵抗细胞间液或血液中的各种酶类和宿主的免疫清除的能力。③病毒在感染宿主细胞内的复制和存活的生态环境：病毒感染依赖宿主细胞表面蛋白（病毒受体），病毒复制依赖宿主细胞代谢系统的分子微环境，有些病

毒合成的蛋白质可抑制细胞自身的分子合成，有些病毒的基因整合到细胞染色体中等。总之，病毒-细胞内环境相互作用的微生态环境影响病毒的复制过程和病毒的致病性。

病毒微生态研究，有助于病毒持续性感染机制的研究及病毒感染性疾病的控制和治疗，具有重要的实际意义。

（瞿　涤）

bìngdú nàiyàoxìng

病毒耐药性 （drug resistance of virus）

病毒发生改变，使抗病毒药物对病毒的抑制作用降低或失效的特性。

产生机制　病毒基因组突变，从而使药物作用的病毒靶蛋白发生改变（图 1）。病毒特别是 RNA 病毒，由于聚合酶缺乏校正功能，使其在基因组复制过程中易发生碱基错配，病毒在宿主体内通常以一群病毒株，其基因组序列大致相同但又不完全相同的居群或准种的形式存在。未经药物治疗的感染者体内常存在多种病毒基因位点随机变异株，这些随机突变株中包含耐药性突变株。应用抗病毒药物会形成一种选择压力，不仅增加耐药性相关突变的概率，且使不具耐药性的野生株繁殖受

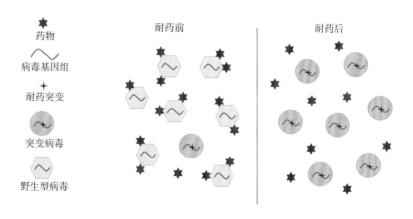

图 1　病毒耐药性产生机制

到抑制，导致生存下来的具有耐药性的突变株占据主导地位，从而使药物失效。

病毒耐药性检测　病毒耐药性分为基因型耐药和表型耐药。基因型耐药通常采用基因测序或基因芯片检测。表型耐药一般指在实验室培养体系中检测病毒对药物的敏感性降低，常以 IC50 或 IC90（在体外培养体系中抑制50%或90%病毒的复制）的改变来评估，其数值增大说明病毒对药物的敏感性下降，耐药性增加。

抗病毒药物耐药　针对以下几种病毒的抗病毒药物为例。

人类免疫缺陷病毒　超过10%采用高效抗反转录病毒治疗 2年的患者，可检测到基因型耐药；30%经过 6 年治疗的患者，因体内人类免疫缺陷病毒产生一种或多种耐药性突变导致抗病毒治疗失败。抗反转录病毒治疗药物的广泛应用会扩大病毒耐药株的流行，从而使新发感染者在首次使用一线抗反转录病毒药物治疗失败的比例增加。对大部分抗反转录病毒药物来说，尽管单个基因位点的突变能引起临床耐药，但往往多个基因位点突变的累计效应才能导致出现临床耐药，因此应用反转录酶抑制剂时，交叉耐药的现象非常普遍。针对蛋白酶抑制剂的耐药一般由多个基因位点突变引起。单一使用任何一种药物都易造成高水平的病毒耐药，联合使用 3 种或更多药物是临床抗反转录治疗的优先选择。

丙型肝炎病毒　病毒基因组变异使某些丙型肝炎病毒能逃避干扰素诱导的宿主反应，约 60%的丙型肝炎病毒慢性感染者在接受标准的 α 干扰素联合利巴韦林治疗后产生耐药性，无法清除病毒，导致治疗失败。美国食品药品监督管理局陆续批准了针对丙型肝炎病毒的特异性药物 NS3/4A 蛋白酶抑制剂特拉匹韦、波西普韦和 NS5B 聚合酶核苷抑制剂索非布韦。

流行性感冒病毒　病毒基因组具有多个节段，变异速度快，易产生对抗病毒药物的耐药性。几乎所有在人群中流行的甲型流行性感冒病毒对最早用于抗流行性感冒病毒的金刚烷胺和金刚乙胺都产生了耐药性。尽管针对奥司他韦产生耐药的比例很低，但随着时间的推移，病毒耐药的报道会有所增加，世界卫生组织及其合作实验室网络正在进一步加强对奥司他韦耐药的监测。

乙型肝炎病毒　作为 DNA 病毒中的特例，乙型肝炎病毒的复制过程要经过前基因组 RNA 的反转录过程，需具有反转录活性的病毒聚合酶参与。由于该酶缺乏校正功能，使乙型肝炎病毒的变异率较其他 DNA 病毒高 10 倍，从而提高了耐药发生的频率。4种抗乙型肝炎病毒核苷类似物拉米夫定、阿德福韦酯、恩替卡韦和替比夫定均有耐药突变报道，且突变位点均位于病毒聚合酶。

意义　随着抗病毒药物的使用，耐药现象的发生越来越普遍。病毒耐药性使采用一线药物的常规疗法失效，从而必须选择二线药物甚至可能面临无药可用的局面，给病毒感染性疾病的临床治疗带来了巨大的压力。此外，病毒耐药性降低治疗效果，使抗病毒治疗的时间延长，增加医疗成本，给家庭和社会带来巨大负担。病毒耐药性是一个严峻的全球问题，应通过建立更加有效的监控体系，采取更有力的防控措施，监测和控制病毒耐药株的传播和扩散，同时推进新型抗病毒药物及更高效的抗病毒策略的研究。

（岑 山 殷 霄）

bìngdú gǎnrǎn
病毒感染（viral infection）　病毒通过多种途径侵入宿主，并在易感的宿主细胞中增殖的过程。多数病毒通过人与人、动物与人之间的水平传播从群体中的某个个体传至其他个体，某些病毒也可经垂直传播由母亲传至婴儿。人和动物病毒的感染分为 2 个层面，即个体层面和细胞层面。

病毒进入体内的主要途径包括血液等体液、结膜、皮肤，以及呼吸道、胃肠道和泌尿生殖道的黏膜。进入宿主后，有些病毒感染特定细胞和组织，形成局部感染；有些病毒可感染多种细胞和组织，形成系统性感染。多数病毒感染属于急性感染，宿主免疫系统在较短时间内识别病毒并产生有效的免疫应答，进而清除病毒，并形成获得性免疫。被有些病毒急性感染后，宿主不能完全清除病毒，急性感染转变为持续性感染。持续性感染包括潜伏性感染、慢性感染和慢病毒感染。有些持续性感染的病毒通过直接作用或宿主免疫系统的间接作用诱导细胞的转化和肿瘤的形成。

在细胞层面上，从病毒进入细胞到增殖的新病毒释放，开始下轮感染的过程称为病毒的复制周期。不同科属的病毒的复制周期差异很大，但基本过程都包括病毒吸附、病毒进入、病毒脱壳、病毒生物合成、病毒基因组复制、病毒装配和病毒释放等步骤。

病毒感染是病毒学研究的基石和核心内容，深入认识各种层面的病毒感染的规律对防治病毒感染性疾病具有决定性的意义。

（谢幼华）

bìngdú chuánbō tújìng

病毒传播途径（route of viral transmission）

病毒在个体（人传人、动物传人）间的传播方式和进入人体的途径。

个体间的传播方式分为水平传播和垂直传播。水平传播指病毒在人或动物群体中不同个体之间的传播，为大多数病毒的传播方式；垂直传播指在妊娠期、分娩期和产后（哺乳）阶段病毒自母亲传给胎儿和新生儿的传播方式。

病毒进入人体的途径包括经血液等体液、口腔，生殖道、消化道、呼吸道、黏膜、皮肤等。除人际传播，病毒也可自动物宿主传播到人，其进入人体的途径主要包括动物的叮咬，以及吸入动物的排泄物或分泌物、呼吸道气溶胶等。

水平传播中病毒进入人体的途径和代表性病毒见表1，垂直传播的途径和代表性病毒见表2。

认识病毒的传播途径对制定和实施预防和控制病毒传播的策略有重要意义。

（谢幼华）

bìngdú jíxìng gǎnrǎn

病毒急性感染（acute infection of virus）

病毒第一次感染易感宿主，伴随或不伴随疾病症状。

病毒急性感染的结局存在以下4种可能性：①大多数病毒引起急性感染后，病毒常被宿主免疫系统清除，被感染者痊愈。宿主免疫系统往往对急性感染的病毒产生获得性免疫。②某些病毒（如埃博拉病毒）引起的急性感染可导致死亡。③某些病毒（如乙型肝炎病毒和丙型肝炎病毒）引起急性感染后，一部分病毒被感染者清除而痊愈；另一部分病毒被感染者不能清除，急性感染转

为慢性感染。对慢性感染的病毒，其从急性感染转变为慢性感染的时间点可根据痊愈的急性感染者清除病毒的时间而确定。④某些病毒（如疱疹病毒和人类免疫缺陷病毒）引起急性感染后，几乎所有病毒都不能被感染者清除，急性感染转为潜伏性感染或慢病毒感染。对这些病毒，确定其从急性感染转变为持续性感染的时间点较困难，往往根据病毒从高水平复制状态转为相对较低的稳定复制状态的时间而确定。

病毒的持续性感染并不是病毒急性感染的简单延续，而是宿主免疫系统和病毒的相互作用达到某种平衡的结果，该平衡有别于感染前的平衡，为一种亚稳态的平衡，在一定的条件下该平衡可能丧失，产生炎症甚至引起死亡。

病毒急性感染是病毒感染的主要形式之一，认识病毒急性感染的规律及急性感染向持续性感染转变的规律对制定适当的病毒感染性疾病的治疗方案具有重要的意义。

（谢幼华）

bìngdú chíxùxìng gǎnrǎn

病毒持续性感染（persistent infection of virus）

病毒感染宿主后在宿主内持续存在较长时间（数月至终身）的过程。病毒持续性感染过程中宿主可能出现疾病症

表1 水平传播的途径和代表性病毒

进入途径	传播途径/媒介	代表性病毒
呼吸道	气溶胶吸入	流行性感冒病毒、副流行性感冒病毒、呼吸道合胞病毒、麻疹病毒、腮腺炎病毒、风疹病毒、水痘-带状疱疹病毒、汉坦病毒
	鼻、口接触	普通感冒（鼻病毒、冠状病毒、腺病毒）
口腔	唾液	单纯疱疹病毒、EB病毒、巨细胞病毒
胃肠道	粪便、口接触	肠道病毒、甲型肝炎病毒、轮状病毒、脊髓灰质炎病毒、诺如病毒
皮肤	皮肤分泌物	水痘-带状疱疹病毒、天花病毒
	接触	人乳头瘤病毒
	动物叮咬	狂犬病病毒
血液	血液制品、输血、针刺	乙型肝炎病毒、丙型肝炎病毒、人类免疫缺陷病毒、巨细胞病毒、人T细胞白血病病毒
	昆虫叮咬	虫媒病毒、登革病毒、西尼罗病毒、黄热病毒
生殖道	生殖器官分泌物	乙型肝炎病毒、人类免疫缺陷病毒、单纯疱疹病毒、巨细胞病毒
尿道	尿液	多瘤病毒
眼睛	结膜	腺病毒、巨细胞病毒、单纯疱疹病毒

表2 垂直传播的途径和代表性病毒

传播途径/媒介	代表性病毒
产前/经胎盘	人类免疫缺陷病毒、巨细胞病毒、细小病毒B19、风疹病毒
分娩期	乙型肝炎病毒、丙型肝炎病毒、人类免疫缺陷病毒、单纯疱疹病毒、人乳头瘤病毒
产后/经哺乳	人类免疫缺陷病毒、巨细胞病毒、乙型肝炎病毒、人T细胞白血病病毒

状，也可能不出现症状，后者为无症状病毒携带者，仍具有传染性。

机制 病毒持续性感染归因于病毒和宿主的相互作用，可能的机制如下：①由遗传因素和/或环境因素引起的宿主免疫功能低下，使宿主不能清除病毒。②某些病毒感染宿主后，病毒存在于所谓免疫豁免或免疫耐受的组织和器官中，如中枢神经组织和周围神经组织、免疫细胞和免疫器官、肝等，在这些特定组织和器官中的病毒难被免疫系统识别或难诱导有效的免疫应答。③某些病毒潜伏在细胞中，仅表达极少数病毒基因；某些病毒的免疫原性很弱，使宿主难针对其产生有效的免疫应答。④病毒感染后通过多种方式干扰宿主正常的抗病毒免疫应答，诱导免疫耐受和/或免疫损伤。⑤反转录病毒能将病毒 RNA 基因组反转录后作为原病毒整合在细胞染色体上，从而在宿主内长期存在。

类型 主要包括以下 3 种。

潜伏性感染 某些病毒在急性感染后，完整的病毒基因组存在于宿主细胞内，但病毒不复制，仅表达极少数病毒基因，血液等体液中不能检测到病毒，也不出现疾病症状，这种病毒感染状态称为潜伏性感染。在一定条件下，潜伏性感染的病毒可被激活而重启病毒复制，产生新的子代病毒，在急性增殖期，血液等体液中可检测到病毒，宿主出现疾病症状，这时的病毒感染状态称为裂解状态。潜伏性感染的病毒的重新活化源于多种因素：①宿主免疫系统的弱化，如获得性免疫缺陷综合征患者、晚期肿瘤患者、放射治疗及免疫抑制剂治疗者、宿主衰老等。②外界环境因素刺激，如紫外线、乙醇、刺激性食物等。

③生理周期的变化，如激素水平变化、焦虑等。与人类疾病相关的潜伏性感染的病毒主要包括疱疹病毒、人乳头瘤病毒、人类免疫缺陷病毒等。某些潜伏性感染的病毒可造成细胞周期失调而诱导细胞转化。潜伏性感染有别于临床潜伏期，后者指从病毒感染直至临床症状出现的时间间隔。

慢性感染 某些病毒在急性感染后，未被宿主清除，病毒在细胞中长期存在，且持续产生新的病毒，血液等体液中能持续检测到病毒和/或病毒抗原，伴或不伴疾病症状，经输血和合用注射器可造成病毒在个体间的传播。与人类疾病相关的慢性感染的病毒主要包括乙型肝炎病毒和丙型肝炎病毒等。在病毒慢性感染过程中，病毒和宿主的免疫应答处于脆弱的平衡中，表现为免疫耐受和炎症的交替。

慢病毒感染 兼具潜伏性感染和慢性感染的部分特征。急性感染后，病毒有较长的潜伏期，此时病毒难被检测到，不伴疾病症状或仅有轻微的疾病症状。潜伏期结束后，病毒复制逐渐旺盛，血液等体液中可检测到病毒。与病毒慢性感染不同，病毒进入增殖期后，一般都伴明显的疾病症状，最终可能导致包括死亡在内的严重后果。与人类疾病相关的慢病毒主要包括人类免疫缺陷病毒、狂犬病病毒、麻疹病毒（引起亚急性硬化性全脑炎）等。

意义 病毒持续性感染是病毒感染的主要形式之一，是一些人类重大疾病（如获得性免疫缺陷综合征、乙型肝炎、丙型肝炎、癌症等）的病因，认识病毒持续性感染的规律对相关疾病的治疗具有重要的意义。

（谢幼华）

bìngdú dùncuò gǎnrǎn
病毒顿挫感染（viral abortive infection） 病毒感染细胞后不能完成病毒复制而产生新子代病毒的过程。又称非增殖性感染。顿挫感染中，往往仅有少数病毒基因表达。顿挫感染通常源于病毒所感染的细胞缺少支持病毒复制所必需的因子或条件，这些细胞称为非允许细胞，而支持病毒感染和复制的细胞称为允许细胞。虽然非允许细胞不支持病毒的复制，但可能被感染的病毒诱导为转化细胞或肿瘤细胞。顿挫感染也可源于缺陷病毒的感染，在此情形下，若无辅助病毒的同时感染，缺陷病毒即使在允许细胞内都无法完成复制。顿挫感染有别于潜伏性感染。在潜伏性感染的情形下，虽然不产生新的子代病毒，但是细胞内潜伏的病毒基因组具有在适当条件下被激活而重启病毒复制的能力。

顿挫感染是病毒感染的特殊形式，不产生新的子代病毒，但仍可能引起疾病，研究病毒的顿挫感染可为深入认识病毒的复制机制提供有益的启示。

（谢幼华）

bìngdú zhuǎnhuà gǎnrǎn
病毒转化感染（viral transforming infection） 病毒诱导被感染细胞的转化和肿瘤的形成的过程。诱导细胞转化的 RNA 病毒多属于反转录病毒科病毒。黄病毒科的丙型肝炎病毒的慢性感染也能诱导人患肝细胞癌，但其致癌效应主要由宿主的免疫因素引起。诱导细胞转化的 DNA 病毒分属多个 DNA 病毒科，如腺病毒科、嗜肝 DNA 病毒科、疱疹病毒科、多瘤病毒科、乳头状瘤病毒科和痘病毒科。

病毒诱导细胞转化和肿瘤形

成的机制：由病毒携带的癌基因的表达产物诱导；由病毒表达的反式调控因子激活细胞内源癌基因的表达或抑制细胞内源抑癌基因的表达而诱导；除以上两种机制，反转录病毒还可通过宿主细胞染色体上整合的原病毒所携带的顺式调控因子激活细胞内源癌基因的表达而诱导细胞转化。

一些病毒的感染是人类癌症的病因，研究和认识这些病毒转化感染的规律对预防和治疗相关癌症有重要的意义。

（谢幼华）

bìngdú gǎnrǎnxìng jíbìng de bìngyuánpǔ

病毒感染性疾病的病原谱

（pathogen spectrum of viral disease）　病毒感染性疾病的病原谱。可按 2 个不同的侧重点来进行解读和阐述。

其一，从引起人群某一种特定疾病的病毒感染性疾病的病原谱系特征进行分析。病毒感染性疾病的病原谱系特征具体包括病毒的种型特征及其遗传进化和变异规律，不同种型的病毒的人群感染比例特征，以及这些病毒在不同地域范围内的地理分布和流行特征等，并以此为基础，分析不同种型的病毒引起这一特定疾病的轻重症类型，某一特定时间、某一特定区域的优势病毒类型变化等。以手足口病为例：手足口病的病原体为小 RNA 病毒科肠道病毒属的成员，而肠道病毒属的病毒种型极其多样，常见的肠道病毒有二十多种均能引起手足口病。历次手足口病的疫情暴发后的一个最重要的病原学工作即开展病原体的病原谱调查，明确引起疫情的病原体类型、比例，以及感染人群和地域分布特征等。病原谱调查表明，柯萨奇 A16 病毒和肠道病毒 71 型为手足口病的主要病原体，而肠道病毒 71 型为最常见的病原体。近年来开展的手足口病的病原谱研究发现，某些区域的手足口病的优势病原体开始发生变化，如 2013 年在中国南方开展的研究表明，柯萨奇病毒 A6 型慢慢地开始演变为某些地方流行的手足口病的重要病原体。

其二，从某一特定的病毒感染人体引起疾病的同时，宿主自身呼吸道、消化道等微环境下不同病毒和细菌甚至真菌和原虫的组成特征和变化规律方面进行分析。随着微生物组学概念的兴起和以二代测序为基础的宏基因组学技术的成熟和广泛应用，赋予了病毒感染性疾病的病原谱另外一层截然不同的含义。病毒感染宿主后，通过各种途径引起固有免疫应答和获得性免疫应答等一系列宿主特征的改变，会导致宿主各种微环境下本来处于平衡状态的病毒谱、细菌谱等组成发生变化，某些病原体比例随之上升，某些病原体比例随之下降。这一病原谱特征的改变，对疾病的发展和进程有极其重要的意义。

研究引起人群某一特定疾病的病毒感染性疾病的病原谱系特征，对研究疾病在时间、空间及人群中的流行规律，针对这一特定疾病制订疫苗研发计划，以及重轻症患者的诊断、治疗、预防和控制方面，具有指导意义；研究某一特定病毒感染人体引起疾病的同时，宿主自身呼吸道、消化道等微环境下不同病毒和细菌甚至真菌和原虫的组成特征和变化规律，对开展精准地针对个体的临床诊断和治疗，凸显出越来越重要的意义。

（金　奇　吴志强）

kàngbìngdú zhìliáo

抗病毒治疗（antiviral therapy）

用抗病毒药物、生物制剂和疫苗等抑制病毒在体内的复制，以防止组织受损的治疗方法。目的是清除体内病毒，恢复宿主功能。选择正确的治疗时机，有效的抗病毒药物及合理的治疗方案，对疾病的进程和预后至关重要。此外，病毒和宿主的某些因素也会影响抗病毒药物的治疗效果。

时机选择　正确选择治疗时机对改善预后，提高患者生存率有比较明显的作用。大多数病毒感染的早期治疗策略逐渐成为共识，其益处大于风险。在病毒感染相关的早期生化指标尚未特别升高的情况下即时启动用药，可降低患者的病死率。

药物分类　根据不同的作用靶点和作用机制将抗病毒药物分为以下几类：①以病毒蛋白为靶点的药物，如核苷类与非核苷类反转录酶抑制剂、基因组聚合酶抑制剂、蛋白酶抑制剂、整合酶抑制剂、广谱抑制剂等；②以宿主细胞受体为靶点的药物，如融合抑制剂等；③免疫调节剂，如干扰素、Toll 样受体激动剂、免疫球蛋白制剂、胸腺肽、中草药、病毒 DNA 疫苗等；④核酸靶向制剂，如小干扰 RNA、反义寡核苷酸、核酶等。根据药物的来源不同分为化学药物、生物药物和天然药物。有些药物可同时用于多种抗病毒治疗，发挥广谱的抗病毒作用。

方案设计　不同的治疗方案对病程的进展和预后具有重要影响。采用单一药物开展抗病毒治疗容易诱导毒株耐药和停药反跳的发生，联合多种具有不同作用机制的抗病毒治疗可增强药物疗效，预防和延缓耐药的发生。序贯抗病毒治疗为应用不同疗效的药物进行依序、连贯治疗，可在维持较长疗程的同时减少耐药的发生。

效果评估　抗病毒治疗的效果一般通过终点指标进行评估，需结合病毒学数据对临床疗效作出判断，主要包括以下 3 个指标：①免疫学指标。获得血清学应答，使病毒抗原转阴。②病毒学指标。获得病毒学应答，使病毒的核酸转阴。③临床指标。获得生化应答，使宿主功能复常。

影响因素　在抗病毒治疗过程中，病毒与宿主的多重因素会影响药物的治疗效果，造成不同的预后。病毒方面的影响因素包括病毒的基因型、毒株变异及基因组拷贝数的初始水平。宿主方面的影响因素包括宿主免疫状态、感染方式和药物不良反应的耐受性等。

意义　抗病毒治疗是针对各种病毒感染性疾病的病原体进行的对因治疗，也是治疗各种急性病毒感染性疾病、慢性病毒感染性疾病最有效的手段。在抗病毒治疗的过程中，一方面在现有药物基础上探索新的治疗策略；另一方面继续筛选具有新型作用靶标的抗病毒药物，可为改善疾病预后及深入理解病毒入侵机制提供帮助。

（岑　山　张永欣）

gànrǎosù zhìliáo

干扰素治疗（interferon therapy）　用干扰素治疗病毒感染的方法。应用一类人体先天性免疫系统产生，并通过细胞表面受体诱导产生干扰素刺激基因抑制病毒复制的细胞因子。病毒感染宿主细胞时，被细胞内的模式识别受体识别，通过下游一系列信号转导途径激活干扰素的产生。干扰

素具有天然的抗病毒机制，可用于乙型肝炎病毒和丙型肝炎病毒等多种病毒相关性疾病的治疗。

干扰素分类及临床常用干扰素形式　根据干扰素受体、结构特征及生物学活性，可将干扰素分为三类：Ⅰ型干扰素包括 α 干扰素、β 干扰素、κ 干扰素、ε 干扰素和 ω 干扰素；Ⅱ型干扰素包括 γ 干扰素；Ⅲ型干扰素包括 λ1 干扰素、λ2 干扰素和 λ3 干扰素。

在病毒感染早期，Ⅰ型干扰素主要是 α 干扰素和 β 干扰素，在控制病毒复制方面发挥重要作用。临床上抗病毒治疗使用的主要是 α 干扰素，其形式分为标准的 α 干扰素和聚乙二醇 α 干扰素两种。标准的 α 干扰素又包括干扰素 α-2a 和干扰素 α-2b，用于治疗慢性乙型和丙型肝炎，二者的抗病毒效果大致相同。聚乙二醇 α 干扰素包括聚乙二醇干扰素 α-2a 和聚乙二醇干扰素 α-2b，主要用于治疗成人慢性丙型肝炎。聚乙二醇 α 干扰素通过共价结合聚乙二醇分子，延长了其在血液内的半衰期，从而增强抗病毒效果。已有多种形式的 α 干扰素被证明具有更好的抗病毒活性。此外，β 干扰素、ω 干扰素、γ 干扰素和 λ1 干扰素也被用于病毒感染的治疗。

作用机制　在病毒感染宿主细胞过程中，病毒复制产生的双链 RNA 通过细胞膜或细胞质中的模式识别受体激活不同的信号通路，使转录因子募集到干扰素基因调控区，促进干扰素蛋白的表达。干扰素的抗病毒作用机制主要包括诱导细胞处于抗病毒状态、通过激活促凋亡因子和细胞凋亡过程清除受感染细胞。

在病毒感染的几小时内，干扰素被激活并通过自分泌或旁分

泌的方式，与表达于细胞表面的干扰素受体结合，激活下游的 JAK/STAT 信号通路，促进大量干扰素刺激基因的表达。干扰素的抗病毒功能是通过干扰素诱导产生的抗病毒功能蛋白来实现，其中研究较多的主要包括：①2′,5′-寡腺苷酸合成酶。一种双链 RNA 依赖的合成酶，在病毒双链 RNA 激活后，促进腺苷三磷酸聚合成 2′,5′-寡腺苷酸，随之激活核糖核酸酶 L，引起病毒单链 RNA 的降解，阻断病毒信使 RNA 转录，从而抑制病毒蛋白的合成。②Mx 蛋白。一类干扰素诱导的 GTPases，能自我装配并结合病毒的核衣壳，干扰细胞内囊泡运输和病毒聚合酶的活性，抑制多种 RNA 病毒的复制过程。③ISG15。一种泛素样蛋白，能对病毒和宿主免疫应答中的组分进行修饰。ISG15 能抑制病毒颗粒的释放过程。④PKR。干扰素和受病毒感染的细胞膜上的受体结合后，激活酪氨酸蛋白激酶，使病毒蛋白合成的起始因子 α 亚基磷酸化，从而抑制病毒蛋白合成。

应用　干扰素的抗病毒治疗主要包括以下方面。

干扰素在丙型肝炎病毒感染中的应用　临床常采用聚乙二醇 α 干扰素和利巴韦林联合治疗丙型肝炎病毒感染，利巴韦林是一种具有广谱抗 DNA 和 RNA 病毒活性的鸟苷类似物。干扰素单独治疗产生的持续病毒学应答率为 16%～20%，而联合治疗的持续病毒学应答率为 54%～56%。

干扰素在乙型肝炎病毒感染中的应用　临床上应用的抗乙型肝炎病毒治疗药物主要有两类，即干扰素和核苷酸类似物。α 干扰素兼具诱导抗病毒蛋白产生和免疫调节的作用，是药物治疗后

持续应答率最高的治疗方法。少数患者经干扰素治疗后，可伴随表面抗原转阴，但该方法治疗成本较高，对不同乙型肝炎患者的疗效差异很大。α干扰素有二十多年的临床应用，但其抑制乙型肝炎病毒复制的作用机制并不完全清楚。

干扰素在丁型肝炎病毒感染中的应用 α干扰素被美国和欧洲国家批准用于治疗慢性丁型肝炎病毒感染，干扰素对病毒抑制作用的持续性取决于干扰素的剂量及治疗时间，且复发频繁，需发展新的策略来改进干扰素的抗病毒效果。聚乙二醇α干扰素单独疗法和干扰素与核苷酸类似物的联合治疗的抗丁型肝炎病毒效果也逐渐被评估。

干扰素在人类免疫缺陷病毒感染中的应用 α干扰素是最早用于治疗人类免疫缺陷病毒感染的药物之一。α干扰素能抑制人类免疫缺陷病毒的复制，这种抑制能力大多依赖靶细胞类型、干扰素浓度等因素。α干扰素能阻断人类免疫缺陷病毒的再次感染。通过对人类免疫缺陷病毒感染者分别进行α干扰素与抗获得性免疫缺陷综合征药物齐多夫定的联合治疗和只用齐多夫定的单独疗法，评估干扰素的抗病毒效果，结果显示无论是成人还是婴幼儿，联合治疗比齐多夫定单独疗法更有效。干扰素较大的不良反应及高效抗病毒疗法的发展，用干扰素治疗人类免疫缺陷病毒感染的手段也逐渐被放弃。

意义 干扰素在治疗慢性病毒性肝炎方面发挥重要作用，通过对干扰素抗病毒机制的研究，有助于寻找到利用干扰素治疗病毒感染性疾病的新方法。

(岑山 王静)

kàngbìngdú huàxué yàowù

抗病毒化学药物（antiviral chemical drug）

一类来源于化学合成、天然产物或微生物次代谢产物中提取的有效成分用于预防和治疗病毒感染的药物。抗病毒化学药物不仅在细胞和动物实验中有效抑制病毒的复制，而且临床应用能有效治疗病毒感染性疾病。多数已开发的抗病毒化学药物主要针对人类免疫缺陷病毒、乙型肝炎病毒、丙型肝炎病毒、流行性感冒病毒和疱疹病毒等。

作用机制与种类 抗病毒化学药物主要作用于对病毒生活周期中进入、复制、装配、释放等关键环节起重要作用的病毒蛋白或宿主蛋白，从而抑制病毒正常的复制和增殖。种类主要有阻止病毒进入及病毒装配和释放的化学药物如阻止人类免疫缺陷病毒1型进入的趋化因子受体5拮抗剂马拉韦罗、融合抑制剂恩夫韦肽，以及治疗甲型流行性感冒病毒的金刚烷类如盐酸金刚烷胺、盐酸金刚乙胺等。

抑制病毒复制的化学药物 此类化学药物是临床使用最广泛、药物种类最多的抗病毒化学药物。反转录酶抑制剂，包含一系列核苷类及非核苷类反转录酶抑制剂，如治疗人类免疫缺陷病毒1型感染的拉米夫定和利匹韦林等；整合酶抑制剂，针对人类免疫缺陷病毒1型，已经开发了多个高效低毒的整合酶抑制，如已上市的多替拉韦，是高效的人类免疫缺陷病毒1型感染治疗药物；聚合酶抑制剂，如作用于丙型肝炎病毒RNA聚合酶NS5B的抑制剂索非布韦。

抑制病毒蛋白合成的化学药物 人类免疫缺陷病毒1型蛋白酶抑制剂阿扎那韦和达芦那韦等

是有效治疗人类免疫缺陷病毒1型感染的化学药物，丙型肝炎病毒蛋白酶（NS3/4A）抑制剂如替拉瑞韦已成为治疗丙型肝炎的重要药物。

其他类药物 除一些靶点明确的药物，也有一些作用机制尚不清楚，但在抗病毒治疗中被采用的化学药物，如利巴韦林是广谱强效的抗病毒药物，广泛应用于预防及治疗呼吸道合胞病毒、流行性感冒病毒、甲型肝炎病毒、腺病毒、丙型肝炎病毒等多种病毒的感染，但其不良反应较大且作用机制尚未完全明确。

耐药性 病毒可通过基因位点的变异对抗病毒化学药物产生耐药性，单独使用一种抗病毒化学药物往往不能长时间地对抗病毒感染，耐药性的产生是使用抗病毒化学药物治疗所面临的严重问题。

联合治疗 抗病毒药物的联合用药能为病毒的复制制造多重障碍，降低产生优势突变的可能性。各类抗病毒化学药物联合用药，或是化学药物和生物药物的联合用药可达到更好的治疗效果，病毒对一种药物产生了耐药性，其他药物还能继续压制病毒的复制和变异。针对人类免疫缺陷病毒1型的高效抗反转录病毒治疗方案，如"4合1"抗人类免疫缺陷病毒1型化学药物复合制剂恩曲利替，由两种抗反转录病毒药物恩曲他滨和替诺福韦及整合酶抑制剂埃替格韦和增效剂可比司他组成。另外，在丙型肝炎的治疗中，利巴韦林和聚乙二醇干扰素α-2a联合用药在很长的一段时间是国际公认的治疗丙型肝炎的金标准。

意义 抗病毒化学药物是抗病毒药物的重要组成部分，对病毒感染性疾病的预防及治疗具有重要的作用。

（岑 山 周金明）

kàngbìngdú shēngwù yàowù

抗病毒生物药物 （antiviral biological drug）

以生物体、生物组织或细胞等为原料，综合运用生物化学、细胞生物学、分子生物学和药学等多学科的原理和技术制备的用于治疗或预防病毒感染的药物。与抗病毒化学药物相比较，抗病毒生物药物不仅能针对病毒生活周期中的不同环节抑制病毒的复制，且具有协调宿主免疫系统对抗病毒感染的特点。

以主动免疫预防为主的抗病毒生物药物 主要包括以疫苗为主的预防病毒感染性疾病的各种生物制品。疫苗是具有主动免疫功能的生物制品，其通过用病毒特异性抗原刺激宿主，诱导宿主产生相应的保护性抗体，从而保护宿主免受病毒的感染。疫苗根据其组成和性质分为减毒活疫苗、灭活疫苗、亚单位疫苗及 DNA 疫苗。

减毒活疫苗 人工培育的条件下经过减毒培养后获得的病毒株制备而成的疫苗。这种减毒株保留了病毒原有的免疫原性和一定的繁殖能力，但因其致病力弱一般不会致病。减毒活疫苗只需接种一次，且接种量小，免疫效果维持时间长。常用的减毒活疫苗有卡介苗和乙型脑炎病毒减毒活疫苗等。为保持减毒株的活性，减毒活疫苗的保存及运输条件比其他疫苗严格，有效期相对较短，且有潜在的致病力。

灭活疫苗 将病毒的疫苗株经化学或物理方法灭活后纯化精制获得的疫苗。经过处理的病毒完全丧失致病性和感染性，但仍保留相应抗原的免疫原性。灭活疫苗的制备工艺相对简单，且较稳定易于保存，缺点是免疫效果维持时间较短。常用的灭活疫苗有流行性感冒病毒疫苗、甲型肝炎病毒灭活疫苗、狂犬病病毒疫苗等。

亚单位疫苗 利用从病毒中分离或由基因工程外源表达的抗原性较强的病毒组分制成的不含有病毒核酸、能诱发宿主产生抗体的疫苗。该类疫苗使用安全性高，不良反应较少，且较稳定易于保存。流行性感冒病毒裂解疫苗和乙型肝炎病毒基因工程疫苗都属于该类疫苗。

DNA 疫苗 采用适当的注射方式直接将编码病毒蛋白抗原的重组真核表达载体投送到体内，使外源基因在宿主内长期表达可激活宿主免疫系统的抗原，从而诱导特异性体液免疫和细胞免疫应答的疫苗。用于人的 DNA 疫苗尚处于研发过程中，但在兽用疫苗领域已有两款 DNA 疫苗（禽流行性感冒病毒 DNA 疫苗和马西尼罗病毒 DNA 疫苗）投入使用。

以被动免疫和治疗为主的抗病毒生物药物 相对于疫苗，来源于人或动物血清或组织的抗病毒血清、丙种球蛋白等生物制品可使宿主在短时间内获得广谱或针对特定病毒的预防和抵抗能力。这类药物的特点是药效快，一经输入可立即获得免疫力，但其缺点是维持时间短。多种针对特定病毒感染性疾病的基因工程抗体还处在研发过程中，其中针对呼吸道合胞病毒感染的基因工程单克隆抗体已获美国食品药品监督管理局批准进入市场。

以免疫调节及诱生作用为主的抗病毒生物药物 该类药物不直接作用于病毒，而是通过激发和协调宿主免疫系统来抵御病毒的感染和入侵。干扰素与干扰素诱生剂是此类药物的代表。干扰素是宿主细胞分泌的具有抗病原体或肿瘤功能的糖蛋白，人类细胞分泌的干扰素根据产生的细胞来源及功能不同可分为 α 干扰素、β 干扰素、γ 干扰素 3 种类型，能通过与细胞表面的相关受体作用使细胞合成抗病毒蛋白，抑制病毒的复制。干扰素还可激活免疫细胞，增强自然杀伤细胞、巨噬细胞和 T 淋巴细胞对病毒的识别和杀伤能力，从而起到免疫调节作用。一些可诱导和刺激干扰素产生的细胞因子如白细胞介素和肿瘤坏死因子等也属于该类药物。

反义核酸抗病毒药物 该类抗病毒药物是能与特定病毒的信使 RNA 或基因组 RNA 精确互补、特异性地降解或沉默病毒基因表达的 RNA 或 DNA 分子。美国食品药品监督管理局已批准该类抗病毒药物进入市场（治疗巨细胞病毒性视网膜炎）。

意义 以预防和免疫调节为主的抗病毒生物药物的出现，有效地治疗和预防病毒感染性疾病的发展和蔓延，降低了治疗病毒感染性疾病的社会成本，已成为抗病毒药物发展的主要方向之一。

（岑 山 李晓宇）

kàngbìngdú tiānrán yàowù

抗病毒天然药物 （antiviral natural drug）

来源于动物、植物、微生物、矿物等具有抗病毒的生物学活性的药物。抗病毒天然药物按来源可分为原始天然化合物、天然产物的半合成化合物和基于天然产物的全合成化合物。按针对的病毒分为抗 RNA 病毒的天然药物和抗 DNA 病毒的天然药物。抗病毒天然药物主要为植物和微生物来源的活性物质。

植物来源的天然药物 天然

药物是可广泛利用的天然产物资源。但是超过 250 000 种高等植物中只有少数被筛选过。植物来源的天然药物按结构分为酚类化合物、蒽醌类化合物、萜类、生物碱类、植物多糖、植物蛋白等。黄酮类化合物属于酚类化合物的一种，具有 C3-C6-C3 基本母核，许多中药成分都含有黄酮类化合物，如甘草素具有很强的抑制人类免疫缺陷病毒活性的作用。大黄是传统中药，药理作用广泛，属于蒽醌类，大黄对多种病毒均有抑制作用，如人类免疫缺陷病毒、柯萨奇病毒等。多糖作为一种广泛存在于自然界的大分子物质，也日趋成为植物来源天然药物的研究热点，如硫酸酯化多糖就对人类免疫缺陷病毒有显著的抑制作用。

微生物来源的天然药物 微生物代谢产物是天然药物的重要来源，微生物来源的天然药物占抗病毒药物总数的一半以上，在临床应用上具有重要的地位。一些具有抗病毒活性的抗生素，如蒽环类抗病毒抗生素变活霉素 A 对单纯疱疹病毒、流行性感冒病毒和柯萨奇病毒等都具有广谱的抑制活性的作用。由于细胞毒性等原因，一些微生物天然化合物尚不能应用于临床，但微生物资源的抗病毒天然药物依然前景广阔，尤其是海洋环境及极端环境中生存的微生物，具有极大的发展潜力。通过基因工程设计的组合生物合成也成为天然产物重要来源之一。

海洋生物来源的天然药物 随着各国对海洋来源的药物的研究与开发的兴起，不断有抗病毒活性的海洋药物被发现。其中海绵、海藻、珊瑚、海鞘等是产生抗病毒活性物质的主要海洋生物来源。已知抗病毒活性成分包括生物碱、萜类、核苷、多糖及其他含氮杂环化合物，如海绵体内分离出的生物碱（mycalamide-A）、海鞘体内分离出的海鞘素 B、海兔分离出的海兔毒素及柳珊瑚分离得到的阿糖腺苷都表现出显著的抗病毒活性的作用。阿糖腺苷具有广谱抗 DNA 病毒活性的作用，对疱疹病毒及带状疱疹病毒作用最强，对水痘－带状疱疹病毒、牛痘病毒、乙型肝炎病毒有效。阿糖腺苷已被批准用于治疗疱疹性脑炎和单纯疱疹性角膜炎。

意义 自然界来源的抗病毒活性化学物质是开发抗病毒药物的重要途径。天然来源的化合物具有多样性、致病力低、成药性强等优点，从动植物、微生物发掘新型的抗病毒化合物是抗病毒药物研发的重要方向。

（岑 山 丁寄葳）

kàngbìngdú yàowù bǎdiǎn

抗病毒药物靶点（antiviral drug target）

抗病毒药物的作用位点。包括基因位点、受体、酶、离子通道、核酸等生物大分子。随着病毒学研究的深入，抗病毒药物靶点的数量逐步增加。抗病毒药物靶点主要分为来源于病毒的药物靶点和来源于宿主的药物靶点。

来源于病毒的靶点 抗病毒药物与病毒的生物活性分子相结合，可达到抗病毒的目的。根据病毒生活周期的划分可将来源于病毒的靶点分为以下 3 个类别。

基于病毒入侵的靶点 典型的病毒进入细胞包括病毒与宿主细胞受体结合，穿膜和细胞内运输等过程。病毒与宿主细胞表面受体结合后，利用细胞的胞吞途径或非胞吞途径进入细胞。病毒入侵过程主要在细胞外进行，相对于细胞内药物靶点，药物更容易到达靶点并与之作用，因此病毒入侵环节是抗病毒治疗具有吸引力的靶点选择范围。病毒入侵抑制剂针对靶位点主要是病毒融合蛋白。主要的药物包括小分子抑制剂、抗体、分子模拟物、疫苗等。

基于病毒复制的靶点 病毒基因组复制是病毒生活周期的关键环节，是病毒利用宿主生化机器为自身服务，合成病毒蛋白及核酸的阶段。不同病毒在复制其基因组时都有自身的策略，但该过程往往同细胞自身核酸复制有明显差别，使该阶段成为抗病毒治疗的理想靶点。这些靶点主要分为作用于病毒合成的关键酶和核酸类似物两类。抗病毒药物分别是针对病毒反转录酶、病毒 RNA 聚合酶、整合酶及其他相关抑制剂。

基于病毒释放过程的靶点 病毒在成熟后需特定的酶切开病毒与受体之间的联系，若能设计出一种药物阻断这种酶的活性，可抑制病毒的释放，限制病毒感染其他细胞。针对该类靶点设计的抗病毒药物最经典的是用于流行性感冒病毒治疗的神经氨酸酶抑制剂。

来源于宿主的靶点 抗病毒药物与宿主细胞中的生物活性分子相结合，抑制病毒复制。随着病毒学研究的深入，发现病毒在复制过程中，会与多种宿主细胞蛋白发生相互作用。一方面，病毒利用特定的宿主细胞蛋白以促进其复制；另一方面，人体的固有免疫机制通过部分特定功能蛋白在病毒生活周期的不同阶段以多种有效机制抑制病毒复制。寻找与病毒复制相关，而宿主细胞生存非必需的蛋白有可能成为抗病毒药物的靶点。病毒入侵细胞时需与宿主细胞受体结合进而被吸附进入细胞，封闭病毒受体可实现阻断病毒进入细胞的目的，此外，由于病毒受体不存在变异的特性，更容易成为病毒治疗的靶点。因为细胞上的病毒受体往往担负着一定的生理功能，所以封闭病毒受体往往可能引起严重的不良反应，是针对病毒受体药物需考虑的问题。

意义 抗病毒药物靶点的发现是发展抗病毒药物的关键，也是抗病毒药物研究的主要内容。寻找新的抗病毒药物靶点可帮助解决已有抗病毒药物的耐药性问题，为发展新型抗病毒药物提供新方法。

（岑 山 米泽云）

bìngdú zhìbìngxìng

病毒致病性（pathogenicity of virus） 病毒感染宿主后所发生的病理过程。由于病毒种类繁多，其感染与致病机制各不相同，因此很难对病毒致病性给出统一的定义与描述，但大体上可概括为以下内容：病毒感染类型与在宿主内的播散方式、病毒致病力及其决定因素、病毒致病机制、病毒的致癌作用，病毒的感染、致病、完整生活周期的实现及宿主对病毒的抵抗等。在病毒感染过程中，病毒作用宿主的过程、宿主抵抗病毒的机制、病毒与宿主的共存与共进化见病毒宿主相互作用。

病毒感染宿主并大量复制常引起宿主的强烈反应，会产生发热、恶心、流涕、疼痛等症状，和炎症、组织损伤等病理过程。宿主的这些反应是细胞损伤引发，细胞损伤可由直接的病毒复制和间接的免疫反应等导致。一些病毒（如狂犬病病毒、单纯疱疹病毒、腮腺炎病毒等）可从最初感染部位播散到周围神经组织与中枢神经组织，具有神经致病性的病毒可引起相关的神经症状甚至死亡。肝炎病毒等可通过血窦等入侵肝组织和细胞引起急性或慢性感染，病毒复制与异常免疫损伤常导致肝炎、肝纤维化、肝硬化和肝癌等。此外，病毒感染所导致的许多症状和疾病由宿主免疫功能异常导致，称为免疫病理。免疫病理损伤通常由以下免疫细胞导致：柯萨奇 B 病毒感染可引起细胞毒性 T 细胞介导的心肌炎；$CD4^+T$ 淋巴细胞是人类免疫缺陷病毒的靶细胞，同时其在病毒感染后也常分泌大量细胞因子招募其他类型细胞导致组织的免疫损伤；自由基也是病毒感染引起组织损伤的重要机制，病毒感染的组织可产生 NO，适当浓度的 NO 具有抗病毒作用，但持续高浓度 NO 的存在可导致组织损伤。

（杨 威）

bìngdú sùzhǔ xiānghù zuòyòng

病毒宿主相互作用（virus-host interaction） 病毒感染中所发生的病毒和宿主双方的相互作用与相互调节过程。病毒感染、致病、完整生活周期的实现，以及宿主对病毒的抵抗与疾病痊愈，均依赖于病毒与宿主之间的相互作用。在病毒感染过程中，病毒通过以下方式与细胞间的相互作用实现增殖与存活：入侵细胞并转运至复制位置、基因组复制、病毒蛋白翻译、子代病毒装配与释放、逃避宿主抵抗、环境存在与传播。此外，与病毒感染相伴随的是宿主针对病毒增殖的特异性与非特异性抵抗，通过清除病毒或被病毒感染的细胞而实现对疾病进展的有效控制。

病毒作用宿主的过程 包括以下 3 步。①病毒进入细胞与入侵受体：病毒颗粒常通过携带病毒基因组遗传物质及病毒蛋白完成对宿主细胞的吸附、进入与脱壳实现感染的首要步骤，该步骤需病毒与宿主间的相互作用才能实现。根据病毒类型的不同，参与此步骤组分通常包括病毒囊膜糖蛋白、病毒衣壳蛋白、起吸附作用的宿主细胞表面大分子、特异性细胞受体与辅助受体等。病毒进入细胞后，宿主细胞内庞大而复杂的转运系统负责运输病毒基因组至细胞质或细胞核的特定位置，以完成下一步的基因组复制和病毒蛋白的翻译。②病毒基因组复制与蛋白翻译：病毒生活周期中的生物合成阶段是病毒在细胞内完成增殖的必需步骤。根据病毒种类不同，此过程通常在细胞质或细胞核内进行，需病毒与宿主编码的重要功能蛋白协同参与才能完成。大部分的 DNA 病毒在细胞核内完成基因组的复制；有些病毒基因组的复制部分或完全地在细胞质中进行，如痘病毒、虹彩病毒和非洲猪瘟病毒。几乎所有病毒都编码和表达自己独特的蛋白质（包括酶类），病毒基因组的复制和蛋白质的翻译，还需宿主细胞的蛋白质和细胞器协同参与才能完成，如核酸聚合酶、解旋酶、细胞转录因子、复制复合体、真核起始因子、核糖体、蛋白酶及一些正负调控因子等。③病毒装配与释放：病毒生物合成阶段完成后，必须完成病毒核酸与蛋白的装配、产生子代病毒，最终释放至细胞外。在该步骤中，病毒依赖宿主细胞内的蛋白运输与分选机制，将新合成的病毒蛋白转运至装配位点，与病毒核酸完成装配并释放，有些病毒需后期加工成熟才能形成最终的子代病毒。装配与释放环节由病毒蛋白中所包含的一些信号肽，以及宿主细胞高尔基体、辅助因子与限制因子等协同配合完成。有些病毒的释放环节通过与宿主细胞膜发生膜融合，形成"出芽"体，再释放到细胞外。

宿主抵抗病毒的机制　病毒与宿主的作用是相互的，病毒感染发生时，被病毒感染的宿主细胞不会只被动顺从，而是通过细胞及宿主的抵抗机制来限制病毒进入。

除皮肤、黏液、纤毛上皮、胃酸等天然屏障，宿主抗病毒机制中最主要的是非特异性免疫保护机制与特异性免疫保护机制。非特异性免疫保护通常在病毒感染早期阶段发挥作用，包括干扰素、肿瘤坏死因子与白细胞介素-1、白细胞介素-6、巨噬细胞、自然杀伤细胞等。病毒突破宿主的固有免疫系统后，宿主可通过获得性免疫抵抗病毒的感染，由淋巴细胞产生特异性抗体或直接杀伤受感染细胞及其邻近细胞来阻止病毒的感染。特异性免疫保护机制在抗病毒与疾病恢复中起关键作用，包括特异性抗体、细胞毒性T细胞反应等，但过度的免疫保护会引起宿主损伤。此外，细胞抗病毒机制还包括RNA干扰、胞苷脱氨酶阻断与细胞凋亡等。

病毒与宿主的共存与共进化　病毒在宿主体内的复制水平有赖于病毒致病力、细胞宽容性及宿主反应等多因子协同作用。某种情况下会形成病毒持续性或慢性感染，出现病毒与细胞的共存。在病毒感染宿主的过程中，由于病毒复制酶缺乏保守性及存在宿主免疫与药物抑制等情况，通常病毒核酸不断突变，宿主产生的抗体结合等免疫反应会不断适应，出现共进化现象。

意义　病毒宿主相互作用是病毒感染与致病的基础，也是病毒学研究的重要内容。通过研究病毒宿主相互作用可帮助人们深入理解病毒感染的规律及寻找治愈病毒感染性疾病的新方法，包括寻找病毒与宿主相互作用的重要因子，并以此为靶点来设计、开发抗病毒药物和治疗性疫苗。

（杨　威）

bìngdú gǎnrǎn yíchuán yìgǎnxìng

病毒感染遗传易感性（genetic susceptibility of viral infection）　由于宿主遗传因素的差异，造成病毒对不同宿主的感染产生不同结果的特点。这种宿主遗传易感性也决定了病毒感染宿主的范围。造成该差异的遗传因素，主要包括病毒感染所需的宿主因子和宿主抵抗病毒感染的限制因子。

病毒感染所需宿主因子的遗传差异　病毒感染宿主细胞的各个生活周期（包括病毒进入、复制和装配、释放），都依赖各种特定宿主因子的参与。相关宿主因子的缺失、突变或表达水平的降低会严重影响病毒完整生活周期的完成。例如，人类免疫缺陷病毒进入免疫细胞除需有CD4受体，还需趋化因子受体5作为共同受体。有32个核苷酸缺失的突变体△32-趋化因子受体5引起的移码突变可使趋化因子受体5不再具有人类免疫缺陷病毒共同受体的能力。若宿主趋化因子受体5基因为△32-趋化因子受体5突变型纯合体，则该个体对人类免疫缺陷病毒具有抵抗力；若宿主趋化因子受体5基因为野生型和突变型的杂合体，虽不具有完全人类免疫缺陷病毒抗性，但该个体感染人类免疫缺陷病毒后发展成获得性免疫缺陷综合征的时间将会推迟。

宿主抵抗病毒限制因子的遗传差异　病毒感染宿主的过程中，宿主通过多种机制抵抗病毒的感染。相关抑制因子的缺失会增加宿主对病毒的易感性；而相关抑制因子的高表达会增加宿主对病毒感染的抵抗能力。例如，Toll样受体-核因子κB信号通路在宿主对病原体的早期识别和炎症反应的激活中发挥重要作用。该信号通路中重要分子（如NEMO和NFKBIA）的突变会严重影响Toll样受体-核因子κB信号通路的功能，进而增加宿主对一系列病原微生物（包括细菌、真菌和病毒）的易感性。

意义　对病毒感染遗传易感性的研究，可帮助人们认识宿主因素在控制病毒感染方面的重要作用，同时可为病毒感染性疾病的防控提供新的靶点和思路。

（钟劲　向禹）

bìngdú zhìxìbāo bìngbiàn xiàoyìng

病毒致细胞病变效应（cytopathic effect of virus）　病毒感染造成的宿主细胞形态上发生变化的效应。包括细胞变圆、收缩、聚集，细胞从培养皿表面脱落，细胞内形成包涵体，细胞融合导致多核合胞体的形成，甚至细胞溶解、死亡等，通常可通过光学显微镜直接观察到（图1）。

不是所有病毒感染都会引起明显的致细胞病变效应。致细胞病变效应主要由以下原因造成：病毒表达有毒性的蛋白质，造成宿主细胞损伤；病毒感染后引起细胞的应激反应，启动细胞凋亡等自我保护机制。

病毒感染导致的致细胞病变效应可用于病原体的诊断、判定病毒感染的发展进程及病毒的定量等方面。除此之外，病毒致细胞病变效应是实验室定量测定病

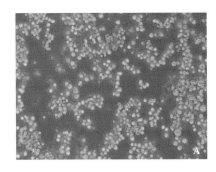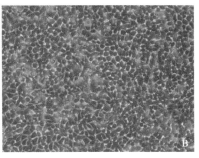

A. 水疱性口炎病毒以感染复数为 0.01 的条件下感染 HEK293T 细胞，24 小时后 50 倍光镜下观察细胞形态变化，发现细胞变圆、收缩，并从培养皿表面脱落；B. 未感染的 HEK293T 细胞对照（中国科学院上海巴斯德研究所陶万银供图）。

图 1 病毒致细胞病变效应

毒效价的重要依据，如病毒空斑试验，其原理是用低熔点琼脂凝胶覆盖病毒感染的单层细胞，由于受到凝胶限制，单个病毒感染了某个细胞后，经过病毒复制扩增，释放出的新病毒只能感染原感染细胞的周边细胞，导致一群彼此相邻细胞的病变效应，最终形成空斑。通过统计经一系列梯度稀释的病毒感染细胞后形成的空斑数，可计算出病毒的效价。

（钟 劲 陶万银）

bìngdú bāohántǐ

病毒包涵体（viral inclusion body） 细胞被某些种类的病毒感染后，在细胞质或细胞核中出现的在光学显微镜下可观察到的颗粒状物体。这些颗粒状物体通常是病毒蛋白，尤其是病毒衣壳蛋白大量表达后形成的聚集体。病毒包涵体是病毒致细胞病变效应的一种表现形式（图 1）。

病毒包涵体的形成通常与病毒在细胞内的复制有关，病毒蛋白尤其是衣壳蛋白直接形成具有晶体结构的包涵体，如腺病毒核心蛋白在细胞核内形成的病毒包涵体；或由病毒改变宿主细胞结构引起，如呼肠孤病毒感染的细胞中病毒颗粒与细胞微管相连在

核周围形成新月形的包涵体。按照包涵体形成的位置可分为以下三类：细胞质病毒包涵体，如狂犬病病毒感染后在神经细胞中形成的内氏小体或称内基小体；细胞核病毒包涵体，如人疱疹病毒感染后形成的考德里 A 型包涵体或称人疱疹病毒包涵体；同时存在于细胞质和细胞核的病毒包涵体，如麻疹病毒感染淋巴细胞后形成的沃-芬巨细胞包涵体。

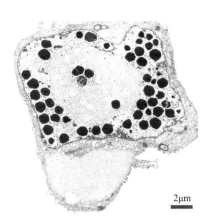

图 1 电镜下昆虫杆状病毒包涵体

注：昆虫杆状病毒感染晚期的昆虫细胞透射电子显微镜成像。在病毒感染晚期，细胞核膨大，细胞质物质降解，细胞膜开始破裂。细胞核内充满包涵体，包涵体内包埋细杆状的病毒颗粒（中国科学院武汉病毒研究所邓菲供图）。

2μm

不同病毒感染细胞后形成的包涵体不同，通过观察包涵体形态可用于辅助诊断所感染病毒的种类，如狂犬病病毒在神经细胞中引起的嗜酸性包涵体（内氏小体）染色后能在显微镜下观察到，可作为狂犬病的特异性病理诊断依据。

（钟 劲 陶万银）

bìngdú gǎnrǎn xìbāo diāowáng

病毒感染细胞凋亡（viral infection and apoptosis） 由病毒感染宿主细胞后诱导的细胞程序性死亡。

病毒感染与细胞凋亡之间的关系包含 2 个方面：①病毒感染细胞后诱导细胞凋亡。其主要途径有病毒蛋白直接诱导细胞凋亡、通过免疫效应细胞介导细胞凋亡、通过细胞因子诱导细胞凋亡、通过上调凋亡基因的表达诱导细胞凋亡。病毒致细胞病变效应常是诱导细胞凋亡的结果，但细胞凋亡也可能是宿主在细胞水平抵御病毒感染的一种机制，通过局部感染细胞的凋亡从而限制病毒的繁殖和扩散。②病毒抑制或延迟感染细胞的凋亡。其主要途径是病毒编码蛋白直接抑制细胞凋亡，病毒的凋亡抑制基因在感染早期就开始表达，通过抑制凋亡而使病毒在细胞内完成整个复制周期。是病毒抵御宿主清除的一种生存机制，但也是某些病毒导致肿瘤的一种病理机制。

理解病毒感染与细胞凋亡之间复杂的相互作用关系，有助于阐明病毒致病机制，也为病毒感染的防治提供参考。

（肖庚富 刘映乐）

bìngdú gǎnrǎn xìbāo zìshì

病毒感染细胞自噬（viral infection and autophagy） 细胞依赖溶酶体对细胞质内聚集的蛋白

质和损伤的细胞器进行降解的生理过程。细胞自噬保守地存在于真核生物细胞中。

病毒细胞自噬的发生过程主要包括 4 个步骤。①自噬的诱导：细胞接受自噬诱导信号后，在细胞质中形成"新月状"的膜样结构，称为前自噬体。②自噬体的形成：前自噬体的膜状结构不断延伸，将细胞质内待降解的内容物揽入细胞膜内，形成密闭的双层膜结构，即自噬体。③自噬体同溶酶体融合形成自噬溶酶体。④内容物在自噬溶酶体中被降解，降解物质输送到细胞质中供细胞重新利用。

病毒感染细胞后，细胞可通过以下 3 种方式发挥抗病毒作用：①细胞直接包裹病毒成分和病毒颗粒，形成自噬体以清除感染的病毒，该过程称为异体自噬。②含有病毒成分的自噬体和表达 Toll 样受体的内含体融合，形成自噬内含体，从而活化宿主细胞的抗病毒固有免疫应答。③细胞自噬通过对病毒抗原的加工和处理促进主要组织相容性复合体 I 类和 II 类分子的抗原递呈，活化宿主细胞获得性免疫应答。

许多病毒在细胞内的复制需要依靠细胞内膜结构来完成，自噬体可提供病毒复制所需的膜结构平台，形成膜相关的复制"工厂"，促进病毒复制，如脊髓灰质炎病毒、柯萨奇病毒 B3 和肠道病毒 71 型等。

细胞自噬具有抗病毒作用，在病毒和宿主细胞共同进化的漫长过程中，多种病毒都衍生出了拮抗细胞自噬的自我保护机制，以保证完成在宿主细胞内的复制。

正常情况下，自噬是细胞在营养缺乏情况下的一种适应性反应，对维持细胞代谢平衡具有重要意义。病理情况下，自噬参与多种疾病的发生与发展，如肿瘤、神经退行性疾病和感染性疾病等。此外，自噬还可导致细胞凋亡，称为自噬性死亡，是程序性细胞死亡的一种形式。在病毒感染的过程中，细胞自噬既可作为宿主细胞的防御机制，清除感染的病毒；也可为病毒所利用，成为辅助病毒在细胞内完成复制的工具。

(赵振东 王蓓)

bìngdú fēibiānmǎ RNA

病毒非编码 RNA（viral non-coding RNA）　由病毒的基因组编码但不参与蛋白质编码的 RNA。其内部不包含完整的开放阅读框。

存在形式有两种。①RNA 病毒基因组中不编码蛋白质的区域：病毒基因组的组成部分，如黄病毒科的病毒基因组是正链单链 RNA，其基因组两端各有一段非编码 RNA，分别称为 5′端非翻译区和 3′端非翻译区。作为病毒基因组组成部分，此类病毒非编码 RNA 在病毒的生活周期中发挥非常重要的作用，常是病毒基因组复制和蛋白翻译的关键调控元件。②由病毒基因组转录产生的非编码 RNA：包括微 RNA（microR-NA）和长非编码 RNA（long non-coding RNA）。微 RNA 是长度在 22 个核苷酸左右的非编码 RNA，通过序列互补原则来识别特定的信使 RNA，利用 RNA 干扰的原理在基因转录后水平调控基因的表达。编码微 RNA 的病毒有 DNA 病毒，如人疱疹病毒、EB 病毒、巨细胞病毒等，以及存在 DNA 阶段的 RNA 病毒如反转录病毒科中的人类免疫缺陷病毒。长非编码 RNA 是长度大于 200 个核苷酸的非编码 RNA，其能和蛋白质及核酸相互作用，调节基因的表达和蛋白质的功能。多聚腺苷酸核

RNA 是由人疱疹病毒 8 型编码的多聚腺苷酸核 RNA，大量存在于人疱疹病毒 8 型感染的细胞中。

病毒感染宿主后，病毒非编码 RNA 一方面启动和调控病毒的生活周期；另一方面影响宿主的基因表达，进而参与病毒的感染和致病过程。研究病毒非编码 RNA 的功能将有助于阐明病毒的感染与致病过程。

(杨威)

bìngdú yòudǎo jīyīn chénmò

病毒诱导基因沉默（virus-in-duced gene silencing）　病毒感染引起的生物细胞中特定基因由于某种或多种原因而不表达的现象。基因沉默发生在转录和转录后两种水平上，前者是由 DNA 修饰、异染色质化、位置效应及环境因素等原因引起的转录水平上的基因沉默；转录后基因沉默是通过对 RNA 进行翻译抑制或降解而使基因不表达。哺乳动物细胞中行使转录后基因沉默功能的因子主要是微 RNA，其机制是 RNA 干扰，即微 RNA 与蛋白复合体形成 RNA 诱导的沉默复合物，通过识别与微 RNA 序列互补的信使 RNA，导致信使 RNA 的降解或翻译抑制。长非编码 RNA 也能够抑制信使 RNA 的翻译或介导信使 RNA 的降解。病毒诱导基因沉默属于转录后基因沉默，具体指病毒编码的微 RNA 依赖宿主的 RNA 干扰体系，识别宿主基因或病毒编码基因的靶信使 RNA，抑制其表达，从而影响病毒的感染和致病过程。

主要组织相容性复合体 I 类相关 B 链蛋白是免疫自然杀伤细胞活化并发挥功能的重要激活因子。人巨细胞病毒编码的 HCMV-miR-UL112 微 RNA 能够识别主要组织相容性复合体 I 类相关 B 链

的信使 RNA 并抑制其蛋白表达，从而减少自然杀伤细胞对病毒感染细胞的杀伤作用，帮助病毒实现免疫逃逸。

单纯疱疹病毒 1 型可在哺乳动物的神经节建立长期的潜伏性感染。病毒蛋白 ICP0 和 ICP4 作为转录激活因子，使病毒感染由潜伏期转入活化期，而单纯疱疹病毒 1 型编码的 miR-H2-3p 和 miR-H6 两个微 RNA 分别抑制 ICP0 和 ICP4 的表达，进而维持单纯疱疹病毒 1 型的潜伏性感染。

研究病毒诱导基因沉默在病毒感染中的作用，将帮助人们了解病毒感染的发生过程和致病机制，有利于研发病毒感染性疾病的治疗方法。

（杨　威）

kàngbìngdú miǎnyì

抗病毒免疫 （antiviral immunity）

宿主针对入侵病毒产生的免疫应答反应。抗病毒免疫是宿主抵抗病毒感染的防御机制，也是宿主适应自然环境的重要保证。抗病毒免疫应答的最终目标是清除已进入宿主的病毒，并在同一种病毒再次感染时产生更快、更强的免疫应答反应。

按照宿主能否对入侵病毒进行特异性的识别及是否产生针对某一种病毒的特异性免疫应答，宿主的抗病毒免疫反应可分为病毒感染固有免疫应答（又称天然免疫应答）和病毒感染获得性免疫应答（又称适应性免疫应答）两大类，其中获得性免疫应答又可进一步分为病毒感染体液免疫应答和病毒感染细胞免疫应答。针对某种病毒的免疫应答由固有免疫应答和获得性免疫应答共同协调完成，二者在感染的不同时间和不同环节发挥作用，有相互补充、相辅相成的关系（图1）。

宿主免疫系统的功能是保护宿主免受病原体的感染，而病毒又必须依靠宿主细胞才能复制和存活，因此在病毒和宿主细胞长期共同进化的漫长过程中，病毒也进化出了多种免疫逃逸反应的机制，以拮抗宿主细胞的抗病毒免疫反应，这些拮抗机制几乎存在于抗病毒免疫的各个环节，是病毒致病性的重要决定因素。病毒成功的免疫逃逸也是造成病毒在宿主细胞内长期寄生，导致慢性感染的主要原因（见病毒免疫逃逸）。

病毒是一种专性寄生于细胞内的微生物，其自身缺乏复制所需的完整体系，只能依赖宿主细胞以合成核酸和蛋白质，最终在宿主细胞内完成子代病毒的装配，继而释放子代病毒。病毒一旦进入宿主细胞，可通过多种手段影响宿主细胞的生理功能和机制，最终导致感染细胞的损伤和死亡，这类病毒称为细胞毒性病毒。此外，还有一些病毒能够在宿主细胞内长期寄生，并不引起明显的致细胞病变效应和死亡，这些病毒称为非细胞毒性病毒。在宿主细胞内完成复制和释放的病毒可进一步感染邻近的细胞，从而造成局部组织的感染，最终可进入血液循环导致全身感染。宿主抗病毒免疫反应的效应是抑制病毒在细胞内复制，最终清除感染的病毒，并通过产生记忆性 T 细胞和 B 细胞产生具有高度特异性的免疫记忆，在同一种病毒再次感染时，更有效地启动免疫反应。不同病毒因为生活周期各有特点，所编码病毒蛋白的功能和抗原性不同，宿主针对不同病毒的免疫应答反应并不相同。在某些特殊的情况下，宿主的抗病毒免疫反应可造成宿主自身的病理损伤，引发疾病，如免疫复合物沉积所导致的系统性血管炎、肾小球肾炎和关节炎等。

（赵振东　王　蓓）

bìngdú dànbái miǎnyìyuánxìng

病毒蛋白免疫原性 （immuno-genicity of viral protein）

病毒蛋白刺激宿主产生免疫反应的特性。免疫原性是能与 B 细胞和 T 细胞抗原受体结合，刺激特异性免疫细胞活化、增殖、分化，产生抗体和致敏淋巴细胞的特性，能诱导宿主产生免疫应答的特性。免疫原性是抗原的重要特性之一，抗原是一类能刺激宿主免疫系统使宿主产生获得性免疫应答，并

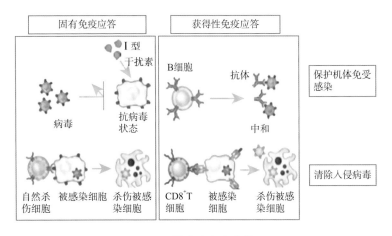

图1　抗病毒免疫应答

能与相应免疫应答产物（抗体和致敏淋巴细胞）在体内外发生特异性结合，发生免疫应答的物质，如大多数蛋白质、细菌、病毒等。抗原具有免疫原性和抗原性两大特性。抗原性指能与相应的免疫应答产物（抗体和致敏淋巴细胞）发生特异性结合，但不能诱导宿主产生免疫应答的特性。具有免疫原性的物质都具有抗原性，而具有抗原性的物质不一定具有免疫原性。具有免疫原性的物质通常称为免疫原，又称完全抗原；只有抗原性而无免疫原性的物质称为半抗原或不完全抗原。半抗原多为简单的小分子物质（分子量小于 4000），其单独作用时无免疫原性，但与蛋白质载体结合后可具有免疫原性，如大多数多糖、类脂、某些药物等（图 1）。病毒蛋白具有免疫原性，是完全抗原，如囊膜糖蛋白、衣壳蛋白和核心蛋白等。

免疫原性诱导免疫应答的分子基础　抗原的免疫原性决定免疫应答的类型和强弱，一种蛋白质引起免疫反应的能力决定于一系列复杂的相互关联的因素。

抗原决定簇　又称抗原表位，即抗原分子中决定抗原特异性的特殊化学基团。特异性指抗原与其受体（T 细胞受体和 B 细胞受体）和免疫应答产物抗体专一结合的性质，抗原与免疫应答产物共同决定彼此的特异性。抗原物质进入宿主后，被淋巴细胞识别，产生的是针对蛋白质、多糖及其他大分子抗原物质的不同构成部位特异的免疫应答。根据其结构特点，抗原决定簇可分为连续表位和不连续表位，前者由连续性线性排列的短肽构成；后者指短肽或多糖残基在空间上形成的特定构象，又称构象表位。病毒蛋

白通过其抗原决定簇与相应淋巴细胞表面的抗原受体结合，从而激活淋巴细胞，引起免疫应答；病毒蛋白也借抗原决定簇与相应抗体或致敏淋巴细胞发生特异性结合而发挥免疫效应。因此，抗原决定簇既是被免疫细胞识别的靶结构，也是免疫反应具有特异性的物质基础。

交叉反应　抗原或抗体除与其相应的抗体或抗原发生特异性反应，有时还可与其他抗体或抗原发生反应。天然抗原表面常携带多种抗原决定簇，每种抗原决定簇都能刺激宿主产生一种特异性抗体。因此，复杂抗原能使宿主产生多种特异性抗体。若两种不同微生物具有相同或相似的抗原决定簇，称为共同抗原或交叉反应性抗原。例如，应用牛痘病毒与天花病毒之间存在共同抗原及刺激宿主产生免疫交叉反应的

原理，给人接种牛痘苗预防天花，已使天花这种烈性传染病在全世界被消灭。

影响病毒蛋白免疫原性的因素　①异物性：一种物质被宿主免疫系统识别为非己的抗原异物的特性，特指外源性抗原。抗原免疫原性的本质是异物性，病毒蛋白作为异物一般具有免疫原性，可刺激宿主产生免疫应答。病毒蛋白来源及其与人类亲缘关系的远近与抗原的免疫原性有关，如与宿主之间的亲缘关系越远，其抗原组成成分与人类之间同源程度越低，组织结构差异越大，异物性越强，其免疫原性就越强。因此，抗原的异物性是决定抗原免疫原性的主要条件，也是抗原特异性的重要基础。②分子大小：一般来说，抗原分子量越大，其抗原性越强，分子量在 10 000 以上具有较强的免疫原性，低于

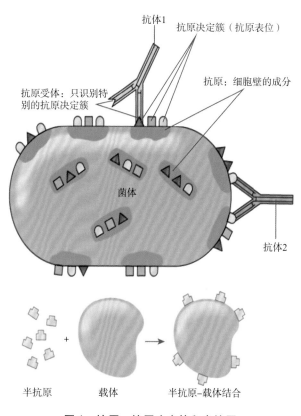

图 1　抗原、抗原决定簇和半抗原

4000一般无免疫原性。③理化复杂性：抗原的结构越复杂，免疫原性就越强；反之，免疫原性就越弱。化学结构复杂的蛋白质，含有芳香族氨基酸，尤其是含酪氨酸的蛋白质，免疫原性更强；非芳香族氨基酸为主者，免疫原性较弱。多糖也是重要的抗原物质，纯化的多糖、病毒的糖蛋白及脂多糖等物质中糖分子可具有免疫原性。核酸分子多无免疫原性，若与蛋白质结合成核蛋白则具有免疫原性。④剂量与途径：通常利用病毒蛋白的免疫原性进行疫苗的研发以及抗体的制备，接种抗原的剂量及抗原进入宿主的途径等也会影响宿主对抗原的免疫应答强度。如果抗原剂量过大，蛋白类抗原可诱导相应的T淋巴细胞和B淋巴细胞克隆产生免疫耐受；剂量太低的蛋白类抗原可引起相应的辅助性T细胞的免疫耐受。免疫耐受指在一定条件下宿主免疫系统接触某种抗原刺激后所表现出的特异性免疫低应答或无应答状态，可诱导宿主产生免疫耐受的抗原称为耐受原。如果病毒蛋白发生变异，或病毒摧毁免疫细胞，或病毒潜伏在神经组织中，则缺乏有效的免疫应答，病毒可诱导宿主产生免疫耐受，从而维持病毒的持续感染。接种抗原途径的不同决定了参与免疫应答的器官和细胞有所不同，诱导产生免疫应答的水平也不同。常见的接种途径为皮内注射、皮下注射、肌内注射、静脉注射、腹腔注射和口服等，以皮内接种免疫最佳，其他途径接种效果依次递减。此外，抗原的接种次数与免疫应答强度及效果相关，初次接种免疫应答的强度低，同一抗原的再次接种，免疫应答的强度明显增高。⑤宿主方面的因素：

宿主与病毒蛋白来源的种系进化关系，宿主的遗传背景，宿主的年龄、性别、健康状态、营养状况和应激刺激等与免疫原性有关。

意义 免疫预防是医学史上最经济和有效的促进健康的手段，疫苗接种消灭了天花，有效控制了脊髓灰质炎、麻疹、腮腺炎、风疹、水痘等重要的传染病，但针对如人类免疫缺陷病毒、埃博拉病毒等许多严重威胁人类健康的病毒仍无疫苗，研究病毒的免疫原性对研发疫苗，预防许多病毒感染性疾病的发生具有重要的理论和现实意义。

（赵振东 王 涛）

bìngdú gǎnrǎn miǎnyì tiáojié

病毒感染免疫调节（immune regulation of viral infection）

病毒感染后，诱发宿主免疫系统内免疫分子、免疫细胞，以及免疫系统与其他系统之间相互作用的免疫应答过程。它们相互作用，构成一个相互协调、相互制约的网络结构，从而维持宿主内环境的稳定。

免疫调节网络结构 包括如下3种。

分子水平的免疫调节 具有免疫调节的分子很多，包括抗体、补体、细胞因子及膜表面分子等。分子水平的免疫调节可表现在3个方面。①免疫分子对免疫应答类型的调节：如Th1细胞和Th2细胞表达不同的趋化因子受体，根据不同的趋化信号，定位于不同的炎症部位，可局部增强某种特定类型的免疫应答。②免疫分子对免疫细胞功能的调节：如T细胞表面的共刺激受体，活化性受体CD28和抑制性受体细胞毒性T淋巴细胞相关抗原4在共刺激分子的作用下，发挥相反的调节作用。③免疫分子之间的相互

调节：细胞因子可诱导或抑制其他细胞因子的合成，如白细胞介素-1可诱导内皮细胞表达肿瘤坏死因子；反之，肿瘤坏死因子也可诱导白细胞介素-1的表达。细胞因子还能调控其他细胞因子受体的表达，如γ干扰素可上调白细胞介素-1受体和肿瘤坏死因子受体的表达。

细胞水平的免疫调节 免疫细胞可通过分泌细胞因子或直接接触，从而对免疫应答进行直接或间接的调节，以维持免疫功能的正常状态。①Th1细胞和Th2细胞及其亚群：Th1细胞和Th2细胞通过免疫偏移调节免疫应答，动员宿主最大的免疫能力清除外来抗原；Th1亚群和Th2亚群产生不同的细胞因子，这些细胞因子不仅决定细胞亚群的功能，还参与相应细胞亚群的活化与增殖，且它们发挥作用时相互拮抗，使Th1细胞和Th2细胞表现为功能上的相互抑制。②调节性T细胞：能抑制其他免疫细胞活化、增殖的一种T细胞亚群，在维持自身稳定、防止自身免疫病和抑制排异反应中发挥重要作用，其中，CD4+调节性T细胞、CD25+调节性T细胞通过细胞直接接触抑制CD4+ T细胞和CD8+ T细胞的活化和增殖（图1）。③细胞凋亡对免疫应答的负反馈调节：免疫应答末期，抗原逐渐被清除后，抗原活化的T效应细胞和B效应细胞通过活化诱导的细胞死亡被逐渐清除，免疫应答因而得到终止。④其他免疫细胞：B细胞不仅作为抗体形成细胞，且是抗原呈递细胞，抗原浓度较低时，B细胞通过识别和加工抗原，补偿抗原呈递细胞对低浓度抗原呈递功能的不足；巨噬细胞、树突状细胞和自然杀伤细胞可通过分泌细胞

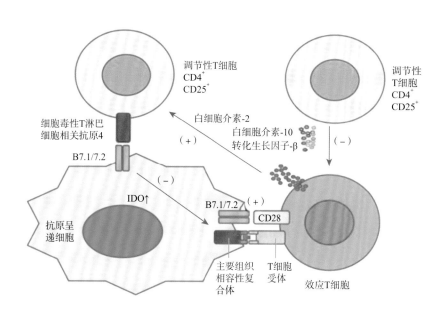

图1 调节性T细胞功能示意

因子对免疫应答发挥调节作用。

神经-内分泌-免疫网络调节 宿主各系统相互协调、相互制约，构成一个有机的整体。免疫系统受其他系统的影响和调节，其中影响最大的是神经系统和内分泌系统。①神经-内分泌系统可通过神经递质、激素和细胞因子调节免疫应答，为下行通路，如P物质具有免疫增强功能，多数情况下，皮质类固醇和雄激素可通过相应受体下调免疫应答。②免疫器官和免疫细胞能产生神经内分泌肽类物质，对神经系统产生影响，为上行通路。免疫器官和免疫细胞还可产生神经内分泌肽、细胞因子和胸腺肽，可被中枢神经系统识别，引起神经系统的功能变化，同时作用于相应的免疫细胞。例如，白细胞介素-1可直接作用于下丘脑神经元的白细胞介素-1受体，诱导促肾上腺皮质激素释放因子的分泌，从而增加促肾上腺皮质激素的释放。

病毒诱导的免疫失调 免疫失调是宿主免疫调节机制异常。病毒感染可伴随一些慢性疾病的

发生，这些疾病并非病毒感染直接导致，而是由于免疫调节异常导致的。①免疫失调可导致免疫病理损伤，如病毒感染诱导宿主免疫应答产生抗体，与抗原结合形成抗原抗体复合物，如果不能被及时清除可导致局部组织炎症，出现组织损伤。②免疫功能低下或缺陷可导致病毒的慢性炎症性感染，如乙型肝炎病毒感染可抑制宿主免疫功能，造成病毒的持续性感染并导致慢性肝炎。③病毒感染可导致自身免疫病的发生。某些病毒感染诱导宿主产生的抗体与宿主自身抗原发生交叉反应，免疫系统攻击自身组织细胞，导致自身免疫病的发生。

免疫调节机制不仅决定了免疫应答的发生，且决定了反应的强度和性质。免疫应答无论是对自身成分的耐受，还是对非己抗原的排斥都是在免疫调节机制的控制下进行。免疫失调可导致免疫系统对自身成分产生强烈的免疫反应，造成细胞破坏，功能丧失，发生自身免疫病。病原体诱导宿主免疫反应时，应答强度过

高可导致免疫病理损伤；应答强度过低，则不能有效清除病原，造成慢性炎症性感染。

（赵振东 黄 鹤）

bìngdú miǎnyì táoyì

病毒免疫逃逸（viral immune evasion） 病毒通过突变等多种方式逃避宿主对自身的识别和清除，逃避或拮抗宿主的免疫攻击的过程。

病毒免疫逃逸方式 不同的病毒可有不同的免疫逃逸方式。①限制病毒基因的表达：病毒感染细胞逃避宿主免疫杀伤的一种简单而有效的策略，该策略被几乎能在体内长期存活的病毒所采用，最典型的是疱疹病毒和反转录病毒。在疾病的潜伏期，单纯疱疹病毒感染神经细胞时，病毒基因的表达完全关闭，感染的神经细胞的表面无病毒蛋白的表达，此情况下，病毒对于免疫系统来说是隐形的，这种相对隐匿的感染成为病毒免疫逃逸的理想途径。②感染免疫特赦部位：宿主内存在一些免疫系统触及不到的免疫特赦部位，如眼前房、睾丸、中枢神经系统等，病毒可通过对这些部位的感染而获得免疫逃逸。由于血-脑脊液屏障限制了淋巴细胞进入中枢神经系统，同时神经细胞低表达甚至不表达主要组织相容性复合体Ⅰ和Ⅱ，使T细胞难识别，因此中枢神经系统是多种病毒理想的感染部位。肾是另一个病毒易于隐藏的器官，巨细胞病毒（Cytomegalovirus，CMV）及人乳头多瘤病毒（BK病毒和JC病毒）等能在肾复制并流至尿液而长期存活。③逃避抗体的识别：病毒能通过对病毒蛋白上关键的抗体识别位点的突变而有效地逃避抗体的中和作用，最典型的是流行性感冒病毒，抗原性由

于其表面的两种糖蛋白的突变而易于改变。尽管流行性感冒病毒在个体内不会持续存在，但其通过抗原性的改变得以在群体内一直存在。④逃避 T 细胞的识别：病毒蛋白抗原性的改变会使 T 细胞对病毒难识别，理论上，CD4$^+$ T 细胞和 CD8$^+$T 细胞均可能出现这种现象。单个氨基酸的改变就会阻断细胞毒性 T 细胞的识别，从而导致变异病毒在体内的长期存在。这种现象也存在于某些人类病毒感染如人类免疫缺陷病毒、EB 病毒和乙型肝炎病毒等。⑤抑制细胞表面免疫分子的表达：主要组织相容性复合体Ⅰ和Ⅱ，以及黏附分子等是 T 细胞有效识别所必需的一些细胞表面免疫分子，有些病毒能抑制这些分子的表达从而逃避 T 细胞的免疫识别，如腺病毒和 CMV 等的感染能抑制细胞主要组织相容性复合体Ⅰ的表达，此外，CMV、人类免疫缺陷病毒及麻疹病毒等能抑制细胞主要组织相容性复合体Ⅱ的表达，EB 病毒能抑制细胞表面黏附分子淋巴细胞功能相关抗原 3 和细胞间黏附分子-1 的表达。⑥阻碍抗原呈递：单纯疱疹病毒能干扰主要组织相容性复合体Ⅰ类途径的抗原呈递，一种名为 ICP47 的单纯疱疹病毒蛋白通过与抗原加工相关的转运蛋白腺苷三磷酸结合，从而阻断多肽向内质网运输的通道，因此，病毒多肽不能有效装配至主要组织相容性复合体分子，也就不能以主要组织相容性复合体Ⅰ——多肽复合物的形式表达于细胞表面。⑦干扰细胞因子和趋化因子的作用：多种病毒感染能干扰细胞因子的作用，如腺病毒蛋白 E1B 和 E3 能保护病毒感染的细胞免受肿瘤坏死因子的杀伤。⑧免疫耐受：感染了淋巴细

胞脉络丛脑膜炎病毒的成年鼠会在感染后的 2 周内产生有效的抗病毒体液免疫应答和细胞免疫应答反应，从而有效地清除病毒。而新生小鼠或胎鼠若在感染了淋巴细胞脉络丛脑膜炎病毒后转变为慢性感染，其体内的病毒血症会长期存在，且病毒抗原会存在于多种器官。

病毒免疫逃逸的后果 病毒通过多种机制逃逸宿主抗感染免疫后，也极低量潜伏于感染细胞内部，仅维持低水平的病毒复制，而不导致宿主的症状产生，这一慢性感染策略保证了病毒在宿主体内的长期存活。宿主免疫低下时，病毒复制加剧，大量裂解损伤宿主细胞，导致慢性病毒感染性疾病的急性发作。潜伏期和急性发作期可反复交替发作，使病毒感染性疾病迁延不愈，最终导致宿主细胞的坏死、组织的变形与功能的丧失，最终死亡。

（黄 曦）

bìngdú gǎnrǎn miǎnyì nàishòu

病毒感染免疫耐受 （immunological tolerance of viral infection） 宿主对病毒抗原不产生免疫应答反应，患者的免疫系统无法有效识别和清除病毒，宿主无清除病毒的免疫能力，病毒可在细胞内自由出入、持续增殖、复制的现象。例如，乙型肝炎病毒感染免疫耐受，乙型肝炎病毒作为抗原，欲长期持续存在于宿主体内，必须逃避宿主免疫系统的监视和攻击，造成免疫耐受环境。其中，免疫耐受是乙型肝炎病毒感染慢性化最主要的机制之一。

形成因素及机制 包括宿主因素和病毒因素。

宿主因素 胚胎及新生儿期不成熟的 T 细胞和 B 细胞接触抗原可诱导免疫耐受，是自身耐受

的基础，维持时间较长，不易被打破。成人期多重因素可诱导后天免疫耐受，抗原因素具有重要作用。①中枢耐受：在胚胎期及出生后 T 细胞与 B 细胞发育过程中，遇自身抗原所形成的耐受。病毒抗原通过胎盘进入胎儿体内，新生儿未成熟的 T 细胞在胸腺内接触到病毒抗原，引起阴性选择，这是新生儿病毒感染慢化的主要原因。②外周耐受：成熟的 T 细胞及 B 细胞遇内源性或外源性抗原，不产生正免疫应答。成人感染病毒后，宿主免疫系统对病毒抗原出现一系列的特异性免疫应答过程，如抗原呈递细胞摄取、加工处理病毒抗原，把抗原肽和主要组织相容性复合体Ⅱ结合并呈递给 Th 细胞，Th 细胞在接受抗原信号和协同刺激信号（如 B7-CD28 等）后活化、增殖及分化，协助 B 细胞产生特异性抗体，激活细胞毒性 T 细胞并识别和攻击有乙型肝炎病毒特异性抗原和主要组织相容性复合体Ⅰ表达的肝细胞等，上述环节只要有一处发生障碍则可能形成完全或不完全的免疫耐受。

病毒因素 ①病毒变异：病毒感染宿主细胞后，在宿主的免疫压力下极易发生病毒变异。例如，在乙型肝炎病毒感染过程中，变异的乙型肝炎病毒抗原与人类白细胞抗原或 T 细胞受体结合活性下降，或变异抗原与人类白细胞抗原和 T 细胞受体结合后使其空间结构发生改变，导致变异抗原不仅不能活化 T 细胞，且占据 T 细胞受体结合位点，从而干扰免疫系统对乙型肝炎病毒的加工、呈递、识别和 T 细胞活化，导致 T 细胞对靶抗原的免疫耐受。变异的病毒抗原极易逃逸宿主免疫杀伤，是乙型肝炎病毒持续感染

的重要原因之一。②免疫优势部位感染（图1）：如乙型肝炎病毒感染免疫耐受的"肝外库"假说——认为乙型肝炎病毒以"免疫优势部位"为发源地，不断复制并逃脱宿主免疫清除，释放出的病毒颗粒随血流不断感染肝细胞，若激发宿主免疫记忆功能，则造成肝损伤。这样病毒抗原就能躲避正常宿主的免疫监视，从而引发慢性持续性的感染。③血清病毒高载量：耗竭宿主细胞的B细胞或细胞毒性T细胞，破坏免疫系统，形成免疫耐受。④病毒基因组细胞因子反应序列变异：细胞毒性T细胞或抗原非特异性巨噬细胞、T细胞分泌的α干扰素、肿瘤坏死因子、γ干扰素与抗病毒作用密切相关。在病毒感染中，这些细胞因子可通过调节病毒基因组的启动子抑制病毒复制。病毒的基因组对应启动子序列发生变异时，能编码肿瘤坏死因子、γ干扰素等可溶性受体，使细胞因子失去抗病毒作用。因此病毒基因组上细胞因子反应序列发生变异是病毒持续感染的重要原因。

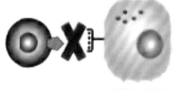

CD8⁺细胞　　感染乙型肝炎病毒的肝细胞

图1　乙型肝炎病毒感染导致免疫耐受

后果　病毒感染导致的免疫耐受涉及宿主与病毒等诸多因素，且形成机制复杂，如乙型肝炎病毒持续感染所形成的慢性化主要是病毒诱导宿主对其感染形成的一种持续免疫耐受状态，特别是与细胞毒性T细胞低反应状态有关。免疫耐受的病毒感染的治疗主要通过抗病毒、增强宿主的免疫应答等方式，以期打破免疫耐受、阻断病毒感染慢性化的发生。

（黄　曦）

bìngdú gǎnrǎn gùyǒu miǎnyì

病毒感染固有免疫（innate immunity against viral infection）

病毒感染后，宿主在种系发育和进化过程中形成的固有免疫防御能力。又称病毒天然免疫。是宿主与生俱来的非特异性防御能力。固有免疫系统主要由生理屏障、固有免疫细胞和固有免疫分子组成。生理屏障主要包括皮肤、黏膜、血-脑脊液屏障和胎盘屏障等；固有免疫细胞主要包括吞噬细胞（中性粒细胞和单核吞噬细胞）、树突状细胞、自然杀伤细胞、γδ-T细胞、肥大细胞、嗜碱性粒细胞和嗜酸性粒细胞等；固有免疫分子主要包括补体、细胞因子、趋化因子等。固有免疫对病毒的杀灭和清除作用主要通过固有免疫分子和固有免疫细胞来实现。

免疫应答　包括以下方面。

体液免疫应答　病毒进入宿主后，首先出现一个快速的反应期，由免疫系统中的一些已经存在的效应分子发挥作用，杀灭和清除病毒。例如，防御素能直接杀伤某些囊膜病毒；中和抗体能直接与病毒结合，发挥中和作用溶解病毒；感染组织细胞分泌的趋化因子吸引、招募吞噬细胞，通过吞噬作用清除病毒；补体系统被激活，启动终末途径，产生攻膜复合物，沉积在有脂蛋白囊膜的病毒上，最终导致病毒囊膜溶解；C反应蛋白可激活补体和促进吞噬细胞的吞噬而起调理作用，从而清除侵入宿主的病毒。

细胞免疫应答　细胞免疫应答在病毒感染的固有免疫应答中发挥主要作用，其过程分为3个阶段，即病毒识别阶段、信号转导阶段和效应阶段（图1）。

病毒识别阶段　病毒感染固有免疫应答的启动依赖宿主广泛表达的病原分子模式识别受体（pattern recognition receptor，PRR）对病原体相关分子模式（pathogen associated molecular pattern，PAMP）的识别。PAMP指病原微生物特有的具有高度保守结构的分子，如病毒蛋白和核酸等。宿主细胞识别PAMP的蛋白分子即PRR。识别病毒PAMP的PRR包括Toll样受体（Toll-like receptor，TLR）、RIG-Ⅰ样受体（RIG-Ⅰ-like receptor，RLR）、NOD样受体（nucleotide oligomerization domain-like receptor，NLR）和其他蛋白分子（如干扰素基因刺激蛋白等）。PRR可识别病毒蛋白，如TLR2/4可识别病毒囊膜蛋白；PRR也可识别病毒RNA，如TLR3识别双链RNA，TLR7/8识别单链RNA，RIG-Ⅰ识别病毒单链RNA或短片段双链RNA；PRR还可识别病毒DNA，如TLR9识别CpG DNA，NLRP3、AIM2和干扰素基因刺激蛋白识别非CpG DNA。一个PRR分子可识别有限的几个PAMP，而同一PAMP可被多个PRR识别，这也是固有免疫系统泛特异性识别病毒的基础。

信号转导阶段　宿主固有免疫系统通过PRR识别病毒PAMP后启动信号转导，不同类型PRR诱导的信号转导通路具有相似之处，也有不同之处，如病毒蛋白

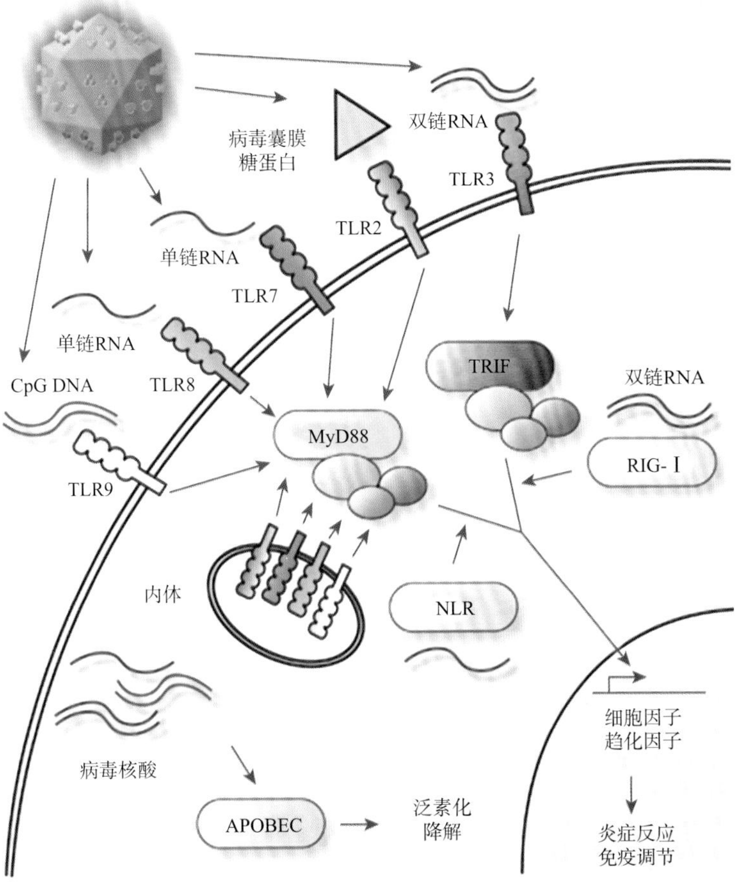

图 1　病毒感染固有免疫应答示意

被 TLR2 识别，病毒 RNA 被 TLR7、RIG-Ⅰ识别和病毒 DNA 被 TLR9 识别，都可通过活化 IRF3/IRF7 和核因子 κB 最终诱导Ⅰ型干扰素和细胞因子的表达，产生抗病毒效应；而这些 PRR 的接头蛋白或下游信号不尽相同，如 TLR2 通过 MyD88 通路启动信号转导，而 RIG-Ⅰ则通过 MAVS 通路启动信号转导。

效应阶段　PRR 诱导信号级联反应，激活转录因子，进而激活特定的细胞因子和趋化因子。细胞因子可调控宿主抗病毒蛋白的表达，发挥抗病毒作用，其中最主要的是Ⅰ型干扰素。Ⅰ型干扰素通过特异性结合病毒感染和非感染细胞表面的干扰素受体复合体，调控数百个干扰素刺激基因（ISG）的表达，ISG 的表达产物可直接发挥抗病毒作用，也可调节信号通路或转录因子，形成干扰素产生的放大环路，增强免疫应答。除通过信号转导诱导细胞因子表达，某些 PRR 会形成细胞质的多蛋白复合物，即炎症小体。炎症小体可识别病毒 PAMP，招募和激活促炎症蛋白酶脱天蛋白酶-1。活化的脱天蛋白酶-1 切割白细胞介素-1β 和白细胞介素-18 的前体，产生相应的成熟细胞因子。炎症小体的活化还能诱导病毒感染细胞的炎症坏死，限制病毒感染。

固有免疫细胞识别病毒或被细胞因子活化后发挥抗病毒作用，如细胞因子或趋化因子可活化和募集单核巨噬细胞，单核巨噬细胞通过直接吞噬病毒而清除病毒。自然杀伤细胞可直接杀伤被感染的细胞，分泌大量的具有抗病毒效应的炎症细胞因子；自然杀伤细胞也可行使抗原呈递功能，从而促进 T 细胞免疫应答。树突状细胞受到病毒感染刺激后，可通过表达大量的Ⅰ型干扰素等，诱导基因发挥抗病毒作用，并可通过呈递病毒抗原，启动获得性免疫应答。

特点　首先，固有免疫是宿主与生俱来的免疫能力；其次，病毒一旦接触宿主，立即遭到宿主固有免疫系统的排斥和清除，反应迅速；最后，宿主对侵入病毒的清除具有非特异性。

固有免疫调节和病毒免疫逃逸　PRR 识别 PAMP 后，促发固有免疫应答，产生炎症细胞因子和Ⅰ型干扰素，并启动获得性免疫应答，从而清除侵入体内的病原体；过度的反应也会产生严重的后果，如导致免疫病理损伤、自身免疫病和慢性炎性疾病。宿主必须通过免疫调节获得适度的应答强度和时限，如宿主可通过Ⅰ型干扰素正反馈通路，放大转导信号，增强免疫应答，从而有效清除病毒；宿主也可通过阻断信号分子之间的相互作用、降解正调控的信号分子和调节信号分子的修饰来实现对 PRR 介导的信号转导的负调控，在病毒被清除后终止免疫应答。

一方面，病毒可破坏宿主细胞的正常功能；另一方面，病毒必须依赖宿主细胞才能存活。因此，病毒也进化出许多逃逸免疫反应的机制（见病毒免疫逃逸）。

固有免疫是宿主抵御病毒感染的重要防御机制。病毒进入宿主后诱导固有免疫应答，如Ⅰ型干扰素介导的抗病毒反应和炎症反应，从而清除大部分病毒。此外，固有免疫应答还可辅助下游获得性免疫应答的激活，如提供 T 细胞激活的信号，影响获得性免疫应答的类型和强度，影响 B 细胞的记忆等。

（赵振东　黄　鹤）

bìngdú gǎnrǎn tǐyè miǎnyì

病毒感染体液免疫（humoral immunity against viral infection）

病毒抗原进入宿主后诱导 B 细胞产生特异性抗体的过程。体液免疫应答的主要组织部位是淋巴结、脾和黏膜下淋巴组织等外周免疫器官。体液免疫识别的抗原包括非 T 细胞依赖性抗原（TI 抗原）和 T 细胞依赖性抗原（TD 抗原），前者无须辅助性 T 细胞（Th 细胞）辅助即能激活初始 B 细胞诱导产生抗体，多为细菌多糖、脂多糖等抗原；后者只有经处理形成主要组织相容性复合体并被致敏 Th 细胞识别，由 Th 细胞传递给 B 细胞活化信号才能诱发体液免疫应答，产生抗体。病毒抗原属于 TD 抗原。

基本过程　包括初次体液免疫应答和再次体液免疫应答。

初次体液免疫应答　病毒初次进入宿主并激活 B 细胞所引发的体液免疫应答。B 细胞的激活需要 2 个信号和多种细胞因子的参与。B 细胞受体与抗原特异性结合后，产生刺激 B 细胞活化的第一信号，同时，初级淋巴滤泡中的滤泡树突细胞捕获随淋巴液而来的 TD 抗原，通过加工呈递形成主要组织相容性复合体展示于细胞表面，使 CD4$^+$Th 细胞激活。活化的 CD4$^+$Th 细胞表达 CD40L，与 B 细胞表面的 CD40 结合，诱导静止期的 B 细胞进入细胞增殖周期，为 B 细胞活化提供所需的第二信号。此外，T 细胞还可分泌细胞因子促进 B 细胞活化、增殖，对 B 细胞起辅助作用。接受了来自致敏 Th 细胞和外来抗原双重刺激、能识别病毒抗原的 B 细胞被活化成为淋巴母细胞，并在淋巴滤泡中进行多次分裂，形成生发中心。生发中心内绝大多数 B 细胞发生凋亡，部分 B 细胞在抗原刺激和 T 细胞辅助下继续分化、发育，并最终成为抗体亲和力成熟的浆细胞及记忆性 B 细胞，浆细胞分泌抗体分子，抵抗病毒感染。在 B 细胞扩增、成熟的过程中，B 细胞需 Th 细胞和不同细胞因子（白细胞介素-5、γ 干扰素、白细胞介素-4 等）的共同作用，从而分泌针对病毒的免疫球蛋白 M、免疫球蛋白 G 和免疫球蛋白 A。

再次体液免疫应答　宿主遇到相同病毒抗原的再次刺激时，在体内长期潜伏的记忆性 B 细胞可迅速、高效地产生特异性的再次体液免疫应答。记忆性 B 细胞遇到特异性抗原后无须 Th 细胞辅助即可被快速激活，并将抗原以主要组织相容性复合体 II 形式呈递给记忆性 Th 细胞，激活的 Th 细胞所表达的多种膜分子和分泌的细胞因子又作用于记忆性 B 细胞，使之迅速增殖、分化为浆细胞，合成并分泌抗体，产生免疫应答。

特点　初次体液免疫应答延迟相（从抗原免疫到抗体水平达到高峰的时间）为 6~10 天。起初，血清中的抗原特异性抗体主要为亲和力较低的免疫球蛋白 M；后期以免疫球蛋白 G 为主，血清中抗原特异性抗体的高峰浓度较低，且维持时间较短，应答过程中形成具有较长寿命的记忆性 B 细胞而保存。抗体产生的过程可分为潜伏期（历时较长，其长短受宿主状况、抗原的性质及其进入宿主的途径等因素影响，在此期，体内不能检出抗体）、对数期（抗体水平呈指数增长，抗体量变化曲线的坡度与抗原性质、剂量等因素有关）、平台期（抗体水平相对稳定）、下降期（抗体被降解或与抗原结合而被清除，体内抗体水平逐渐下降）。

再次体液免疫应答无论是反应速度还是强度，都明显高于初次体液免疫应答。再次体液免疫应答的延迟相仅 4~5 天，血清中的抗体以免疫球蛋白 G 为主，亲和力高且均一。此外，抗体产生的过程有如下特点：潜伏期短，抗体浓度增加及到达平台期快，平台高（其平台期抗体水平可比初次应答高 10 倍以上）且持续时间长，下降期平缓且持久。再次应答的强弱取决于抗原的强弱、与两次抗原接触的间隔期的长短。间隔期短，应答弱，因初次应答后存留的抗体可与注入的抗原结合，形成抗原抗体复合物而被迅速清除；间隔期太长，应答也弱，因为记忆细胞尽管长命但非永生。再次应答的能力可持续存在数月或数年（图 1）。

效应　主要有以下 4 种。①中和病毒作用：病毒通过与细胞表面的受体结合而进入宿主细胞，病毒的表面抗原刺激宿主产生特异性抗体（免疫球蛋白 G、免疫球蛋白 M、免疫球蛋白 A）。有些抗体能与病毒结合，阻止其吸附宿主细胞或进入宿主细胞内，使病毒丧失感染力，此种抗体称为中和抗体。免疫球蛋白 G 为主要的中和抗体，能通过胎盘由母体输给胎儿，对新生儿有防御病毒感染的作用；分泌型免疫球蛋白 A 产生于受病毒感染的局部黏膜表面，是中和局部病毒的重要

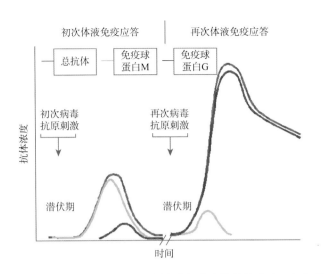

图1　初次体液免疫应答和再次体液免疫应答抗体产生一般规律

抗体。中和抗体主要作用于游离在细胞外的病毒，在抑制病毒血症、限制病毒扩散及抵抗再感染中发挥重要作用。②依赖抗体的细胞毒性作用和补体依赖的细胞毒性作用：免疫球蛋白G类抗体与靶细胞表面抗原结合后，其Fc段可与自然杀伤细胞、巨噬细胞、中性粒细胞和嗜酸性粒细胞表面的免疫球蛋白G的Fc受体Ⅲ结合，介导效应细胞杀伤病毒感染的靶细胞。免疫球蛋白G、免疫球蛋白M类抗体与病毒感染的细胞结合后通过经典途径激活补体系统，使被感染细胞溶解。依赖抗体的细胞毒性作用所需的抗体量比补体依赖的细胞毒性所需的抗体量少，因而是病毒感染初期的重要防御机制。③调理作用：免疫球蛋白A、免疫球蛋白G类抗体与病毒结合后，原本被屏蔽的抗体Fc段暴露，使抗体分子可发挥如下作用。与中性粒细胞和巨噬细胞表面的Fc受体结合，使病毒抗原被识别和捕获，同时导致吞噬细胞的活化；激活补体（经典途径），补体被激活后所产生的C3b受体、C4b受体结合在被感染靶细胞的表面，与巨噬细

胞表面C3b受体结合，促进巨噬细胞吞噬靶细胞。④免疫损伤：在病毒感染导致自身细胞或组织表面抗原的抗原性改变的情况下，由B细胞应答产生的抗体参与变态反应与自身免疫病的发生。

　　调节和影响因素　体液免疫应答受多种因素的影响和调控，主要由免疫相关分子、免疫细胞和神经内分泌系统介导，抗原类型、宿主的遗传背景也参与对体液免疫应答的调节。免疫相关分子主要包括抗体、补体、细胞因子及免疫细胞表达的活化和抑制性受体调节；免疫细胞主要由Th细胞亚群、抑制性B细胞亚群、巨噬细胞和树突细胞参与调控；神经内分泌系统与免疫系统相互作用，对宿主产生整体协调反应。

体液免疫是宿主产生免疫反应的重要组成部分，病毒进入宿主后诱导体液免疫应答，产生的特异性抗体中和大部分游离病毒，限制病毒感染。此外，通过依赖抗体的细胞毒性作用、补体依赖的细胞毒性作用及调理作用，体液免疫还可辅助清除受病毒感染的细胞。体液免疫是宿主抵御病毒感染的重要防御机制之一，也是利用疫苗防治病毒感染的基础。

（赵振东　裴　斌）

bìngdú gǎnrǎn xìbāo miǎnyì
病毒感染细胞免疫（cellular immunity against viral infection）

　　病毒初次感染宿主靶细胞时诱导T细胞产生特异性抗体的过程。T细胞受到病毒抗原刺激后，增殖、分化、转化为效应T细胞。病毒再次感染宿主靶细胞时，效应T细胞特异性裂解靶细胞或通过释放细胞因子协同杀伤靶细胞（图1）。

　　病毒是严格的细胞内感染的病原体，必须利用宿主细胞的原

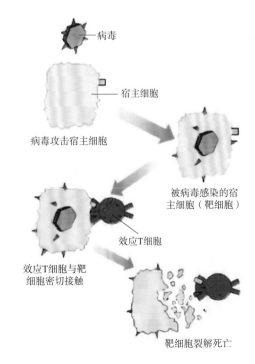

图1　病毒感染细胞免疫

料和合成酶来复制自己。病毒通过宿主细胞表面的病毒受体感染靶细胞，在病毒感染早期或病毒从宿主细胞释放时期，体液免疫产生的特异性抗体对病毒清除非常关键，由于此时病毒游离于细胞外，可被特异性抗体中和而失去感染力。而对已建立感染的病毒及非裂解细胞型病毒，效应T细胞发挥最关键的抗感染作用。效应T细胞通过表面的T细胞受体特异性识别靶细胞膜上的主要组织相容性复合体Ⅰ，并在其他辅佐因子的作用下，特异性杀伤病毒感染的靶细胞，使病毒失去复制环境而死亡。

参与病毒感染细胞免疫的T细胞　根据功能不同T细胞可分为三类，其表面均有相应的受体，具有抗原特异性：细胞毒性T细胞（cytotoxic T cell，Tc cell）简称Tc细胞、辅助性T细胞（helper T cell，Th cell）简称Th细胞、抑制性T细胞（suppressor T cell，Ts cell）简称Ts细胞。①Tc细胞：作用是消灭外来病原体。病毒感染细胞后，细胞表面呈现病毒表达的抗原，并结合到细胞表面的主要组织相容性复合体Ⅰ的沟中，形成主要组织相容性复合体。被Tc细胞接触、识别后，Tc细胞分泌穿孔素，使靶细胞裂解而死，病毒进入体液而被清除。②Th细胞：对各种免疫细胞如Tc细胞、Ts细胞、B细胞都有辅助作用，对免疫具有重要作用。Th细胞的受体能识别与主要组织相容性复合体Ⅱ结合的外来抗原。主要组织相容性复合体Ⅱ存在于巨噬细胞和B细胞表面。巨噬细胞吞噬入侵的病毒等微生物，在细胞内消化、降解，抗原分子与主要组织相容性复合体Ⅱ结合呈现在细胞表面，将抗原传递给具

有相同主要组织相容性复合体Ⅱ的Th细胞。Tc细胞在体内以非活化的前体细胞（细胞毒性T细胞-P）形式存在，其必须经过抗原激活并在Th细胞协同作用下才能分化发育为效应T细胞。③Ts细胞：抑制性T细胞，只有在Th细胞的刺激下才发生作用。在外来的抗原消灭殆尽时，发挥作用而结束"战斗"。

基本过程　在对病毒感染的初次反应中，休止期T细胞只有在局部淋巴结中才能起反应。可能是在局部的淋巴组织中，Th1细胞和细胞毒性T细胞-P可与共同的抗原呈递细胞相互作用。此类抗原呈递细胞将病毒抗原肽呈递给CD4和CD8 T细胞，并被这两种细胞识别，CD8 T细胞受到病毒抗原刺激后，增殖、分化、转化为效应T细胞。另外一种可能是局部淋巴组织形成了一个具有丰富细胞因子的微环境，从而为细胞毒性T细胞-P活化提供了一个理想的场所。

病毒再次感染宿主靶细胞时，病毒蛋白类抗原由靶细胞处理成多肽，与主要组织相容性复合体结合并移至抗原呈递细胞表面，产生活化T细胞受体信号；而靶细胞表面相应配体分子与T淋巴细胞表面的有关受体结合产生第二膜信号，协同刺激信号。在双信号刺激下，T淋巴细胞才能被激活。T淋巴细胞被激活后转化为淋巴母细胞，并迅速增殖、分化，其中一部分在中途停下不再分化，成为记忆细胞；另一些细胞成为效应淋巴细胞，其中Tc细胞有杀伤力，使外源细胞破裂而死亡。Th细胞分泌白介素等细胞因子使Tc细胞、Mφ细胞及各种有吞噬能力的白细胞集中于靶细胞周围，将靶细胞彻底消灭。在

这一反应即将结束时，Ts细胞开始发挥作用，抑制其他淋巴细胞的作用，终止免疫反应。

效应T细胞杀伤靶细胞的效应机制　主要有两种。①细胞溶解性杀伤：细胞毒性T细胞与靶细胞接触后，可释放一系列颗粒物质如穿孔素、颗粒酶等，促使靶细胞膜通透性发生改变，引起靶细胞内渗透压改变，靶细胞肿胀、溶解以致死亡。此外，效应T细胞还可释放多种丝氨酸酯酶，如细胞毒性T细胞相关抗原1、细胞毒性T细胞相关抗原3等，可通过活化穿孔素而增强杀伤靶细胞的效应。②诱导细胞凋亡：细胞毒性T细胞的细胞毒性作用通常通过靶细胞表面的Fas分子启动的死亡信号转导而完成（图2）。细胞毒性T细胞可表达与Fas分子相结合的细胞表面蛋白称为Fas配体（Fas ligand，FasL），但FasL通常只表达在效应T细胞上，而在非效应T细胞上不表达。FasL与靶细胞上Fas分子相互作用时，通过死亡信号转导而活化凋亡途径。细胞毒性T细胞分泌的肿瘤坏死因子可通过与靶细胞表面相应受体结合而显示细胞毒活性。其中分泌型肿瘤坏死因子主要介导靶细胞坏死，膜型肿瘤坏死因子主要介导靶细胞凋亡。

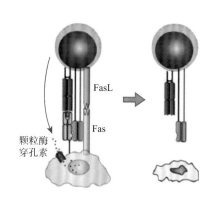

图2　靶细胞杀伤机制

此外，细胞毒性 T 细胞所分泌的颗粒酶可经由穿孔素在靶细胞膜上构筑的小孔，进入靶细胞，诱导靶细胞凋亡。

结局　宿主受到病毒感染后，会启动细胞免疫应答来清除和杀伤感染病毒的靶细胞。但在细胞免疫对病毒的清除过程中，会导致宿主的免疫病理损失。

（黄　曦）

bìngdú gǎnrǎn niánmó miǎnyì

病毒感染黏膜免疫 （mucosal immunity against viral infection）

宿主黏膜免疫系统对病毒感染产生的免疫反应。黏膜免疫系统是全身免疫系统的一个重要组成部分，由黏膜上皮组织及各种分泌物、黏膜相关淋巴组织（主要由肠黏膜相关淋巴组织、支气管黏膜相关淋巴组织、鼻黏膜相关淋巴组织、眼结膜相关淋巴组织和泌尿生殖道黏膜相关淋巴组织等构成）和栖息（正常）微生物群构成（图1）。宿主的黏膜免疫系统每时每刻都在接受大量微生物（病原微生物和内在微生物丛）性抗原、食物性抗原和变应原抗原的刺激，发生不同性质的反应（免疫应答或免疫耐受）。黏膜免疫系统与皮肤构成宿主抗病毒感染的第一道防线。

黏膜免疫系统的固有免疫

固有免疫是宿主抵抗病毒感染的第一道防线，包括天然生理屏障和先天性免疫应答。

宿主由上皮组织覆盖，构成宿主内外环境之间的一种物理屏障。其中呼吸道上皮组织可通过上皮纤毛的运动将病毒排出。上皮组织中的黏膜上皮能分泌黏液，黏液中含有黏蛋白，能阻止病毒黏附于黏膜上皮，同时能维持特异性抗体在黏膜局部的浓度，有效阻止病毒的黏附。胃内的酸性

pH 环境构成了抵抗病毒感染的化学屏障。肠上皮细胞间通过包括紧密连接蛋白、菌环蛋白等紧密连接，可阻止病毒的进入。黏膜上皮表面还存在栖息微生物群，同病毒等病原微生物竞争细胞上的结合部位，阻止其黏附感染，还可产生抗病毒物质阻止病毒感染。此外，肠蠕动也是清除病毒等感染因素的重要机制。完整黏膜上皮组织的屏障作用是构成黏膜局部固有免疫的重要因素。黏膜的完整性受到损伤时，就会导致感染。

除天然生理屏障的功能，黏膜上皮组织能分泌一系列的抗病毒活性物质，如防御素等。防御素普遍存在于高等生物中，对病原微生物具有广谱的毒杀效应，能干扰病毒的早期进入，通过与易感细胞的病毒受体结合抑制病毒的感染（如单纯疱疹病毒、流行性感冒病毒等），是高等生物抵抗病原体入侵的重要防御物质。黏膜上皮中还有大量的固有免疫细胞，包括吞噬细胞（肥大细胞、单核吞噬细胞等）和非吞噬性固有免疫细胞（自然杀伤细胞、NK T 细胞及 γδ T 细胞和 iNK T 细胞等固有类淋巴细胞），是黏膜免疫

系统的重要组成部分。固有免疫细胞及一些小肠上皮细胞通过模式识别受体，尤其是 Toll 样受体家族中的部分成员和 RIG-I 样受体，识别病毒特征性的病原体相关分子模式，其中吞噬细胞不仅能直接吞噬病毒，还能吞噬病毒感染的细胞，非吞噬性固有免疫细胞具有分泌细胞因子、活化吞噬细胞和杀伤感染细胞的功能，非吞噬细胞中的自然杀伤细胞/NK T 细胞等在接触抗原后通过迅速分泌 Th1 细胞或 Th2 细胞因子介导固有免疫向获得性免疫应答过渡。

黏膜免疫系统的获得性免疫

获得性免疫是免疫系统在病毒抗原刺激下产生特异性抗体及免疫效应细胞的过程。宿主的获得性免疫应答包括细胞免疫应答和体液免疫应答。

黏膜表面的病毒抗原必须转运通过上皮屏障才能刺激黏膜免疫系统。派尔集合淋巴结及散在的淋巴滤泡特别适合从肠腔中摄取抗原，尤其是细菌抗原和病毒抗原。派尔集合淋巴结表面的微皱褶细胞（又称 M 细胞）不断从肠腔中摄取抗原，然后将抗原从其基底面释放。由微皱褶细胞基

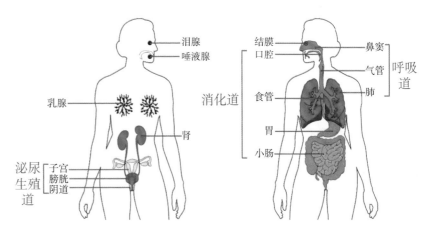

图 1　人体的黏膜组织

底面的皱褶形成的"口袋状"结构中含有大量淋巴细胞和树突状细胞，树突状细胞能摄取从微皱褶细胞基底面释放出的抗原，经过加工后呈递给 T 细胞。此外，肠上皮细胞也具有摄取和加工抗原的能力，穿过肠上皮细胞连接部位的树突状细胞突起同样能摄取肠腔中的抗原。黏膜免疫应答诱导部位的免疫细胞识别抗原呈递细胞呈递的抗原后，经过淋巴细胞再循环，由淋巴细胞和黏膜表面细胞的黏附因子介导返回效应部位，由于黏附因子出现在所有的黏膜脉管系统中，使经过淋巴细胞再循环的效应细胞能在各个黏膜相关淋巴组织流通，形成所谓的共同黏膜免疫系统。经过淋巴细胞再循环到达效应部位后，浆细胞成熟为免疫球蛋白 A 分泌细胞，分泌特异性抗体免疫球蛋白 A；细胞毒性 T 细胞及激活的上皮内淋巴细胞通过穿孔素/颗粒酶或死亡受体依赖的途径杀伤病毒感染细胞，在抗体和吞噬细胞的配合下将病毒彻底清除，由于抗体不能通过细胞膜进入细胞内，因此细胞免疫对清除病毒感染具有重要作用。部分活化的 T 细胞和 B 细胞停留在晚期成熟阶段，成为记忆细胞。

在人类中发现免疫球蛋白 A 类抗体有两种亚类，即免疫球蛋白 A1 和免疫球蛋白 A2。血清及鼻涕、泪液、唾液和乳汁等分泌物中主要以免疫球蛋白 A1 为主，肠道黏膜分泌物中以免疫球蛋白 A2 为主。分泌物中的免疫球蛋白 A 是以二聚体并与一个分泌成分结合成的分泌型免疫球蛋白 A。免疫球蛋白 A 帮助宿主抵御病原体经由黏膜上皮特别是呼吸道、肠道及泌尿生殖道的感染，免疫球蛋白 A 可起中和抗体的作用，防止病原体进入细胞。在免疫球蛋白 A 缺陷的人群中，由分泌型免疫球蛋白 M 代偿免疫球蛋白 A 的功能。

不同亚群的黏膜树突状细胞是启动和调节获得性黏膜免疫应答最重要的细胞类型，不仅能通过分泌一系列细胞因子调控效应 T 细胞的分化及 B 细胞分泌免疫球蛋白 A 的型别转化，还能与调节性 T 细胞和免疫应答局部微环境中的细胞因子等调节因素共同作用，维持黏膜免疫系统免疫应答激活和抑制的平衡状态。此外，虽然胃肠道每天都以食物的形式接触大量的外源性抗原，但在分泌白细胞介素-10 和/或转化生长因子-β 的调节性 T 细胞及其他因素的作用下对大多数抗原产生免疫耐受，反复、大量接触病毒抗原会引起黏膜免疫系统对其产生免疫耐受。

在黏膜免疫的诱发阶段，致敏淋巴细胞和抗原呈递细胞通过局部淋巴结进行循环，为外周免疫系统和黏膜免疫系统的交互作用提供了机会。

由于黏膜免疫系统的强大功能及其应答部位的特殊性，黏膜免疫系统在抵抗通过消化道、呼吸道和泌尿生殖道等部位的病毒感染过程中具有重要作用。因此，病毒感染诱导的黏膜免疫应答在病毒疫苗研发和抗病毒感染的研究中具有十分重要的意义。

（赵振东　程朝飞）

kàngtǐ yīlài de bìngdú gǎnrǎn zēngqiáng

抗体依赖的病毒感染增强

（antibody-dependent enhancement of viral infection，ADE）结合了病毒的某些特异性抗体通过其 Fc 段与某些表面表达 Fc 受体的细胞结合或先与补体结合后再结合细胞表面的补体受体，辅助病毒进入此类细胞（多为单核/巨噬细胞、粒细胞等），从而增强病毒感染性的现象。

具有该现象的病毒众多，常见的包括登革病毒、人类免疫缺陷病毒、甲型流行性感冒病毒、黄热病毒等。一般认为该现象促进病毒抗体复合物进入靶细胞，增强病毒的感染力，同时靶细胞将病毒抗原与主要组织相容性抗原加工呈递给淋巴细胞系，引起 T 淋巴细胞反应。在白介素-2、γ 干扰素等细胞因子作用下产生多种因子（如肿瘤坏死因子、凝血酶激酶、血管内皮生长因子等），并导致补体激活、血小板活化、血管通透性增高等，产生出血或休克症状。

作用机制　主要分为三类。①Fc 受体介导的 ADE：被认为是最常见的 ADE 作用机制。在该机制中，抗体 Fc 段与细胞表面 Fc 受体相互作用使病毒抗体复合物与具有 Fc 受体的细胞结合（包括单核/巨噬细胞、粒细胞等）促进病毒黏附于细胞表面，从而使细胞对病毒的摄入和内化增强，随后可能由于病毒不能被立即灭活，导致病毒在细胞内复制并扩散。许多病毒如登革病毒、呼吸道合胞病毒、西尼罗病毒、乙型脑炎病毒都由此途径引发 ADE。②补体受体介导的 ADE：免疫球蛋白与病毒结合并激活补体系统，然后与靶细胞上的补体受体结合，导致病毒的内化和感染的增强。该途径中，免疫球蛋白、主要组织相容性复合体 I 抗原受体 CD4、补体激活替代途径、补体受体被认为是必需的。也有人认为这一途径中补体受体的作用并不直接将病毒导入靶细胞，而使病毒能更好地与靶细胞上的病毒受体相结合，从而增加感染机会。人类免疫缺陷病毒/猴免疫缺陷病毒等都通过此途径，此外黄病毒科的西尼罗病毒等可通过 Fc 受体和补体受体两种途径介导 ADE。③其他因子：某些病毒特异性抗体可能仅引导病毒到达靶细胞表面，增进其与病毒受体的结合效率，如抗 prM 抗原通过肽特异性识别增强登革病毒颗粒对 Fc 受体缺失细胞的结合和感染；而另一些细胞表面分子也可能仅起到介导作用，或其本身就是病毒受体，如 CD4 分子在人类免疫缺陷病毒感染中起介质作用。

意义 ADE 的存在使疫苗的注射不但无法起到保护作用，反而会提高个体对病毒的敏感性，加重临床病情。此外，ADE 在宿主内形成的病毒库还可导致病毒在体内的持续性感染，延长病毒感染的病程。因此 ADE 被认为是研发新疫苗的主要障碍，也是深入理解病毒感染规律寻找治疗方法的一个重要方面。

（赵振东　裴　斌）

bìngdú shíyànshì jiǎncè jìshù
病毒实验室检测技术（laboratory diagnosis of virus）

临床医师通过临床症状和流行病学特点综合判断病毒感染情况并采集合适的样品送往实验室检测，实验室检测人员通过病毒的分离培养、电镜观察、病毒核酸检测、抗原抗体检测等方式鉴定病毒，为病毒感染性疾病的诊断、预防和治疗提供信息的一系列技术。

简史 19 世纪末俄国科学家伊万诺夫斯基（Iwanovski，1864~1920 年）最早发现了烟草花叶病毒的可滤性，打开了病毒学的大门，随后 1898 年德国细菌学家勒夫勒（Loeffler）和费罗施（Frosch）发现了第一个动物病毒口蹄疫病毒，同年在此基础上贝杰林克（Beijerinek，1851~1931 年）提出了病毒这个概念，病毒学开始正式提出并发展起来。1901 年瓦尔特·里德（Walter Reed）等发现了第一个人类病毒黄热病毒。随后大量病毒逐渐被发现，有狂犬病病毒、白血病病毒、脊髓灰质炎病毒、流行性感冒病毒等。因为病毒种类的庞大和宿主不同，病毒家族开始分类，如植物病毒、动物病毒、噬菌体或正黏病毒科、小 RNA 病毒科、冠状病毒科等。随着病毒的广泛传播，人们逐渐认识到病毒感染性疾病的危害性和严重性，通过经验和一些检测技术、方法对病毒感染性疾病开始诊断和鉴定，相应的经验、技术和方法不断积累成为病毒检测的重要内容。现代社会生物技术快速发展，对检测环境要求不断提高，病毒的鉴定需专业人员采用特殊的方法、技术、仪器进行，需在密闭的具有生物安全级别的特定环境中进行检测，长久发展形成了现代的病毒实验室检测技术。病毒实验室检测技术成为诊断、预防、控制病毒感染性疾病的重要工具。

病毒学的发展主要依赖病毒学研究技术和工具的发展，尤其是病毒实验室检测技术的发展。最初病毒的检测主要根据临床症状和病理变化，如口蹄疫病毒、流行性感冒病毒、痘病毒等，但检测不准确，有时出现混淆。后来一系列的病毒培养技术建立起来，如动物、鸡胚、细胞培养等技术，促进了病毒的鉴定检测，并发现了一大批病毒。另外光学显微镜可观察致细胞病变效应和细胞包涵体，电子显微镜可直接观察病毒颗粒形态。20 世纪免疫学技术不断发展，免疫荧光抗体试验、同位素标记技术、酶标记技术、酶联免疫吸附试验等相继建立。特别是单克隆抗体的出现和病毒抗原制备技术的改进，进一步提高了病毒实验室检测水平。1985 年穆里（K. Mullis）等发明了聚合酶链反应用于特异性的扩增核酸，促进了病毒分子诊断技术的快速发展，聚合酶链反应的各种改进方法不断出现，如多重聚合酶链反应、巢式聚合酶链反应、实时聚合酶链反应等，因为聚合酶链反应等分子生物检测技术高度的特异性和敏感性使其成为病毒实验室检测的主要方法之一。最终分子生物学检测、免疫学检测和细胞接种成为病毒实验室检测的主要方法。

重要性 体现在 4 个方面。①据统计急性感染中绝大部分（约 70%）疾病由病毒感染引起，随着人员流动的加快，病毒感染性疾病的传播速度也在加快，而临床诊断准确性无法保证，不能提供准确的证据和理由，尤其是一些混合感染，此时病毒的实验室检测成为病毒感染性疾病诊断和控制的首要选择，特别是对某些烈性传染性疾病，早一天鉴定病毒就有可能早一天控制疫情，早检测、早预防、早控制的疫病控制方案中早检测是成功防控的基础。②某些重大传染性疾病严重影响着人类的生活和健康，如流行性感冒病毒、严重急性呼吸综合征冠状病毒等传染性较强的流行性疾病对社会、经济发展等都有严重影响；另外一些长期存在的经典病毒，如甲型肝炎病毒、乙型肝炎病毒、丙型肝炎病毒、脊髓灰质炎病毒、麻疹病毒、腹泻相关病毒等始终存在于人群中，及时进行常规病毒的实验室诊断有利于这类病毒引起的疾病的发现和控制。③自 20 世纪 80 年代始，新发病毒被发现，如流行性感冒病毒中的 H5N1、H7N9，冠状病毒中的严重急性呼吸综合征冠状病毒和中东呼吸综合征冠状病毒，起源英国的疯牛病病毒，遍布全世界的获得性免疫缺陷综合征病毒，罕见的西尼罗病毒、埃博拉病毒等，新发病毒的实验室诊断方法需要不断更新，以应对不断出现的新病毒。④除已知的大量病毒和不断发现的新病毒，病毒也在不断变异和进化，一旦致病性增强或出现新亚型等都可能会对人类社会造成一定的危害，特别是出现一些跨种属机制的病毒变异（如禽流行性感冒病毒），很难能提早发现。因此及时诊断病毒，分析病毒的变异进化趋势有利于病毒的预防和控制。另外病毒的传播方式各异，有很强的宿主选择性，尤其是一些烈性传染性且致病性较强的病毒，一旦暴发，控制比较困难，只有严格的监控和诊断才能把损失降到最低。

分类 随着生物技术的不断发展，病毒实验室检测方法也在利用不同的生物技术用于病毒的检测。根据出现的先后顺序，病毒实验室检测技术分为传统的病毒实验室检测和现代病毒实验室检测技术。传统的病毒检测技术有病毒的分离培养（细胞、鸡胚、动物接种）、理化性质检测、组织学染色检测、流行病学调查等。现代病毒实验室检测技术有分子生物学检测、免疫学检测、电子显微镜观察等。另外病毒实验室检测方法也在不断更新，如高通量测序、基因芯片等。随着分子生物学的发展，越来越多的分子检测技术不断被开发出来。

生物安全 病毒的实验室检测根据病毒的危害性、传染性的不同需要在不同等级的生物安全实验室中进行检测，世界上的生物安全防护等级（biological safety level，BSL）分为 4 个等级，分别是 BSL-1 ~ BSL-4。随着危害性越大，需要的生物防护安全级别越高。BSL-1 实验室为一般实验室，可进行检测无致病性或致病性极低的病毒，不需特殊安排。BSL-2 为生物安全二级实验室，需配置一定的生物安全柜等设施。BSL-3 为生物安全三级实验室，应保持负压环境防止气溶胶溢出。BSL-4 为生物安全四级实验室，是要求最高的实验室，一般用于检测高度危险的病毒。除设备的安全防护，自身的生物安全防护也很重要，进入实验室穿戴实验服、手套等防护工具，经常洗手等都是很重要的防护措施，既要保证检测的准确性也要保护好自身安全。

一些传统的病毒检测方法已很少使用，如动物接种、理化性质检测等；但有些经典的检测方法，如细胞接种、中和试验等由于其不可替代的重要作用仍然是病毒实验室检测的重要方法。现代病毒实验室检测技术主要以分子生物学检测技术和免疫学检测技术为主，注重检测的特异度和灵敏度，多种检测方法共同存在，各有优点，协调应用，确保检测的准确性和防止个别检测技术的漏检。21 世纪是生物学快速发展的时代，生物技术不断创新，病毒实验室检测技术也在不断更新发展，新时期的病毒检测技术将向更快、更方便、更敏感、更准确、更廉价等方向不断发展。

病毒实验室检测技术是病毒鉴定和病毒感染性疾病诊断、预防和控制的重要方法和工具，通过病毒实验室检测技术的不断发展，不仅有利于病毒感染性疾病的快速诊断，也有利于相关疾病的致病机制的研究、治疗试剂和疫苗的研发。

（谭文杰）

bìngdú fēnlí péiyǎng jìshù

病毒分离培养技术（isolation and culture of virus） 针对病毒感染性疾病采集的样品（包括血液、鼻咽分泌液、痰液、肺部灌洗液、呕吐物、粪便、脑脊液、疱疹内容物、活检组织、尸检组织等），通过接种细胞、动物或鸡胚等培养物而对其中所含有的致病性病原体进行分离和培养的技术。是病毒学诊断与研究的重要方法之一。

原理 主要利用病毒易感的动物、组织或细胞，为病毒提供一个良好的生存环境，使病毒获得良好生长、繁殖的能力。

要求 供病毒分离或病毒核酸与抗原检测用途的样品，应按如下要求进行处理：①尽可能在发病初期（急性期）采集。此时病毒效价较高，较易检出病毒，越迟阳性率越低，特别应注意在临床进行抗病毒治疗前进行样品采集，采集后尽快送检。②最适宜在感染部位采集。有病毒血症者采集血液最佳；呼吸道感染采集鼻咽拭子、痰液或肺部灌洗液；肠道感染采集粪便；颅内感染采集脑脊液；皮肤等浅表感染采集病灶组织。③不能及时分离培养或检测的应选择合适条件进行保存。病毒离开宿主后在室温条件下很容易灭活，尤其是 RNA 病毒，故样品应速冻并全程低温冷链运送、保存。④避免样品污染。鼻咽拭子、粪便等样品应加入青霉素（1000 ~ 10 000U/ml）、链霉素或庆大霉素等，以避免污染，不利于后续病毒接种分离与检测。

⑤采集样品时，按照相应的生物安全级别进行防护，避免个人被感染。⑥采集用于检测病毒的特异性抗体的样本时，尽可能采取急性期与恢复期双份血清，第一份在发病后立即采取，第二份在发病后 2~3 周采取。血清或血浆样品短期置于 4℃冷藏，长期低温冻存。外周血单个核细胞应采集抗凝血，及时分离，如不能立即检测可重悬于含 10%二甲基亚砜的胎牛血清中按照细胞冻存程序进行冻存。

方法　无菌采集的样品（脑脊液、血清、血浆等）可直接接种于细胞、鸡胚或动物；无菌组织块经培养液洗涤后制成 10%~20%悬液，离心取上清液接种；存在污染的样品（鼻咽拭子、痰液、皮肤组织、粪便、尿液等）在接种前先用抗生素处理，杀死杂菌后接种。

细胞培养法　针对待分离培养的目标病毒，选择敏感的原代细胞（人胚肾、人胚肺、鸡胚成纤维细胞、地鼠肾等）或传代细胞系（犬肾细胞等）。细胞培养方法有单层培养、悬浮培养、旋转管培养等。经抗生素处理的样品或无菌样品可直接接种于敏感细胞中，并给予维持细胞生长所必需的葡萄糖、氨基酸、维生素、微量元素等，维持 pH 为 7.2 ~ 7.4，通常在含有 5% CO_2 的 37℃培养箱进行培养，经常观察细胞状态。细胞培养适于绝大多数病毒生长，是病毒学研究的常规技术之一。

动物培养法　早期所采取的病毒分离培养方法，常用小鼠、田鼠、兔、雪貂、豚鼠、猴、大猩猩等实验动物。接种途径根据各病毒对组织的亲嗜性而定，常用的接种方式有鼻内、颅内、皮下、皮内、腹腔、静脉等。接种后逐日观察实验动物的发病情况，如有死亡，则取病变组织剪碎、研磨、匀浆，制成悬液，继续传代并作鉴定。

鸡胚培养法　鸡胚接种常用于流行性感冒病毒、腮腺炎病毒、痘病毒、天花病毒、单纯疱疹病毒、新城疫病毒等的分离培养，许多其他病毒在鸡胚中不能生长。用鸡胚进行病毒的分离、培养与其他方法比较具有明显的经济性与易操作性，且不产生针对病毒的抗体。通常取 10 ~ 12 日龄的无特定病原体鸡胚，根据病毒的性质，可分别接种在鸡胚绒毛尿囊膜、尿囊腔、羊膜腔等中。若有病毒增殖，则鸡胚发生异常变化，如死胚、胚动减弱、血管异常、尿囊液出现红细胞凝集等。收获前将鸡胚置于 4℃预冷 6 ~ 12 小时，根据需要收获绒毛尿囊液或羊水等。

分离培养病毒的鉴定方法　病毒在敏感细胞或动物中繁殖，常可引起细胞代谢改变或致病变化，即出现致细胞病变效应，可通过检测致细胞病变效应等方法判断病毒是否存在及其效价。有些病毒不引起致细胞病变效应或致细胞病变效应较轻，可通过更灵敏的聚合酶链反应或免疫荧光试验等方法来检测病毒。电子显微镜等形态学方法是病毒鉴定的重要手段之一。随着高通量测序及高灵敏度技术方法的成熟与应用，对原始分离样品中病毒或病毒组可不经过培养环节而直接进行鉴定。

应用　病毒分离培养技术是病毒检测、新发或突发传染病的病原体的鉴定与病毒学研究的重要方法之一，应用领域广阔。此外，病毒培养技术也是疫苗（灭活疫苗与减毒活疫苗）研发与生产的常规技术之一。

（杨　威）

bìngdú jiàndìng jìshù
病毒鉴定技术（technique of viral identification）　通过病毒的临床症状、流行病学特征、理化性质、病毒颗粒的外形特征、免疫学和分子生物学检测等多种方式进行病毒确定的检测方法。

原理　病毒之间的差异表现在很多方面，病毒的鉴定方法也各有不同，但都是根据病毒的特异性而进行鉴定，如电镜下根据病毒的形态特征可初步判定某些病毒的科属；根据病毒对不同细胞、鸡胚、动物的亲嗜性可进行病毒的鉴定；根据病毒在易感细胞中的病变特性可鉴定病毒；根据病毒感染的临床特征、理化性质和流行病学特点可对病毒初步推测；根据核酸序列的特异性进行分子检测；根据抗原抗体的特异性反应进行免疫学相关检测等。

步骤　包括以下方面（图1）。

样品的采集、运输和处理　病毒鉴定的第一步是获取样品，而正确的样品采集、运输和处理是病毒鉴定成功的重要前提。

样品的采集　需考虑样品采集的种类、采集时间、采集量等因素。①样品采集的种类应根据患者的临床表现和与疾病相关的可疑病毒推测决定，常见的样品有鼻咽拭子、鼻咽吸出物、支气管灌洗液、痰液、粪便、脑脊液、尿液、血液、表皮组织、活检组织、尸检组织等。样品的采集需在感染部位等正确部位采集，使用无菌设备，如呼吸道感染采集鼻咽拭子和痰液等，肠道感染应采集粪便，颅内感染应采集脑脊液。②采集时间，尽量在发病初期采集，尽快送往实验室。在急

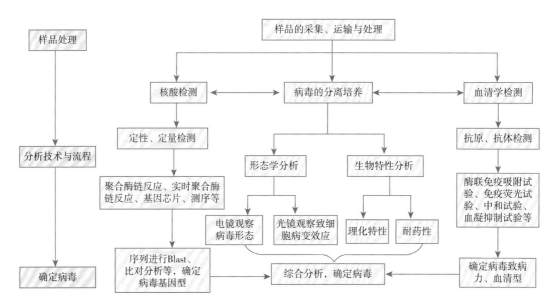

图1 病毒鉴定流程

性感染时，越早采集样品越好；晚期宿主容易产生抗体，病毒成熟释放减少，分离比较困难。尸检样品应在死亡6小时内采样，否则病毒容易死亡，但有些病毒在发病几周后仍然可检出。根据宿主和病程的不同，病毒的排毒期不同，上呼吸道感染呼吸道病毒时，一般可排毒几天；下呼吸道感染可能1个月或更长；水疱性损伤时有液体样品很容易采集，但液体风干后就会很困难。③样品采集的量越多、种类越多，病毒检测出来的可能性越大。

样品的运输　大多数病毒对热不稳定，应尽早送往实验室，如果在72小时内到达实验室，样品应储存在4℃环境中（血液标本除外，应室温储存运输）。若运输时间超过72小时样品应储存在-70℃环境中，用干冰运输，没有条件的地方-20℃也可。有些病毒的理化性质特殊，如呼吸道合胞病毒反复冻融会极大降低病毒的存活率，不宜冷冻，因此采样前先咨询相关实验室很必要。

样品的处理　样本采集后应根据用途需进行一定的处理，如果用于病毒培养应保证无菌，某些样品如粪便、鼻咽拭子本身含有细菌，应加入青霉素、链霉素等除菌；如果样品直接用于核酸检测等不需病毒保持活性则不需无菌处理。

病毒培养　病毒是一种寄生性生物，需在活的细胞中才能繁殖。在病毒检测早期，鸡胚和动物接种是病毒培养的主要方式，后来随着培养技术的发展，细胞培养成为病毒培养的主要技术。目前形成了以细胞培养、鸡胚培养、动物接种3种方式为主的病毒培养方式。与其他诊断方法相比，病毒培养有很多优点，病毒培养可扩增、分离、鉴定可疑病毒，可储存起来长期研究，有助于进一步研究病毒的特性；另一个优点是这种方法可同时培养、检测多种病毒甚至是一些潜在未知的病毒。病毒培养也有很多缺点，如要求特殊的器材和专业人员，比较昂贵，检测时间较长，检测范围相对有限，很多病毒不能用细胞培养。①动物接种：最

原始的病毒培养方法，一般接种小白鼠、大白鼠、豚鼠、家兔、猴、猩猩等，接种途径有皮内、皮下、静脉、腹腔内、颅内等。应根据病毒的易感动物谱选择适当的途径进行接种。②鸡胚接种：用受精孵化的活鸡胚培养病毒，比动物接种更方便经济，可用于正黏病毒、副黏病毒、疱疹病毒、痘病毒等的培养和鉴定。常见的鸡胚接种途径有羊膜腔、卵黄囊、尿囊腔、绒毛尿囊膜等。③细胞接种：细胞培养是应用最广泛的病毒培养方式，过程简单，易控制，但应用范围有限。没有一种细胞系对所有的病毒易感，因此不同的病毒复制需不同的细胞系，且还有很多病毒在体外细胞系中不能复制。

病毒鉴定　①病毒理化特性鉴定：根据病毒的理化特性（如pH、温度、辐射、化学试剂敏感性等）可对病毒进行初步鉴定。囊膜病毒外面是一层类脂类物质，可被乙醚破坏失去活性，利用该特性可鉴定是否为囊膜病毒；肠道病毒对酸有抗性，通过耐酸试

验可初步推测。②血细胞吸附试验：有些病毒感染细胞后在易感细胞表面表达一些病毒蛋白，利用这些蛋白质感染细胞能与某些特定动物的红细胞表面膜吸附，在光学显微镜下观察可初步鉴定病毒，如流行性感冒病毒、副流行性感冒病毒、腮腺炎病毒等只能产生微小的致细胞病变效应，可采用血细胞吸附试验进行检测。③利用干扰现象鉴定：一种病毒感染细胞后会对另外一种病毒的感染、复制产生干扰，这种现象称为干扰现象。利用干扰现象进行病毒鉴定时，在细胞接种样品后接种另一种对病毒敏感的已知病毒，同时设立空白对照组（只接种敏感病毒，不接种待检样品）。如果敏感病毒只在对照组中繁殖，检测组中没有，那就证明有可疑病毒抑制了敏感病毒的复制，干扰现象存在，反之亦然。病毒干扰现象出现后可进一步通过荧光素标记抗体染色等方法确认。④组织学染色：对染色组织进行组织学检测可提供关于病毒感染产生炎症和损伤方面独特的信息，能区分临床上的无症状潜伏期和临床感染期。尤其是对巨细胞病毒感染，潜伏期较长没有症状。另外吉姆萨染色或瑞氏染色可用于检测单纯疱疹病毒感染引起的特征性多核巨细胞及核内包涵体，乙型肝炎的组织学染色有免疫组织化学染色、改良地衣红染色、维多利亚蓝染色等，各有优点。⑤壳管细胞培养法（shell vial culture，SVC）：一种病毒快速培养诊断方法，不同于传统的病毒培养，SVC 是一种优化的细胞培养技术，样品接种在盖玻片的单层细胞上进行孵育，然后将盖玻片放在一个小试管底部低速离心，通过低速离心可增加病毒在易感

细胞中的感染概率，减少病毒复制感染的时间，离心后取出盖玻片继续培养一段时间，最后使用荧光抗体染色等方法鉴定病毒。SCV 最初用于巨细胞病毒的检测，后来不断拓展，单纯疱疹病毒、水痘-带状疱疹病毒、呼吸道病毒和肠道病毒等也开始使用该方法。⑥病毒致细胞病变效应观察：有些病毒在进行细胞培养时会产生一些光学显微镜下可见的形态上的病理变化，如细胞肿胀、皱缩、脱落、裂解、多核化、出现包涵体、合胞体等，称为致细胞病变效应。致细胞病变效应有利于一些病毒的鉴定。除致细胞病变效应特征，病毒感染的细胞种类、感染比例、病变时间、病灶分布等也有利于病毒的鉴定。⑦电镜观察：电子显微镜是一种高倍放大投影技术，最高可放大几百万倍，可显示病毒微小颗粒的形态特征。病毒颗粒的可视化和病毒的外形特征有利于病毒种属的确认，尤其是鉴定的病毒是一种未知的新病毒或缺乏特异性的检测试剂时，可通过电镜观察，严重急性呼吸综合征冠状病毒发现时就采用了该技术。电镜诊断应用广泛，优点是快速，对病毒的活性没有要求，很多潜在的病毒都可在电镜下看到；缺点是费用较高，电子显微镜的保养较复杂，需要专业人员操作，检测时需要较高的病毒颗粒浓度，检测敏感性要求高。⑧病毒核酸或抗原检测：病毒的鉴定可通过病毒特异性的核酸进行检测，如核酸杂交、核酸扩增、核酸测序等，相关检测方法见*病毒分子生物学技术*。病毒的鉴定也可通过病毒抗原与相应抗体的特异性反应进行鉴定，相关检测内容见*病毒免疫学技术*。⑨普通光学显微镜检测：虽然病

毒颗粒在普通光学显微镜下无法观察到（痘病毒除外），但是一些间接的证据有利于病毒的诊断，多核现象、合胞体现象等。其中最典型的特点是包涵体（里面含有大量的病毒颗粒），包涵体存在位置也是病毒感染的一大特点，天花病毒感染时包涵体位于细胞质中，疱疹病毒感染时包涵体位于细胞核中，麻疹病毒感染时细胞核和细胞质中都有包涵体。⑩其他技术：除以上病毒鉴定常用技术，混合细胞培养、基因工程细胞系、巴氏染色技术、Tzack涂片等技术也可用于病毒的鉴定。

应用　病毒的鉴定技术成为病毒诊断和控制病毒感染性疾病的首要前提。

（谭文杰　王延群）

bìngdú miǎnyìxué jìshù
病毒免疫学技术（immunological technique for virus）

以免疫学理论为基础，通过抗原与抗体的特异性结合进行病毒的抗原或抗体定性或定量检测，鉴定病毒或描述宿主病理状态的病毒检测方法。

原理　病毒免疫学技术是利用抗原和抗体的特异性结合特性，通过标记抗原或抗体进行体外检测或观察抗原和抗体结合后出现的各种现象，对样品中的病毒进行定性或定量检测，另外通过血清学抗体检测也可一定限度地反映宿主的免疫状态或宿主的病程。

方法　病毒的免疫学技术主要有抗原和抗体的直接检测或抗原和抗体结合后的功能性反应检测（活性检测）。经典的免疫学检测技术有病毒中和试验、血凝抑制试验、补体结合试验、沉淀试验等；现代免疫学检测技术有免疫荧光试验、免疫吸附试验、蛋白质印迹法、免疫组织化学、免

疫聚合酶链反应等。

免疫荧光（immunofluorescence，IF）技术　用荧光素标记已知的抗原或抗体，通过抗原抗体的特异性反应示踪待检的抗原或抗体，在组织、细胞内形成具有荧光标记的抗原抗体复合物，通过荧光显微镜观察确认。IF分为直接免疫荧光和间接免疫荧光检测。直接免疫荧光是用荧光素直接标记病毒特异性抗体，通过抗体识别抗原，在荧光显微镜下观察。常用的荧光标记有异硫氰酸荧光素等。间接免疫荧光是病毒特异性抗体没有被标记，被有荧光素标记的二级抗体所识别，二级抗体是针对人免疫球蛋白的特异性抗体，可和人的任何抗体发生反应。清洗后通过荧光显微镜在特定波长的紫外线照射观察。直接免疫荧光较简单，但要求抗体与荧光素结合在一起。间接免疫荧光更敏感且更通用，因荧光标记的二级抗体较易获得，很多都已商品化，可购买。

酶联免疫吸附试验（enzyme linked immunosorbent assay，ELISA）　一种应用广泛的病毒抗原、抗体检测技术，一般用于体液中抗原或抗体的检测，基本原理与IF相同，除辣根过氧化物酶代替荧光标记，过氧化物酶标记的抗体与样品孵育后，加入过氧化物酶的底物使其变色，通过颜色的变化及强弱（OD值）定性或定量检测抗原或抗体。抗原检测方法常采用双抗体夹心法，病毒的特异性抗体固定在反应板的微孔固相界面上，加入样品后病毒抗原与捕捉抗体结合，然后用另一种酶标抗体检测抗原，最后添加酶底物显色，表明抗原的存在。抗体的检测常用间接ELISA法，ELISA的优点是检测样品的高通量、技术的可自动化和操作的简易性。

免疫组织化学（immunohisto-chemistry，IHC）技术　通过抗原抗体反应对组织细胞内抗原进行检测和定位。与ELISA、IF原理相同，区别在于检测样本为组织切片或细胞涂片，采用的标记物有酶、荧光素、同位素等。检测中常用的标本有石蜡切片、冷冻切片、细胞爬片、细胞涂片等。

蛋白质印迹法（western blotting）　又称免疫印迹法。由凝胶电泳、样品印迹和免疫学检测三部分组成，可用来测定病毒特异性抗体。在蛋白质印迹法中，病毒抗原存在于感染细胞中，经过变性、电泳凝胶分离，转移到固相膜上（硝酸纤维素膜或聚偏氟乙烯膜），进行血清等样品反应，通过添加指示标记的二抗来检测。该法较麻烦，但检测特异性很高，在实验室诊断中主要是用于最后的确认，广泛应用于人类免疫缺陷病毒、酶免疫测定阳性的确认。

斑点免疫结合试验（dot immunobinding assay，DIBA）　又称重组免疫结合试验（recombinant immunobinding assay，RIBA）。与蛋白质印迹法过程大部分相同，唯一不同是病毒特异性抗原直接吸附到固相膜上，不经变性处理、电泳和转膜，因为抗原不经过变性，DIBA可检测到一些针对空间表位的抗体，是这种检测方法的一大优势，已广泛应用于人类免疫缺陷病毒、酶免疫测定试验阳性的确认。

免疫聚合酶链反应（immuno polymerase chain reaction，IM-PCR）　将抗原抗体反应和PCR反应结合在一起，用于检测抗原。IM-PCR包括两部分，第一部分与普通ELISA相同，进行抗原抗体反应；第二部分利用与抗体偶联DNA分子进行PCR检测，通过PCR产物电泳等方式检测抗原，检测敏感性更高。

中和试验（neutralization test，NT）　一种功能性检测试验，通过检测中和抗体抑制病毒复制感染的能力检测病毒或抗体。将病毒与相应的抗体混合孵育一段时间后发生特异性结合，使其失去对易感组织、细胞的致病性或复制感染的能力，在接种细胞、鸡胚或动物后不产生致病性或病毒复制，利用该特性可检测中和抗体或病毒。常见的有固定血清稀释病毒法、固定病毒稀释血清法、空斑减少试验、体内试验等。以固定病毒稀释血清法为例，过程如下：对待检血清2倍梯度稀释加入等体积的200TCID$_{50}$标准化病毒培养一段时间，然后转入单层细胞（病毒易感细胞），每天观察致细胞病变效应，以抑制50%细胞病变最高血清稀释度为一个病毒中和效价，计算血清中和抗体效价。为保证试验的准确性，还需设立阳性血清和阴性血清对照，阳性组不产生病变，阴性组产生病变，同时设立空白对照组，不加入病毒、血清，排除细胞或器材干扰。中和试验可特异性地检测中和抗体和病毒，另外中和抗体具有一定的特异性，对不同血清型的毒株可进行定型检测。

血细胞凝集试验（hemagglutination test，HAT）与血凝抑制试验（hemagglutination inhibition test，HIT）　某些病毒表面含有血细胞凝集素可选择性地与某些动物（如鸡、绵羊）和人的红细胞表面受体结合，在特定电解质的作用下发生凝集现象，利用这种现象人们建立了HAT和HIT用来检测病毒。HAT 通过某些病毒的凝血特性初步鉴定病毒并计算病毒的血凝效价，HIT 利用病毒特异性抗体可阻断抑制病毒诱导型血凝可鉴定病毒。其中 HAT 是将病毒进行 2 倍梯度稀释，与等量的鸡红细胞悬液孵育，观察有无凝集现象，以出现凝集效应的最高稀释度作为一个血凝效价。HIT 是将固定血凝单位的病毒（一般是 4 个血凝单位）与待检血清培养一段时间，然后转移到鸡红细胞悬液中，观察有无血凝现象，以无血凝现象的最高稀释度为一个血凝抑制效价。HAT 和 HIT 可用于检测正黏病毒、副黏病毒等病毒，也可用于病毒亚型的鉴定。

补体结合试验（complement fixation test，CFT） 通过抗原抗体复合物固定补体、阻止补体裂解红细胞来检测病毒或抗体。抗原与抗体结合形成的复合物可和补体结合，消耗补体导致其浓度降低，而补体可使致敏绵羊红细胞溶血，通过观察有无溶血反应，检测补体是否消耗、抗原和抗体是否结合，最终检测抗原或抗体。检测中需将待检血清 56℃灭活 30 分钟以灭活补体，再加入抗原、补体孵育一段时间。最后加入溶血素致敏的绵羊红细胞，通过溶血指示系统检测是否有溶血现象，是否有抗原抗体复合物的形成。红细胞发生溶血时表明没有消耗补体，样品血清中没有特异性抗体，反之亦然。CFT 建立较早，该方法正逐渐被吸附试验代替。

免疫沉淀（immunoprecipitation，IP）**试验** 利用可溶性的抗原与相应抗体在电解质的作用下以适当比例发生特异性结合并形成肉眼可见的沉淀。免疫沉淀分为液体内沉淀和凝胶内沉淀，液体内沉淀有环状沉淀、絮状沉淀、免疫浊度沉淀等，凝胶沉淀有单向琼脂扩散试验、双向扩散试验等。

其他免疫学检测方法 除以上常见的免疫学方法，还有一些其他相关的免疫学技术用于或辅助病毒的检测与病理分析，如流式细胞术、单克隆抗体的制备、激光共聚焦技术、免疫磁珠技术、蛋白 SDS 聚丙烯酰胺凝胶电泳等。

应用 病毒免疫学技术是病毒检测的重要方法之一，也是病情进展评价、发病机制探讨和疾病治疗中的重要方法和工具。

（谭文杰 王环宇）

bìngdú fēnzǐ shēngwùxué jìshù
病毒分子生物学技术（viral molecular biology technology）
针对病毒核酸分子进行检测、分析的病毒检测方法。检测方法以核酸杂交、核酸扩增为主，其中核酸杂交相关技术包括 DNA 印迹法、RNA 印迹法、原位杂交等，核酸扩增相关技术有聚合酶链反应、反转录聚合酶链反应、实时聚合酶链反应、多重聚合酶链反应、巢式聚合酶链反应、pan-聚合酶链反应等。

原理 病毒是自然界中一种非细胞结构的寄生性生物，与所有的生物一样有独立的基因组序列，特异的基因组序列成为病毒分子生物学检测的基础，具体分为核酸杂交和核酸扩增两种方式，核酸杂交是通过特异性的寡核苷酸序列（探针）与待检样品的核酸杂交，核酸扩增是在 DNA 聚合酶的作用下通过引物多次循环扩增特异性核酸序列。

方法 最早的核酸检测是基于核酸探针杂交为主的检测方法，因其敏感性较差，没有被广泛应用，后来聚合酶链反应技术和其他核酸扩增技术的发展克服这个问题并促进核酸检测的发展。病毒的分子生物学检测方法有很多种，传统核酸检测方法有 DNA 印迹法、RNA 印迹法、原位杂交等；现主要的检测技术有聚合酶链反应、实时聚合酶链反应、多重聚合酶链反应、巢式聚合酶链反应、pan-聚合酶链反应等；还有最新的检测技术，如基因芯片、高通量测序等。在检测的敏感性、特异性、简易性方面，上述方法各有优势，病毒分子生物学的检测现状是多种方法的共同应用、相互补充，根据检测目的选择适当的方法。

相对于病毒分离等传统检测方法，核酸分子检测有独特的优势：①核酸检测对无法培养和培养较慢的病毒检测非常重要；②核酸扩增一般在一个很小的反应管中进行，适用于脑脊液、眼积液等比较珍贵的样品；③核酸检测的形式是稳定的 DNA，即使病毒没有活性也可进行检测。

DNA 印迹法 用于检测 DNA 分子，通过将样品中的 DNA 分子经过一定的处理固定在硝酸纤维素膜等介质上，再与放射性核素等标记的互补探针杂交，最后通过放射自显影或显色等技术检测 DNA 分子。相应的 RNA 印迹法原理相似，用来检测 RNA 分子。

原位杂交 将分子生物学技术和组织学技术结合在一起，首先对待检组织、细胞进行固定，在保持细胞形态的条件下进行细胞内核酸杂交、显影或显色，可用于 DNA 或 RNA 的分析检测。

聚合酶链反应 利用一对短的寡核苷酸作为引物，在耐热的 DNA 聚合酶的作用下经过变性、退火、延伸等过程在体外扩增目的片段，循环 20~45 次，最终实现目的片段指数级扩增。整个过程通过仪器实现温度的循环控制，聚合酶链反应产物通过琼脂糖凝胶电泳分离，紫外灯照射观察。该方法简单实用，在病毒检测中被广泛应用。

反转录聚合酶链反应　因为Taq聚合酶以DNA作为模板，RNA病毒无法直接进行检测，需要进行反转录合成互补DNA后再行聚合酶链反应，将二者结合在一起称为反转录聚合酶链反应，反转录聚合酶链反应常用的反转录酶有莫洛尼鼠白血病病毒反转录酶、禽类成髓细胞瘤病毒反转录酶等。其反应过程为以RNA为模板，采用随机引物、寡脱氧胸腺苷酸或特异性引物在反转录酶的作用下合成互补DNA，再以互补DNA为模板进行聚合酶链反应，实际操作中反转录聚合酶链反应又分为一步反转录聚合酶链反应和两步反转录聚合酶链反应。反转录聚合酶链反应是RNA病毒核酸扩增的理想方法。除此外反转录聚合酶链反应也可应用于检测病毒信使RNA，对于处于潜伏期的病毒感染诊断有重要作用。

实时聚合酶链反应　一般通过产物的电泳分离、紫外线照射来定性检测病毒，无法进行精确的定量检测，不能描述和反应病毒感染的阶段和发展，随着实时聚合酶链反应技术的出现，这一问题很快得到解决，实时聚合酶链反应通过在体系中加入荧光基团并实时利用荧光信号的积累实时监控整个扩增过程。由于荧光强度与聚合酶链反应产物成一定的比例，最终通过标准曲线可对病毒进行定量分析。根据具体的荧光标记形式，可分为Taqman探针法、SYBR Green法、Molecular beacon法等。与传统的聚合酶链反应相比，实时聚合酶链反应有更多的优势，如因为聚合酶链反应产物的积累在反应管中时刻监控，不需核酸电泳等多余的检测方法，缩短了时间，另外反应后不需对样品进行处理，反应体系始终关闭，污染的概率也会减少。不同荧光染料有不同的激发波长，可进行多重实时荧光定量聚合酶链反应，可同时定量检测多种病毒。

巢式聚合酶链反应　又称套式聚合酶链反应，是聚合酶链反应的一种发展，利用内外两套引物，先后2次扩增，放大核酸信号，检测敏感度和特异度更高。扩增时先用外侧大引物扩增目的基因，聚合酶链反应产物用内侧小引物再次扩增，且内侧引物位于第一轮聚合酶链反应产物内部，因为先后两轮聚合酶链反应，使用两对引物扩增，检测特异度更强，敏感度更高。此外在此基础上还发展了半巢式聚合酶链反应和多重巢式聚合酶链反应等。

多重聚合酶链反应　在一个反应管中加入多对引物，分别聚合酶链反应扩增检测多种病毒或一种病毒的多种亚型。不是简单的聚合酶链反应叠加，需精心的引物设计和反应条件的不断优化。该方法大大减少了工作量，提高了检测效率，降低了检测成本。

pan-聚合酶链反应　又称通用引物聚合酶链反应。通过分析一个科属或一类病毒核酸序列特点，在核酸序列保守区设计简并引物，聚合酶链反应检测所有的相关病毒，该方法可快速缩小病原体检测范围，简单快速，但引物设计较困难。在病因未知情况下该方法常用于病原体的初步鉴定，如冠状病毒、星状病毒、偏肺病毒等都建立了pan-聚合酶链反应检测方法。

随机引物扩增　又称随机扩增多态性DNA。通过一个或多个人工合成的寡核苷酸为随机引物非特异的扩增模板，其过程与聚合酶链反应相同，但引物较短，不需知道模板的序列，引物序列也是随机的。最终通过特异性的基因指纹图谱或聚合酶链反应产物测序等方式鉴定病毒。该技术可应用于病毒亚型鉴定、遗传分析等。在其基础上又发展了非序列依赖单引物聚合酶链反应等相关技术，适用于病原体未知的情况下检测。

环介导等温扩增　2000年由日本纳富继宣（Notomi Tsugunori）提出，通过对靶基因上6个特定部位设计4种引物，在具有链置换活性的Bst DNA聚合酶作用下恒温扩增核酸，一般恒温条件（60~65℃）下60分钟内可完成扩增，扩增产物通过电泳紫外灯照射观察、焦磷酸镁沉淀肉眼观察或浊度检测等方式判定。其最大特点是简便，对仪器和人员要求低，适合现场检测，同时反转录环介导等温扩增技术也可用于检测RNA病毒。

基因芯片检测　又称DNA微阵列、生物芯片检测。技术概念来源于计算机芯片，将一组已知的寡核苷酸探针以阵列形式固定在一个很小的芯片上（尼龙膜、玻璃片、硅胶晶片等），与经过标记处理的病毒靶基因进行互补杂交。通过检测荧光或同位素标记的靶基因确定病原。基本过程包括芯片制备、样品制备、杂交反应和信号检测、结果分析。基因芯片技术是高通量检测的代表，一次可检测几十种病原微生物，病毒或非病毒都可以。除用于检测，基因芯片在基因表达谱和基因多态性方面也有广泛应用。

测序　通过一定的技术和仪器分析某些 DNA 或 RNA 的碱基排列顺序，以鉴定或分析病毒变异。测序分为两类，常规测序（又称一代测序）和高通量测序（又称二代测序）。常规测序是以桑格测序法为基础发展起来的测序方法，目前采用毛细管电泳技术和荧光标记的双脱氧核苷三磷酸测序相结合，可对一般的聚合酶链反应产物进行测序，可准确地鉴定病毒并分析病毒的变异、进化，常规测序仪有 ABI 3730XL 等。高通量测序是 2005 年后发展起来的，可对某一生态位中的所有核酸进行测序检测，提高了检测速度，一般用于微生物组学方面的研究。

其他技术　除以上分子检测技术应用较多，还有很多其他检测技术或相关辅助技术在病毒分子生物学检测中发挥重要作用，如限制性内切酶（图谱）多态性、代表性差异分析、核酸电泳、DNA 或 RNA 提取等。

注意事项　高度敏感的核酸扩增有一个关键点，反应的污染导致假阳性，实验污染的来源可是前一个反应的产物也可能是不同样品间的病毒核酸，尤其是病毒拷贝数较高的样品。预防污染需对检测过程的细节高度注意，包括阳性对照的处理、及时清理实验室仪器和实验桌表面，一个很重要的预防措施是物理隔绝，在单独的实验室中进行，分别有样品准备、聚合酶链反应准备、聚合酶链反应扩增、聚合酶链反应产物检测等不同的实验区，聚合酶链反应后反应管只能在产物检测室打开。实时聚合酶链反应相对聚合酶链反应污染较少，因其不需产物的处理和检测。

应用　病毒分子生物学技术是现代病毒鉴定的重要方法，已广泛应用于实验室和临床检测，另外在病毒病理和遗传学中也发挥重要作用。

（谭文杰　王延群）

bìngdú gǎnrǎnxìng jíbìng de yùfáng kòngzhì

病毒感染性疾病的预防控制

（preventive control of viral disease）　对病毒感染所导致的疾病的预防与控制。病毒感染性疾病严重危害人类健康，有效地预防与控制该类疾病是社会可持续发展的重要保证。常采取多种预防措施联合应用，将病毒感染性疾病的危害控制在可接受的程度。抗病毒药物的应用，在病毒感染性疾病控制中发挥重要作用。

监控系统　有效的监控系统是病毒感染性疾病防控的必备手段之一。中国自 1959 年正式建立传染病全国报告系统以来，已在全国范围内建立了连接乡镇、县、市、省、国家五级卫生行政部门、疾控机构和医疗卫生机构的 161 个疾病检测点，检测发病传染病 39 种，其中包括分列在国家传染病防治法乙类和丙类的 16 种病毒感染性疾病（表 1）。中国采用的"网络应用传染病信息直报系统"，可在全国范围内严密监控常见的、危害较大的病毒感染性疾病，为病毒感染性疾病的预防和控制筑起了一道坚实的堡垒。

措施　包括以下方面。

控制传染源　病毒感染性疾病的传染源包括患者、隐性感染者及被感染的动物。有效的隔离措施是控制传染源的重要手段。对已确诊的患者，要尽早隔离，带病毒的分泌物及排泄物都要严格消毒处理。对隐性感染者要进行临床观察。被感染的动物，如

表 1　中国监测的病毒感染性疾病

分类	病毒感染性疾病名称
乙类	严重急性呼吸综合征（传染性非典型肺炎）
	获得性免疫缺陷综合征
	病毒性肝炎
	脊髓灰质炎
	人感染高致病性禽流行性感冒
	甲型 H1N1 流行性感冒
	麻疹
	肾综合征出血热
	狂犬病
	流行性乙型脑炎
	登革热
丙类	流行性感冒
	流行性腮腺炎
	风疹
	急性出血性结膜炎
	伤寒和副伤寒以外的感染性腹泻病
	手足口病

牛、羊、鸡等在宰杀后要根据感染的病毒进行相应的消毒处理。

切断传播途径　了解病毒感染性疾病的传播方式，采取相应的措施，进而切断传播途径，是病毒感染性疾病最重要预防措施之一。每升污水中含有 $10^3 \sim 10^4$ 个病毒颗粒，因此对于甲型肝炎病毒、戊型肝炎病毒、柯萨奇病毒等可经消化道传播的病毒，加强对水源和食物的卫生监督管理尤为重要。对引起流行性感冒、严重急性呼吸综合征等呼吸道传播的病毒，佩戴防护口罩，减少拥挤场所的出行等对预防此类疾病非常有效。防蚊、灭蚊在控制乙型脑炎、黄热病、登革热等虫媒疾病的流行中有重要作用。对某些性传播疾病，如获得性免疫缺陷综合征、梅毒等，号召人们洁身自好，杜绝不正当的两性关系，坚持健康的生活方式是预防该类疾病有效的手段。

疫苗接种　预防病毒感染性疾病的有效手段之一，但由于经

济和技术的限制，并非每种病毒感染性疾病都有有效的疫苗。在中国，疫苗接种分为第一类疫苗和第二类疫苗两种。第一类疫苗指政府免费向公民提供，公民应当依照政府的规定受种的疫苗，包括国家免疫规划确定的疫苗，省、自治区、直辖市人民政府在执行国家免疫规划时增加的疫苗，以及县级以上人民政府或其卫生主管部门组织的应急接种或群体性预防接种的疫苗。针对儿童使用的一类疫苗主要包括乙型肝炎病毒疫苗、卡介苗、脊髓灰质炎病毒疫苗、百白破疫苗、麻风腮病毒疫苗、乙型脑炎病毒疫苗、流行性脑脊髓膜炎病毒疫苗、甲型肝炎病毒疫苗等；针对成人或重点人群使用的一类疫苗主要包括出血热病毒疫苗、炭疽杆菌疫苗、钩体疫苗。随着经济的发展、科技的进步及疾病流行的需要，第一类疫苗的种类还在增加。第二类疫苗指由公民自费且自愿受种的其他疫苗。常用的第二类疫苗包括 b 型流行性感冒嗜血杆菌疫苗、水痘病毒疫苗、流行性感冒病毒疫苗、狂犬病病毒疫苗。主要疫苗免疫程序见表2。

抗病毒药物　病毒的种类繁多、流行病学和发病机制复杂等导致病毒感染引起的疾病严重程度不等，既可是轻微的感染，也可是致命的瘟疫。病毒感染性疾病的治疗无统一标准，每种病毒感染性疾病应依据其特点选择相应的治疗方法。抗病毒药物主要包括三类制剂。①杀病毒剂：在杀死病毒的同时，常造成严重的宿主反应，因此大多数杀病毒制剂临床应用价值不大。②抗病毒剂：在细胞水平抑制病毒的增殖，常作用于病毒生活周期的一个或多个环节，同时会影响宿主细胞

的功能。其在抗病毒的过程中，常有不同程度的毒性作用。临床不断出现的病毒耐药性也给抗病毒药物的应用带来很大障碍。免疫调节剂在抗病毒治疗中的应用价值最大。③免疫调节剂：干扰素作为最重要的免疫调节剂在病毒感染性疾病的防治中发挥重要作用。是一组具有多种功能的活性糖蛋白，由单核细胞和淋巴细胞产生的一种细胞因子；对体液免疫、细胞免疫均有免疫调节作用，对巨噬细胞及自然杀伤细胞有一定的免疫增强作用；且可通过诱导细胞合成抗病毒蛋白而发挥抗病毒作用。宿主自身可产生干扰素，但含量较少，难以临床应用。临床应用的干扰素一般是应用基因工程的方法大量制备的。其可对抗水痘、肝炎、狂犬病等多种病毒引起的感染。干扰素的分子量小，半衰期短，一般情况下，干扰素注射 12 小时后基本完全排出体外，需多次注射，阻碍了其在临床中的应用。随着长效干扰素——聚乙二醇干扰素的研发成功，干扰素在病毒感染性疾病尤其是乙型肝炎、丙型肝炎的治疗中的优势作用更加突出。一些细胞因子，如白细胞介素-2，在某些病毒如人类免疫缺陷病毒/亚型感染的早期发挥重要的免疫调节作用。随着科技的发展，将有更多的抗病毒药物应用到临床，将为病毒感染性疾病的治疗起到极大的推进作用。

意义　最理想的病毒感染性疾病防控效果是彻底根除该疾病，然而并非所有的病毒都可彻底消灭。达到这一理想境界某些条件是必须的，包括：①针对该病毒感染性疾病有效的疫苗可应用，且该疫苗易于生产和接种，疫苗在运输过程中不需冷冻保存；

②该病毒没有人以外的其他动物宿主；③患该病毒感染性疾病的宿主有终身免疫的能力；④病毒仅有一个到少数几个血清型；⑤疾病症状出现前没有感染性，且没有导致早期传染的隐性感染。天花病毒恰好完全符合这些严格的标准，该病毒在 1980 年在世界范围内被彻底消灭。世界卫生组织计划下一步消灭的两种病毒分别是脊髓灰质炎病毒和麻疹病毒，但这两种病毒并不完全符合上述条件。脊髓灰质炎病毒有隐性感染者，麻疹在发病前即有传染性等。自从脊髓灰质炎病毒疫苗应用以来，脊髓灰质炎病例数大幅下降。但随着野生型脊髓灰质炎病毒的控制，个别儿童因服用该减毒活疫苗引起的疫苗相关性脊髓灰质炎日益引起人们的重视。相信在全世界卫生行政部门、医疗机构及医务工作者的共同努力下，脊髓灰质炎病毒的彻底消灭指日可待。相信可借鉴天花病毒彻底消灭的经验，将更多的病毒彻底打败。

（谭文杰　蓝佳明）

bìngdú gǎnrǎnxìng jíbìng de liúxíng
病毒感染性疾病的流行（epidemic of viral disease）　由病毒引起的疾病在人和动物中传播和/或持续存在的现象。21 世纪以来新出现的严重急性呼吸综合征、H5N1、H1N1、H7N9、发热伴血小板减少综合征等病毒感染性疾病均受到全世界广泛关注。病毒感染性疾病的流行除遵循传染病所共有的流行规律，还具有特殊的自身特征。

病毒特征对流行的影响　病毒必须在易感宿主活的组织细胞内生存。掌握病毒自身的生物学特征至关重要，是防控病毒感染性疾病流行的重要条件，包括病

表2 免疫规划疫苗免疫程序

疫苗	接种对象月（年）龄	接种剂次	接种部位	接种途径	接种剂量/剂次	备注
乙型肝炎病毒疫苗	0月、1月、6月龄	3	上臂三角肌	肌内注射	酵母苗5μg/0.5ml	出生后24小时内接种第1剂次，第1、第2剂次间隔≥28天
卡介苗	出生时	1	上臂三角肌中部略下处	皮内注射	0.1ml	
脊髓灰质炎病毒疫苗	2月、3月、4月龄、4岁	4		口服	1粒	第1、第2剂次，第2、第3剂次间隔均≥28天
百白破疫苗	3月、4月、5月龄、18~24月龄	4	上臂外侧三角肌	肌内注射	0.5ml	第1、第2剂次，第2、第3剂次间隔均≥28天
白破疫苗	6岁	1	上臂三角肌	肌内注射	0.5ml	
麻风病毒疫苗（麻疹病毒疫苗）	8月龄	1	上臂外侧三角肌下缘附着处	皮下注射	0.5ml	
麻腮风病毒疫苗（麻腮病毒疫苗、麻疹病毒疫苗）	18~24月龄	1	上臂外侧三角肌下缘附着处	皮下注射	0.5ml	
乙型脑炎病毒减毒活疫苗	8月龄，2岁	2	上臂外侧三角肌下缘附着处	皮下注射	0.5ml	
A群流行性脑脊髓膜炎病毒疫苗	6~18月龄	2	上臂外侧三角肌附着处	皮下注射	30μg/0.5ml	第1、第2剂次间隔3个月
A+C流行性脑脊髓膜炎病毒疫苗	3岁，6岁	2	上臂外侧三角肌附着处	皮下注射	100μg/0.5ml	2剂次间隔≥3年；第1剂次与A群流行性脑脊髓膜炎病毒疫苗第2剂次间隔≥12个月
甲型肝炎病毒减毒活疫苗	18月龄	1	上臂外侧三角肌附着处	皮下注射	1ml	
乙型脑炎病毒灭活疫苗	8月龄（2剂次），2岁，6岁	4	上臂外侧三角肌下缘附着处	皮下注射	0.5ml	第1、第2剂次间隔7~10天
甲型肝炎病毒灭活疫苗	18月龄，24~30月龄	2	上臂三角肌附着处	肌内注射	0.5ml	2剂次间隔≥6个月
出血热病毒疫苗（双价）	16~60岁	3	上臂外侧三角肌	肌内注射	1ml	接种第1剂次后14天接种第2剂次，第3剂次在第1剂次接种后6个月接种
炭疽病毒疫苗	炭疽疫情发生时，患者或病畜间接接触者及疫点周围高危人群	1	上臂外侧三角肌附着处	皮下注射	0.05ml（2滴）	患者或病畜的直接接触者不能接种
钩体疫苗	流行地区可能接触疫水的7~60岁高危人群	2	上臂外侧三角肌附着处	皮下注射	成人第1剂0.5ml，第2剂1.0ml，7~13岁剂量减半，必要时7岁以下儿童依据年龄、体重酌量注射，不超过成人剂量1/4	接种第1剂次后，7~10天接种第2剂次

毒致病力（毒力）、感染力和传染性、在宿主体内的定位及传播机制等。同时，病毒自身的变异导致病毒的抗原性和致病力改变，对病毒感染性疾病的流行过程产生重大影响，不断的抗原性变异也给预防带来困难。甲型流行性感冒病毒的抗原性变异曾引起3次世界性大流行。对新发病毒感染性疾病的发现、流行病学分析、鉴别诊断及疾病控制仍然是艰巨的公共卫生问题。

病毒感染人类的传播途径
许多病毒通常是在人类以外的动物群中循环存在，而病毒感染人类的主要传播方式包括：人传人方式（麻疹病毒）；从动物到人方式（狂犬病病毒）；从媒介到人方式（登革病毒）；从媒介到脊椎动物，而人类偶尔充当终末宿主（乙型脑炎病毒）。由于病毒在细胞外环境中难以长时间存活，其主要的传播途径是通过直接接触（如呼吸道分泌物、性生活、输血或移植）和间接接触（如飞沫、粪便、饮食）。也可通过媒介（节肢动物叮咬）实现远距离传播，这类病毒称为虫媒病毒，已发现有五百余种，病毒通常在昆虫宿主和脊椎动物宿主之间循环，人类属于终末宿主。垂直传播是病毒相对特殊的传播方式，如风疹病毒和巨细胞病毒可经卵细胞和胎盘传递给下一代，单纯疱疹病毒可经母亲唾液传给婴儿。另外，自身感染病毒也较为普遍，表现为在婴幼儿期间初次感染，恢复后在体内潜伏下来，抵抗力减弱时病毒重新增殖复发引起疾病。

人群易感性　病毒感染性疾病的一大特征是引起人类感染，主要以隐性感染为主，大多数感染者并不发病，意味着在人群中存在许多难发现的病毒携带者，同时隐性感染使人群较普遍地产生免疫，从而使一些病毒感染性疾病变为儿童时期特有的传染病。人类利用疫苗成功地预防并消除天花，中国将乙型肝炎病毒疫苗、脊髓灰质炎病毒疫苗、麻疹病毒疫苗、风疹病毒疫苗、流行性腮腺炎病毒疫苗、流行性乙型脑炎病毒疫苗等纳入了计划免疫，同时还有流行性感冒病毒疫苗、甲型肝炎病毒疫苗、人乳头瘤病毒疫苗、出血热病毒疫苗等的使用极大程度上保护了人群。

意义　对于病毒感染性疾病而言，特别要警惕跨物种传播的病毒引起的疾病流行。随着病毒基础研究的深入，各种快速敏感的检测方法建立，病毒学与流行病学及其他学科（数学、统计学、地理学、计算机科学）深入地交叉、融合，有助于建立更加有效的预测、预警模型来防范病毒感染性疾病的流行。

（谭文杰　王环宇）

kàngbìngdú bèidòng miǎnyì

抗病毒被动免疫（antiviral passive immunity）

宿主接受抗体、致敏淋巴细胞或其他免疫效应物，从而使宿主获得特异性抗病毒免疫能力，达到防治某种病毒感染性疾病的目的。

免疫分类　按照获得方式的不同，抗病毒被动免疫分为天然被动免疫和人工被动免疫。

天然被动免疫　人或动物在天然情况下被动获得的免疫力。例如，母体内的抗体可经胎盘或乳汁分别传递给胎儿、婴儿，使胎儿、婴儿获得一定的抗病毒免疫力。

人工被动免疫　采用人工方法向宿主输入由他人或动物产生的含有特异性抗体的抗病毒血清、丙种球蛋白或细胞因子等免疫制剂，使宿主即刻获得特异性的抗病毒免疫能力。常用人工被动免疫制剂有丙种球蛋白、抗病毒血清、细胞因子制剂等。①丙种球蛋白：包括胎盘丙种球蛋白和人血清丙种球蛋白。分别从健康产妇的胎盘、婴儿脐带血或健康成人血清中提制而成。因大多数成人都感染过常见的消化道和呼吸道传播的病毒或接种过一种甚至多种疫苗，故其血清或胎盘中含有多种抗病毒抗体。一些病毒感染性疾病传染性较强，如麻疹、甲型肝炎等，和此类疾病的传染源接触后，可应用丙种球蛋白进行紧急预防。但这类制剂并非专门针对某一特定病毒的抗体，和特异的免疫球蛋白制品相比，其免疫效果较差。②抗病毒血清：将病毒直接免疫马或其他动物后提纯获得，如抗狂犬病病毒血清、抗腺病毒血清等。该类血清中特异性抗体含量较高，免疫效果较好，但其属于异种血清，含有大量异体蛋白，容易诱发变态反应，在使用前必须行过敏试验，阳性者经脱敏后方可应用。③细胞抑制因子：一大类能够增强、促进和调节免疫功能的生物活性物质，是由多种细胞分泌的低分子量蛋白或糖蛋白，主要包括转移因子、白细胞介素、胸腺素、干扰素等。作为免疫活性细胞间相互作用的介质，其对免疫功能健全的人作用不大，但对获得性免疫缺陷综合征患者、肿瘤患者和某些处于免疫功能较弱的个体有较好的治疗效果。

意义　抗病毒被动免疫在病毒感染性疾病的紧急治疗和应急预防中发挥重要作用，如80%~90%的甲型肝炎病毒接触者应用丙种球蛋白可获得被动保护；丙种球蛋白能有效防止乙型肝炎病毒接触者的感染。某些新出现的病毒感染性疾病，如中东呼吸综合征、严重急性呼吸窘迫综合征、禽流行性感冒等，具有起病急、病情重、人类对其了解有限、无有效防治措施等特点，可直接将分离到的病毒接种实验动物，动物获得免疫力后，将含有抗体的血清或感染病毒的恢复期患者血清输注给高危人群或感染者，从而达到特异性预防或治疗的目的。

（谭文杰　蓝佳明）

bìngdú chuánbō méijiè kòngzhì

病毒传播媒介控制（virus transmitting vector control）

对具有储存、传播病毒的病毒传播媒介的控制。病毒传播媒介指具有储存、传播病毒的多种生物的总称，以蚊虫、蜱虫、白蛉、螨等节肢动物为主，传播的疾病属于自然疫源性人兽共患病。对媒介的控制涉及自然因素（生态环境变化、病毒与媒介、媒介与宿主）和社会因素（全球化、城镇化、生活方式变化）。

有效控制病毒传播媒介，是预防媒介生物传播病毒感染性疾病的重要措施，但需综合考虑社会、政策、技术、环境、经济等多方面的因素，最终确定科学、合理、可行的适度控制策略。①自然疫源性疾病流行地区控制：首先开展媒介种类及密度的监测，监测数据出现异常时，针对特定相关疾病提前采取相应防范措施；其次加强个人及群体防护宣传教育，降低媒介叮咬的概率；进入疫区前加强个人防护，采用必要的防护设备及驱避性药物，特殊人群应进行预防性疫苗接种。中国明确的自然疫源性疾病的地域特征、传播媒介特征是蚊传疾病——流行性乙型脑炎，除新疆维吾尔自治区、青海之外的其他省市均为流行性乙型脑炎流行地区，最主要的传播媒介是三带喙库蚊，有疫苗使用；登革热在中国以输入性病例为主，白纹伊蚊、埃及伊蚊是重要传播媒介；西尼罗脑炎仅在新疆维吾尔自治区的喀什地区发现，以尖音库蚊传播为主。蜱传疾病——蜱传脑炎主要在黑龙江省的大小兴安岭和吉林省的长白山地区流行，以全沟硬蜱传播为主，有疫苗使用；新疆出血热局限在新疆维吾尔自治区的喀什地区；新布尼亚病毒感染性疾病是中国新发现的病毒感染性疾病，可能由蜱虫传播，主要在中原地区流行。②媒介传播病毒及其引起的相关疾病背景调查：掌握媒介传播病毒的种类、分布、传播媒介及分布特征、相关病毒感染性疾病的流行特征。③重大自然灾害（地震、洪涝等）、重大疫情控制：应根据现场特点采取具体措施，环境治理和个人防护是优先措施，但在特殊时期，短时间完善的难度较大，总体以化学防治方法为主，能快速、高效地进行杀虫、灭蚊蝇、灭鼠。需注意的是，在应急状态下应防止出现大量不合理使用化学药物的现象，不仅会增加施药量且控制效果降低、导致环境污染，且会造成不必要的心理恐慌。④国境口岸医学媒介生物监测与检测：对防止外来医学媒介生物的入侵、保护经济、生态环境、人类健康方面免受伤害，有举足轻重的作用。全球化进程使虫媒病毒感染性疾病在全球扩散，导致大量易感人群患病，对病媒生物的防控工作构成严峻挑战。美国在1999年出现西尼罗热，病毒于2004年扩展到美国全境，之后南北美洲均出现西尼罗病毒流行。

采取综合的管理手段对病毒传播媒介进行控制，合理使用化学的、物理的、环境的方法，有助于最大限度地降低媒介传染疾病的风险。

（谭文杰　王环宇）

bìngdú yìmiáo

病毒疫苗（viral vaccine）　基于病毒的结构及其生物学特征，利用各种生物学或基因工程技术制备的一类具有疫苗功能或疫苗载体功能的生物制剂的总称。

发现史　疫苗一词来源于1776年英国医师爱德华·詹纳（Edward Jenner，1749～1823年）预防天花病毒感染所使用的牛痘病毒（Cowpox virus），是人类通过技术手段制备并获得成功的第一种疫苗。

种类　从以下角度分类。①根据疫苗功能分类：主要包括利用病毒制备的预防性疫苗、治疗性疫苗，同时可从概念上外延至由病毒制备的可用于表达不同外源基因的病毒载体疫苗。②根据疫苗生物学形式分类：包括减毒活疫苗、灭活疫苗、亚单位疫苗、基因工程亚单位疫苗、基因工程载体疫苗、核酸疫苗、重组疫苗、缺陷型疫苗等。③根据疫苗研制技术分类：可分为传统疫苗和新型疫苗。减毒活疫苗、灭活疫苗和部分亚单位疫苗属于传统疫苗；基因工程亚单位疫苗、基因工程载体疫苗、核酸疫苗、重组疫苗、缺陷型疫苗等属于新型疫苗。

病毒疫苗是一类主要为预防、控制病毒感染性疾病的发生、流行而使用各种生物学技术制备，具有不同形式，通过接种人体而发挥其激活免疫反应，但不引起或极少引起不良反应的生物制品；还是一类具有调节宿主免疫系统，或有针对性地表达某些特定基因产物等特性，用于治疗某些病毒感染性疾病、肿瘤，甚至遗传学缺陷病的制剂。

免疫原理　以牛痘病毒疫苗为例，其应用实际上是利用以牛为宿主的痘病毒对人具有很低致病性的特性，让该病毒在人体中引起一次亚临床感染，从而诱导人体产生能够抵御天花病毒感染的特异性免疫应答。牛痘病毒作为与人类相异的物种——牛的痘病毒，在感染人体的过程中表现了不同于感染原宿主的过程中所具有的与宿主相互作用的病理机制，而对这一机制所产生的免疫学原理的研究，开创了病毒减毒活疫苗的研发及应用的理论领域和技术历程，并使人类在随后的2个世纪内对一系列重要的病毒感染性疾病的控制通过相应疫苗（如黄热病毒减毒活疫苗、脊髓灰质炎病毒减毒活疫苗及麻疹病毒减毒活疫苗、乙型脑炎病毒减毒活疫苗、风疹病毒减毒活疫苗等）的成功研制而获得了成功。

特点 ①优点：可使接种的个体获得有效的免疫反应，还可在人群中播散形成一定范围的循环，有利于人群中免疫屏障的建立。基于病毒灭活疫苗的纯化制备技术，一种更能保证其安全性的疫苗——亚单位疫苗随之出现，利用传统技术制备的流行性感冒病毒裂解疫苗、利用血液生化分离技术制备的血源性乙型肝炎病毒疫苗，均在控制相关疾病时发挥了重要的作用。②缺点：病毒疫苗可能隐含的且发生率极低的以致病力恢复为主要特征的不良反应日益受到人们的关注。例如，病毒灭活疫苗虽相对突出了其安全性，但由于其以灭活的病毒作为抗原形式刺激宿主产生特异性免疫应答，从而不能在人群中主动播散，相关疾病大范围流行时使用效果低于减毒活疫苗。

制备技术发展 随着生物化学、免疫学和分子生物学及基因工程技术的进步，快速选择最有效的病毒抗原制备疫苗的技术策略已经不仅可通过生物化学的分离方法，也可通过目的基因在特定系统（包括原核系统和真核系统）中的表达来实现，乙型肝炎病毒的基因工程疫苗开了这一技术的先河。

随着预防宫颈癌最有效的人乳头瘤病毒基因工程疫苗的问世，使亚单位疫苗在技术上演进，形成具有免疫原性的类病毒颗粒形式，由这一技术所产生的人乳头瘤病毒疫苗在临床试验中诱导的高效免疫反应和流行病学保护率，进一步确保了这一技术前景。同时，由于基因操作技术的日益便利，将已成为病毒减毒活疫苗的疫苗病毒作相应的基因改造，使重组疫苗、表达多种抗原的疫苗，或仅仅作为表达载体而存在的病毒疫苗，都已在实验室中成为可能，而某些类型的疫苗，如痘病毒载体疫苗、腺病毒载体疫苗等，已进入临床试验阶段。这类技术的进步，使病毒疫苗在增强其特异性、靶向性、有效性及安全性等优势的同时，也增加了对其进行研发、生产和产品鉴定过程的全程质量监控的技术可行性，尤其在针对一些特殊的病原体，如麻疹病毒、呼吸道合胞病毒和登革病毒等（通常无法以灭活疫苗形式使用）、丙型肝炎病毒、人类免疫缺陷病毒等（难在组织培养细胞上增殖，且变异度很高），严重急性呼吸综合征病毒、西尼罗病毒、马尔堡病毒等（烈性的、难以大规模进行疫苗制备的病毒），以及人T细胞白血病病毒等（对人体无害，但可为人类某些遗传缺陷疾病提供所需基因产物的病毒），其疫苗的开发，均可使用这些技术。这类技术通常通过反向疫苗学的方法，首先从病原学角度克隆病毒的全基因，并对其进行完全测序，以生物信息学技术分析其可能的抗原表位，然后结合系统免疫学的分析方法，确定在病毒感染宿主过程中能诱导特异和非特异免疫应答的相关抗原，及其与宿主主要组织相容性复合体分子结合的基本信息，在综合分析的基础上获取病毒最有效的抗原，以载体表达、核酸疫苗或T细胞疫苗等形式实现这些病毒的有效疫苗形式。从理论上看，这一技术趋势很可能是病毒疫苗未来的方向。

至少在10年内，许多能有效控制病毒感染性疾病的病毒疫苗将主要以灭活疫苗、减毒活疫苗、亚单位疫苗形式存在，而疫苗研发与制备的技术体系，将依然会更严格地依据《药物非临床研究质量管理规范》（GLP）、《药品生产质量管理规范》（GMP）、《药物临床试验质量管理规范》（GCP）的原则，并更加重视这些疫苗的有效性和安全性的研究，这些研究将更可能全面地利用现有的分子生物学技术、蛋白组学技术和基因组学技术，以系统地评价病毒疫苗在人体中及人群中应用的可能性。

批准上市的病毒疫苗 世界各国已上市的病毒疫苗，除用于世界卫生组织的扩大免疫规划要求的主要病种，也同时根据各地区流行的不同病毒感染性疾病有所侧重，其各种病毒疫苗的免疫程序和接种策略有不同（表1），这些疫苗使用后的效果评价指标基本相近。一些为全球所关注的重要病毒感染性疾病，如脊髓灰质炎、麻疹、乙型肝炎、甲型肝炎、流行性腮腺炎等的发病率和死亡率均在各地区呈现同样的下降趋势。这些发展趋势明确表明，根据疾病流行特征及变化规律而合理使用病毒疫苗，是控制相关传染病非常有效的预防手段。另外，这一事实也说明，希望进一步改善全球公共卫生形势而针对一些尚无有效控制方法的病毒感染性疾病的疫苗研究非常重要。

安全性 各种形式的病毒疫苗接种正常人体后，引发人体产生特定免疫预防作用的同时，对其所引起的异常不良反应的可能性进行评估的结论。

表 1　批准上市的病毒疫苗

序号	疫苗种类		中国				其他国家			
			APE	单价	联苗	免疫程序		单价/多价	联苗	免疫程序
1	甲型肝炎病毒疫苗	冻干甲型肝炎病毒减毒活疫苗		Y		1.5~17 岁（2 针），间隔 6~12 月，儿童型				
2		甲型肝炎病毒纯化灭活疫苗		Y						
3		甲型肝炎病毒灭活疫苗		Y			甲型肝炎病毒疫苗	Y		>2 岁（1 针）
4		甲型肝炎病毒灭活疫苗（绿猴肾细胞）		Y						
5		甲型肝炎病毒灭活疫苗（人二倍体细胞）		Y						
6		甲型乙型肝炎病毒联合疫苗			Y					
7	乙型肝炎病毒疫苗	乙型肝炎病毒重组疫苗（中国仓鼠卵巢细胞）	Y	Y		0~15 岁（3 针），0 月、1 月、6 月	乙型肝炎病毒疫苗	Y		任何年龄段；0 月、1 月、6 月
8		乙型肝炎病毒重组疫苗（汉逊酵母）		Y						
9		乙型肝炎病毒重组疫苗（酿酒酵母）		Y						
10		戊型肝炎病毒重组疫苗（大肠埃希菌）		Y						
11	狂犬病病毒疫苗	人用狂犬病病毒冻干疫苗（绿猴肾细胞）		Y		暴露前（3 针），0 天、7 天、21/28 天，1 年后加强；暴露后（5 针），0 天、3 天、7 天、14 天、28 天	狂犬病病毒疫苗	Y		暴露前（3 针），0 天、7 天、21/28 天，1 年后加强；暴露后（5 针），0 天、3 天、7 天、14 天、28 天
12		冻干人用狂犬病病毒疫苗（绿猴肾细胞微载体）		Y						
13		冻干人用狂犬病病毒疫苗（地鼠肾细胞）		Y						
14		人用狂犬病病毒疫苗（绿猴肾细胞）		Y						
15		人用狂犬病病毒疫苗（地鼠肾细胞）		Y						
16		人用狂犬病病毒疫苗（鸡胚细胞）		Y						
17	脊髓灰质炎病毒疫苗	脊髓灰质炎病毒减毒活疫苗糖丸（猴肾细胞）	Y	Y		2 月、3 月、4 月，1 岁半，4 岁	脊髓灰质炎病毒减毒活疫苗	Y		
18		脊髓灰质炎病毒减毒活疫苗糖丸（人二倍体细胞）		Y						

续 表

序号	疫苗种类	中国				其他国家			
		疫苗	APE	单价	联苗	免疫程序	疫苗	单价/多价	联苗	免疫程序

序号	疫苗种类	疫苗名称	APE	单价	联苗	免疫程序	疫苗名称	单价/多价	联苗	免疫程序
19		脊髓灰质炎病毒灭活疫苗（Salk 株）		Y			脊髓灰质炎病毒灭活疫苗	Y		
20							三价脊髓灰质炎病毒灭活疫苗	Y		
21		三价脊髓灰质炎病毒灭活疫苗（Sabin 株）								
22							口服三价脊髓灰质炎病毒减毒活疫苗	Y		
23		口服脊髓灰质炎病毒减毒活疫苗（绿猴肾细胞）		Y						
24	流行性感冒病毒疫苗						流行性感冒病毒减毒活疫苗	Y		
25		流行流行性感冒病毒灭活疫苗		Y			6 月龄以上儿童、老年人；6~35 月龄（2 针），间隔 4 周；>3 岁（1 针）	流行性感冒病毒灭活疫苗	Y		6 月龄以上儿童、老年人；6~35 月龄（2 针），间隔 4 周；>3 岁（1 针）
26		流行性感冒病毒亚单位疫苗		Y						
27		流行性感冒病毒裂解疫苗		Y						
28	脑炎病毒疫苗	冻干乙型脑炎病毒灭活疫苗（绿猴肾细胞）	Y	Y		1 岁（2 针），2 岁，6 岁	流行性乙型脑炎病毒疫苗	Y		
29		乙型脑炎病毒减毒活疫苗		Y						
30		乙型脑炎病毒减毒活疫苗		Y						
31		乙型脑炎病毒灭活疫苗（绿猴肾细胞）		Y						
32		森林脑炎病毒灭活疫苗		Y						
33	肾综合征出血热病毒疫苗	双价肾综合征出血热病毒灭活疫苗（绿猴肾细胞）		Y		0 天、14 天、6 月				
34		双价肾综合征出血热病毒灭活疫苗（地鼠肾细胞）		Y						
35		双价肾综合征出血热病毒灭活疫苗（沙鼠肾细胞）		Y						
36	水痘病毒疫苗	冻干水痘病毒减毒活疫苗		Y		>1 岁（1 针）	水痘病毒疫苗	Y		>1 岁（1 针）

序号	疫苗种类		中国				其他国家		
			APE	单价	联苗	免疫程序		单价/多价	联苗	免疫程序
37		水痘病毒减毒活疫苗	Y							
38							带状疱疹病毒疫苗	Y		
39	麻疹病毒/风疹病毒/腮腺炎病毒疫苗	风疹病毒减毒活疫苗（人二倍体细胞）		Y			风疹病毒疫苗	Y		
40		麻腮风病毒联合减毒活疫苗			Y	>1.5岁（1针）	麻疹风疹病毒联合疫苗		Y	
41		麻疹风疹病毒联合减毒活疫苗			Y					
42							麻疹风疹脑膜炎病毒联合疫苗		Y	
43		麻疹病毒减毒活疫苗	Y	Y		8月，7岁	麻疹病毒疫苗	Y		
44		麻疹腮腺炎病毒联合减毒活疫苗			Y					
45		腮腺炎病毒减毒活疫苗		Y			腮腺炎病毒疫苗	Y		
46	黄热病毒疫苗	黄热病毒减毒活疫苗		Y		>6月龄（1针）	黄热病毒疫苗	Y		
47	轮状病毒疫苗	口服轮状病毒减毒活疫苗		Y		2月~5岁（4次）；2月~3岁每年1次，3~5岁1次	轮状病毒疫苗	Y		6~32周（3次），间隔4周；6~24周（2次），间隔4周
48	人乳头瘤病毒疫苗						人乳头瘤病毒疫苗	Y		9~14岁（2针），0月、6月
49	腺病毒疫苗						腺病毒疫苗4型和7型	Y		成人（1针）

注：Y表示是。

概念上，病毒疫苗安全性的内容不仅包括制备该疫苗的病毒在自然感染过程中其病原生物学特性可能引起的不良反应、病毒疫苗在设计上的缺陷可能引起的不良反应，还包括病毒疫苗因生产制备过程中的技术失误所引起的不良反应，甚至还包括疫苗因运输或储存不当可能引起的不良反应。

理论上，各种原因的不良反应都具有统计学意义上的可能性，但随着针对病毒的基础研究的日益深入，疫苗研发工作对认识相关病毒基本生物学特征的要求日益深入，对分析技术和资料研究规范性的日益严格，以及对各种疫苗临床动物实验过程的日益规范，使因对病毒的生物学特征缺乏足够了解和在疫苗技术设计中产生技术缺陷的可能性已经很小，因此，大多数已报道的病毒疫苗不良反应问题属生产制备过程中的质量控制问题。

病毒疫苗的研发必须基于对病毒的病原学和病毒的生物学特征的全面了解，在其研发的前期过程中，必须按规范进行不同种类的动物学实验以了解其是否存在引起不同类型的不良反应，而这些实验过程和资料结果，必须由具有特定资质的机构和人员判定（GLP原则）。在疫苗进入人体临床试验阶段后，首先需进行Ⅰ期临床试验，通常需招募10~200人的志愿者进行试验，以进行一个安全性的初步评价，随后，需数百个志愿者进行Ⅱ期临床试验，以进一步观察疫苗合适的剂量及与该剂量相关的有效性和安全性表现，在此基础上，需在数量多达数千人甚至上万人的群体中进行双盲、随机和具有对照的Ⅲ期临床试验，以观察低比例的不良反应的可能性。即使在疫苗上市使用后，还要在数量为数十万甚至上百万人群中进行观察分析，以确保其安全性。所有这些临床观察必须由第三方具有特定资质的机构和人员进行（GLP原则），而经由临床前和临床研究所确定的病毒疫苗的制备方法、处方、剂型、使用程序、接种部位等技术参数，都将作为疫苗生产制备部门的工艺技术参数，在政府执法部门的监督下进行生产（GMP原则），并通过对每一批由此工艺条件制备生产的疫苗由国家的执法机构进行全面的审核检定及批准使用（批签发原则）来保证其最终的质量安全性。同时，通过完善的市场监督体系保证其使用过程的可追溯性及对所有使用个体使用后情况的可反馈性（GSP原则）。

中国大陆地区所使用的病毒疫苗均具有较高的安全系数，尤其是病毒灭活疫苗、亚单位疫苗，其上市后的观察记录，均表现了极低的不良反应率，而个别减毒活疫苗可能会因其致病力恢复而出现不良反应，但发生率很低。但减毒活疫苗仍为灭活疫苗或亚单位疫苗所取代，以期彻底消除这类不良反应的危害。病毒疫苗因特定需要而接种于某些特殊人群时，由于这类特殊人群（如出生72小时内的婴儿）的特殊生理状况，故可能出现某种形式的偶合反应病例，但这种偶合病例不

属于针对病毒疫苗安全性而言的不良反应。

病毒疫苗的研发及定型过程必须历经数年或更长时间完成，生产及销售使用体系必须经由多重审检及监督才能建立，以确保对病毒疫苗进行安全性评估，从而确保病毒疫苗和其他疫苗一样，具有较高的安全性。

意义　随着抗生素在人类社会中的不断使用和细菌感染性疾病的控制，病毒感染性疾病对人群的威胁将会更加明显，病毒疫苗在社会公共卫生领域中的作用将会越来越重要。

（李琦涵）

bìngdú gǎnrǎnxìng jíbìng de miǎnyì cèlüè

病毒感染性疾病的免疫策略

（immune response strategies of viral disease）　依据流行病学研究对人群（尤其是儿童群体）中病毒感染性疾病所引起的特异性免疫应答水平的检测分析，同时综合不同病毒感染性疾病及其他传染病发生的年龄特征所确定的疫苗主要接种目标人群、接种程序及接种剂量的一类总体免疫规划。其基本方针是根据病毒感染性疾病的流行规律，科学地使用相应的疫苗及免疫程序接种适龄儿童，使其获得有效的免疫力，以控制疾病的发生及流行。

政策背景　20世纪70年代，世界卫生组织鉴于全球发展中国家儿童因为经济落后和战乱的原因未能享有免疫接种服务，导致约10%的儿童因各种传染病而死亡或发生残疾的现象，提出病毒感染性疾病免疫策略的概念，并推荐旨在预防和控制主要危害儿童健康的病毒感染性疾病（包括天花、脊髓灰质炎和乙型肝炎）的扩大免疫接种规划。基于这一

规划，包括中国在内的各国政府均制定了相应的政策。扩大免疫接种规划主要是针对如何消除脊髓灰质炎、努力消除麻疹、控制乙型肝炎，进一步降低使用病毒疫苗可预防传染病的发病率等方面所必须采取的包括组织指导、实施形式、技术支持、督导检查等行政和公共卫生管理措施。在中国，进一步推行的扩大免疫接种规划除上述3种疾病，还涵盖了流行性腮腺炎、风疹和乙型脑炎等疾病。

主要内容　在病毒感染性疾病免疫规划实施过程中，基于各国公共卫生策略和技术的不断改进，一系列完整的策略、方案，即通过动员各国政府和民间组织加强督导和评价，提高和保持高疫苗接种率，在全球范围内选用合适的疫苗控制一些重要的、可由疫苗预防的传染病逐渐形成。

实施进程　20世纪80年代天花被消灭后，病毒感染性疾病的免疫策略所针对的范围进一步扩大，除脊髓灰质炎，又增加了麻疹、乙型肝炎、风疹、腮腺炎、流行性乙型脑炎等传染病。中国于1982年开始制定并启动实施儿童免疫规划的工作，其中针对病毒感染性疾病的免疫策略也随着全球的儿童计划免疫工作的推进得到进一步完善，由国家免费提供的疫苗，保证了婴幼儿脊髓灰质炎病毒疫苗、麻疹病毒疫苗、乙型肝炎病毒疫苗的较高接种率，从而减少了易感人群的累积，逐年降低了儿童脊髓灰质炎和麻疹的发病率和由其造成的死亡率，有效阻止了乙型肝炎的垂直传播，并有效控制了长期以来始终居高不下的乙型肝炎的发病率。经数十年的努力，这项工作取得了很好的成绩，截至2000年，中国已

在本土消灭野毒株引起的脊髓灰质炎，麻疹和乙型肝炎的发病率也大幅下降。2007 年，中国政府进一步增加了计划免疫接种的内容，使常规的病毒免疫策略涵盖了包括脊髓灰质炎、甲型肝炎、乙型脑炎、麻疹、风疹、腮腺炎和乙型肝炎 7 种传染病，这些均是在历史上导致儿童发病率和死亡率居高不下的重要病毒感染性疾病。

意义　病毒感染性疾病免疫策略的研究，不仅对各种病毒疫苗在不同人群中的使用，以及使用方式、使用时间和使用剂量提供了指导性的依据和意见，还为进一步探索不同病毒疫苗的联合应用、相互补充使用及对使用人群的特殊背景，如免疫抑制、处于特殊药物治疗过程中等情况下如何进行免疫接种等提供了参考依据。

（李琦涵）

bìngdú yùfángxìng yìmiáo
病毒预防性疫苗（prophylactic vaccine for virus）

用于预防病毒感染性疾病发生的疫苗。该类疫苗具有在接种健康人体后能引起有效的免疫反应（包括固有免疫应答和特异性免疫应答）的能力。

作用机制　这类疫苗通常是以减毒形式或灭活形式的病毒病原体制成，有少数是以生物化学方式裂解的病毒，或以基因工程技术在特定表达系统中表达并纯化的病毒的特定抗原成分制成。无论何种形式，在以特定的程序及途径接种宿主后，均可通过刺激固有免疫系统和特异性免疫系统，使接受接种的宿主产生有效的特异性免疫应答。

减毒的病毒预防性疫苗　以活病毒形式进入宿主，其诱导免疫反应的过程实际上是一次模拟病毒自然感染的亚临床过程，基于这一特点，其在不引起健康宿主感染病理反应的过程中，所诱导的免疫反应除明确的中和抗体指标和细胞免疫应答，还具有更持久有效的免疫记忆，并能以增殖的方式，排出接种个体，在一定范围的人群中继续传播，这一生物学过程有助于形成人群中更有效的免疫屏障，因此其接种率达到 70% ~ 80% 时即可产生良好的流行病学保护效果。由此带来了减毒活疫苗病毒株在人群的循环传播过程中其致病力恢复的潜在危险。

灭活疫苗　使用已灭活并纯化的病毒，仅以抗原刺激的方式引起类似的特异性免疫应答，虽然引起相应的免疫反应需较高的抗原剂量，但由于其不会在宿主中增殖及传播，因此对接种个体具有很高的安全性。因其不能在人群中形成传播，故在一种疾病广泛流行时，除非接种率达到 90% 以上，否则灭活疫苗通常难完全控制该病的流行。

以不同方式制备的，由特定病毒抗原组分为主要内容的病毒预防性疫苗，其免疫效果与灭活疫苗几乎相同的同时，具有更好的安全性（见病毒亚单位疫苗）。

研发质量控制　随着全世界对卫生安全关注度提高，世界各国对病毒预防性疫苗中的减毒活疫苗的研发和生产的质量控制，都具有非常严格的要求，不仅需对病毒疫苗的遗传学特征有较清楚的减毒指标，还需经过可靠的动物模型对这类减毒特征在宿主的水平进行有效评价，并将这种具有明确的宿主生理指标的控制标准落实在每一批产品的终末质量检测中。而对灭活疫苗、裂解疫苗及其他亚单位疫苗，除要有有效的免疫原性及能诱导完整的免疫反应等特征，其安全性关注点主要集中于对其特异抗原成分的纯度和剂量范围及其合理制剂配方的完整评价上。

意义　病毒预防性疫苗的合理应用，不仅能诱导目标人群获取阻断相关病毒感染性疾病流行的特异性免疫力，也能使被接种个体因具有特异性免疫应答而避免疾病的发生，从而在整体上控制病毒感染性疾病的发生与流行，提高人群生活质量。

（李琦涵）

bìngdú zhìliáoxìng yìmiáo
病毒治疗性疫苗（therapeutic vaccine for virus）

通过以特定的病毒抗原诱导已被病毒病原体所感染并出现疾病病理过程的个体产生特异性免疫应答，达到诊疗作用的一类病毒疫苗。

用途上，病毒治疗性疫苗属主动免疫方式达到免疫治疗目的的生物制品，因此应属于一类特殊的治疗药品。这类疫苗的设计最早来源于针对被犬咬伤的"暴露后预防"的概念，演化至现代，已成为一类用于特定病毒感染性疾病的治疗性手段。

作用机制　病毒治疗性疫苗主要出现在乙型肝炎患者的临床治疗中，其基本原理是根据慢性乙型肝炎患者体内因特殊原因不产生或很少产生抗乙型肝炎表面抗原的抗体，或产生的抗体不能中和或清除乙型肝炎表面抗原，因而需使用类似于该预防性疫苗的乙型肝炎表面抗原或其基因 DNA 作为抗原，通过合适的表达形式或载体增加使用的抗原量，或使用某些生物分子及佐剂以加强免疫刺激作用，最终达到诱导宿主产生能清除乙型肝炎病毒感染细胞的细胞免疫应答。

研发质量控制　病毒治疗性

疫苗的主要成分为针对某一病毒病原体的特定抗原成分，其形式可是蛋白片段、多肽或 DNA 片段及树突状细胞疫苗。随着现代免疫学理论及技术的广泛应用，这类治疗性疫苗还可增加某些具有增强抗原刺激作用或调节免疫反应的成分，如 CpG 类的寡核苷酸分子，能表现促炎症作用的细胞因子（如白细胞介素-2、粒细胞集落刺激因子等）及经典的免疫佐剂氢氧化铝甚至某些化学药物等。无论何种形式及增加何种辅助成分，其目的均是保证该治疗性疫苗在发生病毒感染时无法激活有效免疫反应的个体中能发挥最好的免疫刺激作用。

病毒治疗性疫苗的有效性或其作用原理取决于接种个体是否具有完善的固有免疫系统和获得性免疫系统，即这类疫苗对表现为免疫缺陷的个体是无法发挥作用的。

意义　多个产品已在乙型肝炎治疗和人乳头瘤病毒导致的宫颈癌治疗的领域中得到应用，临床疗效已提示病毒治疗性疫苗可成为具有潜力的治疗手段。在药物及预防性疫苗尚难奏效的丙型肝炎患者的临床处理过程中，以及在面临同样问题的人类免疫缺陷病毒感染患者的临床治疗中，对病毒治疗性疫苗的研究已初步显示了较好的前景，是否可由此获得正式用于临床的产品有待时日。

（李琦涵）

bìngdú yàdānwèi yìmiáo

病毒亚单位疫苗（subunit vaccine of virus）　一类利用病毒的主要抗原结构成分制备形成的在组成上较全病毒灭活疫苗具有更高纯度的病毒疫苗。

基本类型　包括 3 种：①以生物化学方式裂解病毒颗粒并加

以适当的分离纯化获得的病毒亚单位疫苗。最早形式的亚单位疫苗，以流行性感冒病毒裂解疫苗为主要代表。这种亚单位疫苗主要应用了流行性感冒病毒具有抗原特性的 HA 和 NA 蛋白成分，由于制备技术程度所限，故其纯度相对较低。②病毒感染人体后，因病毒本身特殊的生物学复制方式而在感染个体血浆内产生的病毒抗原成分为主要内容，经过分离纯化而制成的亚单位疫苗。主要为乙型肝炎病毒表面抗原疫苗，俗称血源性乙型肝炎病毒疫苗。因其可能存在的血源污染的安全性问题，已于 20 世纪 90 年代初停止使用。③使用基因工程技术获得病毒特定抗原的基因，并利用原核或真核表达系统表达而获得特定抗原蛋白，经层析分离而制成的亚单位疫苗。此类亚单位疫苗以其经过疾病临床病理研究确定的病毒主要抗原为基础，通过基因技术和分子生物学手段制备，具有准确的免疫学针对性，且其形式简单，因此代表了通过现代疫苗制备技术制备的具有很好的有效性和安全性的疫苗技术发展方向。其主要代表有两种。第一，乙型肝炎病毒表面抗原基因工程疫苗，可通过不同的表达系统制备，包括酿酒酵母系统或毕赤酵母系统，在 20 年的临床使用过程中，已使乙型肝炎得到了控制，尤其是在以计划免疫的形式实施绝大多数婴儿出生后接种的策略后，已在全世界大部分地区基本上阻断了乙型肝炎病毒垂直传播的传播途径，直接导致全球乙型肝炎发病率大幅下降。第二，人乳头瘤病毒基因工程疫苗，用于预防以宫颈癌为主要表现的病毒感染性疾病的新型疫苗，在其临床试验中及上市后的观察中，

都表现了良好的有效性。且人乳头瘤病毒亚单位疫苗在技术上形成了新的突破，开发出了类病毒颗粒的亚单位疫苗形式，此种在单一抗原蛋白分子的亚单位疫苗基础上的新设计，使病毒抗原分子的空间构像更接近于其自然特征，因此具有更明确的免疫原性。

中国于 2012 年上市的戊型肝炎病毒疫苗，是以原核表达病毒抗原为内容的亚单位疫苗。此类亚单位疫苗在其有效性基础上的最大优点是其安全性指标较明确，理论上可能引起的不良反应率极低，只要疫苗制备过程中质量控制得当，其安全性有保证；此类疫苗以人工表达的蛋白分子形式呈现，在疫苗的配方中需加入佐剂（主要为铝佐剂）。

意义　病毒亚单位疫苗作为以使用生物技术，尤其是分子生物学技术方法制备的，以病毒有效抗原为唯一成分的疫苗，在保证所使用的抗原多肽空间结构及有效的抗原形状的前提下，将为病毒疫苗的使用提供更可靠的安全性。

（李琦涵）

bìngdú hésuān yìmiáo

病毒核酸疫苗（nucleic acid vaccine of virus）　基于病毒亚单位疫苗的基本理念，利用基因工程技术，将病毒编码可诱导特异性免疫应答抗原的基因与能有效控制该基因转录表达的真核基因体系构建为具有基因表达能力的质粒 DNA 或信使 RNA（mRNA），并以合适方式引入宿主细胞，通过宿主细胞中的转录和表达翻译过程合成抗原蛋白，诱导宿主产生特异性免疫应答的疫苗。

构建原则　首先通过对病毒感染机制和宿主产生的免疫反应特征，尤其是中和抗体反应特征

的前期研究，确定在病毒感染过程中具有重要病理作用和免疫原性的病毒抗原蛋白；然后以基因操作方式，克隆或基因合成方式获得该病毒抗原的完整编码基因，重组进入合适的真核表达载体或可体外转录为 mRNA 的载体。此类载体通常以具有较强转录启动能力的启动子结构为特征，并具有可在原核细胞，通常为大肠埃希菌中大量制备的结构特征；随后，通过规模制备纯化后，形成疫苗制剂。

基本类型 理论上包括 DNA 疫苗和 RNA 疫苗形式。其中 DNA 疫苗制剂的优点是可以自主转录表达的 DNA 形式进入体内，在宿主细胞中经过细胞转录翻译体系形成抗原蛋白。该表达的抗原分子可由肌肉组织或上皮组织中的树突状细胞摄取并呈递给 T 细胞，从而诱导特异性免疫应答。因而在排除了 DNA 整合进入细胞基因组的可能性后，具有很好的安全性。DNA 疫苗存在的基本问题是其所诱导的免疫反应较弱，因此，已有的此类 DNA 疫苗制品尚不足为宿主提供病毒感染时具有临床保护力的免疫反应；实验观察发现，接受此类疫苗的动物或志愿者宿主中没有或很少具有固有免疫应答，导致其特异性免疫应答的形成受到相应影响。在 RNA 疫苗方面，严重急性呼吸综合征冠状病毒 2（SARS-CoV-2）疫情极大推动了 RNA 疫苗的研发和应用，该疫苗具有研发周期短、免疫原性强、迭代迅速等优点。

研究现状 DNA 疫苗的临床研究主要集中于人类免疫缺陷病毒的组合疫苗等，其以一个含有人类免疫缺陷病毒外膜糖蛋白（GP140）部分或全长编码基因的 DNA 疫苗作为首次免疫以诱导宿主产生免疫记忆，随后，再以一类含有相关基因的以痘病毒或腺病毒为基础的重组疫苗作为加强免疫，以此形成针对人类免疫缺陷病毒的特异性免疫应答，但以此策略所进行的多次人类免疫缺陷病毒疫苗临床试验，均未观察到明确的临床保护效果。mRNA 疫苗的研究近年来发展迅速，主要集中在新型冠状病毒、呼吸道合胞病毒及流行性感冒病毒等领域。

意义 病毒核酸疫苗作为一种新的疫苗制剂形式，对传统病毒预防性疫苗的技术升级换代和一些尚无法使用组织培养技术制备的病毒疫苗的开发，均提供了技术上的实施途径和方法。

（李琦涵）

bìngdú jīyīn gōngchéng zàitǐ yìmiáo

病毒基因工程载体疫苗（genetic engineering of virus vector vaccine）

针对某些病毒特定的转录复制属性，其基因组中一定的基因容量及其便于进行人工基因操作的综合生物学特征，利用基因工程技术，将其改造为能携带一定大小的其他病毒抗原基因，甚至是其他病原微生物抗原基因的具有非致病特性的重组病毒，在其接种宿主后，可在自身增殖复制或非增殖复制过程中将外源的抗原基因转录表达到宿主细胞内，从而达到刺激宿主而引起针对此类特定病毒抗原或其他抗原的免疫反应效果的一类病毒疫苗。

构建原则 此类病毒疫苗因其载体病毒的不同而具有多种的构建方式和表达特征，但其基本的构建原则包括：必须对作为载体使用的病毒的增殖复制和转录调控机制及其相应的基因结构均有完整清楚的认识；引入的外源抗原基因可取代或与载体病毒相关基因融合；在特定情况下可根据需要阻断载体病毒基因的复制，但不能影响载体病毒基因组的转录表达过程。

基本类型 在病毒基因工程载体疫苗研发及初步的应用过程中，已形成了如下基本类型。①以痘苗病毒为载体的大容量基因工程重组疫苗：由多种痘病毒，包括痘苗病毒、鼠痘病毒、禽痘病毒等相似的一类减毒或在人体不引起感染病理过程的 DNA 病毒制备的重组病毒，因基因容量大、基因操作技术较成熟而应用于多种基因工程载体疫苗的研究中，尤其在人类免疫缺陷病毒疫苗的研究中，绝大多数人类免疫缺陷病毒疫苗均使用 DNA 疫苗的初次免疫和痘病毒重组疫苗的加强免疫方案。此类重组疫苗可表达大片段的外源抗原基因，缺点是单独使用时，由于病毒本身诱导的免疫反应较强烈，因此其表达的外源抗原难诱导宿主产生具有优势的免疫反应。②以腺病毒为载体的缺陷型基因工程重组疫苗：此类病毒载体的优点是其基因容量大，且可利用其在辅助病毒存在的情况下，制备形成仅保留基因转录表达能力的非复制性重组病毒，具有更高的安全性。同时，此类重组载体疫苗除作为表达某些病毒抗原，包括人类免疫缺陷病毒抗原，还被利用在某些基因缺陷疾病的临床治疗研究中，但腺病毒作为人体内普遍存在的病毒，宿主已对产生的免疫反应所导致的对此类载体病毒的抑制作用，成为此类病毒载体在应用中的障碍。③基于一类反转录病毒基因组能通过特定的序列整合方式进入人体细胞基因组的生物学特性而制备的重组反转录病毒载体疫苗：此类重组病毒载体的优点是可利用病毒基因整合进入宿主基因组的方式，实现所携带的外源抗原基因在宿主细胞中的持续表达。同时，这种持续表达带来了持续免疫刺激的问题，以及病毒重组基因整合进入宿主基因组的安全问题。④针对已在人类成功使用的某些减毒活疫苗病毒而研发的新载体病毒疫苗：如黄热病毒减毒活疫苗、乙型脑炎病毒减毒活疫苗，此类基因工程重组载体疫苗尚在前期研究中，但初步的结果已提示其可能在某些新疫苗的研发中具有潜在的意义。

意义　病毒基因工程载体疫苗理论及应用技术的提出和使用，为病毒疫苗特别是使用传统技术尚未开发成功的疫苗的深入研究开创新的途径。大多数病毒基因工程载体疫苗仍停留在临床前研究阶段，少量进入临床研究的品种尚未充分显示出其具有较传统疫苗或亚单位疫苗更优势的特征，提示此类疫苗在理论上的优势有待于其技术形式的进一步开发。

（李琦涵）

bìngdú gǎnrǎnxìng jíbìng de jìhuà miǎnyì

病毒感染性疾病的计划免疫

（planed immunization for viral disease）　基于世界卫生组织的原则、建议和中国实际情况，根据某些特定病毒感染性疾病的疫情监测和人群免疫状况分析结果，将各种规范化病毒疫苗按照科学的免疫程序，有计划、有组织地对人群进行免疫接种，以提高人群的免疫水平，从而达到预防、控制乃至最终消灭相应传染病目的的过程。

发展史　大致可通过2个层次来认识。

世界计划免疫概况　世界各国将一系列病毒疫苗以一定的免疫程序应用于计划免疫中，除20世纪80年代停用的牛痘病毒疫苗，有十余种疫苗仍在应用，如用于预防脊髓灰质炎的脊髓灰质炎病毒减毒活疫苗或灭活疫苗、用于预防麻疹的麻疹病毒减毒活疫苗、用于预防腮腺炎的腮腺炎病毒减毒活疫苗、用于预防风疹的风疹病毒减毒活疫苗、用于预防水痘的水痘病毒减毒活疫苗、用于预防甲型肝炎的甲型肝炎病毒减毒活疫苗或灭活疫苗、用于预防乙型肝炎的乙型肝炎病毒表面抗原重组蛋白疫苗、用于预防乙型脑炎的乙型脑炎病毒减毒活疫苗或灭活疫苗、用于预防流行性感冒的流行性感冒病毒灭活疫苗，此外还有针对婴幼儿腹泻的轮状病毒疫苗、针对犬咬伤后使用的狂犬病病毒灭活疫苗及用于预防宫颈癌的人乳头瘤病毒重组蛋白疫苗等。在不同地区、不同国家的不同背景下，各种病毒感染性疾病的分布、流行及发病原因不同，针对病毒感染性疾病的计划免疫在各个国家有所差异。

中国计划免疫概况　中国病毒感染性疾病的计划免疫内容早期仅针对脊髓灰质炎、麻疹，随后增加了乙型肝炎。2007年后，已增加至7种，增加内容包括风疹、腮腺炎、流行性乙型脑炎、甲型肝炎。7种疫苗的接种顺序为乙型肝炎病毒疫苗（接种时间是1月龄、2月龄、6月龄）、脊髓灰质炎病毒减毒活疫苗或灭活疫苗（接种时间为2月龄、3月龄、4月龄，4岁加强免疫1次）、麻疹病毒疫苗与风疹病毒疫苗（接种时间为6月龄）、乙型脑炎病毒疫苗（减毒活疫苗8月龄首次接种，24月龄加强1次；灭活疫苗8月龄、24月龄及6岁接种）、麻疹-风疹-腮腺炎病毒联合疫苗

（12~24月龄时接种）、甲型肝炎病毒疫苗（18月龄接种减毒活疫苗，24~30月龄加强接种灭活疫苗）。此外，流行性感冒病毒疫苗通常是根据每年的流行情况，并参考个人意愿接种；狂犬病病毒疫苗是被犬咬伤后的应急接种；轮状病毒疫苗通常由各地区疾病预防控制中心根据婴幼儿腹泻情况和个人意愿提供接种；人乳头瘤病毒疫苗等完全根据个人需求提供接种。还有一些疫苗，如出血热病毒疫苗、黄热病毒疫苗等，是为旅行者或临床人群提供，通常不被纳入病毒感染性疾病的计划免疫中。据此情况，中国形成了以一类疫苗形式保证所有适龄儿童的计划免疫接种，以二类疫苗形式为其他流行病和个人特定需求提供免疫接种的疫苗供应链。

中国病毒感染性疾病的计划免疫　每个国家的病毒感染性疾病的计划免疫均根据本国情况而定，会根据不同时期内的疾病流行情况进行调整，调整方式包括增加或减少疫苗使用的种类，改变疫苗的接种程序或改变疫苗接种的方式，如将单独使用的疫苗改变为联合接种，或将减毒活疫苗改变为灭活疫苗等。这些内容的调整，除基于对疾病不断变化的发生率和流行特征的全面分析，还取决于新的或改进形式的病毒疫苗的研发和上市状况。

中国的病毒感染性疾病的计划免疫与其他病原体感染性疾病的计划免疫方案综合实施，2007年前用于预防7种传染病中的3种病毒疫苗到之后的扩大免疫规划中预防15种疾病中的8种病毒疫苗，均针对可能影响中国儿童健康的病毒感染性疾病。这些疫苗的使用均根据世界卫生组织的原则要求和中国的实际情况，提

出适应人群、使用年龄、接种剂量、途径、禁忌证及疫苗运输储存的具体规定，并可根据新发疾病和新疫苗的出现作出相应调整。

意义　病毒感染性疾病的计划免疫规划的实施，有助于适龄儿童群体甚至整个人群获得有效的免疫力，从而达到控制甚至最终消灭传染病的目的。

（李琦涵）

bìngdú zàitǐ

病毒载体（viral vector）　利用分子生物学技术改造病毒所生成的一种基因导入系统。病毒载体可将遗传物质转移至细胞内，达到疫苗免疫或基因治疗等目的。病毒载体主要包括腺病毒载体、痘病毒载体、腺相关病毒载体、反转录病毒载体等。

特点　宿主范围广，安全性好，基因容量大，表达水平高，抗原免疫原性接近天然，载体本身可发挥佐剂效应。

类型　根据基因组类型，病毒载体分为 DNA 病毒载体、RNA 病毒载体、扩增子载体和无核酸的病毒样颗粒载体；根据其能否复制，分为复制缺陷型和复制型

两种载体。另外，经过改造的条件复制型病毒载体可选择性地在肿瘤细胞等特定部位复制，成为一种基因治疗新策略。

构建策略　主要有 3 种策略，即细胞内同源重组（图1）、细菌内同源重组和质粒体外连接。

免疫原性　由于自然感染或免疫接种导致宿主存在针对各种病毒载体的免疫反应，是影响载体应用的最主要问题。交替使用不同病毒载体或同种病毒的不同血清型载体，是解决载体预存免疫反应的重要策略。

靶向性　少数病毒载体具有靶向性，如重组腺相关病毒载体1、重组腺相关病毒载体6、重组腺相关病毒载体7为肌肉嗜性，重组腺相关病毒载体8为肝嗜性，重组腺相关病毒载体9为心脏嗜性。多数缺乏靶向性的病毒载体，可通过插入靶向配体、组织特异性启动子、引入双特异性分子及构建条件复制型溶瘤病毒载体等方式，增加病毒载体的靶向性。

安全性　大部分病毒载体不与细胞基因组整合，但腺相关病毒载体和反转录病毒载体感染后，表现出随机整合的特点，存在一定的安全隐患。

应用　主要包括 4 个方向。①疫苗研究：重组病毒载体疫苗能有效诱导特异性细胞免疫和体液免疫应答。②肿瘤治疗研究：利用载体靶向性导入肿瘤抑制基因或消除基因，以及构建包含肿瘤特异性抗

原的肿瘤疫苗。③基因治疗研究：将基因传递到组织细胞内，弥补先天性缺陷基因的表达，或用于瘢痕、疼痛等方面的基因治疗。④辅助补充治疗：利用转基因的表达产物对疾病发展产生一定的阻断或干扰作用。

意义　新一代病毒载体改造策略具有多样化的特点，包括降低病毒载体的免疫原性，增加病毒载体的靶向性，提高载体的转染效率及构建多基因共表达载体等方面。截至 2023 年，对重组病毒载体的研究已近 40 年，在基因治疗、疫苗研制、转基因动物和基因功能研究等领域取得显著效果，推动了传染病控制和治疗等研究领域的快速发展。

（王佑春　刘强）

xiàn bìngdú zàitǐ

腺病毒载体（adenoviral vector）　将包含百余种血清型，且其中约 1/3 血清型与人类疾病相关，无囊膜双链 DNA 结构的腺病毒基因改造后获得的一类无囊膜的线状双链 DNA 病毒基因导入系统。人腺病毒基因组元件及功能见腺病毒科。

发展过程　早期腺病毒载体是复制型的，其特点是将外源基因插入 E3 区，随着技术的进步，逐渐转为复制缺陷型。第一代腺病毒载体特点为 E1 和 E3 区基因缺失，能容纳多达 8kb 的外源基因，用于疫苗研究的腺病毒载体多为这种类型。第二代腺病毒载体特点为在第一代载体基础上，进一步缺失 E2 或 E4 区基因，并加入可调控基因表达的温度敏感因子，该载体容量和安全性提高，但重组病毒载体制备困难。第三代腺病毒载体即"空壳载体"，其特点为缺失所有编码序列，仅保留与复制相关的基因，需辅助病

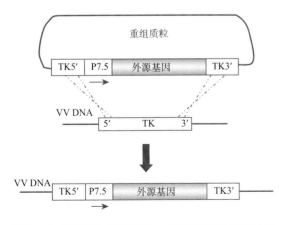

图1　痘病毒载体构建示意，痘病毒载体构建策略为细胞内同源重组

注：分子克隆方法构建包含外源基因的穿梭质粒，转染预先经痘病毒感染的细胞，然后通过细胞内 TK 区同源重组的方法，构建重组载体。

毒和互补细胞协助病毒载体包装，该载体容量大，自身免疫弱。

特点 优点：腺病毒颗粒稳定；宿主范围广；基因组操作简单，制备效价较高；外源基因装载容量大，表达水平高；安全性好。缺点：目的基因表达持续时间短；载体免疫原性较高；缺乏靶向性。

发展趋势 利用更强的启动子、调控序列及开发条件增殖型腺病毒载体，达到提高外源基因表达水平的目的；通过纤维修饰、插入靶向配体、组织特异性启动子和引入双特异性分子等方式，增加腺病毒载体的靶向性。

意义 各类人腺病毒载体在疫苗和肿瘤等基因治疗研究领域应用广泛。

（王佑春　刘　强）

xiànxiāngguān bìngdú zàitǐ

腺相关病毒载体 （Adeno-associated virus vector）

利用分子生物学技术改造腺相关病毒所生成的基因导入系统。腺相关病毒（Adeno-associated virus，AAV）是一类无囊膜单链 DNA 缺陷型病毒，只有在辅助病毒（如腺病毒、单纯疱疹病毒等）存在时，才能感染和复制。

载体构建及作用机制 AAV已有十几种血清型，存在不同的组织嗜性，AAV1、AAV6、AAV7为肌肉嗜性，AAV8为肝嗜性，AAV9为心脏嗜性。大部分载体构建是基于 AAV2 的 *ITRs* 和 *Rep*基因（图 1），衣壳蛋白来自感兴趣的血清型。重组 AAV 载体由于*Rep* 基因的剔除，导致其与宿主染色体随机整合，整合效率因载体血清型、宿主种群、组织细胞不同而有所差异。

特点 优点：载体无致病性，安全性好；可感染多种细胞，并

不受细胞分化的影响；载体基因可整合到宿主染色体，长效表达外源蛋白。缺点：包装容量有限；大量繁殖和纯化困难；AAV2 等血清型在正常人群中感染率较高，导致载体免疫排斥效果明显。

发展方向 重组 AAV 载体研发重点包括降低载体免疫原性、提高靶向性和定点整合能力等方面。通过对载体衣壳蛋白进行化学修饰，以及构建混合衣壳载体和自身互补型重组 AAV 载体，改善其对非易感细胞的转染率，并逃避预存中和抗体抑制反应；通过直接加入或瞬时表达 Rep 蛋白，以及可调控表达 *Rep* 基因，实现AAV 载体在人基因组的定点整合。

意义 无论是重组 AAV 载体长期表达特点在遗传性疾病治疗领域的应用，还是重组 AAV 不同血清型组织嗜性差异特点在开展组织定位基因治疗方面的研究，都对提高人类健康水平、改善患者遗传性疾病等方面有重要意义。

（王佑春　刘　强）

dānchún pàozhěn bìngdú zàitǐ

单纯疱疹病毒载体 （Herpes simplex virus vector）

利用分子生物学技术改造单纯疱疹病毒所生成的基因导入系统。单纯疱疹病毒（Herpes simplex virus，HSV）属于疱疹病毒科、α 病毒亚科，大小约 180nm。根据抗原性的差别，单纯疱疹病毒分为 1 型和 2 型。1 型主要引起生殖器以外的皮肤、黏膜（口腔黏膜）和器官（脑）的感染。单纯疱疹病毒载体主要由单纯疱疹病毒 1 型基因改造而来，是呈线状双链 DNA 病

毒载体。其基因组元件及功能见单纯疱疹病毒属。

分类 按照基因组构成分为三类。①增殖型载体：去除部分必需基因，病毒载体在宿主细胞的辅助下仍有复制功能。②复制缺陷型载体：将决定 HSV 复制的 5 个即早期基因（*ICP0*、*ICP4*、*ICP22*、*ICP27*、*ICP47*）全部或部分敲除后获得，仅在补充特定基因的细胞中复制。③扩增子载体：基于 HSV 的复制起点和包装信号序列的质粒，在辅助病毒的协助下，转染真核细胞后可被包装成假病毒颗粒。扩增子载体是高度低毒的病毒突变体，不携带任何病毒基因。无辅助病毒的突变体构建是研究的热点。

特点 优点：基因容量大；载体构建容易；宿主范围广，可感染分裂细胞和非分裂细胞；具有嗜神经性，可从外周神经逆行感染中枢神经系统并长期潜伏。缺点：免疫原性强；外源基因表达时间短。

发展方向 HSV 载体研究需解决 3 个问题：首先是生产方法，需生产出大批量的纯化载体；其次需在不同细胞中稳定表达；最后需降低病毒载体的免疫原性。

意义 HSV 是一种人类嗜神经病毒，载体在神经退行性疾病、神经精神类疾病、疼痛及癌症等基因治疗研究中应用广泛，对改

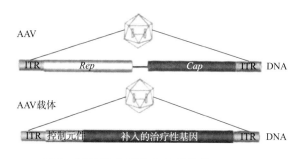

图 1　AAV 野生型及 AAV 载体基因组结构

善患者相关疾病、提高人类健康水平有重要意义。另外，重组HSV载体疫苗的研制也得到研究人员的青睐。

（王佑春 刘 强）

dòu bìngdú zàitǐ
痘病毒载体（Vaccinia virus vector）

利用分子生物学技术改造痘病毒所生成的基因导入系统。痘病毒为病毒颗粒较大的一类DNA病毒，呈砖形或卵形体，大小为（210~450）nm×（120~260）nm，有核心、侧成分和囊膜。核心含有与蛋白质结合的病毒DNA。痘病毒载体是将痘苗病毒致病力和复制相关基因删除后获得的DNA病毒载体。痘苗病毒基因组元件及功能见痘苗病毒。

分类 主要包括复制型和非复制型痘病毒载体两类。①复制型痘病毒载体：如复制型痘苗病毒天坛株（rTV）。②非复制型痘病毒载体：主要有痘病毒哥本哈根株（NYVAC）、痘苗病毒修饰的安卡拉株（MVA）、非复制型痘苗病毒天坛株（NTV）。

重组载体构建 通过同源重组的方式将外源基因插入痘苗病毒基因组中，其位点包括后F片段、TK区基因、HA区基因、I4L位点及后M片段等，利用不同标记蛋白的特性或免疫学检测技术筛选重组体。

特点 优点：痘病毒是人类消灭天花的疫苗，安全性高；存在于细胞质中，不整合入宿主染色体；基因组容量大，允许插入25kb的外源基因而不影响遗传稳定性；宿主范围广，几乎感染所有类型的哺乳动物细胞，不受细胞受体的限制；产生有效的体液免疫应答和细胞免疫应答；操作简便，成本低。缺点：载体具有较强的免疫原性，人群（20世纪80年代前出生）中和抗体预存免疫限制了重组载体的应用。

意义 利用重组痘病毒载体成功表达了来源于植物、动物，乃至人类的多种基因，广泛应用于疫苗和基因治疗等领域，对相关人类疾病的预防与治疗方法的研究作出了巨大贡献。

（王佑春 刘 强）

fǎnzhuǎnlù bìngdú zàitǐ
反转录病毒载体（Retroviral vector）

以反转录病毒基因组为基础，去除部分结构基因代以目的基因和标记物，构建而成的RNA病毒载体。反转录病毒又称逆转录病毒，是一种RNA病毒。反转录病毒的DNA基因组整合在宿主染色体上的位点是随机的。反转录病毒载体、囊膜蛋白载体和包装细胞系共同组成反转录病毒表达系统（图1）。

发展过程 主要包括四代反转录病毒载体。①复制缺陷型病毒载体：感染靶细胞后运载目的基因，但不能复制，减少了扩散和致癌基因激活的可能性。②复制型病毒载体：载体在体内大量扩增，仅能在分裂的细胞中整合和复制，适用于基因治疗。③半复制型病毒载体：比复制型病毒载体更有效、更安全。④病毒样质粒载体：可安全、有效地诱导体液免疫和细胞免疫。

类型 主要包括基础反转录病毒的表达载体、自我失活载体、自我失活和自我激活型载体及可靶向到特定细胞的载体。

作用机制 在宿主细胞内，能以病毒RNA为模板在自身反转录酶的作用下合成DNA，整合到宿主细胞基因组中长效表达外源蛋白。

特点 优点：病毒体积小；基因结构简单，易被改造和操作；高效感染分裂细胞；载体可整合至细胞基因组中，长效表达目的蛋白；低免疫原性。缺点：载体基因随机整合，存在基因沉默现象及插入突变和激活癌基因的风险；载体基因容量小，只能容纳7kb以下的外源基因；载体的病毒效价偏低。

意义 在肿瘤和神经系统疾病、原发性免疫缺陷病和移植排斥反应等基因治疗研究，转基因动物研究和疫苗研究等领域应用广泛，对预防和改善人类相关疾病等方面有重要意义。

（王佑春 刘 强）

jīyīn zhìliáo bìngdú zàitǐ
基因治疗病毒载体（viral vector for gene therapy）

一类可将外源正常基因导入靶细胞，以纠正或补偿基因缺陷和异常的病毒载体。治疗基因导入系统包括非病毒载体和病毒载体两类。病毒载体是经过改造后保留对宿主细胞的感染能力，但不具有致病性的一种载体。腺病毒载体、反转录病毒载体、腺相关病毒载体、单纯疱疹病毒载体及痘苗病毒载体等已广泛应用于基因治疗的基础研究和临床试验中。

特点 基因治疗病毒载体转染率高，对人体安全；具有广泛的宿主范围；体外易培养；重组病毒有口服经肠道吸收、喷雾吸入或气管内滴药等多种途径；部分病毒载体具有定向整合靶细胞基因组的能力，可使目的基因长效表达。

问题 基因治疗病毒载体安全性、治疗基因的靶向传递、病毒载体及表达产物的免疫反应及肿瘤细胞病毒受体表达量下调等是基因治疗亟待解决的问题。

发展方向 载体高分子修饰、插入细胞穿透肽分子链接物、构

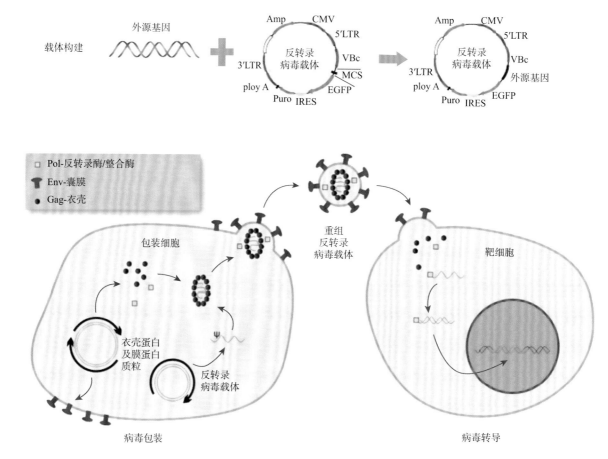

图 1　反转录病毒载体的构建及感染机制

建重组病毒载体及使用磷酸钙改变组织微环境等手段可提高病毒载体的感染效率；通过遗传改造途径和物理途径可增加病毒载体的靶向性，减少病毒载体用量，降低免疫原性和致病力。

意义　基因治疗是一种新兴的医疗手段，目的是将遗传信息转移到靶细胞中，既可替换或补充宿主功能缺陷（如血友病），又可引入额外功能用于疾病（如肿瘤）的治疗或预防（如疫苗）。

（王佑春　刘　强）

dòu bìngdú kē

痘病毒科（*Poxviridae*）　一类感染宿主后常引起局部或全身化脓性皮肤损害的有囊膜的线状双链 DNA 病毒。"pox"来自英语"pock"，意为"痘"或"脓疱"。

生物学特征　痘病毒科病毒为病毒颗粒较大的一类有囊膜病毒。电镜下病毒颗粒分为形态不同的两类。第一类呈砖形，大小为（210～450）nm×（140～260）nm，以痘苗病毒和人传染性软疣病毒为代表。第二类呈卵形体，且表面延伸着纵横交错的针状体，大小为（250～310）nm×（120～160）nm，以羊口疮病毒为代表。病毒颗粒由囊膜、1个双凹面的核心和2个侧成分组成。病毒对去污剂、氯仿、氧化剂和高于40℃的温度敏感。病毒基因组为线状双链 DNA，长为130～375kb，两端带有末端反向重复序列，编码150～300个蛋白质。病毒在细胞质内增殖、成熟，子代病毒颗粒通过肌动蛋白尾巴或细胞溶解释放。脊椎动物痘病毒亚科中不同病毒属之间存在血清学交叉反应。

主要病毒属与病毒种　痘病毒科病毒分为脊椎动物痘病毒亚科（*Chordopoxvirinae*）和昆虫痘病毒亚科（*Entomopoxvirinae*）。脊椎动物痘病毒亚科包含禽痘病毒属（*Avipoxvirus*）、骆驼痘病毒属（*Capripoxvirus*）、鹿痘病毒属（*Cervidpoxvirus*）、鳄鱼痘病毒属（*Crocodylipoxvirus*）、兔痘病毒属（*Leporipoxvirus*）、软疣痘病毒属（*Molluscipoxvirus*）、正痘病毒属（*Orthopoxvirus*）、副痘病毒属（*Parapoxvirus*）、猪痘病毒属（*Suipoxvirus*）、雅塔痘病毒属（*Yatapoxvirus*）10个属。其中正痘病毒属、副痘病毒属、软疣痘病毒属和雅塔痘病毒属中至少11种痘病毒可侵染人，包括天花病毒（*Variola virus*）、猴痘病毒

（*Mpox virus*）、牛痘病毒（*Cowpox virus*）、羊口疮病毒（*Orfvirus*）、人传染性软疣病毒（*Molluscum contagiosum virus*）、痘苗病毒（*Vaccinia virus*）、牛丘疹性口炎病毒（*Bovine popular stomatitis virus*）、伪牛痘病毒（*Pseudocowpox virus*）、海豹痘病毒（*Sealpox virus*）、塔纳痘病毒（*Tanapox virus*）、亚巴猴肿瘤病毒（*Yaba monkey tumor virus*）。

意义　痘病毒科病毒是一类重要的人类致病病原体。天花病毒所致的高致死性传染病曾给人类带来灾难，而天花也是人类历史上唯一一个人为成功控制、消灭的传染病。防控"类天花"病毒的再出现具有重大的公共卫生意义。

（张磊亮　金奇）

zhèngdòu bìngdú shǔ

正痘病毒属（*Orthopoxvirus*）

系统分类学上属于痘病毒科（*Poxviridae*）、脊椎动物痘病毒亚科（*Chordopoxvirinae*）。一类侵染哺乳动物的 DNA 病毒。该属不同种的病毒之间可进行基因重组，表现出血清学交叉反应的广泛性和核酸的同一性。

生物学特征　正痘病毒属病毒基因组长为 130～360kb，双链 DNA 分子两端包含有反向重复序列及单链的发卡结构。正痘病毒属病毒可编码约 200 个蛋白质，包括结构蛋白、依赖于 DNA 的 RNA 聚合酶、转录因子、帽结构和甲基转移酶、多聚 A 聚合酶等，其中 90 个左右的基因几乎在所有的正痘病毒属病毒中表达，此类基因在病毒复制、转录和病毒装配等方面发挥关键的功能。种属和宿主特异性基因一般都位于基因组的两端，属于正痘病毒的非保守区。非保守区的基因大多与痘病毒免疫逃逸相关，如抑制凋亡、干扰抗原呈递和识别、克服干扰素影响和干扰其他信号通路等。

主要病毒种　该属病毒已发现并正式命名的有 14 个种，分别为痘苗病毒（*Vaccinia virus*）、牛痘病毒（*Cowpox virus*）、马痘病毒（*Horsepox virus*）、猴痘病毒（*Mpox virus*）、天花病毒（*Variola virus*）、兔痘病毒（*Rabbitpox virus*）、鼠痘病毒（*Ectromelia virus*）、水牛痘病毒（*Buffalopox virus*）、骆驼痘病毒（*Camelpox virus*）、大裸跖沙鼠痘病毒（*Taterapox virus*）、浣熊痘病毒（*Raccoonpox virus*）、田鼠痘病毒（*Volepox virus*）、臭鼬痘病毒（*Skunkpox virus*）、瓦辛基苏病毒（*Uasin Gishu virus*）。

致病性　对人类致病的正痘病毒属病毒有天花病毒、猴痘病毒、牛痘病毒和痘苗病毒 4 种。天花病毒是人类天花的病原体，由于全世界普遍种痘，自 1977 年起，天花在人间的传播已经终止。

（张磊亮　金奇）

tiānhuā bìngdú

天花病毒（*Variola virus*）

系统分类学上属痘病毒科（*Poxviridae*）、脊椎动物痘病毒亚科（*Chordopoxvirinae*）、正痘病毒属（*Orthopoxvirus*）。具有双链 DNA 的病原体。引起人类天花。无动物贮存宿主，可人工感染猴和小鼠，包括 3 种致病力不同的病原体，即大天花（*Variola major*）、中间型天花（*Variola intermediate*）、小天花（*Variola minor*）。

发现史　人类关于天花最早的记载是在公元前 1000 年前的中国和印度，最早的病例是约公元前 1157 年去世的古埃及法老。约公元前 1000 年，天花病毒进入印度；公元前 164 年，天花病毒从罗马蔓延至欧洲和波斯；16 世纪天花病毒开始出现在美洲；18 世纪天花病毒到达澳大利亚。虽然历史记录没有提供人类首次暴发天花的确切年代，但根据有文件记载的个案发生的时间和地点，利用分析天花病毒演变的方法估计，天花病毒在约 3400 年前开始其独立的进化过程，可能也是在这个时候由未知的鼠类宿主传播给人类。

生物学特征　天花病毒颗粒呈砖形，大小为（300～400）nm×（170～260）nm。有核心、侧成分和囊膜，核心含有与蛋白质结合的病毒 DNA。基因组为双链 DNA，约 185kb。该 DNA 具有末端发夹结构和末端反向重复序列，包括 200 个开放阅读框。天花病毒的末端反向重复序列并没有编码任何病毒蛋白，所有天花病毒的开放阅读框都以单拷贝形式存在。末端发夹结构被认为与基因组复制严格相关，以确保在病毒的生活周期中病毒的所有 DNA 序列能完全合成。因此，各类正痘病毒的末端发夹序列在功能上可互相取代。在天花病毒基因组的中央区域，聚集有约 90 种保守基因，这些基因与其他感染脊椎动物的正痘病毒基因具有种间同源性。这些保守基因编码了痘病毒复制、基因表达和病毒体形成所必需的蛋白。编码天花病毒生物学独特性（如致病性、抗免疫决定因素和发病标记）的相关基因更倾向在基因组的末端聚集。在不同致死性的天花病毒株之间，差别最大的 DNA 序列位于最接近末端反向重复序列的基因组区域，约 90% 的天花病毒基因在其他正痘病毒属病毒基因组中可找到明确的种间同源基因，而其余基因的截取片段可在至少一种其他正痘病毒中找到。在遗传学上，与天花病毒最密切相关的 2 个正痘病毒在基因组中央 110kb 部分约有 98% 核苷酸具有一致性，2 个正痘病毒是骆驼痘病毒和沙鼠病毒。

免疫特征 天花病毒蛋白编码的抗原表位能被 T 细胞识别，并能诱导中和抗体的产生，且天花幸存者多年后仍可保留免疫记忆。实验室里表达或合成的天花病毒基因编码的蛋白质，能与人体免疫系统的具体要素，如血清补体、白细胞介素-18、γ 干扰素、肿瘤坏死因子、核转录因子、趋化因子及各种细胞信号通路相互作用。

致病性 天花病毒主要通过飞沫吸入或直接接触而传染，人感染了天花病毒后有 3 个病程，即潜伏期、前驱症状期和皮疹期。潜伏期有 10~14 天。前驱症状期持续 2~4 天，患者发病急，多出现头痛、背痛、寒战、高热等症状。皮疹期患者的额部、面颊、腕、臂、躯干和下肢出现皮疹，开始为红色斑疹，后变为丘疹，2~3 天后丘疹变为疱疹，此后疱疹转为脓疱疹。脓疱疹形成后 2~3 天，逐渐干缩结成厚痂，约 1 个月后痂皮开始脱落，遗留下瘢痕。重型天花患者常伴并发症，如脓毒症、骨髓炎、脑炎、脑膜炎、肺炎、支气管炎、中耳炎、喉炎、失明、流产等，这些并发症是天花致人死亡的主要原因。天花来势凶猛，发展迅速，未免疫人群感染后 15~20 天内病死率高达 30%。

实验室检测 病毒分离是确诊天花的金标准。另外，还包括如下方法。

病毒培养 用于生产活病毒以供进一步检测的唯一方法。尽管天花病毒在鸡胚中也能生长很好，但细胞培养通常更简单实用，天花病毒可接种在许多种细胞系中。

电子显微镜观察 由于病毒颗粒的形态比较典型、病毒感染区的病毒数量较大、样本采集相对简单，故电子显微镜观察被认为是天花病毒感染实验室诊断的一线方法。自 20 世纪 50 年代，电子显微镜检查成为病毒学诊断的标准方法，该方法在天花根除运动中得到广泛应用。现在对人类痘病毒感染的临床诊断很少，所以电子显微观察法可相对较早地为未知的出疹性疾病提供病因线索。

核酸检测 随着核酸研究的快速发展，许多基于脱氧核糖核酸的检测方法，如限制性酶切片段长度多态性、聚合酶链反应、实时聚合酶链反应、寡核苷酸基因芯片分析法和基因组测序技术相继产生。

血清学检测 通过评估体液免疫应答（免疫球蛋白 G、免疫球蛋白 M、中和反应等）来检测天花病毒。

相关疾病防治原则 天花患者通常以支持、对症疗法进行治疗，如静脉注射电解质、营养素、退热、镇痛，同时应用抗生素预防感染天花病毒后继发的细菌感染。1980 年 5 月 8 日，联合国世界卫生组织在第三十三届世界卫生大会上宣布天花在全世界已根除，世界卫生组织指定美国疾病预防控制中心与俄罗斯国家病毒学和生物技术研究中心为天花病毒的官方保藏地点。由于接种天花病毒疫苗可偶发致命事件，因此在天花暴发之前不适宜大范围接种。在一系列历史标本中发现疑似天花的损害，给考古学家和人类学家等带来了风险，不过并不推荐他们进行疫苗接种。

（张磊亮 金奇）

niúdòu bìngdú
牛痘病毒（*Cowpox virus*） 系统分类学上属痘病毒科（*Poxviridae*）、脊椎动物痘病毒亚科（*Chordopoxvirinae*）、正痘病毒属（*Orthopoxvirus*）。具有线状双链 DNA 的病原体。能引起牛痘皮肤病。该病毒在牛群中流行，可传染给人，且多为工作于与牛相关的饲养场和屠宰场工人。

发现史 1796 年，英国医师爱德华·詹纳（Edward Jenner，1749~1823 年）发现得过牛痘的挤牛奶的女工们能对牛痘病毒和天花病毒终身免疫，他认为牛痘病毒与天花病毒有一定关系，于是他在 8 岁小男孩詹姆士·菲利浦（James Phipps，1788~1853 年）的身上接种了牛痘，使其获得了对天花的免疫力。现代的天花病毒疫苗接种，乃至现代的免疫学研究，皆由接种牛痘预防天花而始。

生物学特征 牛痘病毒是一种线状双链 DNA 病毒。基因组由 224~228kb 核苷酸组成。在痘病毒中，牛痘病毒的基因组最大，编码 223 个蛋白质，且牛痘病毒被认为是最古老和最接近痘病毒共同祖先的病毒。

牛痘病毒是囊膜病毒，大小 250~350nm。病毒的核心基因组翻译重要酶组分和其他结构蛋白。这些酶包括转录复合物，可合成病毒帽结构、甲基化蛋白等早期信使 RNA。牛痘病毒的复制发生在细胞质中，由 DNA 和 RNA 聚合酶辅助完成病毒编码。病毒的复制需 15~20 小时才能完成。

免疫特征 牛痘病毒编码大

量的免疫逃逸蛋白，靶向广泛的抗病毒反应，以影响固有免疫和获得性免疫。牛痘病毒可利用宿主补体调控蛋白来避免激活补体系统：通过表面携带宿主补体调控蛋白——牛痘病毒的囊膜病毒体实现对补体激活的耐受；通过编码与补体 C4b 结合蛋白序列同源的蛋白，抑制补体的经典途径和旁路途径。牛痘病毒通过很多策略拮抗肿瘤坏死因子的反应：抑制核因子 κB 的激活以阻碍肿瘤坏死因子的表达；拦截肿瘤坏死因子与淋巴毒素相互作用以破坏肿瘤坏死因子的信号转导；抑制半胱氨酸天冬氨酸蛋白酶-8 和粒酶以瓦解病毒侵染细胞诱发的凋亡。牛痘病毒通过多种策略拮抗干扰素反应：挟持双链 RNA 和干扰依赖双链 RNA 的蛋白激酶信号通路以避免干扰素反应的起始；表达 I 型和 II 型干扰素的假受体和干扰素诱导的细胞因子类似物。牛痘病毒在多个层次抑制细胞因子的信号通路：干扰核因子 κB 以削弱细胞因子表达；干扰肿瘤因子和干扰素通路及失活半胱氨酸天冬氨酸蛋白酶-1，破坏白介素-1β、白介素-18 加工过程；编码分泌的假受体以拦截白介素-1β、白介素-18 和 CC 趋化因子。牛痘病毒编码一个分泌的主要组织相容性复合体 I 类似蛋白，可与自然杀伤细胞表面的 NKG2D 受体结合，从而阻碍 NKG2D 与其细胞受体结合，进而抑制自然杀伤细胞介导的细胞毒性。牛痘病毒通过编码蛋白抑制主要组织相容性复合体 I 的细胞表面表达，同时能抑制 CD8[+] T 细胞被病毒侵染的抗原呈递细胞激活，进而逃逸 T 细胞。

致病性　牛痘多发生在欧洲和亚洲。牛痘病毒天然宿主为啮齿目动物。人类患病极少，主要感染年轻人，有可能是因为与猫等动物接触密切，还有可能是因为还未接种痘病毒疫苗。人传染人还未见报道。

牛痘的皮肤损害通常局限于手或面部，大部分患者只出现一个部位损伤。对患有免疫缺陷的患者，感染牛痘病毒会出现严重的感染甚至死亡。牛痘病毒引起的皮肤损害会出现斑点、丘疹、水疱状疱、脓疱等阶段，最终形成黑色痂。损害病变过程中患处通常很痛，在后期水疱状疱和脓疱阶段出现红斑和水肿。患者可能出现发热、疲乏、呕吐及咽痛等症状，眼部可能出现如结膜炎、眼眶周围肿胀和角膜受累等情况，还可能出现局部淋巴结肿大。多数患者需 6~8 周恢复，少数可能长达 12 周，常会留下永久的瘢痕。

实验室检测　实验室检测牛痘病毒技术包括病毒生长培养、组织观察、电镜观察和血清学检测，但通过聚合酶链反应分析牛痘病毒 DNA 是最快速和最灵敏的基本实验室检测技术。

相关疾病防治原则　治疗牛痘没有特殊的方法，该病一般 6~12 周可自愈。被感染后宿主的免疫应答可控制感染。前期患者可能会感到不适，需卧床休息和镇痛治疗。伤口敷料和绷带可用于防止病变扩散到其他部位或感染其他人。若为特应性皮炎患者，患全身性皮肤感染的风险更大。

（张磊亮　金奇）

hóudòu bìngdú

猴痘病毒（*Mpox virus*）系统分类学上属痘病毒科（*Poxviridae*）、脊椎动物痘病毒亚科（*Chordopoxvirinae*）、正痘病毒属（*Orthopoxvirus*）。具有双链 DNA 的病原体。可引起猴痘。

发现史　1958 年设在哥本哈根的丹麦国家血清研究所对猕猴属食蟹猴中出现的一种痘类疾病进行调查时，首次确认了这一病毒，命名为猴痘病毒。1970 年中非的扎伊尔和西非率先发现了猴痘病毒感染人类的病例。2003 年由于进口非洲啮齿类动物导致美国猴痘的地方性暴发。自 2022 年起，猴痘在全球超过 100 个国家暴发，截至 2023 年，已造成超过 90 000 人感染。

生物学特征　猴痘病毒属痘病毒，呈圆角砖形，大小为（220~450）nm×（140~260）nm。负染时其核心如哑铃型，中间凹陷，两侧各有一个侧成分，双层外膜包裹核心。电镜观察病毒，有桑葚（M）型和囊膜（C）型两种颗粒，用去氧胆酸钠、二硫苏糖醇和氯化钠处理病毒核心，释放出 DNA 和约 20%的蛋白质，其中含有多种可溶性酶类。其外膜由磷脂、胆固醇和蛋白质组成，外膜蛋白可使病毒逃避宿主的免疫防御系统。

猴痘病毒颗粒经由超速离心分析，其化学组成为约占 90%的蛋白质、占 3%的 DNA、占 5%的脂类。其核酸分子量为 85 000 000~240 000 000，病毒沉降系数为 5000S，浮力密度为 1.1~1.3g/ml。痘病毒自身含有十余种酶，其中胸苷激酶、依赖于 DNA 的 RNA 聚合酶、依赖于 DNA 的 DNA 聚合酶和多聚 A 聚合酶与病毒的蛋白质合成有关。

猴痘病毒的基因组为双链 DNA，长约 197kb，两端形成单链发卡样结构，基因组末端包含反向重复序列。该病毒包含 190 个开放阅读框，其中 4 个位于末端反向重复序列中，其鸟嘌呤和胞嘧啶含量很低，约占 33%。

猴痘病毒可在来源自猴、兔、牛、豚鼠和小白鼠，以及人的原代、继代和传代细胞中生长，并致其产生明显的致细胞病变效应，在单层细胞上形成空洞或蚀斑，也可在鸡胚成纤维细胞上形成空斑，感染细胞内含有许多圆形或椭圆形的小型嗜酸性包涵体。猴痘病毒在人和灵长类动物细胞培养中生长良好，在生物制品标准级非洲绿猴-1 细胞、海拉细胞、兔肾细胞、绿猴肾细胞、人胚肺和肾等细胞培养中出现的细胞圆形化、颗粒状、变性等致细胞病变效应比天花病毒快。猴痘病毒在鸡胚中培养的上限温度为 35℃，在鸡胚绒毛膜上形成大小约 1mm、不透明、白色、扁平的痘疱；33～35℃ 培养时，可有红细胞堆积在绒毛膜表面。

猴痘病毒在低温、干燥下很稳定，4℃ 可保存半年。病毒耐乙醚，56℃ 中 20 分钟被灭活。甲醛、乙醇、十二烷基磺酸钠、酚、氯仿均能灭活病毒。

免疫特征 各株猴痘病毒的抗原相同，且与其他正痘病毒属病毒具有共同的结构抗原和可溶性抗原。在补体结合试验和琼脂扩散试验中，难与天花病毒和痘苗病毒区别。

致病性 猴痘病毒在动物中普遍存在，栖息于非洲中西部热带雨林的猴和松鼠是猴痘病毒主要的自然宿主，感染的啮齿动物或其他哺乳动物是贮存宿主。宿主动物、感染动物、猴痘患者是传染源。猴痘病毒可通过直接密切接触感染动物或被感染动物咬伤而由动物传染给人，也可在人与人之间传播，传播媒介主要是血液等体液。人与人之间在长时间近距离接触时，可能通过较大的呼吸飞沫传播病毒，而接触受病毒污染的物品（如卧具或衣服等）者都有感染的风险。凡未患过猴痘或未经有效接种牛痘病毒疫苗者均易感染猴痘，病愈后患者可获得终身免疫。猴痘感染者的增加可能与停止接种天花病毒疫苗有关，注射了天花病毒疫苗的人，对猴痘有一定的预防能力，但不能肯定可完全抵抗猴痘的入侵。

猴痘潜伏期约 12 天（7～17 天），其症状与天花类似，但通常较轻。人在感染病毒约 12 天后出现高热、头痛、背痛、喉痛、咳嗽、呼吸急促、淋巴结肿大，且感到疲乏。在发热开始的 1～3 天或更长后，出现皮疹、疱疹，通常发生在眼睑、颜面、躯干和生殖器等部位，这些皮疹会发展成为疱疹或脓疱疹，疱疹破溃后会留有久治不愈的溃疡。皮疹一般始发于面部并向他处蔓延，也可始发于身体的其他部位，在结痂和痂脱落前，皮疹要经过几个发展阶段。病程通常持续 2～4 周。严重患者可发生虚脱、衰竭而死亡，死亡率为 1%～10%。

实验室检测 主要使用多种组合方法确诊猴痘病毒感染，包括电镜观察、病毒细胞培养或鸡胚绒毛膜接种、DNA 分析，也可使用聚合酶链反应技术检测。

依据正痘病毒属和副痘病毒属病毒的不同生长特征，电镜下可将正痘病毒与副痘病毒区分，但不能鉴别出不同的种，若要将猴痘病毒鉴别，必须采用选择性血清学试验、生物学试验和 DNA 分析试验等方法。

对基因组 DNA 限制性内切酶分析和 DNA 序列分析是鉴别猴痘病毒最精确的方法。通常采用聚合酶链反应方法，以蛋白的基因序列和 HA 蛋白为基础，通过对不同扩增片段大小或扩增片段经限制性内切酶后不同长度片段的检测来鉴别猴痘病毒。

相关疾病防治原则 预防原则主要是避免接触带有猴痘病毒的动物。接种天花病毒疫苗可达到保护人和动物不受猴痘病毒感染的目的。有报道称接种天花病毒疫苗能使约 85% 的受种者对猴痘病毒产生免疫力。若与感染动物或疑似病例、确诊病例有过接触的人员应在接触后 4 天内接种天花病毒疫苗，接种 10～14 天后体内可出现保护性抗体，1 个月后抗体效价达到高峰，借此获得对猴痘的免疫力。猴痘病程为 2～4 周，在此期间患者应严格隔离至痘痂脱净。

特考韦瑞可治疗猴痘。针对猴痘可对症、支持治疗，包括注意休息、补充水分和营养、加强护理，保持眼、鼻、口腔及皮肤清洁等方面，可用抗生素防止继发性感染。

(张磊亮 金奇)

dòumiáo bìngdú

痘苗病毒（Vaccinia virus） 系统分类学上属痘病毒科（Poxviridae）、脊椎动物痘病毒亚科（Chordopoxvirinae）、正痘病毒属（Orthopoxvirus）。具有线状双链 DNA 的病原体。可用于天花病毒疫苗。

发现史 1939 年利物浦大学研究员艾伦·沃特·唐尼（Allan Watt Downie，1901～1988 年）发现当时用作天花病毒疫苗的病毒制品内存在一种在自然界中找不到的病毒，该病毒被命名为痘苗病毒。几年之后，痘苗病毒取代牛痘病毒用于天花病毒疫苗。20 世纪，随着痘苗病毒广泛用于天花病毒疫苗，此病毒开始传染给家养动物，特别是印度的水牛和巴西的牛。这些动物可能将病毒再次传播给人类。

对病毒基因组序列的分析表明，痘苗病毒不太可能从牛痘病毒或天花病毒中分离出来。关于痘苗病毒的起源一种比较盛行的假说是痘苗病毒是正痘病毒属的一种，以前感染过动物现在已不再流行；也有人认为痘苗病毒起源于马痘病毒，其依据之一是更早的天花病毒疫苗是从感染了痘病毒的马身上获得，另一依据是一种与痘苗病毒亲缘关系最近的正痘病毒已从一匹患病的蒙古马身上分离出来。选用痘苗病毒，而不是牛痘病毒用于 20 世纪天花病毒疫苗的原因没有记录。虽然痘苗病毒的起源和自然宿主仍为未解之谜，但这种病毒是人类对其研究最深入的痘病毒。

生物学特征　生活周期中，痘苗病毒有 6 种形态，按照形成的早晚分别为新月体膜、未成熟病毒体、带病毒核心的未成熟病毒体、成熟病毒体（mature virion，MV）、包装的病毒体（wrapped virion，WV）和囊膜病毒体（enveloped virion，EV）（图1），其中 MV 及其后的两种形态都有侵染能力。MV 形态最丰富，质量约为 9.5×10^{-15}，其中 90% 为蛋白质，其他为脂肪和 DNA，脂肪主要是胆固醇和磷脂。MV 的膜来自宿主内质网，MV 经过反式高尔基网获得双层膜产生 WV。EV 通过肌动蛋白尾巴融合细胞膜，然后失去一层膜变成细胞外的 EV。EV 呈砖形或椭圆形，三维重构病毒粒显示 EV 呈砖形，大小约为 360nm× 270nm× 250nm。厚度为 5~6nm 的双层脂外膜，其内部结构复杂，包含哑铃状的核心和侧成分。核心似乎有双侧膜，厚度为 18~19nm。

图 1　带肌动蛋白尾巴的痘苗病毒囊膜病毒体

注：病毒核心蛋白 A4 带黄色荧光蛋白标签的痘苗病毒侵染海拉细胞 1 天后进行染色，可见带肌动蛋白尾巴的 EV。绿色为带黄色荧光蛋白标签的病毒核心蛋白 A4，红色为肌动蛋白。

痘苗病毒具有线状双链 DNA 基因组，约有 200 个开放阅读框，不同毒株基因组为 180 ~ 200kb，其中中国痘苗病毒天坛株全基因组约为 189 274bp。基因组结构有如下特点：①DNA 末端有发卡结构。②基因组末端有方向相反但序列相同的倒置重复序列。

痘苗病毒生活周期主要包括的步骤为进入、早期转录、DNA 合成、晚期转录、装配和病毒颗粒释放。痘苗病毒的 EV 接种细胞后，在极短时间内就吸附在细胞膜上，糖胺聚糖和层黏蛋白介导 MV 吸附，细胞以巨胞饮或液相入胞的方式将病毒转入细胞内，内体酸化会促进病毒颗粒进入细胞质。病毒核心体含的酶系统与核酸进入细胞质后立即开始转录病毒早期基因，存在于核衣壳内的依赖于 DNA 的 RNA 聚合酶立即转录部分早期基因，转录物在核衣壳内加工产生用于脱壳和早晚期转录所需的蛋白质。痘苗病毒复制场所为细胞质内，此处是痘苗病毒复制工厂，痘苗病毒复制工厂与应力颗粒的标记蛋白共定位。

痘苗病毒与宿主细胞存在复杂的相互作用，发现有大量的宿主蛋白与痘苗病毒蛋白相互作用，从而利于病毒在宿主细胞中的侵染和复制。痘苗病毒携带和编码许多自身复制所需要的复制酶，同时从细胞核里招募宿主的复制酶到细胞质中。痘苗病毒复制酶类主要有 9L DNA 聚合酶、蛋白激酶、核苷三磷酸酶和尿嘧啶糖基酶，其他参与病毒复制的酶还有异构酶、3L 单链结合蛋白、病毒体连接蛋白及连接酶等。痘苗病毒编码自身的核苷酸还原酶和谷氨酸氧化还原蛋白可调控水平，并可作为辅助因子参与基因组的复制。痘苗病毒基因组的复制首先在靠近基因组的一个末端形成单一缺口，利用暴露的序列作为引物进行合成，合成的终端产物为一个尾尾相连的二聚体，经切割形成 2 个子代基因组。

免疫特征　痘苗病毒侵染时宿主早期的反应为产生干扰素和 NO，引起自然杀伤细胞和巨噬细胞发挥功能，进而引起适应性抗原介导的 B 细胞和 T 细胞免疫应答。痘苗病毒蛋白编码的抗原表位能被 T 细胞识别，并能诱导中和抗体。痘苗病毒编码一系列拮抗补体、干扰素、肿瘤坏死因子、凋亡和核转录因子等通路的病毒蛋白可抑制宿主抗病毒通路。

致病性　痘苗病毒常引起人体局部的侵染，通常发生在痘苗病毒疫苗的接种部位。历史上接种痘苗病毒疫苗曾引起免疫缺陷或湿疹患者的严重感染。若病毒从接种部位或密切接触者传播，会发生意外感染，如眼部感染。有很少部分的接种者出现严重的神经不良反应，如脑炎，此情况不可预测。

实验室检测 定量聚合酶链反应技术可快速、灵敏地检测痘苗病毒 DNA，细胞培养能确认活病毒。实验室正在发展的是样品处理手段和高通量测序，有望提高检测速度并降低样品污染率。

相关疾病防治原则 因使用的痘苗病毒疫苗会产生不良反应，科学家正在研发减毒活疫苗和亚单位疫苗，以及抗痘苗病毒感染的药物，并修订和针对宿主功能的抗病毒策略，其中一些抗痘苗病毒药物和抗痘苗病毒免疫球蛋白已用于因接种痘苗病毒而引起严重症状的患者。

(张磊亮 金奇)

shuǐniúdòu bìngdú

水牛痘病毒（Buffalopox virus）

系统分类学上属痘病毒科（Poxviridae）、脊椎动物痘病毒亚科（Chordopoxvirinae）、正痘病毒属（Orthopoxvirus）。具有双链 DNA 的病原体。主要感染产奶水牛，能感染与水牛接触密切的饲养员和挤奶工人。

发现史 据记载，水牛痘第一次暴发于 1934 年的印度，随后，疫情相继发生在世界的其他地方，如巴基斯坦、埃及、尼泊尔和孟加拉国。直到 1977 年，研究人员才分离鉴定出水牛痘病毒。水牛痘病毒的宿主为水牛，少数情况下感染奶牛、豚鼠、乳鼠，还可感染人类，其中间宿主是白蛉和蠓。

生物学特征 电镜下观察水牛痘病毒呈砖形，成熟病毒颗粒大小（280~330）nm×（200~250）nm。水牛痘病毒在宿主细胞质中进行复制。相较于牛痘病毒，水牛痘病毒与痘苗病毒更相似：宿主限制因子 C18L 基因在水牛痘病毒与痘苗病毒之间高度保

守，通过聚合酶链反应扩增和序列分析，证明二者间的亲缘关系十分密切。水牛痘病毒的 C18L 基因位于基因组末端，编码由 150 个氨基酸组成的锚蛋白重复序列。此外，水牛痘病毒的其他宿主限制因子，如 E3L 基因和 K3L 基因被证实对病毒的复制和拮抗干扰素反应是必需的。

水牛痘病毒由蛋白质、脂类和 DNA 组成。该病毒嗜酸性，不耐热，对氯仿敏感，但耐乙醚。

免疫特征 水牛痘病毒基因组能编码多种蛋白质，以抵御宿主的抗病毒防御机制，并实现病毒的免疫逃逸。基因组中的 E3L 基因编码一个分子量为 20 000~25 000 的蛋白质，该蛋白质能抑制宿主细胞蛋白激酶和核糖核酸酶 L 功能，从而抵抗宿主的免疫应答；K3L 通过抑制蛋白激酶活化和 eIF2a 磷酸化，拮抗干扰素反应；正痘病毒属病毒中保守的 C7L 蛋白能抑制细胞凋亡通路，还通过拮抗干扰素反应来抵御宿主细胞的抗病毒效应；病毒基因组中的 B5R 基因对细胞外囊膜病毒的形成至关重要，还具有与补体调节蛋白同源的胞外结构域，很可能因此逃逸宿主细胞补体系统的攻击。

致病性 水牛痘病毒主要感染产奶的水牛，在感染畜群中的发病率高达 80%。虽然该病毒引起的死亡率不高，但严重地影响了动物的繁殖和劳作能力，给经济造成巨大的损失。

典型的水牛痘病灶多见于水牛的乳头、乳房和大腿内侧，易导致化脓性乳腺炎。少数情况下，病变会扩散到耳郭上部内层、耳基底部、眼睛及腮腺区域，严重的病灶可遍布全身。

实验室检测 实验室检测水

牛痘病毒可通过病毒分离、血清学及电镜检测等传统分析手段。随着分子生物学的进步，快速、特异、灵敏且经济地筛查受感染牛群成为可能。通过聚合酶链反应分析，即基于 C18L 和 DNA 聚合酶的双重聚合酶链反应检测技术可从正痘病毒属中快速灵敏地鉴定出水牛痘病毒。

相关疾病防治原则 商品化的水牛痘病毒疫苗尚未开发成功，但由于水牛痘病毒感染性疾病具有人兽共患的危害性，一些减毒活疫苗和药物正在积极研发。对水牛痘的有效防控有助于提高以水牛耕作为主的农业生产力，促进经济发展和国际贸易。

(张磊亮 金奇)

luòtuódòu bìngdú

骆驼痘病毒（Camelpox virus）

系统分类学上属痘病毒科（Poxviridae）、脊椎动物痘病毒亚科（Chordopoxvirinae）、正痘病毒属（Orthopoxvirus）。具有双链 DNA 的病原体。仅感染骆驼，引起类似于天花症状的疾病。

发现史 1909 年，在印度的旁遮普省对骆驼痘有了最初的记录。随后，疫情相继发生在中东、亚洲、非洲的许多国家及俄罗斯南部地区。直到 20 世纪 70 年代初期，在全球范围进行消灭天花运动时，才使骆驼痘的致病因子——骆驼痘病毒得以分离。当时，研究痘病毒的人员为了确保天花病毒不存在未予确认的动物宿主，对与天花相似的疾病进行了排查。因为骆驼痘与天花的皮疹酷似，两种疾病又经常发生于同一个国家，所以它们似乎源于同一种致病因子。通过多种实验检测分析，研究人员发现虽然二者相似，也存在明显差异，如只有天花病毒能感染猕猴而骆驼痘

病毒不能，骆驼痘病毒与天花病毒在人细胞系及鸡胚绒毛尿囊膜中产生不同的致细胞病变效应等（由此鉴定分离出骆驼痘病毒）。

生物学特征 骆驼痘病毒是一类砖状的囊膜病毒，颗粒大小约250nm×350nm。病毒基因组由双链DNA组成，末端通过发卡结构封闭，入侵细胞后病毒在宿主细胞质中进行复制。其基因组富含AT碱基（66.9%），包含一个序列高度保守的中央区域，此特征与其他正痘病毒属成员相一致。保守的中央区域编码病毒DNA复制、RNA转录及病毒装配所必需的蛋白质。与此相反，位于基因组末端区域的序列并非必需，后者编码与宿主致病力及免疫调控相关的蛋白质。因此，正痘病毒属成员之间的区别主要取决于病毒基因组的末端区域及开放阅读框序列的不同。

免疫特征 骆驼痘病毒基因组能编码多种基因，以通过不同的途径来抵御宿主的免疫应答，其中包括拮抗干扰素、关键的促炎症反应细胞因子（白细胞介素-1β、白细胞介素-18和肿瘤坏死因子）、趋化因子和补体系统等。

致病性 骆驼痘是公认的对骆驼危害最大的疾病，其传播途径与天花类似，通常通过空气中的气溶胶及损伤皮肤的直接接触传播，也可通过蜱和其他节肢动物叮咬传播。

病毒入侵宿主，经历9～13天的潜伏期后，导致宿主出现发热、淋巴结肿大、皮肤损害、虚脱，继而产生脓疹。皮损初起时主要位于鼻腔、眼睑、上嘴唇和口腔黏膜，而后可延伸到四肢、乳腺腺体、阴囊及呼吸道，病变通常需4～6周的时间愈合。相比之下，天花病毒仅局限发生于脓疱皮肤及口咽的鳞状上皮。口腔受损严重影响了年轻骆驼的进食，致其病死率达到25%，但幸存下来的骆驼具有终身免疫该病毒的能力。

实验室检测 依据疾病的临床表现和组织活检进行诊断是确诊骆驼痘的最有效方法。然而，骆驼痘容易与其他病毒感染性疾病相混淆，如传染性臁疮和乳头状瘤，因此需更适用的检测手段。实验室常用的检测手段包括透射电镜、细胞培养分离、聚合酶链反应测定、免疫组织化学和中和抗体检查。

相关疾病防治原则 针对骆驼的骆驼痘病毒减毒活疫苗已被成功研制。1999年，迪拜的研究人员就从骆驼的皮肤细胞系中，通过衰减病毒菌株传代80次的细胞培养，获得能感染幼畜的骆驼痘病毒减毒活疫苗Ducapox。Ducapox经皮下注射接种，单次剂量足以维持效力至少1年，起始接种疫苗年龄是6个月。另一种市场化的骆驼痘病毒疫苗Orthovac是通过组织传代培养在沙特阿拉伯获得，也被证实安全有效。毛里塔尼亚和摩洛哥也研发了减毒活疫苗（福尔马林灭活疫苗）。不同于那些需冷链管理的疫苗，开发出的骆驼痘病毒疫苗具有热稳定性，适用于疾病流行的炎热、干燥地区。

（张磊亮　金　奇）

ruǎnyóudòu bìngdú shǔ

软疣痘病毒属（*Molluscipox-virus*）
系统分类学上属痘病毒科（*Poxviridae*）、脊椎动物痘病毒亚科（*Chordopoxvirinae*）。侵染哺乳动物的DNA病毒。本属只包括一种病毒，即传染性软疣病毒。

生物学特征 软疣痘病毒属病毒的基因组为约190kb的双链DNA，可编码约163个蛋白质，其中多个蛋白质可拮抗固有免疫通路。其病毒颗粒呈砖形，三维大小约320nm×200nm×100nm，具有一个直径为50～100nm的拟核体。感染细胞切片中可见细胞质内包涵体，即软疣体。

主要病毒种 该属中已发现并正式命名的只有传染性软疣病毒（*Molluscum contagiosum virus*）。

致病性 传染性软疣病毒对人类致病，可侵染皮肤。

（张磊亮　金　奇）

chuánrǎnxìng ruǎnyóu bìngdú

传染性软疣病毒（*Molluscum contagiosum virus*）
系统分类学上属痘病毒科（*Poxviridae*）、脊椎动物痘病毒亚科（*Chordopoxvirinae*）、软疣痘病毒属（*Molluscipox virus*）。具有连续双链DNA的病原体。能引起传染性软疣。

发现史 1817年英国医师托马斯·贝特曼（Thomas Bateman，1778～1821年）发现一种新的疾病并将命名为传染性软疣，1905年德国医师弗里茨·朱利叶斯伯格（Fritz Juliusberg，1872～1939年）确定了传染性软疣的病原体为传染性软疣病毒，1996年完成传染性软疣病毒的基因组序列测定。

生物学特征 传染性软疣病毒的遗传物质是一条连续的双链DNA，约190kb，基因组的两端存在共价修饰并包含大量的重复序列，其中鸟嘌呤和胞嘧啶含量较高，约占60%。

传染性软疣病毒具有痘病毒科的普遍特征，病毒颗粒大小约320nm×200nm×100nm，呈砖形，具有一个偏心的拟核体，有单层或双层膜包围着，拟核体直径50～100nm；用电镜观察负染的成熟病毒颗粒时，该颗粒呈绒线团样，在被感染细胞切片中可见大的细胞质内包涵体（称为软疣体）。超薄切片电镜观察时软疣分为许多小格，格内堆聚许多病毒颗粒。

根据基因组 DNA 分析，传染性软疣病毒可分为四型，即Ⅰ型、Ⅱ型、Ⅲ型和Ⅳ型传染性软疣病毒。其中Ⅰ型在人群中广泛传播，Ⅱ型多见于成人和性行为活跃者，非性传播的传染性软疣在热带地区更加流行。

该病毒在鸡胚绒尿囊膜上不生长，在人表皮的角质细胞中可复制。

免疫特征 传染性软疣病毒有对热不稳定的可溶性抗原，据此可行补体结合试验，但患者血清中抗体很少，与其他痘病毒的成员并无交叉反应。

致病性 传染性软疣病毒可通过皮肤接触传播或通过带有病毒的物体传播，主要包括 4 种传播方式。①直接接触传染：多见于儿童，容易在幼儿园内传播。②自身接种传染：患者常因在病灶部位搔抓而出现多处散发。③性接触传染：通过性接触传播的软疣多见于外生殖器、臀部、下腹部、耻骨部及大腿内侧区，肛交者发生于肛门。④间接传染：通过公共洗浴设施、游泳池、毛巾等。

传染性软疣潜伏期不清，其潜伏期从数周到数月。病灶仅限于皮肤，开始为丘疹，后期成为红色柔软的小结节，直径约 2mm，如白色珍珠样，可存留数月。病灶细胞的细胞质内有嗜酸性包涵体，直径为 20～40μm；病毒的形成与细胞质有密切关系，初期细胞质基质浓缩，并出现嗜酸性颗粒，集聚成大颗粒，称为颗粒组合型病毒（初期型病毒）；继而形成细颗粒型病毒（中期型）；最后形成一层砌样外壳和哑铃状 DNA 内核，整个细胞质基质变成病毒包涵体（又称软疣小体），且病灶部表皮细胞显著增生肥大。软疣小体由嗜伊红变成嗜碱性，在角质层可见许多 35μm 直径大小的嗜碱性软疣小体，若中心的角质层破裂，软疣小体排出，形成有中心的火山口样损害。毛囊性传染性软疣，真皮内有许多扩大的毛囊，其中充满了软疣小体。

典型的损害为受感染局部表皮细胞增殖形成的丘疹，直径 2～8mm，单发或多发，呈圆形或半球形，有蜡样光泽，中心为脐凹状，并含有干酪样栓塞物，丘疹呈肉色或粉红色。初期质地坚硬，成熟变软，可挤压出干酪样物。临床上传染性软疣可分 2 个类型。①儿童型：通过皮肤直接接触或经传染媒介感染，软疣见于面部、躯干及四肢。②成人型：可为性传播，软疣多见于外生殖器、臀部、下腹部、耻骨部及大腿内侧区，肛交者发生于肛门。皮损可发生于除掌跖外的任何接触部位，也可出现于唇、舌及颊黏膜、结膜等部位，结膜损害可伴有反应性结膜炎或角膜炎。少数损害异常巨大，称为巨型软疣；有的可角化而像小的皮角，称为角化性软疣。一般无自觉症状。

实验室检测 临床上根据传染性软疣有蜡样光泽的圆形或半球形丘疹，其中央呈脐凹状，可挤出干酪样物这一特征与组织病理特征，诊断并不困难。有生殖器部位损害的性活跃的年轻患者，应检查有无其他性病。通常根据对病变组织切片进行苏木精和伊红染色，进行组织病理学检查，人传染性软疣的典型损伤为梨形小裂片内充满软疣小体。另外，实验室已经建立了限制性酶切片段长度多态性聚合酶链反应和定量聚合酶链反应方法检测病毒亚型。

相关疾病防治原则 接触患处后正确地洗手，大多数情况下会阻断传染性软疣病毒的传播。对于易感人群，其预防措施包括保护皮肤暴露区域，避免共用毛巾和浴巾、共穿衣服，避免共用浴室。传染性软疣具有自限性，患者通常能自愈，但为了不影响美观可进行治疗，其处理手段包括冷冻疗法、机械刮除和药物处理。对合并获得性免疫缺陷综合征的人传染性软疣的患者，采用高活性抗反转录病毒药物治疗，可升高患者 CD4 细胞数量，有利于传染性软疣的治疗。

(张磊亮 金奇)

pàozhěn bìngdú kē

疱疹病毒科（*Herpesviridae*）系统分类学上属疱疹病毒目（*Herpesvirales*）。有囊膜的双链 DNA 病毒组成的家族。可感染鱼、蛙、鸡、兔、马、牛、猪、猫、猴等动物和人类，并导致人和动物患多种疾病。疱疹病毒在自然界广泛分布，病毒种类繁多，截至 2023 年已发现的疱疹病毒超过 200 种，其中感染人类的有 9 种。

生物学特征 ①病毒颗粒为球形（图 1）。从内至外由核心、衣壳、间质层和囊膜 4 部分组成。核心是单拷贝的线状双链 DNA；衣壳由 162 个壳粒组成对称二十面体结构；间质层是位于囊膜和衣壳之间的无定型蛋白质层；囊膜由来源于宿主细胞的磷脂双分子层形成，囊膜外侧有病毒糖蛋白纤突。完整病毒颗粒直径为 120～260nm。②病毒基因组为线状双链 DNA，长度为 125～240kb，

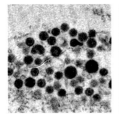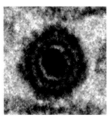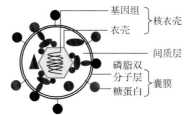

图 1　疱疹病毒颗粒电镜（左，中）及结构示意（右）

编码 70~165 个蛋白质。基因组由非重复序列和内部或末端正向或反向重复序列组成。③疱疹病毒的生命周期包括裂解性感染和潜伏性感染。在裂解性感染阶段大多数病毒基因被转录表达，病毒 DNA 被大量复制，新的病毒颗粒被包装并释放。而在潜伏性感染阶段只有少量与潜伏性感染相关的病毒基因被转录表达，不形成新的病毒颗粒。在某些条件下，病毒可由潜伏性感染被再激活进入裂解性感染。

主要病毒属与病毒种　按病毒的生物学特征和基因结构分类，疱疹病毒可分为 α、β 和 γ 3 个亚科。α 疱疹病毒亚科的宿主范围广，复制周期短，繁殖速度快；包括单纯疱疹病毒属和水痘病毒属，主要成员有单纯疱疹病毒 1 型、单纯疱疹病毒 2 型、人水痘-带状疱疹病毒。β 疱疹病毒亚科的宿主范围较窄，在细胞培养中复制缓慢，繁殖周期长；包括巨细胞病毒属和玫瑰疹病毒属，主要成员有人巨细胞病毒、人疱疹病毒 6 型（6A 和 6B）和人疱疹病毒 7 型。γ 疱疹病毒亚科宿主范围最窄，主要感染 B 淋巴细胞并长期潜伏；包括淋巴小结病毒属和细长病毒属，主要成员有 EB 病毒和人疱疹病毒 8 型。

意义　疱疹病毒是一类重要的人类疾病的病原体，其感染可导致多种急性和慢性疾病，如龈口炎、角结膜炎、脑炎、生殖器疱疹、水痘、巨细胞包涵体病、传染性单核细胞增多症、淋巴瘤、鼻咽癌、卡波西肉瘤等。这些疾病有的感染人数众多、有的致死率较高，对患者的健康和生命危害极大，导致严重的社会和公共卫生问题。深入研究疱疹病毒的感染、复制、潜伏、再激活、传播和致病等机制，将有助于开发针对疱疹病毒的疫苗、快速诊断疱疹病毒感染的方法及针对疱疹病毒的药物。

（邓红雨）

dānchún pàozhěn bìngdú shǔ

单纯疱疹病毒属（*Simplexvirus*）

系统分类学上属于疱疹病毒科（*Herpesviridae*）、α 疱疹病毒亚科（*Alphaherpesvirinae*）。具有双链 DNA 的病原体家族。能广泛地感染人类并通过皮肤接触而传播。根据血清抗原性的差别，截至 2023 年，该属病毒中能够感染人类的只有两种，即单纯疱疹病毒 1 型和单纯疱疹病毒 2 型。

生物学特征　单纯疱疹病毒具有典型的疱疹病毒形态特征，成熟病毒颗粒直径约 180nm，病毒颗粒核心为双链 DNA 基因组，DNA 被正二十面体核衣壳包裹，最外层为磷脂双分子层形成的囊膜结构，而在囊膜和核衣壳之间具有疱疹病毒特有的间质层结构，

该结构主要由病毒蛋白构成。单纯疱疹病毒基因组 DNA 长度约 150kb，编码八十多个蛋白质；单纯疱疹病毒 1 型和单纯疱疹病毒 2 型基因组序列同源性约为 50%。单纯疱疹病毒可在人类神经元中建立终身潜伏性感染，从而逃避人体免疫系统的识别；在潜伏性感染时，病毒的基因组 DNA 以游离的环状附加体形式存在于细胞核中。受到刺激时，病毒可被再激活，进入裂解性感染，并通过神经轴突转移到皮肤上皮组织进行快速裂解复制并释放出大量的成熟病毒颗粒。

主要病毒种　包括单纯疱疹病毒 1 型、单纯疱疹病毒 2 型、猴疱疹病毒 1 型、猴疱疹病毒 2 型、牛疱疹病毒 2 型。

致病性　单纯疱疹病毒属病毒分布较广，且具有广泛的感染宿主。除感染人类，还能感染实验小鼠、豚鼠及家兔等。在感染人类时，原发感染多发生于婴幼儿时期，主要通过接触病毒复制期的皮肤感染区而传播。单纯疱疹病毒 1 型多经口唇皮肤传播，而单纯疱疹病毒 2 型主要经性传播途径传播。单纯疱疹病毒感染症状包括口、唇、生殖器的皮肤或黏膜上出现成簇的小水疱，水疱破裂可结痂。在原发感染时，由于人体内通常没有针对疱疹病毒的特异性抗体，其症状较重，尤其是新生儿，可导致皮肤和口唇局部溃疡、感染，病毒进一步播散可引发脓毒血症、脑炎、脑膜炎，甚至死亡。且原发感染后，病毒还会在神经元中建立终身潜伏性感染，宿主受到外伤或感染刺激、情绪高度紧张或宿主免疫力低下时进入再激活过程，导致复发性感染。

（邓红雨）

dānchún pàozhěn bìngdú 1xíng

单纯疱疹病毒 1 型 (Herpes simplex virus-1, HSV-1)

系分类学上属于疱疹病毒科 (Herpesviridae)、α 疱疹病毒亚科 (Alphaherpesvirinae)、单纯疱疹病毒属 (Simplexvirus)。具有双链 DNA 基因组的病原体。是单纯疱疹病毒的一种血清型。主要通过接触传染，原发感染口唇。

发现史 早在 2000 前，古希腊时期希波克拉底 (Hippocrates, 公元前 460~前 370) 就对疱疹病毒的感染症状进行过研究。"herpes" 在古希腊语的意思是 "匍匐慢行"，用于形容疱疹的症状。罗马的统治者曾试图禁止在公众场合接吻来抑制疱疹的传播。1736 年，法国国王路易十四的医师阿斯特吕克 (John Astruc, 1684~1766 年) 首次发现生殖器疾病与疱疹的联系。1893 年法国皮肤病医师维达尔 (Jean Baptiste Emile Vidal, 1825~1893 年) 发现疱疹具有传染性。但直到 1970 年生殖器疱疹才被认为是一种性传播疾病。1982 年美国《时代》杂志的一篇封面文章对疱疹疾病的详尽描述，才真正使人们广泛地了解疱疹。

生物学特征 HSV-1 具有典型的疱疹病毒形态特性，成熟病毒颗粒直径约 180nm，核心为双链 DNA 基因组，基因组外周为多种病毒结构蛋白聚集形成的正二十面体核衣壳，最外层为磷脂双分子层形成的囊膜结构，在囊膜和核衣壳之间为疱疹病毒特有的间质层结构，该结构主要由病毒蛋白构成。HSV-1 基因组 DNA 长度约 150kb，编码约八十多个蛋白质，在其左右两端分别有 1~2 个末端重复序列 (terminal repeat, TR)，且在其基因组右端还存在多个内部重复序列，而其左右两端的重复序列又具有很高同源性，这在病毒感染宿主后将线状的病毒基因组环化形成环状 DNA 的过程中起重要的作用。病毒的基因组除少量的重复序列，还存在大量的单一序列，而这些单一序列又被基因组的内部重复序列间隔开来，从而形成一长一短的分开的单一序列，分别命名为 U_L 和 U_S，其中 U_L 编码大多数的病毒蛋白。

如同其他疱疹病毒一样，HSV-1 生命周期也有 2 个阶段，即潜伏性感染期和裂解性复制期。在单纯疱疹病毒感染细胞初期，病毒的基因组通过其末端的重复序列发生同源重组，而环化成为环状 DNA，在细胞核中以附加体的形式存在。在潜伏性感染期，病毒的基因组只有少量的基因表达，宿主受到长时间、高剂量的紫外线照射、组织损伤或免疫力低下时，病毒会进入再激活过程，从而起始裂解期复制感染，生成大量的病毒颗粒，释放到细胞外进行后续再感染。HSV-1 是一种嗜神经细胞的病毒，可在神经细胞中恒久地潜伏性感染，而在进入再激活过程中，病毒又依赖某些宿主蛋白的参与。但由于神经元细胞并不进行自身 DNA 的复制，故病毒编码了成套的 DNA 复制相关蛋白，以完成其在神经元中的复制，这种特性也为利用 HSV-1 作基因载体治疗及工程疫苗的生产提供了可能性。

免疫特征 在潜伏性感染期，HSV-1 仅表达少数蛋白质，帮助病毒维持在潜伏状态，此时被病毒感染的细胞表面并不具有或仅有极少量的能被宿主免疫系统识别的特异性抗原决定簇，导致宿主很难通过特异性免疫应答来清除病毒的感染，故 HSV-1 的潜伏性感染一般都终身伴随。但在裂解性复制期，病毒表达很多蛋白质，包括一些囊膜蛋白，这些囊膜蛋白分子会被募集到细胞膜表面参与病毒的包装与释放，宿主的免疫系统会特异性地识别这些抗原，从而诱导相应的特异性免疫应答，同时宿主的固有免疫也会参与其中。在囊膜蛋白中以囊膜糖蛋白 D (envelope glycoprotein D, gD) 诱导的免疫反应最强，因此 gD 蛋白已被用于疫苗开发；而 gG 蛋白是区分 HSV-1 与单纯疱疹病毒 2 型的一种特异性抗原。约有 90% 的成人体内能检测到 HSV-1 的特异性抗体，这些抗体在发病时虽能减轻症状，却并不能阻止病毒的再感染及再激活过程。

致病性 HSV-1 在世界上普遍分布，且具有广泛的感染宿主，除感染人类，还能感染实验小鼠、豚鼠及家兔等。

在感染人类时，原发感染多发生于婴幼儿时期，由于在原发感染时体内通常并没有针对疱疹病毒的特异性抗体，其发病症状一般较重，尤以新生儿感染为甚，可导致皮肤、口唇局部出现水疱及溃疡、感染 (图 1)，病毒进一步播散，可引发脓毒血症、脑炎、脑膜炎，甚至引起死亡。

裂解性复制期，HSV-1 迁移至口唇、皮肤上皮细胞，导致细胞出现膨胀，细胞核染色质浓缩聚集，随后引起细胞核降解及细胞膜解体，进而导致细胞融合成为多细胞核巨大细胞，并降解释放出大量的水疱状囊膜结构，其中包含大量的成熟病毒颗粒。这些囊膜结构会导致皮肤组织尤其是真皮组织出现强烈的免疫炎症反应，诱导免疫细胞的聚集从而

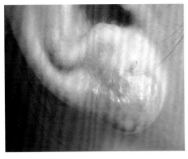
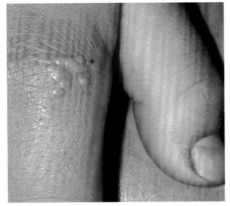
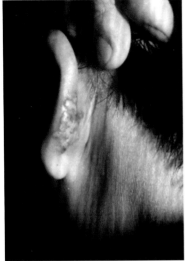
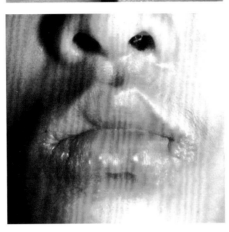

图1 单纯疱疹病毒1型感染引起的耳部、手部及口唇部疱疹

形成脓疱结构并结痂。

实验室检测 由于单纯疱疹病毒具有典型的疱疹病毒的结构特征，故而可通过扫描电镜观察病灶部位的水疱液样品，检测病毒颗粒；同时还可对病灶液进行细胞培养，并通过细胞形态观察、特异性抗体检测及特异性聚合酶链反应扩增或DNA探针来鉴定；也可通过酶切图谱分析进行确定。

相关疾病防治原则 截至2023年，针对HSV-1开发的疫苗只能对原发感染起到一定的抑制作用，却并不能控制HSV-1的再感染和复发。在临床，一般应用基于HSV-1裂解性复制期表达的胸苷激酶（thymidine kinase，TK）而设计的抑制DNA复制的药物，如阿昔洛韦、更昔洛韦等，以及

一些能抑制DNA复制的核酸类似物，但这些药物只能抑制病毒的裂解性复制期的DNA复制，并不能彻底清除病毒或抑制复发。另外，干扰素治疗也有一定效果，但同时伴有干扰素导致的不良反应。

（邓红雨）

dānchún pàozhěn bìngdú 2 xíng

单纯疱疹病毒2型（Herpes simplex virus-2，HSV-2）

系统分类学上属于疱疹病毒科（Herpesviridae）、α疱疹病毒亚科（Alphaherpesvirinae）、单纯疱疹病毒属（Simplexvirus）。是单纯疱疹病毒的一种血清型。主要通过性传播途径传播，原发感染生殖器，新生儿可在分娩时通过患有生殖器疱疹的母亲的产道而感染HSV-2。

发现史 见单纯疱疹病毒1型。

生物学特征 HSV-2具有典型的疱疹病毒形态特征，病毒颗粒为球形，直径约180nm，由核心、衣壳、间质层和囊膜4部分组成。囊膜表面含gB、gC、gD、gE、gG和gH糖蛋白。这些糖蛋白在病毒吸附、进入细胞和诱导中和抗体过程中起重要作用。病毒基因组长度约154kb，由一长一短的非重复序列及末端和内部重复序列构成，编码七十多个蛋白质。

HSV-2的动物感染宿主范围较广，常用实验动物为家兔、豚鼠及小鼠等。HSV-2可在多种细胞中生长，常用的细胞系有乳地鼠肾细胞、绿猴肾细胞、人喉癌细胞等。感染后细胞很快出现明显的致细胞病变效应，并出现嗜酸性核内包涵体。HSV-2对热、紫外线、乙醚、氯仿均很敏感。

免疫特征 HSV-2原发感染后1周左右，血中出现中和抗体（免疫球蛋白M、免疫球蛋白G、免疫球蛋白A），3～4周达高峰，可持续多年。严重的原发感染或经常性的复发感染，抗体水平有所增高。这些抗体不能阻止重复感染或潜伏病毒的复发，但对阻止病毒经血流播散和限制病程有一定作用。

致病性 HSV-2可通过皮肤、黏膜的直接接触或性接触途径进入宿主，在全球广泛分布，人群中感染极为普遍，潜伏性感染和复发感染者较多。患者和病毒携带者是该病的传染源。HSV-2的原发感染主要引起生殖器疱疹，男性表现为阴茎的水疱性溃疡损伤，女性为子宫颈、外阴、阴道的水疱性溃疡损伤（图1），并发症包括生殖器外损伤和无菌性脑膜炎；病程约3周。病毒潜伏在

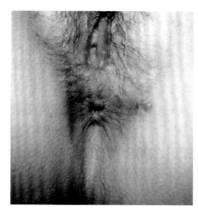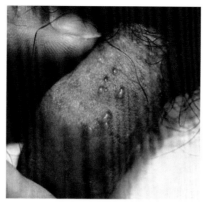

图1 单纯疱疹病毒2型原发感染引起的生殖器疱疹

骶神经节。产妇分娩时HSV-2可通过产道感染新生儿，引起包括皮肤、眼和口腔的局部损伤及脑炎；病毒还可播散到内脏，发生脓毒血症，常引起死亡。

实验室检测 可通过病毒的分离、培养和鉴定，抗体检测及DNA检测等方法进行。

病毒的分离、培养和鉴定 病毒分离、培养可通过采集病变部位的水疱液、脑脊液、角膜刮取物、唾液等标本，接种人二倍体成纤维细胞株WI38及其他传代细胞株（如绿猴肾细胞、乳地鼠肾细胞等），经24～48小时后，细胞出现肿胀、变圆、融合等病变，然后用针对HSV-2的单克隆抗体进行免疫荧光染色鉴定。

抗体检测 常用的方法有补体结合试验、中和试验、免疫荧光及酶联免疫吸附试验等，临床多用于急性感染诊断和器官移植患者的检测，以及流行病学调查。若用于急性感染诊断，应采集急性期和恢复期双份血清，同时检测血清中的免疫球蛋白G和免疫球蛋白M。

DNA检测 取病变组织或细胞，提取病毒DNA，应用聚合酶链反应检测HSV-2的gB糖蛋白基因来判断是否感染HSV-2。

相关疾病防治原则 截至2023年，尚无特异性有效措施控制HSV-2的感染。多种疫苗，特别是新型疫苗，如亚单位疫苗、重组活疫苗、DNA疫苗等，正在研发中。疫苗对阻止原发感染有作用，但HSV-2糖蛋白重组疫苗虽能诱发宿主产生高水平中和抗体，却不能保护生殖器免于再感染。在抗HSV-2感染的药物中，临床常用的有阿昔洛韦、更昔洛韦、阿糖腺苷等。这些药物均能抑制病毒DNA合成，使病毒在细胞内不能复制，从而减轻临床症状，但不能彻底防止潜伏性感染的再发。干扰素对疱疹性角膜炎也有效。

（邓红雨）

shuǐdòu bìngdú shǔ

水痘病毒属 （Varicellovirus）

系统分类学上属于疱疹病毒科（Herpesviridae）、α疱疹病毒亚科（Alphaherpesvirinae）。是一类有囊膜的双链DNA的病原体家族。可引起人和动物的感染。

生物学特征 水痘病毒属成员是一类有囊膜的病毒，病毒颗粒直径150～200nm，呈球形。病毒基因组是长度约125kb的双链DNA，DNA被核衣壳包裹。核衣壳由162个衣壳粒组成。核衣壳外层是不定型的间质蛋白层，最外层是病毒囊膜。病毒的转录复制分为三步，即即早期、早期和晚期。感染后即早期基因首先发生转录，即早期基因产物可调控早期基因的转录翻译。即早期和早期基因编码的蛋白可调控病毒基因组的复制，晚期基因主要编码病毒的结构蛋白。

主要病毒种 与人类疾病相关的水痘病毒属成员为水痘-带状疱疹病毒（又称人疱疹病毒3型）；与动物疾病相关的水痘病毒属成员有牛疱疹病毒1型和5型、猪疱疹病毒。

致病性 水痘病毒属病毒感染人可导致水痘、带状疱疹及并发症；感染动物可造成呼吸道和神经系统疾病，给养殖业带来巨大的经济损失。

（邓红雨）

shuǐdòu-dàizhuàng pàozhěn bìngdú

水痘-带状疱疹病毒 （Varicella-zoster virus，VZV）

系统分类学上属于疱疹病毒科（Herpesviridae）、α疱疹病毒亚科（Alphaherpesvirinae）、水痘病毒属（Varicellovirus）。又称人疱疹病毒3型（Human herpes virus-3，HHV-3）。引起水痘和带状疱疹的病原体。

发现史 该病毒是儿童期水痘的病原体，其潜伏后复发表现为带状疱疹，故称水痘-带状疱疹病毒。该病毒早在1953年分离成功，但由于其明显的细胞依赖性，研究进展甚缓，直至1974年水痘病毒疫苗制成，才进一步促进了对该病毒的研究。

生物学特征 VZV是中等大小的球形病毒，直径150～200nm。核衣壳由162个衣壳粒组成对称的二十面体，其内为DNA核心。

核衣壳外为间质层和囊膜（由病毒产生的糖蛋白与来自细胞的脂膜组成）。病毒 DNA 长度约125kb，编码约 70 个开放读码框，编码约 67 个蛋白质。其基因产物按即早期、早期、晚期次序进行表达，晚期基因编码一些结构蛋白，如衣壳蛋白及糖蛋白。病毒囊膜上的糖蛋白（glycoprotein，GP）有 6～8 种，其中 gB、gE、gH 均能诱导宿主产生中和抗体。gE 的分子量最大，具有中和相关表位的功能，在病毒囊膜上含量最高，是主要的病毒抗原，也是制备病毒亚单位疫苗和 DNA 疫苗的主要候选抗原。

免疫特征 通常水痘发病出现皮疹 1～3 天后才可检测到抗体，抗体类型主要是免疫球蛋白 G、免疫球蛋白 M、免疫球蛋白 A。其中起中和作用的主要是免疫球蛋白 M，但免疫球蛋白 G 也显示出中和病毒的作用。原发感染水痘病毒的儿童通常无并发症出现，但细胞免疫功能受影响的儿童感染水痘病毒后经常致命，因此研究者认为细胞免疫在抗 VZV 感染并最终消除病毒中起重要作用。T 细胞能识别 VZV 的糖蛋白gE、gH 及病毒即早期蛋白 IE62，这些 T 细胞能特异性释放白细胞介素-2 与 γ 干扰素等辅助性 T 细胞-1 型细胞因子，同时能非特异性产生 α 干扰素，这两种干扰素有直接抗病毒作用。VZV 自然感染人体后，大多数表现出终身免疫，也有极少数人会再次感染。曾患过水痘的个体，受到免疫抑制后会表现出典型的带状疱疹症状。带状疱疹发作后虽也有体液抗体免疫球蛋白 G、免疫球蛋白M、免疫球蛋白 A 的产生，但抗体的存在不影响带状疱疹疾病的严重性，对其所产生的免疫球蛋

白 G 亚型分析显示主要产生的是免疫球蛋白 G1，这与 VZV 原发感染时主要产生免疫球蛋白 G3 不同。细胞介导的免疫反应在促进带状疱疹皮损的消退上起重要作用。带状疱疹发病后能促进 T 细胞免疫，因此一生中发作 2 次带状疱疹者比较罕见。

致病性 水痘为该病毒原发感染儿童的表现，以皮肤和黏膜上出现疱疹为特征，传染性很强，患病后终身免疫，一般不再发生第二次感染。

VZV 最初感染部位为球结膜和上呼吸道黏膜，通常在局部淋巴结增殖 4～6 天，经处于原发性病毒血症中的血液播散到全身脏器，从而发生继发性病毒血症。病毒可离开血管到达皮肤上皮位置，此时病毒开始在皮肤上增殖并形成疱疹，并伴有发热症状。病程为 1 周左右。病情一般较轻，较少发生严重的并发症。肺炎是其常见的并发症，横贯性脊髓炎、急性炎症性脱髓鞘性多发神经病和无菌性脑膜炎也是其常见的并发症。孕妇在妊娠期患水痘可导致胎儿畸形或死亡。

带状疱疹多发于成人和老人。VZV 原发感染后病毒潜伏于脊髓神经后根或脑神经节的神经元中，在特定条件下，如使用免疫抑制剂、恶性肿瘤、发热，神经节内的病毒可被激活并开始增殖，导致神经节炎症或坏死。同时，激活的病毒可沿神经纤维移动到皮肤，在该神经节支配区内发生特有的阶段性疱疹。其临床表现为脊髓神经后根及神经节炎症，导致该神经支配区域的皮肤上出现疱疹，有疼痛和神经痛。

实验室检测 最直观的方法是通过电镜观测病毒颗粒，也可从水痘或带状疱疹患者水疱液中

分离 VZV 进行细胞传代培养，但该方法费时，且分离成功率较低。因此，较为常用的实验室检测方法主要有血清学方法、细胞免疫学方法和分子生物学方法。其中，血清学方法可确定个体对 VZV 的免疫状况，在筛检易感者、诊断不典型急性水痘、带状疱疹及疫苗效果评价方面，具有重要意义。截至 2023 年，已建立的 VZV 检测手段已较多，如敏感性及特异性较高的方法有补体扩大中和试验、免疫吸附凝血反应、膜抗原荧光抗体法、酶联免疫吸附试验，其中膜抗原荧光抗体法和酶联免疫吸附试验较适于血清流行病学调查；酶联免疫吸附试验由于操作简单易被推广使用。体内应用 VZV 皮试抗原行皮肤试验，48 小时后观察结果，也能很好地反映 VZV 特异的细胞免疫状况，具有快速简便的优点，可作为筛检 VZV 易感者、评价疫苗接种效果的方法。另外，应用分子生物学方法聚合酶链反应检测病毒 DNA，也具有高的敏感性和特异性。

相关疾病防治原则 随着医学水平的发展与人们健康意识的进步，通过主动免疫接种疫苗防治感染受到越来越多的重视。目前使用的水痘病毒疫苗主要为减毒活疫苗。亚单位疫苗由于去除了病毒 DNA，消除了病毒传播和潜伏的危险，因此更加安全。然而值得注意的是，其免疫源性较弱，不能激发广泛的免疫应答，特别是 T 细胞免疫应答。近年来，辅以高效佐剂的亚单位疫苗也展现了良好的预防带状疱疹的效果。截至 2023 年，已有多种带状疱疹病毒疫苗用于预防带状疱疹及其并发症。对免疫抑制的患者，阿昔洛韦可有效阻止病毒的传播；

通过使用免疫球蛋白也可减轻临床症状，但偶尔可加重病情。

（邓红雨）

jùxìbāo bìngdú shǔ

巨细胞病毒属 (*Cytomegalovirus*, CMV)

系统分类学上属于疱疹病毒科 (*Herpesviridae*)、β 疱疹病毒亚科 (*Betaherpesvirinae*)。在人体组织中可形成肥大的细胞，引起巨细胞包涵体病，故又称巨细胞包涵体病毒。

生物学特征 CMV 是人疱疹病毒中最大的一种，有典型的疱疹病毒结构，核衣壳为正二十面体，由 162 个壳粒构成。CMV 对宿主或培养细胞有高度的种属特异性，人巨细胞病毒只能感染人，只能在人纤维母细胞培养中增殖，而不能在其他动物细胞中生长，增殖非常缓慢，初次分离需 30~40 天才能出现特殊的致细胞病变效应。该病变的特点是细胞肿大变圆、膨胀、细胞及核巨大化，核周围出现一轮"晕"样的大型嗜酸性包涵体。CMV 在 20% 乙醚中最多存活 2 小时，10% 的家用漂白粉可使其感染性明显降低；pH<5 时，或置于 56℃ 中 30 分钟，或紫外线照射 5 分钟可被充分灭活。CMV 存于 –20℃ 或 –50℃ 均不稳定，冻融对其感染性影响很大。

主要病毒种 根据其易感宿主不同，巨细胞病毒属分为不同的种类。其中人巨细胞病毒 (*Human cytomegalovirus*, HCMV) 研究最多，也常被称为人疱疹病毒 5 型 (*Human herpes virus-5*, HHV-5)。其他灵长类巨细胞病毒包括黑猩猩巨细胞病毒 (*Chimpanzee cytomegalovirus*, CCMV)、恒河猴巨细胞病毒 (*Rhesus monkey cytomegalovirus*, RhCMV)、猴巨细胞病毒 (*Simian cytomegalovirus*, SC-MV)。

致病性 CMV 在人群中感染非常广泛，可经口腔、生殖道、胎盘、输血或器官移植等多途径传播。人和动物皆可感染，引起以生殖泌尿系统、中枢神经系统和肝疾病为主的各系统感染。中国成人感染率达 95% 以上，通常呈隐性感染，多数感染者无临床症状，但在一定条件下病毒侵袭多个器官和系统可产生严重疾病。病毒可侵入肺、肝、肾及唾液腺、乳腺等腺体，可累及中性粒细胞和淋巴细胞，可长期或间歇性地随唾液、乳汁、尿液、精液、子宫分泌物等排出。

（邓红雨）

rén jùxìbāo bìngdú

人巨细胞病毒 (*Human cytomegalovirus*, HCMV)

系统分类学上属于疱疹病毒科 (*Herpesviridae*)、β 疱疹病毒亚科 (*Betaherpesvirinae*)、巨细胞病毒属 (*Cytomegalovirus*, CMV)。具有双链、线状 DNA 的病原体。感染该病毒，成人可引起与传染性单核细胞增多症相似的表现，胎儿易发生自然流产和死胎或早产。是人疱疹病毒中最大的一种病毒。这种病毒进入细胞内后会导致细胞增大，因此得名巨细胞病毒。

发现史 1956 年玛格丽特·格拉迪斯·史密斯 (Margaret Gladys Smith, 1896~1970 年) 从一名死亡婴儿的下颌下腺中分离到该病毒，当时称为唾液腺病毒或下颌下腺病毒，1964 年才正式为其定名为巨细胞病毒。

生物学特征 人巨细胞病毒成熟病毒颗粒的形态、结构与其他疱疹病毒相似，直径 150~200nm，核心为双链、线状 DNA 结构，外包直径约为 100nm 的二十面体对称的衣壳，衣壳由 162 个壳粒组成，其中 150 个为六聚体，12 个为五聚体，核衣壳外有一间质层包裹，病毒体最外层是含有多种病毒编码糖蛋白的脂质双层囊膜。病毒体的大部分蛋白质位于囊膜和衣壳之间的间质层中，多数为磷蛋白，可能参与病毒基因表达和宿主细胞代谢的调控。在病毒颗粒中也发现了一些细胞来源的蛋白质，如 β 微球蛋白等，可能与病毒对细胞的吸附有关。CMV 在细胞培养中增殖缓慢，初次分离培养需 30~40 天才出现致细胞病变效应。感染后的细胞变圆、膨胀，核变大，形成巨大细胞，核内出现周围绕有一轮鹰眼状大型嗜酸性包涵体。

人和动物的巨细胞病毒均有严格的种属特性，通常只使自身宿主和同属动物感染。人巨细胞病毒只有一个血清型，只感染人而不感染动物。不少动物有各自的巨细胞病毒，不交叉感染人。人巨细胞病毒和鼠巨细胞病毒的基因表达调控及病毒蛋白功能相似，使啮齿目动物成为研究人类巨细胞病毒的良好动物模型。

免疫特征 宿主的细胞免疫功能对 HCMV 感染的发生和发展起重要作用。健康个体的 HCMV 原发感染通常始于病毒在黏膜上皮细胞中的复制，随后病毒传播到骨髓谱系的单核细胞中，包括单核细胞和 CD34[+] 细胞，并在此建立潜伏性感染。在这些潜伏性感染的细胞中，HCMV 只表达有限的病毒基因，从而限制宿主效应细胞介导的免疫识别。在这些病毒感染的单核细胞分化成巨噬细胞的过程中，病毒可启动裂解性感染。病毒颗粒或病毒相关的致密体可通过专职抗原呈递细胞 [树突状细胞 (dentritic cells, DCs)] 处理，并刺激抗原特异性 T 细胞。另外，通过 Toll 样受体（Toll-like receptors，TLRs）途径激活的 DCs 可分泌一系列细胞因子或趋化因子，进而激活固有免疫系统（如自然杀伤细胞）。病毒感染的巨噬细胞也可直接刺激抗原特异性 T 细胞。这些活化的 T 细胞（CD8⁺ T 细胞、CD4⁺ T 细胞和/或 γ T 细胞、δ T 细胞）及自然杀伤细胞可直接裂解病毒感染的细胞或通过分泌细胞因子（如 γ 干扰素和/或干扰素）阻断病毒复制。获得性免疫的另一重要组成部分是 B 细胞，由专职抗原呈递细胞激活，并通过抗体介导的中和作用来控制细胞外的病毒（图 1）。

致病性　健康的成人发生巨细胞病毒感染时多无明显的临床症状，部分患者可有与传染性单核细胞增多症相似的表现，如出现低热、乏力、咽痛、淋巴结肿大、关节与肌肉酸痛、多发性神经炎、周围血中有不典型淋巴细胞、脾大等。宫内感染可对胎儿造成损害，容易发生自然流产和死胎或早产，新生儿可有肝脾大、黄疸、肝炎、血小板减少性紫癜、溶血性贫血、神经系统的退行性变化、小头畸形、智力低下，以

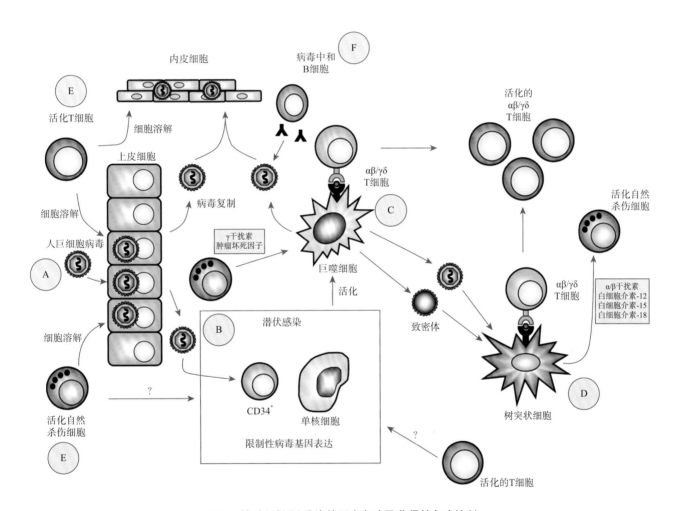

图 1　针对 HCMV 感染的固有免疫及获得性免疫控制

注：健康个体的 HCMV 原发感染通常始于病毒在黏膜上皮细胞中的复制（A），随后病毒传播到骨髓谱系的单核细胞中，包括单核细胞和 CD34 阳性细胞，并在此建立潜伏性感染（B）。在这些潜伏性感染的细胞中，HCMV 只表达有限的病毒基因，从而限制了宿主效应细胞介导的免疫识别。在这些病毒感染的单核细胞分化成巨噬细胞的过程中，病毒可启动裂解性感染（C）。病毒颗粒或病毒相关的致密体可通过专职抗原呈递细胞（如树突状细胞）处理，并刺激抗原特异性 T 细胞。另外，通过 TLRs 途径激活的 DCs 可分泌一系列细胞因子或趋化因子，进而激活固有免疫系统〔自然杀伤细胞（natural killer cell，NK cell）〕（D）。病毒感染的巨噬细胞也可直接刺激抗原特异性 T 细胞（C）。这些活化的 T 细胞（CD8 阳性，CD4 阳性和/或 γδ T 细胞）及 NK 细胞可直接裂解病毒感染的细胞或通过分泌细胞因子（如 γ 干扰素和/或干扰素）阻断病毒复制（E）。获得性免疫的另一重要组成部分是 B 细胞，是由专职抗原呈递细胞激活，并通过抗体介导的中和作用来控制细胞外的病毒（F）。细胞免疫缺陷者，可导致出现严重的和长期的 HCMV 感染，并使宿主的细胞免疫进一步受到抑制，如细胞毒性 T 细胞活力下降、NK 细胞功能减低等。宿主原发感染 HCMV 后能产生特异性抗体和细胞毒性 T 细胞，激活 NK 细胞，特异性抗体有限制 HCMV 复制的能力，这使宿主对相同毒株再感染有一定的抵抗力，但不能抵抗内源性潜伏病毒的活化，不能抵抗 HCMV 其他不同毒株的外源性感染；而通过特异性细胞毒性 T 细胞和抗体依赖性细胞毒性细胞能发挥最大的抗病毒作用。

及视力、听力障碍等。新生儿感染可无全身症状，有的仅表现为呼吸障碍症状，有的也可出现肝功能异常。

实验室检测 将唾液、尿液、子宫颈分泌液等标本离心，沉淀脱落细胞，用吉姆萨染色镜检，检查巨大细胞及核内和胞质内嗜酸性包涵体，可作出初步诊断。将标本接种于人胚肺纤维母细胞中，可分离培养 HCMV。但 HCMV 生长周期长，致细胞病变效应出现慢，为了快速诊断，可将培养 24 小时的感染细胞固定，用 DNA 探针进行原位杂交，检测 HCMV 的 DNA。酶联免疫吸附试验检测免疫球蛋白 M 和免疫球蛋白 G，适用于早期感染和流行病学调查（免疫球蛋白 G 可终身持续存在，免疫球蛋白 M 与急性感染有关）。不论是原发感染还是复发感染，发生病毒血症时，可用葡聚糖液提取外周血单个核细胞，制成涂片，加入针对 HCMV 抗原的特异性单克隆抗体，采用免疫酶或荧光染色，检测细胞内抗原。应用蛋白质印迹法和实时荧光定量聚合酶链反应直接从尿液或分泌物中检测 HCMV 抗原或 DNA，是目前实验室检测中常用的既迅速又灵敏的方法。

相关疾病防治原则 巨细胞病的治疗主要包括化学药物治疗、生物制剂治疗和对症治疗。更昔洛韦是治疗有症状的 CMV 先天性感染的首选药物；但更昔洛韦只能抑制 CMV 复制而不能消除病毒，药物以原形从肾排除，治疗后可使患儿尿中病毒排出减少，但停药后又增多。在大量发展疫苗预防的同时，还应重视对输血者血液的检查，避免将 HCMV 阳性血液输给 HCMV 阴性患者而引起原发感染。对 HCMV 活动性感染的孕妇，应采取适当措施，避免胎儿或新生儿感染。

（邓红雨）

méiguīzhěn bìngdú shǔ

玫瑰疹病毒属（*Roseolovirus*）

系统分类学上属于疱疹病毒科（*Herpesviridae*）、β 疱疹病毒亚科（*Betaherpesvirinae*）。具有囊膜的双链 DNA 的病毒家族。可引起幼儿急疹。该属病毒主要在 T 淋巴细胞中增殖，通过唾液或其他体液传播，包括人疱疹病毒 6 型（6A 和 6B）和人疱疹病毒 7 型。

生物学特征 该属病毒具有疱疹病毒的典型形态学特征，病毒颗粒为球形，直径为 150～200nm。从内至外由核心、衣壳、间质层和囊膜四部分组成。核心是单拷贝的线状双链 DNA；衣壳是由 162 个壳粒组成的对称二十面体结构；间质层是位于囊膜和衣壳之间的无定型蛋白质层；囊膜由来源于宿主细胞的磷脂双分子层形成，囊膜外侧有病毒糖蛋白纤突。基因组为线状双链 DNA，长度约 160kb，包含末端和内部重复序列。病毒生命周期分为潜伏期和裂解期。

主要病毒种 该属病毒包括人疱疹病毒 6 型（6A 和 6B）和人疱疹病毒 7 型。

致病性 人疱疹病毒 6 型感染常引起婴幼儿的急性出疹性传染病。健康带毒者是其主要的传染源，该病毒经唾液传播。人疱疹病毒 7 型主要潜伏在外周血单个核细胞和唾液腺中，人与人的密切接触可传播该病毒，经唾液传播是其主要途径。

（邓红雨）

rén pàozhěn bìngdú 6 xíng

人疱疹病毒 6 型（*Human herpes virus-6*，HHV-6）

系统分类学上属于疱疹病毒科（*Herpesviri-dae*）、β 疱疹病毒亚科（*Betaherpesvirinae*）、玫瑰疹病毒属（*Roseolovirus*）。具有线状双链 DNA 的病原体。可引起幼儿急疹、无菌性脑膜炎、脑炎、多发性硬化症、传染性单核细胞增多症、慢性疲劳综合征等疾病。根据其碱基序列、细胞亲和性、抗原性、限制性内切酶谱的不同，HHV-6 分 HHV-6A 和 HHV-6B 2 个亚型。

发现史 HHV-6 是 1986 年赛义德·扎基·萨拉胡丁（Syed Zaki Salahuddin）从获得性免疫缺陷综合征患者和淋巴细胞增生性疾病患者的末梢血单核细胞中分离得到，因该病毒主要感染 B 淋巴细胞，当时被命名为人嗜 B 淋巴细胞病毒。不久阿布拉西（Dharam V. Ablashi，1931～2023 年）等发现这种新的病毒可感染 5 种不同的细胞系，尤其是一种 T 细胞系 HSB-2 极易发生感染，因此建议将其归类于人疱疹病毒，统称为 HHV-6。1988 年日本科学家证实 HHV-6 是幼儿玫瑰疹的病原体，且 HHV-6 在原发感染后潜伏于人体，人体免疫低下时可再活化。HHV-6 的感染与临床上许多疾病有关，相继从幼儿急疹、慢性疲劳综合征、获得性免疫缺陷综合征、传染性单核细胞增多症等患者及体内分离出了 HHV-6，且在健康人群中 HHV-6 的感染也非常普遍。2012 年，HHV-6A 和 HHV-6B 被归类为不同的物种。

生物学特征 HHV-6 具有疱疹病毒的典型形态学特征。成熟的有囊膜的病毒颗粒直径为 170～200nm，由外至内依次为囊膜、间质蛋白层和核衣壳。核衣壳由 162 个壳粒组成直径 90～110nm 的二十面体立体对称结构。HHV-6 基因组为线状双链 DNA，基因组全长 162～170 kb，包括

143～145kb 的特异序列片段和 2 段各约 8kb 的重复序列，共编码 119 个开放读码框架。

免疫特征 HHV-6 主要感染 $CD4^+T$ 细胞、$CD8^+T$ 细胞、单核巨噬细胞和自然杀伤细胞，可在唾液腺、乳腺、肾中潜伏并持续进行低水平复制，病毒在淋巴细胞内复制时可产生明显的致细胞病变效应，并最终导致宿主细胞破裂、溶解。感染单核巨噬细胞时宿主不会出现致细胞病变效应，但病毒 DNA 可长期在细胞内留存，形成潜伏性感染。HHV-6 可逃避宿主的免疫防御，损害宿主内以 $CD4^+T$ 细胞为主的多种免疫细胞。HHV-6 能调节炎症反应。

致病性 人群中 HHV-6 感染较普遍。大多数成人唾液中可检出少量病毒，但因其复制数量少且过程缓慢，故除免疫低下者外绝大多数人感染 HHV-6 后终身都不会产生明显的症状，即终身为 HHV-6 隐性携带者。HHV-6 侵犯神经系统可引起无菌性脑膜炎和脑炎，HHV-6 还与多发性硬化症、传染性单核细胞增多症、慢性疲劳综合征等有关。HHV-6 的原发感染多见于 6 个月～2 岁的婴幼儿，临床特点是突然起病，病初即有高热，体温达 39～40℃，持续 3～5 天而骤降，热退后疹出。HHV-6 感染是器官移植患者感染合并症的重要原因之一，常导致肺炎、发热、肝炎、脑炎、胃肠出血、视网膜炎等，加重免疫排斥、致使移植失败甚至累及患者生命。几乎所有来自玫瑰疹和相关发热性疾病患者的分离株均属 HHV-6B，而在卡波西肉瘤、获得性免疫缺陷综合征患者中，HHV-6A 更常见。

实验室检测 诊断 HHV-6 感染主要依据病毒学、血清学和分子生物学的检测。急性期可采集患儿唾液、外周血淋巴细胞、气管分泌物等分离病毒。快速诊断可通过间接免疫荧光试验，也可用原位杂交、聚合酶链反应、蛋白质印迹法等手段检测病毒 DNA。

病毒分离和诊断 采集和分离患者外周血单个核细胞，与活化的脐带血淋巴细胞或成人外周血淋巴细胞共同培养，观察出现肿大的气球样细胞则存在 HHV-6 感染。

血清学诊断 常用的有间接荧光抗体试验、抗补体免疫荧光试验、酶联免疫吸附试验等。检测患者血清中 HHV-6 种特异性抗体免疫球蛋白 M 和免疫球蛋白 G。免疫球蛋白 M 通常在感染后 5～7 天出现，免疫球蛋白 G 在感染后 7～10 天出现，在急性期和恢复期双份血清中检出抗体效价呈 4 倍或 4 倍以上升高具有诊断价值。

活组织检查 对免疫耐受的个体并伴有器官特异性症状的个体敏感性高。聚合酶链反应是取血液或唾液，用定量聚合酶链反应或多重聚合酶链反应检测 HHV-6 的 DNA。

相关疾病防治原则 截至 2023 年，尚无有应用价值的疫苗，也无国际认可的用于临床治疗 HHV-6 的特效药物。缬更昔洛韦、更昔洛韦、西多福韦、膦甲酸盐均有抗 HHV-6 活性的功能，通过与脱氧核苷酸竞争抑制 DNA 聚合或抑制 DNA 聚合酶活性来发挥作用；西多福韦抑制活性功能较强，更昔洛韦可抑制 HHV-6A、HHV-6B 活性，但对于 HHV-6A 的 50% 抑毒浓度高于 HHV-6B。更昔洛韦与膦甲酸盐联合对有器官特异性症状的免疫抑制者有效。这些多为外试验研究，无法对体内药物敏感性作出准确的预测，临床上应用很少。

（邓红雨）

rén pàozhěn bìngdú 7xíng

人疱疹病毒 7 型（Human herpes virus-7，HHV-7） 系统分类学上属于疱疹病毒科（Herpesviridae）、β 疱疹病毒亚科（Betaherpesvirinae）、玫瑰疹病毒属（Roseolovirus）。具有线状双链 DNA 的病原体。与人疱疹病毒 6 型在基因型及致病性上高度相似，可引起幼儿玫瑰疹。该病毒在人群中普遍存在。

发现史 1990 年，以色列病毒学家妮莎·弗伦克尔（Niza Frenkel，1947～2019 年）和琼（June）等在培养自一名健康志愿者体内分离出的 $CD4^+T$ 淋巴细胞时发现，这些细胞在被激活后出现了致细胞病变效应。此后，他们分离出了 HHV-7，并进一步对其进行了超微结构和基因特征的解析。后续的研究显示，HHV-7 与人疱疹病毒 6 型在基因组上具有较高的相似性。

生物学特征 HHV-7 呈球形，完整病毒由核心、衣壳、间质层及囊膜组成。成熟的病毒颗粒直径约为 170nm，其中核衣壳直径为 90～95nm，间质层厚约 30nm。HHV-7 的基因组为线状双链 DNA。基因组长度约 145kb，较人疱疹病毒 6 型少 10%，编码至少 84 个不同的蛋白质。与人疱疹病毒 6 型编码的氨基酸序列有 22%～75% 的同源性。该病毒在体内主要潜伏于外周血 T 淋巴细胞中，体外淋巴细胞培养的生长周期为 5～15 天。

免疫特征 多数人体内可检测到针对 HHV-7 型的多反应性及特异性抗体，这些抗体与人疱疹病毒 6 型仅有较弱的交叉反应。足月产的婴儿体内也可检测到从母体获得的特异性抗体。

致病性 多数人初次感染 HHV-7 一般在 18 月龄~3 岁，晚于人疱疹病毒 6 型，大多数个体感染后无明显症状，至 5 岁时，人群中绝大多数个体均已通过密切接触或呼吸道等途径感染该病毒。人疱疹病毒 6 型和 HHV-7 是引起幼儿玫瑰疹的主要病原体。幼儿玫瑰疹多数病例由人疱疹病毒 6 型或二者共同引起，少数由 HHV-7 单独引起。其临床表现为突然高热、惊厥，3~5 天后热退，胸部、腹部出现直径为 2~3mm 的鲜红色圆形斑疹并蔓延至颈部及双腿。圆形斑疹不发痒，持续 1~2 天后消退（图 1）。

实验室检测 临床上主要通过病毒分离、血清学检测及聚合酶链反应等方法对该病毒进行检测并与人疱疹病毒 6 型进行区分。环介导等温扩增法也被用于 HHV-7 的检测，该法可提高病毒的检测速度，但其检测的准确性和精确度还需通过进一步扩大检测样本量来证实。

相关疾病防治原则 截至 2023 年，对 HHV-7 感染尚无有效的疫苗用于预防；也无特效的治疗方法，多采用支持疗法，如为高热者降温、增加饮水量等。

（邓红雨）

línbā xiǎojié bìngdú shǔ

淋巴小结病毒属 (Lymphocryptovirus)

系统分类学上属于疱疹病毒科（Herpesviridae）、γ 疱疹病毒亚科。又称 γ1 疱疹病毒属。具有双链 DNA 的病原体。可感染人类及旧世界猴和新世界猴等灵长类动物。

生物学特征 淋巴小结病毒属病毒具有疱疹病毒家族的独特生物学特征。病毒颗粒包含四层结构，由内到外依次为 DNA 核心、衣壳、间质层和囊膜。淋巴小结病毒属病毒在基因组结构上类似，编码众多功能保守的蛋白质。该属病毒的典型特征是可无限增殖化相应宿主来源的 B 细胞。淋巴小结病毒属病毒感染细胞后，可表现为裂解性感染、潜伏性感染和再激活感染 3 种感染形式。

主要病毒种 根据其易感宿主的不同，可将淋巴小结病毒属病毒分为不同的种类。与多种人类肿瘤发生密切相关的 EB 病毒是淋巴小结病毒属中的典型代表。其他的灵长类淋巴小结病毒还包括黑猩猩淋巴小结病毒（Chim-panzee lymphocrypto virus）、红毛猩猩淋巴小结病毒（Orangutan lymphocrypto virus）、狒狒淋巴滤泡病毒（Baboon lymphocrypto virus）、非洲绿猴 EB 样病毒（African green monkey EBV-like virus）、恒河猴淋巴滤泡病毒（Rhesus lymphocryptovirus）和绒猴淋巴滤泡病毒（Marmoset lymphocrypto virus）。

致病性 由 EB 病毒感染引起的或与 EB 病毒感染有关的疾病主要有传染性单核细胞增多症、非洲儿童淋巴瘤（伯基特淋巴瘤）及鼻咽癌。其他灵长类淋巴小结病毒也可引起外周淋巴结肿大、口腔白斑、霍奇金淋巴瘤、蕈样肉芽肿病及移植后淋巴增殖等相关疾病。

（邓红雨）

EB bìngdú

EB 病毒 (Epstein-Barr virus, EBV)

系统分类学上属于疱疹病毒科（Herpesviridae）、γ 疱疹病毒亚科（Gammaherpevirinae）、淋巴小结病毒属（Lymphocryptovirus）。又称人疱疹病毒 4 型（Human herpes virus-4，HHV-4）。具有双链 DNA 的病原体。可引起传染性单核细胞增多症，与鼻咽癌、伯基特淋巴瘤、霍奇金淋巴瘤及多发性硬化症的发生密切相关，是人类携带的常见病毒之一。

发现史 1964 年，迈克尔·爱泼斯坦（Michael Epstein）和伊冯娜·巴尔（Yvonne Barr）首次成功地将非洲儿童伯基特淋巴瘤细胞通过体外悬浮培养而建株，并用电镜观察到细胞涂片中的疱疹病毒颗粒。该病毒以两位发现者的首字母命名为 EB 病毒。

生物学特征 EB 病毒具有疱疹病毒家族的典型生物学特征。在结构上，病毒颗粒从内向外包含 4 种组分，双链 DNA 形式的病

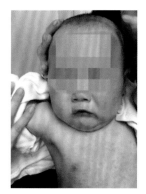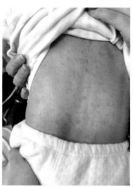

图 1 人疱疹病毒 7 型感染引起的幼儿玫瑰疹

毒基因组、核衣壳、间质蛋白层和镶有病毒蛋白的磷脂双分子层囊膜。EB 病毒基因组 DNA 长度随不同毒株而异，平均为 170kb。EB 病毒衣壳直径约 100nm，由 162 个衣壳粒（150 个六聚体和 12 个五聚体）组成。最外层的囊膜属于磷脂双层，来源于宿主的膜结构。囊膜上有病毒编码的糖蛋白，发挥识别宿主细胞上的 EB 病毒受体及与宿主细胞膜融合等重要功能。EB 病毒主要感染人类口咽部的上皮细胞和 B 细胞，可引起 B 细胞的无限增殖化。在一定条件下，EB 病毒还可感染 T 细胞、自然杀伤细胞及平滑肌细胞。EB 病毒感染的趋向性为 B 细胞来源的 EB 病毒更容易感染上皮细胞，而上皮细胞来源的 EB 病毒更容易感染 B 细胞。这种趋向性由 EB 病毒表面病毒编码的糖蛋白丰度决定。EB 病毒进入细胞后，可表现为裂解性感染、潜伏性感染和再激活感染 3 种感染形式。根据流行区域的不同，EB 病毒可分为 EB 病毒 1 和 EB 病毒 2 两种亚种。其中 EB 病毒 1 亚种在世界范围内广泛流行，而 EB 病毒 2 亚种仅在非洲境内存在。EB 病毒对抗生素不敏感。

免疫特征　人体感染 EB 病毒后能被诱导产生抗 EBNA 抗体、抗 EA 抗体、抗衣壳抗原抗体及抗 MA 抗体。已证明抗 MA 抗原的抗体能中和 EB 病毒。上述体液免疫系统能阻止外源性病毒感染，却不能消灭病毒的潜伏性感染。一般认为，细胞免疫（如 T 细胞的细胞毒反应）对病毒活化的"监视"和清除转化的 B 细胞起关键作用。

致病性　EB 病毒在人群中广泛感染，主要通过唾液传播，也可经输血传染。正常人群 EB 病毒

感染非常普遍：95% 以上的成人血清中 EB 病毒抗体呈阳性，中国 3~5 岁儿童针对 EB 病毒衣壳抗原的免疫球蛋白 G 抗体阳性率达 90% 以上。幼儿感染后多数无明显症状，或引起轻症咽炎和上呼吸道感染。青年期发生原发感染，约 50% 会出现传染性单核细胞增多症。对免疫缺陷的个体而言，EB 病毒的感染往往致命。EB 病毒是首个被发现与癌症相关的人类病毒，与非洲高发的伯基特淋巴瘤、鼻咽癌、霍奇金淋巴瘤及胃癌等多种肿瘤相关，因此被称为致瘤病毒。中国南方（广东及广西壮族自治区）及东南亚是鼻咽癌高发区，多发生于 40 岁以上人群。EB 病毒与鼻咽癌关系密切：①在所有病例的癌组织中均有 EB 病毒基因组存在和表达。②患者血清中有高效价针对 EB 病毒抗原的免疫球蛋白 G 和免疫球蛋白 A。③一病例中仅有单一病毒株，提示病毒在肿瘤起始阶段已进入癌细胞。

实验室检测　EB 病毒分离培养困难，临床一般用血清学方法和分子生物学方法辅助诊断。EB 病毒感染的个体无论是否发生恶性肿瘤均可产生针对 EB 病毒的抗体，因此检测血清中抗 EB 病毒感染产生的相应抗体成为临床上的主要检测手段。截至 2023 年开展的血清免疫诊断项目主要有针对 EB 病毒核衣壳抗原的免疫球蛋白 A、针对 EB 病毒核抗原的免疫球蛋白 A 及针对 EB 病毒 DNA 酶的抗体等。

　　利用聚合酶链反应检测核酸载量，有助于临床医师判断患者是否为活动性 EB 病毒感染和进行抗病毒疗效监测。随着检测技术的进步，实时荧光定量聚合酶链反应由于具有显著的敏感性、准

确性及较高的自动化，自 1999 年以来已被成功地应用于诊断与 EB 病毒有关的疾病。

相关疾病防治原则　截至 2023 年尚无针对 EB 病毒的有效疫苗上市。针对 EB 病毒糖蛋白 GP350 所设计的疫苗，可有效减少传染性单核细胞增多症的发病概率，但不能有效防止 EB 病毒感染。截至 2023 年，针对 EB 病毒所引起疾病的治疗主要包括药物疗法和免疫疗法。更昔洛韦和阿昔洛韦等一些核苷类似物对一些由急性裂解期 EB 感染引起的疾病有一定疗效，但对由 EB 病毒潜伏期感染引起的疾病无效。

（邓红雨）

xìcháng bìngdú shǔ
细长病毒属（*Rhadinovirus*）

系统分类学上属于疱疹病毒科（*Herpesviridae*）、γ 疱疹病毒亚科（*Gammaherpesvirinae*）。又称猴病毒属或 γ2 疱疹病毒属。广泛存在于哺乳动物中。通常感染淋巴细胞和上皮细胞、内皮细胞、成纤维细胞等黏附细胞，能在淋巴细胞中潜伏性感染。

生物学特征　细长病毒属病毒形态结构与其他疱疹病毒类似，完整的病毒呈球形，由线状双链 DNA、核衣壳、间质层和囊膜组成。基因组分为两段密度不同的 DNA 片段，其中一段鸟嘌呤和胞嘧啶含量高，为末端重复序列，通常不编码基因；另一段鸟嘌呤和胞嘧啶含量低，含有开放阅读框，可编码百余个蛋白质。

主要病毒种　细长病毒属主要包括的病毒有猞羚疱疹病毒 1 型、猞羚疱疹病毒 2 型、侏猴疱疹病毒 2 型、侏猴疱疹病毒 3 型、牛疱疹病毒 4 型、马疱疹病毒 2 型、马疱疹病毒 5 型、马疱疹病毒 7 型、马羚疱疹病毒 1 型、恒

河猴疱疹病毒、松鼠猴疱疹病毒、羊疱疹病毒 2 型、鼠疱疹病毒 4 型及人疱疹病毒 8 型。其中人疱疹病毒 8 型又称卡波西肉瘤病毒，是细长病毒属中发现的唯一的人疱疹病毒。

致病性 细长病毒属病毒在宿主体内通常呈潜伏性感染，与淋巴增生性疾病、淋巴组织和非淋巴组织肿瘤关系密切。

（邓红雨）

rén pàozhěn bìngdú 8 xíng

人疱疹病毒 8 型（Human herpes virus-8，HHV-8）
系统分类学上属于疱疹病毒科（Herpesviridae）、γ 疱疹病毒亚科、细长病毒属（Rhadinovirus）。又称卡波西肉瘤病毒（Kaposi's sarcoma-associated herpesvirus）。可能引起卡波西肉瘤、原发渗出性淋巴瘤及多中心型卡斯尔曼病。

发现史 卡波西肉瘤因 1872 年最先由匈牙利医师莫里茨·卡波西（Moritz Kaposi，1837～1902 年）报道而得名。他在 6 例患者身上发现了这种疾病，这些患者中除了 1 例小男孩外其余 5 例都是年龄超过 40 岁的男性。当时人们认为卡波西肉瘤是一种罕见的不可治愈的疾病，主要发生在老年群体中，在出现症状 2 年内可致患者死亡，但并没有意识到该病是由病原体引起的。20 世纪 60 年代在地中海和非洲地区也发现了这种疾病。20 世纪 80 年代卡波西肉瘤伴随获得性免疫缺陷综合征而流行，是获得性免疫缺陷综合征的重要并发症，在同性恋获得性免疫缺陷综合征人群中的发病率远高于其他人群（如血友病患者和儿童）中的发病率，提示卡波西肉瘤的发生可能与一种依靠性传播但非获得性免疫缺陷综合征病毒的病原体相关，由此激

发了研究人员对这种病原体的极大兴趣。

早在 1972 年人们就用电镜观察到了卡波西肉瘤病灶中存在的一些疱疹病毒样颗粒，这种病毒被鉴定为人巨细胞病毒——一种人群中普遍存在的疱疹病毒。20 世纪 90 年代初，一些研究人员也陆续在卡波西肉瘤病灶中发现了其他病原体，但之后它们都被证明与卡波西肉瘤的产生没有关联。直到 1993 年美国哥伦比亚大学的科学家用于聚合酶链反应为基础的代表性差异分析方法在卡波西肉瘤病灶中鉴别出一段不同于已知病毒的基因片段，之后他们和其他研究者克隆出 HHV-8 的整个基因组并得到了序列信息。

生物学特征 HHV-8 基因组长度为 165～170kb，其中包含 145kb 左右的独立区域（L），鸟嘌呤和胞嘧啶含量为 53.5%；至少包含 90 个开放阅读框；其余为末端重复序列，鸟嘌呤和胞嘧啶含量为 85%，由多个 801bp 的顺式重复单元组成。在末端重复序列区域存在多个基因组包装和切割位点，不同病毒株之间这一区域很少突变，但末端重复序列的拷贝数会发生变化。从不同地域分离的 HHV-8 病毒株基因组差异很小，但它们在内部重复序列和末端重复序列周围呈现出显著的序列多样性，这对于研究不同地域的病毒株多样性和流行病学特点很有帮助。HHV-8 基因组最大的特点是编码若干细胞周期调控及信号转导蛋白（如淋巴因子、补体蛋白、细胞周期蛋白 D）的同源蛋白，这些蛋白对于维持病毒在宿主内的感染和逃避宿主免疫攻击起重要作用。尽管 HHV-8 基因组有其自身的特点，但仍具有疱疹病毒的基本特征，其基因

中的 66 个开放阅读框属于疱疹病毒共同的保守结构，其大致结构也与其他疱疹病毒尤其是松鼠猴疱疹病毒较为接近。HHV-8 在体外可感染多种细胞系，通常以潜伏性感染为主。病毒潜伏性感染时大部分细胞没有明显的形态变化，但内皮细胞和间充质干细胞等细胞被感染后形态发生变化，和卡波西肉瘤病灶中的梭形细胞很相似。

免疫特征 截至 2023 年，对人疱疹病毒 8 型的血清流行病学研究多采用酶联免疫吸附试验。用于抗体检测的病毒抗原或重组多肽多来源于病毒潜伏性感染阶段表达的主要抗原 LANA，或裂解性感染阶段表达的抗原 K8.1 和 ORF65 等，用这种方法对不同来源的血清进行免疫荧光分析发现，全部非洲地方性卡波西肉瘤患者及 96% 的获得性免疫缺陷综合征相关卡波西肉瘤美国患者血清中均含有 HHV-8 抗体。

致病性 HHV-8 的分布具有明显的地域特征。在西欧和美国，HHV-8 血清阳性率低，为 1%～7%，主要存在于成年男性中，以同性恋之间的性行为传播为主，经常与获得性免疫缺陷综合征并发；在地中海和非洲的部分地区，HHV-8 血清阳性率很高，成年男性和女性感染率相当，大规模的传播可能是通过与 EB 病毒类似的唾液交换实现；HHV-8 血清阳性率在亚洲很低，日本献血者检验阳性率仅为 0.2%，对中国新疆维吾尔自治区地区普通人群抗 HHV-8 抗体免疫球蛋白 G 检测显示同地区维吾尔族和哈萨克族 HHV-8 感染率高于汉族（图 1），这与 2 个民族卡波西肉瘤高发一致。

HHV-8 是造成卡波西肉瘤、原发性渗透性淋巴瘤及多中心型

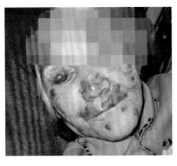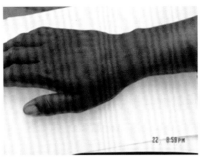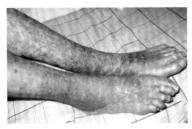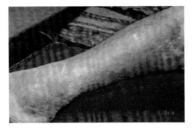

图 1　卡波西肉瘤患者
（杭州师范大学/石河子大学杨磊供图）

卡斯尔曼病的主要病因。截至 2023 年，还没有发现除人以外的 HHV-8 自然宿主。

实验室检测　可通过血液中 HHV-8 抗体的测定、末梢血细胞中（主要是 B 细胞）HHV-8 序列测定、病理组织中病毒及其基因检测等方法来进行鉴定。截至 2023 年，常采用酶联免疫吸附试验、蛋白质印迹法和聚合酶链反应等方法检测抗体、抗原和病毒核酸。对出现临床症状的感染者，通常采用组织病理学和免疫组化相结合的方法进行疾病诊断和抗原检测。

相关疾病防治原则　截至 2023 年，尚无 HHV-8 疫苗，通常人感染 HHV-8 无明显症状，因此杜绝不安全的性行为是防止 HHV-8 感染的重要措施。对 HHV-8 引起的卡波西肉瘤、原发性渗透性淋巴瘤、多中心型卡斯尔曼病等恶性肿瘤，通常采取手术治疗、化疗、放疗结合免疫疗法的综合治疗策略。

（邓红雨）

xiàn bìngdú kē
腺病毒科（*Adenoviridae*）　一类无囊膜的正链单链 DNA 病毒家族。主要含哺乳动物腺病毒属（*Mastadenovirus*）、禽腺病毒属、富 AT 腺病毒属（*Atadenovirus*）、唾液酸酶腺病毒属（*Siadenovirus*）和鱼腺病毒属（*Ichtadenovirus*）。可广泛感染脊椎动物。1953 年，罗威（Rowe）等在人腺样体原代培养中观察到自发的致细胞病变效应。1954 年，希勒曼（Hilleman）和维尔纳（Werner）在呼吸道疾病流行期间从新兵的呼吸道分泌物中分离出一种病原体。这两个研究小组发现的病毒是有关联的，因其最初在腺样组织中被发现而将其命名为腺病毒。已发现的成员超过 100 种。

生物学特征　腺病毒科病毒为无囊膜的 DNA 病毒，呈二十面体结构，表面有纤突，病毒颗粒直径约 90nm。病毒基因组为线状双链 DNA，长度为 26～45kb。不同的腺病毒基因组都含有反向末端重复序列，为 36～200bp，是复制的起点；人腺病毒基因组都包含几个重复的顺式包装序列，该序列位于左侧末端重复序列和第一个蛋白编码区之间，大小为几百个碱基对以内，介导腺病毒基因组包装入病毒衣壳。人腺病毒基因组含有 5 个早期转录单位（E1A、E1B、E2、E3、E4）、4 个中间转录单位（IX、Iva2、L4 中间体、E2 晚期单位）和 1 个晚期转录单位。经电泳分析发现腺病毒基因组含 12 个病毒蛋白，分别编号为 II（六聚体）、III（五聚体基质）、IIIa、IV（纤突）、IVa2、V（核心，等电点 = 10.3）、VI、VII（核心，等电点 = 12.3）、VIII、IX、μ、末端蛋白和 p23 病毒蛋白酶。其中有 4 种蛋白（病毒蛋白 V、VII 末端蛋白和酶蛋白）与病毒基因组构成病毒核心、蛋白 VII 是主要的核心蛋白，和同组蛋白一样包裹病毒基因组 DNA。构成病毒衣壳的蛋白质约有 7 种，蛋白 II 是病毒衣壳最主要的成分，六聚体由 3 个蛋白 II 分子紧密相连组成；蛋白 VI、蛋白 VIII 在六聚体与病毒核心之间形成连接桥，并与蛋白 IX 一起稳定六聚体分子的晶格排列；5 个分子蛋白 III 相连构成五聚体的基质蛋白，IIIa 为五聚体的周围蛋白，也参与衣壳的组成；五聚体通过蛋白 V 与病毒核心相连；蛋白 VI 主要构成病毒三聚体纤突，与病毒凝血活性相关。因红细胞凝集素（纤突）具有型特异性，常用血凝抑制试验对临床分离株进行分型。

主要病毒属与病毒种　根据腺病毒基因组特征，可将腺病毒科分为 5 个属。①哺乳动物腺病毒属（*Mastadenovirus*）：从哺乳动物体内分离得到，包括所有的人腺病毒。②禽腺病毒属：从鸟类体内分离获得。③富 AT 腺病毒属（*Atadenovirus*）：从爬行动物、鸟类、有袋动物和哺乳动物体内分离获得，因基因组含有相当高的腺嘌呤和胸腺嘧啶含量而得名。④唾液酸酶腺病毒属（*Siadenovirus*）：从爬行动物和鸟类体内分离得到。⑤鱼腺病毒属（*Ichtadenovirus*）：主要来源于鱼类。

意义　儿童呼吸系统疾病的 5%～10% 由人腺病毒引起，在养老院和新入伍的军人中暴发。除可致呼吸系统疾病，人腺病毒还可导致胃肠炎、结膜炎、咽炎、脑膜脑炎、急性出血性膀胱炎和肝炎等多种疾病。对免疫功能正常的人，人腺病毒一般引起轻症、有自限性的急性感染；而对新生儿和免疫缺陷的人（如获得性免疫缺陷综合征患者），人腺病毒可导致致死性感染，如急性重型肝炎、肺炎和脑炎等；在肾移植患者中人腺病毒感染还可能导致急性肾损伤。1962 年，科学家发现，将人腺病毒 A12 接种新生的仓鼠，可诱发肿瘤；这是第一次发现人腺病毒具有致瘤性。但是，没有流行病学证据表明人腺病毒与人的恶性肿瘤有关，也没有在人的肿瘤中发现人腺病毒核酸。

（王健伟　郭　丽）

bǔrǔ dòngwù xiàn bìngdú shǔ

哺乳动物腺病毒属（*Mastadenovirus*）　系统分类学上属腺病毒科（*Adenoviridae*）。该病毒具有多个型。可广泛感染哺乳动物，包括人、牛、猪、绵羊、山羊、马、犬、鼠和猿猴等。

生物学特征　哺乳动物腺病毒属病毒与腺病毒科的其他成员基本相同，基因组为线状双链 DNA 病毒，无囊膜，呈二十面体结构，病毒颗粒直径约为 90nm，基因组长度为 2645kb。

主要病毒种　2022 年，国际病毒分类委员会将哺乳动物腺病毒属分为 51 个种（曾称组或亚组）。其中，以灵长类作为宿主的腺病毒有 16 个种，即人腺病毒 A、人腺病毒 B、人腺病毒 C、人腺病毒 D、人腺病毒 E、人腺病毒 F 和人腺病毒 G 7 个种，以及猿猴腺病毒 A、猿猴腺病毒 B、猿猴腺病毒 C、猿猴腺病毒 D、猿猴腺病毒 E、猿猴腺病毒 F、猿猴腺病毒 G、猿猴腺病毒 H 和猿猴腺病毒 I 9 个种。

致病性　对哺乳动物腺病毒属成员研究较多的是人腺病毒。人腺病毒可引起呼吸道感染、眼部感染、胃肠炎、急性出血性膀胱炎等多种疾病。动物对人腺病毒不敏感，但某些人腺病毒型别对动物具有致瘤性，如人腺病毒 A12、人腺病毒 A18 和人腺病毒 A31 对新生仓鼠具有高度致瘤性，*E1A* 基因和 *E1B* 基因在这几种人腺病毒致瘤性中发挥重要作用；人腺病毒 D 种可在大鼠体内引起纤维腺瘤和乳腺肉瘤，而其早期基因 E4 在致瘤作用中起重要作用。但尚未证明与人类肿瘤有病因学上的联系。

应用　尽管人腺病毒可导致人类疾病，但也是一种重要的生物学工具，可作为载体用于基因的转移和基因治疗。由于腺病毒载体转基因效率高，可转导不同类型的人组织细胞，且效价高，进入细胞内并不整合到宿主细胞基因组，仅瞬时表达，具有较高的安全性，因此，腺病毒载体在基因治疗临床试验方面有越来越多的应用，基于腺病毒载体的基因治疗药物已批准上市。但由于人体内的抗腺病毒抗体限制了人腺病毒载体的广泛应用，所以人们开始开发动物腺病毒（如猴腺病毒）作为潜在的基因转移载体。

（王健伟　郭　丽）

rén xiàn bìngdú

人腺病毒（*Human adenovirus*）　系统分类学上属腺病毒科（*Adenoviridae*）、哺乳动物腺病毒属（*Mastadenovirus*）。具有线状双链 DNA 的病原体。可广泛感染人类并引起病毒性肺炎、病毒性胃肠炎、急性滤泡性结膜炎、急性出血性膀胱炎、脑膜脑炎等多种疾病。

发现史　1953 年，罗威（Rowe）等在对外科手术切除的儿童的扁桃体和腺样组织建立组织培养系统时，发现了一种可导致上皮样细胞发生变性的传染性因子，此后，在呼吸道感染的军人中也发现了类似的病毒因子。人们很快意识到这一类新的病毒因子包括很多型别，且其在抗原性上相关。这一类病毒最初被命名为腺样组织变性因子、腺样组织-咽结膜致病因子和急性呼吸道疾病因子等，1956 年被正式命名为腺病毒。1999 年对该病毒重新进行分类时，将其统一归入腺病毒科。人腺病毒属于腺病毒科的 5 个属之一——哺乳动物腺病毒属。

生物学特征　人腺病毒基因组为线状双链 DNA 病毒，无囊膜，呈二十面体结构，病毒颗粒直径约 90nm，基因组长度约 36kb。

人腺病毒与细胞表面特异性受体结合，通过胞吞作用进入细胞后，将基因组转运到细胞核，早期基因开始表达，病毒 DNA 进行复制，进而开始晚期基因表达，病毒体在细胞核内装配，然后裂解细胞释放子代病毒，这个过程涉及约 20 种早期基因和 15 种晚期基因。已确定了多种人腺病毒受体，其中细胞蛋白柯萨奇病毒-腺病毒受体（CAR）位于极化细胞的紧密连接处，主要为人腺病毒 A、人腺病毒 C、人腺病毒 D、人腺病毒 E 和人腺病毒 F 的受体；人腺病毒 B16、人腺病毒 B21、人腺病毒 B35 和人腺病毒 B50 均以 CD46 蛋白作为受体；人腺病毒 B3、人腺病毒 B7 和人腺病毒 B14 利用桥粒芯蛋白 2 作为受体；人腺病毒 B11 利用 CD46 作为受体，CD46 封闭时也可利用桥粒芯蛋白 2 作为受体。

人腺病毒蛋白主要有 3 种衣壳蛋白，即六聚体基质、五聚体基质和纤突。六聚体基质和纤突含有大多数中和抗体表位，五聚体基质含有小部分中和抗体表位。以人腺病毒 C5 为例，85%～90% 的中和抗体针对六聚体基质的高变区，其余的可能是针对纤突和五聚体基质，这一特性是对人腺病毒进行分型的基础。

人腺病毒分为 7 个种（曾称组或亚组），即人腺病毒 A～G。7 个种的人腺病毒中已鉴定出 115 个型，其中 1～51 型是通过血清分型鉴定，而 52～115 型是通过基因组测序鉴定。人腺病毒 A 包括人腺病毒 A12、人腺病毒 A18、人腺病毒 A31、人腺病毒 A61，人腺病毒 B 包括人腺病毒 B3、人腺病毒 B7、人腺病毒 B11、人腺病毒 B14、人腺病毒 B16、人腺病毒 B21、人腺病毒 B34、人腺病毒 B35、人腺病毒 B50、人腺病毒 B55、人腺病毒 B66、人腺病毒 B68、人腺病毒 B76～B79、人腺病毒 B106、人腺病毒 B114，人腺病毒 C 包括人腺病毒 C1、人腺病毒 C2、人腺病毒 C5、人腺病毒 C6、人腺病毒 C57、人腺病毒 C89、人腺病毒 C104、人腺病毒

C108，人腺病毒 D 包括人腺病毒 D8～D10、人腺病毒 D13、人腺病毒 D15、人腺病毒 D17、人腺病毒 D19、人腺病毒 D20、人腺病毒 D22～D30、人腺病毒 D32、人腺病毒 D33、人腺病毒 D36～D39、人腺病毒 D42～D49、人腺病毒 D51、人腺病毒 D53、人腺病毒 D54、人腺病毒 D56、人腺病毒 D58、人腺病毒 D59、人腺病毒 D60、人腺病毒 D63、人腺病毒 D64、人腺病毒 D65、人腺病毒 D67、人腺病毒 D69～D75、人腺病毒 D80～D88、人腺病毒 D90～D103、人腺病毒 D105、人腺病毒 D107、人腺病毒 D109～D113、人腺病毒 D115，人腺病毒 E 包括人腺病毒 E4，人腺病毒 F 包括人腺病毒 F40、人腺病毒 F41，人腺病毒 G 包括人腺病毒 G52。根据基因组相似性和内切酶分析，人腺病毒 B 进一步分为人腺病毒 B1 亚种（人腺病毒 B3、人腺病毒 B7、人腺病毒 B16、人腺病毒 B21、人腺病毒 B50）和人腺病毒 B2 亚种（人腺病毒 B11、人腺病毒 B14、人腺病毒 B34、人腺病毒 B35、人腺病毒 B55）。

通过基因组分析鉴定出的首个人腺病毒基因型是人腺病毒 G52，从一名肠胃炎患者中分离出来。所有后来的人腺病毒基因型，通常由种内重组而来，其基因型是通过全基因组测序和计算分析鉴定出来。例如，人腺病毒 B55，于 2006 年首次从中国的呼吸道疾病的暴发病例中分离得到，由人腺病毒 B14 和人腺病毒 B11 重组而来，这种突发性疾病的病原体在人腺病毒 B14 基因组（97.4%）中包含一小部分人腺病毒 B11 基因组（2.6%），是分子进化的一个典型例子。人腺病毒 D56 可导

致新生儿死亡和角膜结膜炎，是由人腺病毒 D9、人腺病毒 D15、人腺病毒 D26 和人腺病毒 D29 通过复杂重组而形成的一种新病毒。同一种内的不同人腺病毒基因组序列具有高度相关性，而不同种间人腺病毒基因组序列差异很大。

原代人胚肾细胞是对所有的人腺病毒最敏感的细胞，但这种细胞有时存在相关病毒的污染。连续传代的上皮细胞，如人喉癌上皮细胞、宫颈癌细胞系海拉细胞、人鼻咽癌细胞系 KB、人胚肾细胞系 HEK293 和肺癌细胞系 A549 细胞对人腺病毒也高度敏感。人腺病毒在单层细胞培养中可产生致细胞病变效应，如细胞变圆、肿胀，从培养表面脱落聚集成葡萄串状，细胞核变大，细胞逐渐裂解，只留下细胞碎片。

免疫特征　人腺病毒感染后，大部分患者可产生人腺病毒种特异性和型特异性抗体。种特异性抗体无中和活性，但可用于人腺病毒感染的诊断，取患者急性期和恢复期血清，以某种人腺病毒型别的组织培养物或纯化的六聚体蛋白作为抗原，利用酶联免疫吸附试验和免疫荧光等方法检测患者体内种特异性抗体效价的增加，以此来判定是否存在人腺病毒的感染。型特异性抗体具有中和活性，对感染的患者具有保护作用，且可抵抗同种型人腺病毒的再感染，但对病毒携带者没有清除病毒的作用。

致病性　人腺病毒主要通呼吸道飞沫、眼分泌物，经呼吸道或接触传播；肠道感染主要通过粪-口途径传播。感染容易在幼儿园、学校和军营新兵中造成暴发流行。人腺病毒可感染呼吸道、眼部和胃肠道的不同部位并进行复制，有时也会感染膀胱和肝。

人腺病毒感染的季节性与病毒型别、人群和接触病毒的种类有关。例如，呼吸系统感染最常发生在冬季和春季；眼部的感染最常发生在夏季，常与游泳有关；人腺病毒引起的胃肠炎没有明显的季节性。对于引起呼吸道疾病的某些型别，最初的复制大多发生在非纤毛的呼吸道上皮细胞中，人腺病毒很难感染下呼吸道中纤毛上皮，因为这些细胞不表达人腺病毒所需的 CAR 受体，但是人腺病毒可破坏细胞与细胞之间的完整性，从而利用极化上皮细胞的 CAR 受体进行基底外侧的感染。人腺病毒感染后常常导致亚临床感染并产生中和抗体，这对同一种腺病毒型别的再感染可产生保护作用。人腺病毒感染的临床表现大多局限于眼部和咽部，但某些患者会向肺部扩散。虽然大部分的人腺病毒可在肠道进行复制，但一般不会导致胃肠炎，而人腺病毒 F40 和人腺病毒 F41 是导致胃肠炎的病因。人腺病毒 B 在免疫力正常的人群中可通过病毒血症引起膀胱炎症。人腺病毒还可引起肝感染，但其途径不清，特别是在肝移植的免疫缺陷者体内，某些患者可能是被移植物细胞（如淋巴细胞）内存在的潜伏人腺病毒感染。某些人腺病毒型别在一些器官导致疾病，而在其他器官不会导致疾病的机制尚不清楚。现在还不能解释人腺病毒 F40 和人腺病毒 F41 具有胃肠炎诱导能力，人腺病毒 B 具有尿路嗜性，而人腺病毒 D8、人腺病毒 D19、人腺病毒 D37 对结膜具有特殊致病力的原因。

人腺病毒的感染呈全世界分布。一般情况下，人腺病毒只感染人类而对动物不致病，动物腺病毒也只感染其来源的动物。人腺病毒导致全球约 8% 的临床相关病毒感染。在发热性疾病中 5%~10% 由人腺病毒引起。在亚洲，约 4.4% 的儿童腹泻为人腺病毒阳性。

呼吸道感染　在中国儿童的人腺病毒感染中，主要以人腺病毒 A、人腺病毒 B、人腺病毒 C、人腺病毒 E 4 个种的腺病毒感染为主，其中检出率最高的型是人腺病毒 B7（50.0%）和人腺病毒 B3（26.5%），其次是人腺病毒 C2（8.0%）和人腺病毒 C1（3.8%）。此外，新报道的型别或变异株在中国儿童的感染中也同样存在，如人腺病毒 B55（3.4%）、人腺病毒 B14（1.3%）和人腺病毒 C57（1.3%）。儿童感染该病毒的主要表现为发热、咳嗽、喘息、呼吸困难、腹泻、呕吐等，20 世纪 50 年代人腺病毒 B3 造成的肺炎暴发曾在中国造成很多儿童死亡。中国成人的急性呼吸道感染中，以人腺病毒 B（人腺病毒 B3、人腺病毒 B7、人腺病毒 B11 和人腺病毒 B14）、人腺病毒 C（人腺病毒 C1、人腺病毒 C2 和人腺病毒 C6）和人腺病毒 E（人腺病毒 E4）3 种腺病毒感染为主，而以人腺病毒 B 的感染最常见，约占 77.9%，其中人腺病毒 B3 是检出最多的血清型，临床表现以发热、咽痛、头痛、肌痛、寒战、咳痰、流涕和鼻塞为主。美国军人中，最常导致呼吸道感染的是人腺病毒 E4，其次为人腺病毒 B7。

人腺病毒 B55 由人腺病毒 B11 和人腺病毒 B14 基因重组而成，2006 年曾在中国陕西省引起疾病的暴发，并出现死亡病例。2011 年，在中国北京再次发现由人腺病毒 B55 引起的急性呼吸道疾病的暴发，与其他人腺病毒型别相比，人腺病毒 B55 引起更严重的肺炎，患者可能出现急性呼吸窘迫综合征。在对中国北京和烟台 2010~2012 年的成人和青少年社区获得性肺炎调查中发现，人腺病毒 B55 的检出率为 2.2%，已成为中国病毒性肺炎的重要病因，应引起足够的重视。

眼部感染　人腺病毒可引起急性滤泡性结膜炎，潜伏期一般为 6~9 天，最常见的血清型是人腺病毒 B3 和人腺病毒 B7。

胃肠炎　人腺病毒 F40 和人腺病毒 F41 可引起 4 岁以下儿童的胃肠炎，主要表现为腹痛、腹泻。人腺病毒 C 种能引起某些婴幼儿肠套叠。

实验室检测　①细胞培养：最好用人胚肾细胞 HEK293 进行培养。②免疫学诊断：可通过免疫荧光试验、酶免疫测定、乳胶凝集试验和中和试验的方法进行鉴定。③核酸检测：主要利用聚合酶链反应进行检测，并结合测序分析，在毒株鉴定方面已逐渐替代中和试验。

相关疾病防治原则　无特异性疫苗和抗病毒药物。美国军队使用人腺病毒 E4 和人腺病毒 B7 活疫苗进行口服用于预防新兵的人腺病毒 E4 和人腺病毒 B7 感染。其他预防措施包括勤洗手、勤消毒，避免接触患者及其呼吸道飞沫；平常多饮水，注意锻炼身体；室内多通风，保持室内环境清洁；流行季节尽量少去人员密集的公共场所，外出时戴口罩，避免接触患者，以防感染。发生感染主要采取对症、支持治疗。

（王健伟　郭　丽）

rǔtóuliú bìngdú kē

乳头瘤病毒科（Papillomaviridae）一类能诱发人和多种高级脊椎动物皮肤、黏膜产生疣和乳头状瘤的环状双链 DNA 病毒。1933 年第一次从棉尾兔体内发现乳头瘤病毒。1999 年国际病毒命名和分类委员会将原来乳多空病毒科（*Papovaviridae*）中的乳头瘤病毒属新设立为乳头瘤病毒科。

生物学特征　病毒颗粒呈球形，直径为 50~60nm，无囊膜。病毒衣壳呈二十面体立体对称，其壳粒由 72 个非对称排列的子粒组成。病毒基因组为环状双链 DNA，长度为 7.2~8.0kb，所有开放阅读框均位于同一条 DNA 链上，其编码区可分为早期蛋白编码区、晚期蛋白编码区和上游调控区。病毒基因组含多个启动子，在不同的感染细胞内有多种 RNA 拼接方式，所产生的信使 RNA 种类繁多。其中，早期蛋白编码区的转录产物因病毒不同包括 6~8 种 E 蛋白，晚期蛋白编码区的转录产物包括衣壳蛋白 L1 和 L2。上游调控区可能在维持病毒感染处于潜伏状态中扮演重要角色。乳头瘤科病毒具有严格的宿主范围和组织特异性，病毒对皮肤和黏膜的上皮细胞有高度嗜性。病毒感染人和动物皮肤或黏膜的上皮细胞并引起与细胞分化状态有关的增殖性损伤。引起细胞增殖是乳头瘤病毒的基本特征，病毒复制能诱导上皮增生，表皮变厚，伴有棘层增生和某些程度表皮角化，临床上常表现为皮肤或黏膜部位形成疣。乳头瘤病毒还能与许多种类型的细胞结合，提示该病毒嗜角化上皮性似乎不取决于细胞的特异性受体。病毒 DNA 易与宿主细胞的染色体发生整合。

主要病毒属与病毒种　乳头瘤病毒科包括 α 乳头瘤病毒属（*Alphapapillomavirus*）、β 乳头瘤病毒属（*Betapapillomavirus*）、γ 乳头瘤病毒属（*Gammapapillomavirus*）、δ 乳头瘤病毒属（*Deltapapillomavirus*）、ε 乳头瘤病毒属（*Epsilonpapillomavirus*）、ζ 乳头瘤病毒属（*Zetapapillomavirus*）、η 乳头瘤病毒属（*Etapapillomavirus*）、θ 乳头瘤病毒属（*Thetapapillomavirus*）、ι 乳头瘤病毒属（*Iotapapillomavirus*）、κ 乳头瘤病毒属（*Kappapapillomavirus*）、λ 乳头瘤病毒属（*Lambdapapillomavirus*）、μ 乳头瘤病毒属（*Mupapillomavirus*）、ν 乳头瘤病毒属（*Nupapillomavirus*）、ξ 乳头瘤病毒属（*Xipapillomavirus*）、o 乳头瘤病毒属（*Omicronpapillomavirus*）、π 乳头瘤病毒属（*Pipapillomavirus*）16 个病毒属及未分类病毒种。其中与人类感染相关的主要有 α 乳头瘤病毒属、β 乳头瘤病毒属、γ 乳头瘤病毒属、μ 乳头瘤病毒属和 ν 乳头瘤病毒属中的多个型别人乳头瘤病毒（*Human papilloma virus*，HPV）。

意义　人乳头瘤病毒主要通过接触感染部位或污染的物品传播。病毒感染可导致皮肤、生殖器、呼吸道、结膜和口腔等多部位发生局部病变，某些生殖道的高危种型病毒感染可与宿主体内诸因素共同作用引起恶性肿瘤，对患者的健康和生命危害极大。

（高 磊）

κ rǔtóuliú bìngdú shǔ

κ 乳头瘤病毒属（*Kappapapillomavirus*）　系统分类学上属乳头瘤病毒科（*Papillomaviridae*）。根据其宿主范围和基因序列的同源性进行分类和命名。不同种的乳头瘤病毒的名称是在宿主名称后加乳头瘤病毒（*Papilloma virus*，PV），如牛乳头瘤病毒（*Bovine papilloma virus*，BPV）。常应用基因克隆和分子杂交的方法来确定人乳头瘤病毒的型别，通常以50% 的同源性作为分型的标准。各型之间的 DNA 同源性<50%。凡是型内同源>50%，但限制性内切酶片段不同的称为亚型。

生物学特征　乳头瘤病毒具有相似的形态特征，病毒颗粒直径为52~55nm，呈二十面体对称，有72 个子粒，无囊膜。病毒颗粒由单拷贝的 DNA 和蛋白质两种成分组成。病毒颗粒衣壳由主要衣壳蛋白（L1）和次要衣壳蛋白（L2）组成。病毒基因组为一双链闭环的 DNA，近 8000 个碱基对。基因组 DNA 与细胞组蛋白结合形成染色质样复合物。

主要病毒种　代表病毒种主要有棉尾兔乳头瘤病毒、人乳头瘤病毒 32 型、人乳头瘤病毒 5 型、人乳头瘤病毒 4 型、欧洲驼鹿乳头瘤病毒、牛乳头瘤病毒 5 型、马乳头瘤病毒 1 型、苍头燕雀乳头瘤病毒、提姆那灰鹦鹉乳头瘤病毒、多乳房大鼠乳头瘤病毒、犬口腔乳头瘤病毒、人乳头瘤病毒 1 型、人乳头瘤病毒 41 型、牛乳头瘤病毒 3 型、棘鳍鼠海豚乳头瘤病毒、仓鼠口腔乳头瘤病毒。

致病性　乳头瘤病毒具有相对严格的种属特异性，牛和兔的乳头瘤病毒不能感染人类，反之亦然。

（高 磊）

rén rǔtóuliú bìngdú

人乳头瘤病毒（*Human papilloma virus*，HPV）　系统分类学上属乳头瘤病毒科（*Papillomaviridae*）、κ 乳头瘤病毒属（*Kappapapillomavirus*）。主要侵犯人的皮肤和黏膜，可导致不同程度的增生性病变的乳头瘤病毒科的乳头瘤病毒。该病毒属于 DNA 病毒。

根据核苷酸序列进行分型，已发现 HPV 有百余个型，大多数的 HPV 型已完成基因组测序。

发现史 早在 1907 年有学者就发现，通过将人皮肤疣状病变组织的无细胞提取液接种于人体，可造成皮肤疣在人体间的传播，由此提出了皮肤疣的病因学理论。自从 1933 年美国洛克菲勒大学的理查德·肖普（Richard Shope）从棉尾兔体内第一次发现乳头瘤病毒后，病毒学家一直致力于其他动物乳头瘤病毒的分离和研究。但是，由于 HPV 很难在体外培养成功，缺少合适的动物模型，所以对 HPV 结构和生物学特征的认识大多来自对动物乳头瘤病毒的研究。20 世纪 70 年代后，随着分子克隆技术的出现，人们能在分子水平上阐明乳头瘤病毒的型别和基因组结构。1992 年，梅尔（Meyer）等利用细胞培养技术首次在体外传代培养 HPV 获得成功，此外，HPV 所感染的乳头瘤细胞在裸鼠体内移植传代也获得成功。根据 HPV 的 L1 基因分型，如果一种 HPV 的 L1 开放阅读框序列与已知型别 HPV 相比，其DNA 变异>10%，就可定义为一种新的 HPV 型别；如果只有2%~10% 的 DNA 变异，则被认为是同一型病毒的 2 个亚型。

生物学特征 HPV 对皮肤和黏膜上皮细胞有高度的亲嗜性，可在易感细胞的细胞核内增殖并形成嗜酸性包涵体。增殖的病毒只能在受感染皮肤上层细胞的细胞核中检测到，这与上皮细胞分化阶段相关。HPV 感染后在细胞核内增殖，细胞核着色深，核周围有不着色的空晕。HPV 的复制能诱导上皮细胞增殖，表皮变厚，并伴有棘细胞增殖和表皮角化而形成皮肤乳头状瘤。HPV 体外培

养十分困难。HPV 的 DNA 隐藏于基底细胞层，早期基因在棘细胞层开始表达，而晚期基因的表达及病毒体的装配则在颗粒细胞层进行，因此成熟的病毒体仅在终末分化的上皮细胞中产生。分化成熟的角质层细胞很快脱落，故 HPV 抗原接触免疫系统的机会较少，这是 HPV 免疫原性低，易形成持续性感染的重要因素之一。

免疫特征 感染 HPV 后，宿主可产生特异性抗体，但该抗体没有保护作用。HPV 感染可触发宿主的细胞免疫应答，用 HPV 主要衣壳蛋白（L1）基因的核酸疫苗免疫动物可诱发特异性免疫应答。非特异性细胞免疫异常者偏平疣的患病率高。HPV 感染的肿瘤细胞可通过多种机制（如人类白细胞抗原 I 类抗原变异或表达缺失、缺乏 B7 协同刺激信号等）逃逸宿主免疫系统的攻击。因此，建立有效的细胞免疫尤其是局部细胞免疫对清除病毒，消除 HPV 持续性感染十分重要。

致病性 人类是 HPV 的唯一自然宿主。HPV 主要通过直接接触感染者的病损部位或间接接触被病毒污染的物品等途径传播。生殖道感染主要由性接触传播，新生儿可在通过产道时受感染。HPV 感染后的主要病理改变是引起上皮增生性病变，其特征性表现之一是形成"凹空细胞"（图1）。病毒感染仅停留于局部皮肤和黏膜中，不产生病毒血症；易形成持续性感染。不同型的 HPV 侵犯的部位和所致疾病也不相同：嗜皮肤性 HPV 主要感染鳞状上皮，常引起青少年和儿童的扁平疣、手足部跖疣等；嗜黏膜性HPV 主要侵犯黏膜，其中 HPV6型和 HPV11 型可引起生殖道尖锐

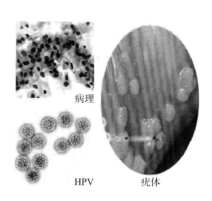

图 1　HPV 所致疣体、病理及 HPV 示意

湿疣、口腔及喉的乳头状瘤等良性改变，称为低危型 HPV；HPV16、HPV18、HPV45、HPV58等型别与宫颈癌、肛门癌、口腔癌等恶性肿瘤的发生有关，称为高危型 HPV。HPV 在细胞中存在的方式与其诱导细胞恶变能力密切相关，在 HPV 相关良性病变中，HPV 的 DNA 多以游离状态存在；而在大多数宫颈癌组织中HPV 的 DNA 以整合状态存在。在HPV 基因组编码的产物中，E1 蛋白、E2 蛋白加强病毒复制和转录，起间接致癌作用；E6 蛋白、E7 蛋白具有癌基因的功能，可分别与细胞抑癌蛋白 P53 和 Rb 基因产物 P110^{Rb} 蛋白相结合，使其失去活性，失去对细胞分裂和增殖的抑制作用，使细胞向无限增殖化发展，使细胞从正常向恶性转变。

实验室检测 临床上典型的乳头瘤或疣比较容易诊断，但亚临床感染、宫颈癌普查及研究HPV 感染情况时常需通过组织病理学、免疫学及核酸检测等方法来鉴定。活检组织经包埋、切片后进行透射电镜观察，发现 HPV 病毒颗粒具有诊断价值，但此方法有一定局限性。通过免疫组化检测病变组织中的 HPV 抗原，可

用于研究 HPV 在细胞中的定位，但不能用于分型。核酸杂交和聚合酶链反应灵敏度高，特异度强，广泛用于 HPV 感染的确诊和 HPV 分型。由于未获得天然 HPV 抗原，因此血清学检查尚未普遍开展。有研究用基因工程表达的主要衣壳蛋白（L1）和次要衣壳蛋白（L2）检查患者血清中的抗体。HPV 的临床样本不能再分离。

相关疾病防治原则 大多数皮肤和黏膜部位的疣可自发消退，但依病变部位和病变程度不同，这些患者可有不同程度的不适感。针对 HPV 引起的性传播疾病，要加强性安全教育和社会管理，对控制 HPV 感染、减少生殖器疣及宫颈癌的发生有重要意义。积极治疗子宫颈慢性疾病，特别是对 HPV 感染引起的高危型病变的早期发现、早期诊断和早期治疗，可显著降低宫颈癌的发病率和病死率。此外，有效预防接种将是预防 HPV 感染和宫颈癌发生的一个主攻方向。HPV 疫苗在预防和治疗 HPV 感染及宫颈癌方面取得了较大的进展。主要进展如下：①预防型疫苗方面。市场上有多种不同类型的 HPV 疫苗，包括二价、四价和九价（可预防 6 型、11 型、16 型、18 型、31 型、33 型、45 型、52 型和 58 型共 9 种病毒）疫苗。②生产工艺方面。HPV 疫苗的生产工艺已得到了很大的改进和提高。新型疫苗的生产效率更高，接种次数更少，接种时间间隔更短，且不良反应发生率也得到了显著降低。③接种策略方面。采用更早接种 HPV 疫苗的策略可能更有效，如在青春期前接种 HPV 疫苗可更好地保护青少年免受 HPV 感染的侵害。HPV 感染性相关恶性肿瘤的治疗主要采取手术疗法、放射疗法、

化学药物治疗、免疫疗法及中医中药疗法等，可根据肿瘤的临床分期、患者年龄和宿主一般状况及技术设备条件等具体情况选择应用。乳头瘤病毒基础免疫方面的研究成果为疫苗的设计研制提供了理论依据，已发现多种牛乳头瘤病毒和 HPV 蛋白的 B 淋巴细胞和 T 淋巴细胞结合表位。

（高 磊）

duōliú bìngdú kē

多瘤病毒科（Polyomaviridae）

一类具有细胞转化能力、可诱导多种新生动物发生肉瘤或癌症的无囊膜的环状双链 DNA 病毒。多瘤病毒（Polyoma virus）原指鼠多型瘤病毒，由于病毒接种小鼠能诱发多部位上皮细胞瘤，故称多瘤病毒。人、牛、兔、鸟类、啮齿类和灵长类动物体内相继发现了多种多瘤病毒。

生物学特征 病毒颗粒呈球形，直径为 40～45nm，无囊膜。病毒衣壳呈二十面体立体对称，其壳粒由 72 个非对称排列的子粒组成。病毒对外界有很强的抵抗力，耐酸、醚和乙醇，不易被福尔马林灭活。病毒基因组为环状双链 DNA，为 5.0～5.3kb，具有感染性，DNA 与细胞组蛋白组成类似于细胞染色质的微染色体。病毒基因组编码 2～3 种与诱发感染细胞转化有关的蛋白（大 T 抗原、中 T 抗原、小 T 抗原）和 VP1、VP2 和 VP3 三种结构蛋白。多瘤病毒 DNA 转化细胞具有双重的生物学特征：一方面转化细胞表面出现与病毒有关的新抗原决定簇（LT 或 MT），使同基因型的个体间产生免疫反应，接种敏感动物能引起肿瘤；另一方面转化细胞过程可发生逆转恢复正常的细胞特征，或转化细胞合成大量完整的病毒颗粒导致细胞溶解死

亡。多瘤病毒具有共同的属特异性抗原决定簇，但不同种动物的多瘤病毒之间没有或仅有微弱的血清学交叉反应，各种病毒具有独特的种特异性抗原决定簇。灵长类多瘤病毒诱导的肿瘤移植抗原（T 抗原）之间存在明显的血清学交叉反应。

主要病毒属与病毒种 多瘤病毒科只有多瘤病毒属一个属。与人类疾病相关的多瘤病毒主要包括人多瘤病毒、BK 病毒、JC 病毒。猴病毒 40 也是多瘤病毒属的成员之一。

意义 多瘤病毒是在人体内广泛存在的病毒，病毒的感染多发生于儿童期。早期发现的多瘤病毒有 BK 病毒和 JC 病毒，在免疫功能不全的个体分别造成多瘤病毒肾炎和进行性多灶性白质脑病。随后相继有可引发梅克尔细胞癌的梅克尔细胞多瘤病毒等多种新型人多瘤病毒被发现。人多瘤病毒可引发中枢神经系统的一种进行性退化性疾病，宿主处于免疫状态不佳或免疫抑制时，病毒大量复制并逐渐由隐性感染转变为具有一定程度的致病性，同时病毒对特定组织的亲嗜性逐步演化为组织泛嗜性。猴病毒40 已证实与人类某些肿瘤的发生密切相关。有关新型人多瘤病毒的发现及其与人类疾病的关系将逐渐成为公共卫生领域关注的重点。

（高 磊）

duōliú bìngdú shǔ

多瘤病毒属（Polyomavirus）

系统分类学上属多瘤病毒科（Polyomaviridae）。一类高度稳定的 DNA 病毒。作为多瘤病毒科唯一属，以隐性感染的方式存在于某些实验小鼠群和城市及乡村的一些野鼠之中，可引起小鼠腮腺

瘤。所有的多瘤病毒都可在裸鼠中成瘤。

生物学特征 多瘤病毒属病毒除具有相似的病毒形态、结构及组成，还具有比较一致的生物学特征。病毒感染细胞后，病毒DNA整合于宿主染色体内，感染部位多为动物组织、器官。病毒DNA具有相似的核苷酸序列和转化细胞的能力；病毒内部蛋白具有属特异性的抗原决定簇。体外培养病毒增殖良好，接种啮齿类动物多引发肿瘤，感染性病毒不能在肿瘤中持续存在。病毒能凝集动物红细胞，并经排泄物等传播。多瘤病毒感染自然宿主，在临床上多为隐性感染，没有明显的组织性损伤，多瘤病毒感染不是单纯的隐性感染，其可增强或抑制其他病原体的感染性试验，在某些动物体内能引起高死亡率的急性全身性疾病。

主要病毒种 主要代表病毒种有鼠多瘤病毒、虎皮鹦鹉幼鸟病病毒、猴病毒40〔猴空泡病毒40（*Simian vacuolating virus 40*，SV40）〕、人 BK 和 JC 病毒、人和绿猴亲淋巴病毒、鼠 K 病毒、兔肾空泡病毒、狒狒 SA12 病毒、短尾猕猴 STMV 病毒、仓鼠多瘤病毒、牛多瘤病毒。

致病性 多瘤病毒属病毒感染动物和人后会造成肿瘤，其中有些种类会感染人的呼吸系统、肾或脑。正常人群中 70% 为无症状感染者，而临床有症状的感染多出现在免疫抑制的人群中，主要集中在移植患者，偶尔见于非移植免疫抑制人群。在肾移植患者中常见的是多瘤病毒的 BK 型。

（高磊）

JC bìngdú

JC 病毒（*JC virus*，JCV）系统分类学上属多瘤病毒科（*Poly-*

omaviridae）、多瘤病毒属（*Poly-omavirus*）。具有无囊膜、环状双链 DNA 的病原体。可引起进行性多灶性白质脑病（progressive multifocal leukoencephalopathy，PML）。JC 病毒在人群中广泛感染，但是否致病与宿主的免疫状况有关。

发现史 帕吉特（Padgett）等于 1971 年在 PML 患者的脑组织中第一次分离出 JC 病毒。由于 PML 是获得性免疫缺陷综合征患者的主要并发症，因而受到普遍关注。

生物学特征 JC 病毒与猴病毒（SV40）和 BK 病毒基因组的大小（约 5.2bp）、结构及 DNA 序列非常类似，无囊膜，外被衣壳蛋白包裹，内含环状双链 DNA。JC 病毒基因组包括三大功能区，即上游编码区、下游编码区和非编码调节区。上游编码区表达大 T 抗原和小 T 抗原，下游编码区表达 VP1 蛋白（主要衣壳蛋白）、VP2 蛋白、VP3 蛋白和调节蛋白，非编码调节区包括启动子、增强子和复制起始位点。JC 病毒通过与细胞表面表达的 α-2,6 连接唾液酸附着，与细胞表面表达的 5-羟色胺 2α 亚型受体结合后才能对人类细胞进行感染。JC 病毒只能在神经胶质细胞和淋巴样细胞（如 B 细胞系）内进行复制。JC 病毒早期启动子转录过程的调控非常复杂，多种细胞因了对 JC 病毒早期启动子进行调控。

JC 病毒只有一种血清型，根据编码 VP1 的高度保守的基因组核苷酸序列的变异情况可分为三十多个基因型，包括 18 个主要的基因型，每个基因型包含若干个亚型。此外，按地理位置可划分为 A、B 及 C 3 个主要群，每个群包含若干个亚型。亚洲有多型 JC 病毒（如 B1-a、B1-b、B1-d、

B2、CY、MY 及 SC 型）传播感染，传播区域部分有重叠，中国以 B1-a 型、CY-b 型为主。

免疫特征 健康成人的免疫系统能使 JC 病毒处于休眠状态，CD8+T 淋巴细胞是维持 JC 病毒休眠的关键所在。JC 病毒能感染中枢神经系统的细胞并导致 PML，是因 JC 病毒能对其转录调控区进行重排，更容易与能和 DNA 结合的转录因子进行绑定，从而调控基因表达。大多数从生殖泌尿系统中分离出来的处于潜伏状态下的 JC 病毒和早期的隔离群（原始性隔离群）的基因组中不存在串联重复序列。JC 病毒复活需在宿主发生深度细胞性免疫抑制时才能进行。

致病性 JC 病毒可通过分娩（胎盘）、哺乳或长期共同生活接触从母亲传播给子女，也可通过呼吸道、消化道传播。JC 病毒具有肿瘤原性，多引发神经系统肿瘤。JC 病毒能感染中枢神经系统产生 PML。一般认为，JC 病毒感染人扁桃体中的细胞，通过在淋巴细胞中复制进行扩散。JC 病毒尚能在肾组织中复制，并通过尿液排出，故一般成人尿液中可检测到 JC 病毒。

实验室检测 确认 JC 病毒感染的检测包括检测血清中特异性 VP1 抗体，对感染者的尿液、脑脊液、血液及病变组织进行 JC 病毒 DNA 检测，对活组织进行原位杂交及免疫组化检测等方法。由于 JC 病毒在人群中的感染率很高，抗体检测并非确认存在活动性 JC 病毒感染的可靠方法。对脑脊液进行聚合酶链反应来特异性地检测 JC 病毒 DNA 是证实 PML 最好的检测方法。聚合酶链反应的灵敏度为 75%，特异度高达 96%，而实时荧光定量核酸扩增

检测的灵敏度要远远高于巢式聚合酶链反应，实时荧光定量核酸扩增检测也可能有更高的检测特异性。头颅影像学的变化并不能确诊为 PML，脑组织活体检查是诊断 PML 的金标准。因此，对临床上怀疑感染 PML 的病例，除行 CT 或 MRI 检查，应早期开展脑脊液和尿液 JC 病毒核酸检测以实现对 PML 的早期诊断。

相关疾病防治原则 健康成人感染 JC 病毒后不需治疗，免疫抑制患者感染 JC 病毒后需进行相应的治疗。尚无有效的针对 JC 病毒的抗病毒药物。针对同时感染人类免疫缺陷病毒和 JC 病毒的患者，最好的治疗方法是应用高效抗反转录病毒治疗获得免疫重建减少 JC 病毒的复制。随着中国获得性免疫缺陷综合征患者人数的逐年增加，JC 病毒感染作为获得性免疫缺陷综合征相关的机会性感染也会逐年增多，JC 病毒所带来的危害也会更加突出。获得性免疫缺陷综合征等免疫抑制患者中 JC 病毒所致的 PML 及各种癌症将成为此类患者一个不可忽视的死因，也将成为临床治疗一大棘手的难题。

（高 磊）

BK bìngdú

BK 病毒（Bovine Kobu virus，BKV） 系统分类学上属多瘤病毒科（Polyomaviridae）、多瘤病毒属（Polyomavirus）。具有无囊膜、环状双链 RNA 的病原体。可诱发新生仓鼠和小鼠产生肿瘤，并于体外使仓鼠、大鼠、小鼠、家兔和非洲绿猴细胞发生转化。

发现史 加德纳（Gardner）于1997年首次从1例人肾移植后免疫功能受到抑制、接受免疫抑制剂治疗的患者的尿中分离得到，按照患者姓、名的首个字母，将这种病毒命名为 BK 病毒。

生物学特征 BK 病毒病毒颗粒直径约45nm，由碱基对组成的环状双链分子，无囊膜。病毒链分为 3 个区，即非编码控制区，编码小 T 抗原、大 T 抗原的早期编码区，编码病毒壳体蛋白 VP1、VP2、VP3 的晚期编码区。BK 病毒依照不同的血清组分为Ⅰ、Ⅱ、Ⅲ和Ⅳ 4 个组，根据不同的基因型为 PT、DUN、MM、GS、SB、AS、IV、MG 8 种类型。两种分类相互对应，其中血清组Ⅰ组包含 PT、DUN、MM 和 GS 链；Ⅱ组为 SB 链；Ⅲ组为 AS 链；Ⅳ组为 IV、MG 链。病毒蛋白由 6 条多肽链组成，较大的一条多肽链 VP1 占病毒蛋白的69%～84%。

免疫特征 血清抗体检测显示各年龄组人群均有 BK 病毒感染。血清抗体阳性率 1 岁以后上升很快，35 岁左右达高峰，为80%～100%，以后逐渐下降，50 岁后维持在 50% 左右的水平。在免疫抑制人群中 BK 病毒有高的感染率。最早从肾移植后接受免疫抑制剂治疗的患者尿中分离到 BK 病毒，而后陆续从肾移植、骨髓移植、白血病、胰腺癌等患者尿中分离到该病毒。对非免疫抑制状态人群，BK 病毒感染的研究也有报道，提示 BK 病毒感染不仅与宿主免疫状态有关，其本身也可能与疾病有关。

致病性 BK 病毒呈全球性分布，在人群中广泛传播。肾和外周血是 BK 病毒潜伏的重要靶器官和组织，BK 病毒原发感染后，病毒呈潜伏状态终身存在体内，在免疫功能低下、宿主抵抗力下降时可被激活。

BK 病毒的原发感染一般发生在免疫功能尚不健全的儿童时期，病毒可长期持续感染，并产生较轻的呼吸道症状和一定程度的病理学变化。病毒在成人中普遍存在，主要呈隐性感染，通常表现为亚临床症状或轻微的上呼吸道感染症状，病毒主要存在于患者肾和外周血淋巴细胞中。BK 病毒感染往往伴随有出血性膀胱炎、尿道狭窄和尿路感染，在器官移植患者、获得性免疫缺陷综合征及肿瘤患者免疫系统受到严重损害，尤其是 T 细胞功能低下的患者中该病毒可被反复激活，引发严重的并发症；该病毒感染也可能与人脑细胞肿瘤、胰岛细胞肿瘤及卡波西肉瘤有关。

实验室检测 血液凝集抑制试验是检测 BK 病毒抗体效价的金标准，而应用酶免疫分析法检测基于病毒样颗粒的病毒血清学也被广泛应用，且敏感性比血液凝集抑制试验更高。临床分离 BK 病毒时发现人群中 SB 链比 AS 链出现更频繁，抗 BK 病毒 SB 链抗体效价普遍较高，因此临床上应用 SB 链病毒样颗粒来检测 BK 病毒抗体效价。但血中存在 BK 病毒抗体仅说明曾感染过 BK 病毒，难确定 BK 病毒是否激活，需前后 2 次血清抗体效价的对比。另外传统病毒分离接种方法与血清学一样，特异性不高，有效性不强，快速性不够。肾的穿刺活检是诊断 BK 病毒相关性肾病的金标准。

相关疾病防治原则 BK 病毒已成为重要的医院感染性疾病的病原体。防治 BK 病毒医院感染的关键是对 BK 病毒医院感染的认识和警惕，加强对易感患者早期发展趋势的监测，提高诊断率。已证明 BK 病毒是人进行性多灶性白质脑病的病因，输血是传播BK 病毒的途径之一，以往未受感染或已受 BK 病毒感染的恶性肿瘤、器官移植受者等免疫缺陷患者可通过输入 BK 病毒阳性白细胞血液引起感染或再感染。对易感患者应输入 BK 病毒抗体阴性血液或去白细胞血液，对需多次或长期输血的易感者应首选去白细胞血液。

（高 磊）

méikè'ěr xìbāo duōliú bìngdú

梅克尔细胞多瘤病毒 （Merkel cell polyomavirus）

系统分类学上属多瘤病毒科（Polyomaviridae）、多瘤病毒属（Polyomavirus）。与一种高度恶性的罕见肿瘤——梅克尔细胞癌（Merkel cell carcinoma，MCC）（又称原发性皮肤神经内分泌癌）密切相关的病原体。

发现史 梅克尔细胞多瘤病毒由美国匹兹堡大学癌症研究所的分子病毒学家美国匹兹堡大学的帕特里克·摩尔（Patrick S. Moore）和美国匹兹堡大学的华裔科学家张远（Zhang Yuan）夫妇发现。摩尔等应用自己发明的数字转录组学减影新技术，对取自 4 个 MCC 组织样本的近 40 万条信使 RNA 进行了序列分析，通过与人类基因组计划中已知基因序列的对比，发现并命名了梅克尔细胞多瘤病毒。

生物学特征 梅克尔细胞多瘤病毒基因组含有 5387 个碱基对。在多数病毒阳性的 MCC 患者（75％）中，病毒 DNA 整合入肿瘤细胞的基因组，提示病毒感染/整合先于肿瘤细胞的克隆性扩张。和人乳头瘤病毒相似，该病毒也是整合入肿瘤细胞的基因组，而不是正常细胞的基因组，这种整合破坏了病毒正常复制的能力，可能是 MCC 发生的第一个关键性步骤。

免疫特征 梅克尔细胞多瘤病毒的基因组约 5400kb，早期基因在感染后即被表达。该早期区域通常被认为是 T 抗原轨迹。梅克尔细胞多瘤病毒早期区域表达 3 个 T 抗原，分别为大 T 抗原、小 T 抗原及 57kT 抗原。

致病性 MCC 好发于日光暴露的身体部位如面部、头部和颈部，多见于老年人和免疫力低下者（如获得性免疫缺陷综合征患者和接受免疫抑制剂治疗者）。MCC 发病机制不清楚，但越来越多的病例提示患者自身免疫系统受损是主要病因之一，如移植患者尤其是肾移植患者，MCC 发病率较高，可能与这些患者术后长期的免疫抑制治疗有关；另外，感染人类免疫缺陷病毒的患者中，MCC 发病率也较高，可能由宿主免疫功能降低引起；MCC 还常继发于皮肤和喉的鳞癌，乳腺、唾液腺及卵巢的腺癌等原发肿瘤。上述均表明 MCC 的发病与免疫缺陷有关。

实验室检测 梅克尔细胞多瘤病毒引起的 MCC 通常采用组织病理学检查、免疫组化及电镜检查进行检测，电镜下可见瘤细胞分化度低，细胞器少，细胞质可形成突起，出现膜包绕的中心致密的神经内分泌颗粒。

相关疾病防治原则 MCC 是一种少见的高度恶性肿瘤，手术后 40％~44％患者局部复发，55％患者有淋巴结转移，34％~49％患者发生远处转移，转移至肝、骨骼、脑、深部淋巴结等部位。该类患者 3 年生存率仅为 55％，有局部复发、远处转移者预后更差，男性患者较女性患者预后差。由于 MCC 生长迅速，肿瘤复发率较高，因此发现肿瘤后应迅速并彻底切除。

（高 磊）

WU duōliú bìngdú

WU 多瘤病毒 （WU polyoma virus）

系统分类学上属多瘤病毒科（Polyomaviridae）、多瘤病毒属（Polyomavirus）。具有闭合环状双链 DNA 的病原体。可能与儿童呼吸道感染有关。自 2007 年被发现后，一些国家和地区频繁在呼吸道标本中检出该病毒，依次推测其可能与儿童呼吸道感染有关，但是否为呼吸道感染的独立致病因子尚不清楚。

发现史 2007 年 5 月美国科学家和澳大利亚科学家等运用分子病毒筛查法从小儿下呼吸道分泌物中发现了一种新病毒，将其命名为 WU 多瘤病毒（与人多瘤病毒双字母病毒命名法一致）。

生物学特征 WU 多瘤病毒为闭合环状双链 DNA 分子，由 5229 个碱基组成，鸟嘌呤和胞嘧啶含量为 39％，早期基因编码小 T 抗原和大 T 抗原，而相反链上的晚期基因编码核衣壳蛋白 VP1、VP2 和 VP3。早期编码区和晚期编码区被中间的调控区分开。该调控区是一个位于复制起始点晚期侧的富含 AT 的区域，具有典型多瘤病毒的特性。与大多数多瘤病毒不同，WU 多瘤病毒的调控区存在 3 个重复序列 GAGGC 和 1 个 TAGGC 组成的大 T 抗原结合位点，而大多数多瘤病毒的调控区却存在 4 个相同的重复序列组成的结合位点。

免疫特征 WU 多瘤病毒调控区独有的特征是包括 2 个部分重叠的大 T 抗原结合位点，且与 SV40 病毒、BK 病毒和 JC 病毒相比，大 T 抗原之间存在微小的差异。在早期区，有一个含有 194 个氨基酸组成的开放阅读框，可能编码小 T 抗原。序列分析显示 WU 多瘤病毒小 T 抗原羧基端存在高度保守的富含半胱氨酸的序列，CX5CX7-8CXCX2CX21-22CS-CX2CX3WF，该序列存在于所有小 T 抗原。WU 多瘤病毒大 T 抗原具有 T 抗原共有的保守特性（包括 N 端 DnaJ 区，该区具有高度保守的六肽序列 HPDKGG 和结合 Rb 必需的 LxCxE 序列）、DAN 结合区、锌指结构及 ATPase-p53 结合区的保守模序 GPXXXGKT 和 GXXXVNLE。

致病性　WU 多瘤病毒在儿童体内的检出率最高。WU 多瘤病毒阳性者大多数为小于 5 岁的婴幼儿及免疫力低下的较大儿童或成人。WU 多瘤病毒多在呼吸道感染患者中检测到，与其他病毒混合感染率也较高。常见合并感染的病毒为鼻病毒和人博卡病毒，然而仍无肯定的证据证明 WU 多瘤病毒与其他呼吸道病毒是人类呼吸道疾病的病因，有症状的 WU 多瘤病毒感染者大多数表现为常见呼吸道感染的症状，无明显的特异性。对 WU 多瘤病毒的致病性仍需进一步研究。

实验室检测　多采用聚合酶链反应和实时荧光定量聚合酶链反应扩增技术对其进行检测。

相关疾病防治原则　由于合并其他病毒的检测率很高，所以 WU 多瘤病毒在进行呼吸道感染中的临床作用需进一步明确。WU 多瘤病毒能潜伏性感染，无症状，且在儿童呼吸道疾病中的作用仍不明确。

（高　磊）

KI duōliú bìngdú

KI 多瘤病毒 （*KI polyoma virus*）

系统分类学上属多瘤病毒科（*Polyomaviridae*）、多瘤病毒属（*Polyomavirus*）。具有环状双链 DNA 的病原体。与小儿下呼吸道

感染有关。

发现史　KI 多瘤病毒同 WU 多瘤病毒一样，发现于 2007 年，瑞典斯德哥尔摩卡罗林斯卡学院的科学家托比·艾兰德（Tobias Allander）等将从 637 份小儿下呼吸道感染者的分泌物和 192 份粪便中鉴定出的一种新的人多瘤病毒，命名为 KI 多瘤病毒。该病毒是继发现 WU 多瘤病毒后，探讨小儿下呼吸道感染病因研究过程中的又一新发现，为临床小儿下呼吸道感染的诊治提供了新思路。

生物学特征　KI 多瘤病毒含有环状双链 DNA 基因组，约 5000bp。KI 多瘤病毒基因组在多瘤病毒家族中呈单分子共价闭合状态。

免疫特征　KI 多瘤病毒与其他灵长类多瘤病毒的早期基因组区域相似，但其晚期区域的同源性非常少。酶联免疫吸附试验 VP1 抗体表明，同时暴露于 WU 多瘤病毒和 KI 多瘤病毒者较常见（55%~98%），且初次暴露多于儿童时期出现。对血液、尿液进行检测，通过聚合酶链反应技术检测 KI 多瘤病毒的基因组 DNA，发现 KI 多瘤病毒在正常人群和免疫抑制个体的尿液及血液中并不常见，同时 KI 多瘤病毒也未见于有无进行性多灶性白质脑病患者的脑脊液中。

致病性　全球范围内广泛存在。KI 多瘤病毒感染在健康个体中的患病率为 0.5%~5.0%，多见于免疫抑制人群。KI 多瘤病毒和 WU 多瘤病毒一样，被感染的患者在临床上没有明显的症状。对于 KI 多瘤病毒的致病性及是否是引起小儿下呼吸道感染症状的主要因素还有待进一步的研究。

实验室检测　聚合酶链反应技术可用于鉴定 KI 多瘤病毒，采

用两对套式引物对样本进行聚合酶链反应扩增，第一对外引物序列为 POLVP1-39F 和 POLVP1-363R；第二对内引物序列为 POLVP1-118F 和 POLVP1-324R。若存在 KI 多瘤病毒感染，用上述套式引物的标本可在相应位置出现阳性条带。POLVP1-39F 和 POLVP1-363R 扩增的聚合酶链反应产物为 324bp；POLVP1-118F 和 POLVP1-324R 扩增的聚合酶链反应产物为 207bp。

相关疾病防治原则　KI 多瘤病毒是急性呼吸道感染的潜在的病原体，可能与 JC 病毒和 BK 病毒的传播模式类似，但 KI 多瘤病毒是否能引起呼吸道疾病尚需进一步验证。

（高　磊）

shìgān DNA bìngdú kē

嗜肝 DNA 病毒科 （*Hepadnaviridae*）

一类由双链 DNA 反转录病毒组成的家族。又称肝脱氧核糖核酸病毒科、肝病毒科。主要感染脊椎动物，该科病毒主要通过血液传播、垂直传播和性传播 3 种方式传播。

生物学特征　嗜肝 DNA 病毒科成员为一类具有囊膜的病毒，病毒颗粒直径为 40~49nm（禽嗜肝 DNA 病毒为 45~65nm），呈球形。囊膜厚 7nm，无表面突起。内部核衣壳呈二十面体对称，直径为 27~35nm（禽嗜肝 DNA 病毒为 35~40nm），由一种主要蛋白即核心抗原组成。在感染动物血清中还可见到无核酸的 22nm 左右的脂蛋白球型或纤维状颗粒。嗜肝 DNA 病毒具有独特的反转录复制策略，非常小的基因组（3.0~3.3kb）为具有部分单链和部分双链的非共价闭合环状 DNA 分子，鸟嘌呤和胞嘧啶含量为 48%。长（负）链为全长序列，

短（正）链长度为 1.7～2.8kb 不等。负链具有一个 242bp 缺口（在禽嗜肝 DNA 病毒为 50bp），其位置起始于短正链的 5′端，两条链的 5′端重叠 240bp，通过黏性末端配对保持 DNA 的环状构型。病毒基因组有 4 个部分重叠的基因编码区，分别为 S、C、P 和 X 开放阅读框（禽嗜肝 DNA 病毒无 X 基因）。嗜肝 DNA 病毒通过与肝细胞表面受体结合和肝细胞膜上脂蛋白非特异性连接而进入细胞内。其复制过程：产生共价闭合环状 DNA 分子，转录形成前基因组 RNA，并包装入病毒核心颗粒中，反转录形成负链 DNA，以负链 DNA 为模板合成正链 DNA。装配成成熟病毒颗粒后，由细胞中释放出来。

主要病毒属与病毒种　嗜肝 DNA 病毒科包括正嗜肝 DNA 病毒属（Orthohepadnavirus）和禽嗜肝 DNA 病毒属（Avihepadnavirus），前者代表种为人乙型肝炎病毒（Hepatitis B virus，HBV），后者代表种为鸭乙型肝炎病毒（Duck hepatitis B virus，DHBV）。

意义　嗜肝 DNA 病毒的靶器官主要是肝，引起急/慢性肝炎、肝硬化、肝癌；多数病例呈隐性感染，无症状或呈亚临床感染，只有少数可发展成肝硬化或肝癌。该病毒感染还可引起免疫复合物疾病、多发性动脉炎、肾小球肾炎及再生障碍性贫血等疾病。

（鲁凤民）

zhèng shìgān DNA bìngdú shǔ
正嗜肝 DNA 病毒属（Orthohepadnavirus）
系统分类学上属嗜肝 DNA 病毒科（Hepadnaviridae）。又称正嗜肝病毒属。由不完全环状双链 DNA 组成的病原体家族。感染哺乳动物，主要经血液传播、垂直传播和性传播。

主要病毒种　共 5 个种，主要代表种为人乙型肝炎病毒（Hepatitis B virus，HBV）、土拨鼠肝炎病毒（Woodchuck hepatitis virus，WHV）、地松鼠肝炎病毒（Ground squirrel hepatitis virus，GSHV）和绒毛猴肝炎病毒（Woolly monkey hepatitis virus，WMHV）。

生物学特征　正嗜肝 DNA 病毒属病毒颗粒为球形，直径为 40～48nm，有囊膜。囊膜上含有表面抗原，病毒囊膜蛋白（表面抗原）由三组抗原性复合体蛋白组成，分别是大（L）、中（M）、小（S）3 种蛋白。所有囊膜蛋白具有相同的 C 末端，但在 N 末端不同，并存在糖基化形式。核衣壳核心直径为 27～35nm。病毒基因组为单分子环状 DNA，一部分为单链，一部分为双链，负链长度为 3.0～3.3kb，正链长度为 1.7～2.8kb。病毒基因组有 4 个部分重叠的基因编码区，分别为 S、C、P 和 X 开放阅读框。X 基因编码 X 蛋白，该蛋白具有反式活化功能。

致病性　其代表病毒种乙型肝炎病毒与人类关系密切，全世界感染乙型肝炎病毒的人数过亿。人感染乙型肝炎病毒后，经常发展成为慢性肝炎，严重者可发展为肝硬化和原发性肝细胞癌。

（鲁凤民）

yǐxíng gānyán bìngdú
乙型肝炎病毒（Hepatitis B virus，HBV）
系统分类学上属嗜肝 DNA 病毒科（Hepadnaviridae）、正嗜肝 DNA 病毒属（Orthohepadnavirus）。具有不完全双链 DNA 的病原体。能引起乙型肝炎。

发现史　HBV 的发现起始于 1963 年，布伦贝格（Blumberg）在研究人类血清蛋白多态性时，在澳大利亚土著人血清中发现一种异常的抗原，当时称为澳大利

亚抗原或肝炎相关抗原，随后发现这种抗原是乙型肝炎表面抗原（hepatitis B surface antigen，HBsAg）。1970 年，英国科学家丹恩（Dane）和其同事在肝炎患者血清中发现具有传染性的完整病毒颗粒，即大球形颗粒，进而将 HBV 确定为乙型肝炎的病原体。

生物学特征　从形态结构、理化特征、动物模型与细胞培养、基因结构与功能、HBV 基因分型和复制过程 6 个方面介绍其生物学特征。

形态结构　电镜下 HBV 感染者血清中可见 3 种不同形态的病毒颗粒，即大球形颗粒、小球形颗粒和管形颗粒（图 1）。①大球形颗粒：又称 Dane 颗粒，是 1970 年英国科学家丹恩（Dane）首先在乙型肝炎患者血清中发现的。大球形颗粒是具有感染性的完整的 HBV 颗粒，电镜下呈球形，直径 42nm，具有双层结构。外层相当于病毒的囊膜，由脂质双层和病毒编码的囊膜蛋白组成。囊膜蛋白包括 HBsAg 及少量前 S1 抗原和前 S2 抗原。内层为病毒的核心，相当于病毒的核衣壳，呈二十面体立体对称，直径约 27nm，核心表面的衣壳蛋白为乙型肝炎

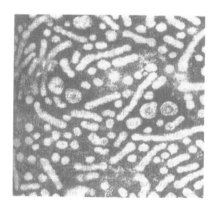

图 1　乙型肝炎病毒电镜

核心抗原（hepatitis B core antigen，HBcAg）。病毒核心内部含病毒的双链 DNA、DNA 聚合酶、DNA 结合蛋白及蛋白激酶等。②小球形颗粒：直径为 22nm，为中空颗粒，主要成分为 HBsAg，由 HBV 在肝细胞内复制时产生过剩的 HBsAg 装配而成，不含病毒 DNA 及 DNA 聚合酶，因此无感染性。小球形颗粒大量存在于血液中。③管形颗粒：由小球形颗粒聚合而成，成分与小球形颗粒相同，因此具有与 HBsAg 相同的抗原性。颗粒长 100~500nm，直径 22nm，存在于血液中。

理化特征　HBV 对外界环境的抵抗力较强，对低温、干燥、紫外线均有耐受性，30~32℃ 至少可存活 6 个月，−20℃ 可存活 15 年。HBV 不被 70% 乙醇灭活，因此乙醇消毒方法对 HBV 的消毒并不适用。高压蒸汽灭菌，100℃ 加热 10 分钟可灭活 HBV。0.5% 过氧乙酸、5% 次氯酸钠和环氧乙烷等常用于 HBV 的消毒。然而，HBV 的传染性和 HBsAg 的抗原性并不一致，上述消毒手段仅能使 HBV 失去传染性，但仍可保留 HBsAg 的抗原性。

动物模型与细胞培养　黑猩猩和长臂猿等高等灵长类动物是人 HBV 的实验动物模型，其中黑猩猩对 HBV 最敏感，常用来进行 HBV 的致病机制研究和疫苗效果及安全性评价。此外，嗜肝 DNA 病毒科的其他成员如鸭乙型肝炎病毒、土拨鼠肝炎病毒及地松鼠肝炎病毒等可在其相应的天然宿主中造成类似人乙型肝炎的感染，因此可用此类动物作为实验动物模型，其中鸭乙型肝炎病毒因其宿主易得到，已被广泛用于筛选抗病毒药物及免疫耐受机制的研究。

基因结构与功能　HBV 基因组为不完全环状双链 DNA，两条链的长度不一致，长链为负链，其长度约为 3.2kb；短链为正链，其长度不等，为负链的 50%~100%。两条 DNA 链的 5′ 端各有约 240 个核苷酸可相互配对，构成黏性末端，使 DNA 分子形成环状结构。黏性末端两侧各有由 11 个核苷酸（5′TTCACCTCTGC）组成的同向重复序列（direct repeat，DR），称为 DR1 和 DR2 区。DR1 起始于第 1824 位核苷酸，隔 223 个核苷酸后为 DR2，起始于第 1590 位核苷酸。DR 区是病毒 DNA 成环和病毒复制的关键序列。在负链 DNA 的 5′ 端共价连接病毒 DNA 聚合酶，在正链的 5′ 端有一段短的核苷酸序列，它们是引导 DNA 合成的引物（图 2）。

HBV 基因组含有 4 个开放阅读框，即 S 区、C 区、P 区和 X 区。各开放阅读框相互重叠，使基因组的利用率大大提高。S 区由 S 基因、前 S1 基因和前 S2 基因组成，均有各自的起始密码子，分别编码 HBV 的 HBsAg、前 S1 抗原和前 S2 抗原。C 区由前 C 基因和 C 基因组成。前 C 基因起始于第 1814 位核苷酸，与 C 基因共同编码前 C 蛋白。前 C 蛋白是乙型肝炎 e 抗原（hepatitis B e antigen，HBeAg）的前体蛋白，经切割加工后形成 HBeAg 并分泌到血液循环中。HBeAg 为非结构蛋白，一般不出

现在病毒颗粒中。C 基因起始于第 1901 位核苷酸，编码核心蛋白 HBcAg，该蛋白是病毒衣壳的主要成分。P 区最长，编码 DNA 聚合酶，该酶既具有 DNA 聚合酶的功能也具有反转录酶和 RNA 酶 H 的活性。X 区编码的 X 蛋白是一种多功能蛋白，可反式激活细胞内多种原癌基因及病毒基因，与肝癌的发生、发展有密切的关系。

HBV 基因分型　根据基因组核苷酸序列的差异性（≥8%），HBV 至少可分为 10 种基因型，其分布具有地域性。中国存在 A、B、C 和 D 4 种基因型，且以 B 型和 C 型为主。

HBV 复制过程　吸附与进入：位于病毒外膜的膜蛋白可通过与细胞表面的硫酸肝素糖蛋白结合，附着到肝细胞表面，其中表面抗原的"α"抗原决定簇参与了这一过程。随后，L 蛋白通过其前 S1 抗原氨基端序列与肝细胞膜表面的钠离子-牛磺胆酸共转运多肽结合，使病毒核衣壳进入细胞内；进入细胞内的 HBV 核衣

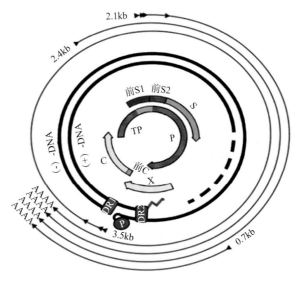

图 2　乙型肝炎病毒基因结构

壳脱去衣壳释放 HBV 的 DNA，HBV 的 DNA 进入细胞核，并在细胞 DNA 聚合酶的作用下，以负链 DNA 为模板修补正链 DNA 短链区，形成完整的双链超螺旋的共价闭合环状 DNA；在细胞 RNA 聚合酶作用下，以共价闭合环状 DNA 负链为模板进行转录，形成 0.7kb、2.1kb、2.4kb 和 3.5kb 的信使 RNA 及 3.4kb RNA；信使 RNA 进入细胞质内翻译蛋白质，其中 0.7kb 信使 RNA 翻译合成 X 蛋白，2.1kb 信使 RNA 翻译合成 M 蛋白和 S 蛋白，2.4kb 信使 RNA 翻译合成 L 蛋白、M 蛋白和 S 蛋白，3.5kb 信使 RNA 翻译合成 HBcAg、HBeAg 前体蛋白和 P 蛋白，3.4kb RNA 作为病毒反转录合成 HBV 的 DNA 的模板，称为前基因组 RNA（pregenomic RNA，pgRNA）；pgRNA 与 P 蛋白共同被包装入含有 HBcAg 的子代 HBV 内壳内，在 P 蛋白反转录酶作用下，以 3.4 kb 前基因组 RNA 为模板，反转录出全长 HBV 负链 DNA；同时，在 RNA 酶 H 作用下 RNA 链被水解，由 DNA 聚合酶再合成互补的正链 DNA，形成核衣壳；获得囊膜及 HBsAg，装配成子代完整的病毒颗粒，释放至肝细胞外，再重新感染新的肝细胞。

免疫特征 ①HBsAg 主要为糖基化蛋白，约 100 个单体分子聚集即可形成直径 22nm 的球形颗粒。HBsAg 大量存在于感染者的血液中，是 HBV 感染的主要标志。HBsAg 具有 B 细胞和 T 细胞表位，可刺激宿主产生保护性免疫应答，因此 HBsAg 是制备疫苗的主要成分。其"a"抗原决定簇具有很强的抗原性，能刺激宿主产生抗 HBsAg 的抗体，该抗体具有中和作用。除共用的"a"抗原决定簇，HBsAg 还有 d 与 y、r 与

w 相互排斥的抗原表位。根据 HBsAg 的抗原性差异，HBV 可分为 adr、adw、ayr 和 ayw 4 种血清型。血清型与基因型有一定的对应关系。HBsAg 血清型的分布有明显的地域性，并与种族有关。中国汉族以 adr 多见，少数民族多为 ayw。因有共同的 a 抗原，故各亚型间有交叉免疫保护作用。②HBcAg 为衣壳蛋白，存在于大球形颗粒的核衣壳表面，其外被 HBsAg 覆盖，一般不会游离于血液循环中，故不易从感染者的血液中检出。HBcAg 抗原性强，能刺激宿主产生抗 HBcAg 的抗体。抗 HBcAg 的抗体免疫球蛋白 G 在血液中持续时间较长，为非保护性抗体。HBcAg 还具有 T 细胞表位，其诱生的免疫应答在宿主消除 HBV 的过程中起作用。③HBeAg 为前 C 蛋白翻译加工后的产物，为可溶性蛋白质，游离存在于血液循环中，其消长与病毒 DNA 聚合酶的消长基本一致，故可作为 HBV 复制及传染性的指标之一。HBeAg 可刺激宿主产生抗 HBeAg 的抗体，该抗体能与受感染肝细胞表面的 HBeAg 结合，通过补体介导的细胞毒作用破坏受感染肝细胞，对清除 HBV 有一定的作用。

致病性 HBV 主要经输血、注射、性行为和垂直传播。乙型肝炎起病缓慢，部分患者可转为慢性肝炎，少数可导致肝硬化和肝癌。HBV 感染呈世界性流行，但不同地区 HBV 感染的流行强度差异很大。世界卫生组织报道，全球约 20 亿人曾感染过 HBV，其中部分人为慢性 HBV 感染者，每年约有 100 万人死于 HBV 感染所致的肝衰竭、肝硬化和原发性肝细胞癌。2006 年中国乙型肝炎流行病学调查表明，1～59 岁人群

HBsAg 携带率为 7.18%，而 5 岁以下儿童的 HBsAg 携带者仅为 0.96%。在中国，由于 HBV 疫苗的广泛应用，母婴阻断策略的实施，HBV 感染率大幅下降。

实验室检测 HBV 感染的实验室诊断方法主要是检测血清标志物。HBV 的主要血清标志物的检测方法如下。

抗原、抗体检测 用酶联免疫吸附试验和基于磁颗粒的化学发光法，主要检测 HBsAg、抗 HBsAg 的抗体、HBeAg、抗 HBeAg 的抗体和抗 HBcAg 的抗体（俗称"两对半"），必要时可检测前 S1 抗原和前 S2 抗原及相应的抗体。HBcAg 在血清中难检出，故不作为常规检测项目。检测结果分析见表 1。

DNA 检测 血清 HBV 的 DNA 阳性是 HBV 在体内复制和血清具有传染性的直接标志。检测 HBV 的 DNA 的方法包括核酸杂交及聚合酶链反应。临床上，已采用聚合酶链反应检测患者血清中 HBV 的 DNA，用于辅助诊断，并采用荧光定量聚合酶链反应定量检测患者血清中 HBV 的 DNA，用于临床诊断和药物疗效监测。

相关疾病防治原则 包括以下方面。

预防 采取切断传播途径为主的综合性一般预防措施可减少 HBV 水平传播的风险。对乙型肝炎患者及 HBV 携带者的血液、分泌物和用具等要严格消毒；严格筛选献血员，防止血液传播；提倡使用一次性注射器及输液器；对手术过程中使用的医疗器械等必须严格消毒，防止患者与医务人员间的相互传播；服务行业所用的理发、刮脸、修脚、穿刺和文身等器具也应严格消毒。注意个人卫生，不和任何人共用剃须

表 1　HBV 血清学标志物的检测结果分析

HBsAg	HBeAg	抗 HBcAg 的抗体		抗 HBeAg 的抗体	抗 HBsAg 的抗体	结果解释
		免疫球蛋白 M	免疫球蛋白 G			
–	–	–	–	–	+	接种过乙型肝炎病毒疫苗，有免疫力
+	+	+	–	–	–	乙型肝炎急性期
+	–	–	+	+	–	慢性乙型肝炎，病毒低复制
+	+	–	+	–	–	慢性乙型肝炎，有传染性
+	+	+/–	+	–	–	慢性乙型肝炎急性发作，病毒高复制，传染性强
–	–	–	+	+/–	+	乙型肝炎恢复期，或既往感染过 HBV

注：–表示阴性；+表示阳性。

刀和牙具等用品。进行正确的性教育，若性伴侣为 HBsAg 阳性者，应接种乙型肝炎病毒疫苗或采用安全套；在性伴侣健康状况不明的情况下，一定要使用安全套以预防乙型肝炎及其他血源性或性传播疾病。对 HBsAg 阳性的孕妇，应避免羊膜腔穿刺，并缩短分娩时间，保证胎盘的完整性，尽量减少新生儿暴露于母血的机会。对高危人群要采取人工主动免疫和人工被动免疫的预防措施。

对高危人群要采取人工主动免疫和人工被动免疫的预防措施。①主动免疫：接种乙型肝炎病毒疫苗是预防 HBV 感染最有效的方法。乙型肝炎病毒疫苗的成分是纯化的 HBsAg，具有良好的免疫原性。早期使用的血源疫苗是从无症状携带者的血清中提纯的 HBsAg，经甲醛灭活制成，由于其来源及安全问题已不使用，被基因工程疫苗取代。乙型肝炎病毒疫苗的接种对象主要是新生儿，其次为婴幼儿，15 岁以下未免疫人群和高危人群（如医务人员、经常接触血液的人员、托幼机构

工作人员、器官移植患者、经常接受输血或血液制品者、免疫功能低下者、易发生外伤者、HBsAg 阳性者的家庭成员、男性同性恋或有多个性伴侣和静脉内注射毒品者等）。中国已于 1992 年将乙型肝炎病毒疫苗接种纳入计划免疫，开始全面开展新生儿接种。乙型肝炎病毒疫苗全程需接种 3 针，按照 0 个月、1 个月、6 个月程序，即接种第 1 针疫苗后，间隔 1 个月及 6 个月注射第 2 及第 3 针疫苗。接种第 1 针乙型肝炎病毒疫苗要求在出生后 24 小时内接种，越早越好。新生儿为臀前部外侧肌内注射，儿童和成人为上臂三角肌中部肌内注射。若母亲为 HBsAg 阳性，联合应用乙型肝炎病毒疫苗和乙型肝炎免疫球蛋白来阻断 HBV 的垂直传播，效果良好。②被动免疫：乙型肝炎免疫球蛋白从含有高效价抗 HBsAg 的抗体的人血清中提纯而成，可用于紧急预防。主要的情况有被 HBV 感染者的血液污染伤口者、母亲为 HBsAg 阳性的新生儿、误用 HBsAg 阳性的血液或血液制品者。

治疗　慢性乙型肝炎治疗的总体目标是最大限度地长期抑制 HBV，减轻肝细胞炎症坏死及肝纤维化，延缓和减少肝失代偿、肝硬化、原发性肝细胞癌及其并发症的发生，从而改善生活质量和延长存活时间。慢性乙型肝炎治疗主要包括抗病毒、免疫调节、抗炎和抗氧化、抗纤维化和对症治疗，其中抗病毒治疗是关键，只要有适应证，且条件允许，就应进行规范的抗病毒治疗。临床上常用的抗病毒药物有 α 干扰素和核苷（酸）类似物等，均有一定疗效，但尚不能完全清除 HBV，实现临床治愈。此外，使用核苷（酸）类似物所引起的耐药问题严重影响临床治疗效果，应引起重视。应研发新的抗病毒药物并建立有效的治疗策略以实现临床治愈。

（鲁凤民）

xìxiǎo bìngdú kē
细小病毒科（*Parvoviridae*）
动物病毒中形态最小的，结构比较简单的一类单链、线状、无囊膜 DNA 的病原体家族。又称小 DNA 病毒科。主要包括细小病毒亚科（*Parvovirinae*）和浓核病毒亚科（*Densovirinae*）。细小病毒的宿主范围从节肢动物到人类，分布非常广泛。由于该科病毒体积很小，多数成员的致病性不明或不引起严重疾病，所以不太引起人们的注意，只是在病毒分离培养技术得到显著提高和电子显微镜得到广泛应用后，一些病毒学家才偶然地从一些生物材料如细胞培养物和动物的肿瘤组织中发现了这类病毒，从而找到了这种病毒学者早已预言存在的最小单链 DNA 病毒。

生物学特征　细小病毒科成员为一类无囊膜的病毒，直径

18~26nm，二十面体对称，衣壳由 32 个长 3~4nm 的壳粒构成。立体对称的衣壳包围着一个分子的线状单链 DNA，核酸的分子量为（1.5~2.0）×10^6，碱基中鸟嘌呤和胞嘧啶的含量占核酸总量的 41%~53%。基因组长度为 4~6kb，编码两种或 3 种衣壳蛋白和几种非结构蛋白。

该科病毒无论从大小和形态上，都与小 RNA 病毒相似，它们之间的相似形态和不同的核酸类型，恰好互相对应。病毒在细胞核内增殖，某些细小病毒需有辅助病毒的协助才能增殖，如腺相关病毒必须在腺病毒同时存在的条件下，才能复制出有感染性的病毒，故又称依赖病毒；另一些细小病毒无须辅助病毒即可自行复制，但需依赖细胞有丝分裂过程中的某些功能。该科病毒的一个突出特点是对外界因素具有强大的抵抗力，能历经脂溶剂和较高温度的处理，而不丧失其感染性。

主要病毒属与病毒种 根据病毒的宿主不同，该科分成 2 个亚科，即细小病毒亚科（Parvovirinae）和浓核病毒亚科（Densovirinae），前者感染脊椎动物，后者感染节肢动物。细小病毒亚科分为 5 个属，即细小病毒属（Parvovirus）、红病毒属（Erythrovirus）、依赖病毒属（Dependovirus）、阿留申群岛水貂疾病病毒属（Amdovirus）和博卡病毒属（Bocavirus）。细小病毒属又称细小 DNA 病毒属，是本病毒科中最主要的病毒属，以小鼠细小病毒（Murine minute virus）为代表种。红病毒属以人细小病毒 B19（Human parvovirus B19）为代表种。依赖病毒属以腺相关病毒 1 型（Adeno-associated virus type-1）为代表

种，还包括腺相关病毒 2 型（Adeno-associated virus type-2）、腺相关病毒 3 型（Adeno-associated virus type-3）、腺相关病毒 4 型（Adeno-associated virus type-4）、腺相关病毒 5 型（Adeno-associated virus type-5）、禽腺相关病毒（Avian adeno-associated virus）、牛腺相关病毒（Bovine adeno-associated virus）、犬腺相关病毒（Canine adeno-associated virus）、马腺相关病毒（Equine adeno-associatedvirus）、羊腺相关病毒（Ovine adeno-associated virus）等。阿留申群岛水貂疾病病毒属包括水貂阿留申病毒（Aleutian mink disease virus）。博卡病毒属主要包括牛细小病毒（Bovine parvovirus）、犬微小病毒（Canine minute virus）、人博卡病毒（Human bocaviruse）等。浓核病毒亚科包括 4 个属，即浓稠病毒属（Densovirus）、重复病毒属（Iteravirus）、短浓稠病毒属（Brevidensovirus）和环星黑烟浓稠病毒属（Pefudensovirus）。

意义 细小病毒科病毒在自然界的分布极为广泛，并与多种疾病有关。由于该科病毒在细胞核内增殖，不论什么年龄的动物，病毒都感染持续分裂的淋巴组织及肠上皮细胞，导致全白细胞减少及肠炎。

（黄 曦）

xixiǎo bingdú shǔ

细小病毒属（*Parvovirus*） 系统分类学上属细小病毒科（Parvoviridae）、细小病毒亚科（parvovirinae）。又称细小 DNA 病毒属或博卡细小病毒属。是一类线状单链 DNA 病毒，为细小病毒科中最重要的一个属。小鼠细小病毒（Murine minute virus）是该属病毒的代表种。自发现鼠类细小病毒以后，20 世纪 60 年代至 70 年代

相继从多种动物（包括人类）和生物材料（如传代细胞系和用于组织培养的材料）中发现了这类病毒。水貂肠炎病毒虽是该属病毒中发现最早的一种病毒，但揭示该属病毒的共同特性，还从 1959 年基勒姆（Kilham）等对鼠类细小病毒的系统研究开始。

生物学特征 该属病毒无须辅助病毒即能自行复制，但在 DNA 复制时，需正处于有丝分裂过程中的宿主细胞（包括体外培养细胞）某些机能的辅助。病毒颗粒含有单链 DNA 和 2~3 种结构多肽。该属病毒的凝血作用较强，绝大多数成员能凝集豚鼠红细胞。只发现该属中少数病毒能导致明显临床症状的传染病，而大多数呈潜伏性或持续性感染状态。很多动物和人的血清中含有很高水平的病毒抗体，但病毒的致病性不清。

主要病毒种 细小病毒属以小鼠细小病毒（Murine minute virus）为代表种，主要成员包括鸡细小病毒（Chicken parvovirus）、猫泛白细胞减少症病毒（Feline panleukopenia virus）、细小病毒 H-1（H-1 parvovirus）、猪细小病毒（Porcine parvovirus）、RT 细小病毒（RT parvovirus）、肿瘤病毒 X（Tumor virus X）等。

致病性 该属病毒多数呈长期潜伏性感染状态，不表现出临床症状，对很多这类病毒的致病性尚不清楚，且对其中少数病毒的原发感染宿主也不明确，仍需进行实验和观察。细小病毒的增殖只能在处于有丝分裂状态的细胞中进行，决定了其主要侵害动物快速分化或分裂迅速的组织，如妊娠母畜的胎盘、胎儿、幼畜的肠上皮细胞及骨髓等，从而引起胎崽流产、死亡，幼畜肠炎及

与骨髓病变有关的疾病（如白细胞减少）。

（黄 曦）

rén bókǎ bìngdú

人博卡病毒（Human bocavirus）

系统分类学上属细小病毒科（Parvoviridae）、博卡病毒属（Bocavirus）。具有无囊膜、单链 DNA 的病原体。与人类急性呼吸道感染密切相关，能引起类似于普通感冒的症状。

发现史 2005 年 8 月，瑞典科学家运用分子病毒筛查方法，首次在儿童呼吸道分泌物中发现了一种新型的人类细小病毒，他们将这种病毒命名为人博卡病毒。1 个月后，澳大利亚学者再次从急性呼吸道感染的儿童中，检获到该种病毒。2006 年 8 月，湖南省郴州首先发现中国第一例人博卡病毒感染病例。2012 年 10 月，中国深圳福田口岸在 1 个月内发现 4 例博卡病毒感染病例。

生物学特征 人博卡病毒是一种单链、无囊膜的 DNA 病毒。与同科的其他成员一样，有 2 个开放阅读框（open reading frame, ORF），即 ORF1 和 ORF2；和其他成员不同的是，博卡病毒在非结构性和结构性编码区之间有第 3 个开放阅读框架 ORF3，这个基因编码一个高度磷酸化的非结构蛋白。ORF1 是一个与病毒基因复制有关的非结构蛋白。ORF2 编码 2 个衣壳蛋白 VP1 和 VP2。人博卡病毒分为人博卡病毒 1 型、人博卡病毒 2 型、人博卡病毒 3 型和人博卡病毒 4 型。

致病性和免疫特征 人博卡病毒通常感染肠道和呼吸道。一些病毒可能会通过胎盘传播，导致胎儿先天感染。作为与人类急性呼吸道感染密切相关的新型病毒，人博卡病毒通过空气传播，容易使婴幼儿罹患肺炎、支气管炎和支气管肺炎等疾病，主要临床表现为咳嗽、发热、喘息、腹泻等症状，高发人群为 6 个月至 3 岁的婴幼儿，高发季节为秋冬季。博卡病毒与其他呼吸道病毒的同时感染率可高达 51%，且更多地出现在只有低拷贝博卡病毒的患儿样品中。博卡病毒可以低拷贝数长期存在于呼吸道、血液及尿液中达 1 个月之久。而同时感染现象在长期感染博卡病毒的患者中十分普遍。博卡病毒感染检测中，小于 2 岁的患儿的检出率比年长患儿高；但抗博卡病毒抗体免疫球蛋白 G 的阳性率随着患儿年龄增长却逐步上升。

实验室检测 ①免疫学方法：用聚合酶链反应扩增病毒的核衣壳蛋白的部分基因，将其克隆至载体，并诱导蛋白的产生，用重组蛋白作为包被抗原建立间接酶联免疫检测的方法来筛查阳性标本。②分子生物学方法：主要采用常规聚合酶链反应和荧光实时定量聚合酶链反应。

相关疾病防治原则 注意个人卫生，尽量避免到人员密集的公共场所。若发现入境人员出现发热、咳嗽等症状，需进行流行病学调查，必需时要求发热者及其接触者到医疗机构作进一步处理，以减少传染病的风险。

（黄 曦）

yīlài bìngdú shǔ

依赖病毒属（Dependovirus）

系统分类学上属细小病毒科（Parvoviridae）、细小病毒亚科（Parvovirinae）。以腺相关病毒（Adeno-associated virus）1~5 型为代表种，还包括禽腺相关病毒（Avian adeno-associated virus）、牛腺相关病毒（Bovine adeno-associated virus）、犬腺相关病毒（Canine adeno-associated virus）等。一类含单链 DNA 基因组的无囊膜的病原体家族。该属病毒是一类缺陷性病毒，必须借助其他辅助型病毒，如腺病毒（Adenovirus）或疱疹病毒（Herpes virus）等完成其完整的生活周期。

生物学特征 依赖病毒属是一类无囊膜结构的小 DNA 病毒，其基因组包含一条由约 4700 个脱氧核苷酸组成的线状单链 DNA。病毒颗粒由约 60 拷贝核衣壳蛋白（VP1、VP2、VP3）组成，具有二十面体结构，直径约 25nm。依赖病毒进入细胞的过程不需其他病毒的帮助，但进入细胞后，需在同时感染辅助病毒的帮助下，才能进行后续的 DNA 的复制转录及信使 RNA 的翻译，并最终形成感染性病毒颗粒，完成完整的生活周期。依赖病毒的感染通常不会刺激宿主产生免疫反应，且插入宿主第 19 号染色体上的固定位置，可避免随机插入导致的宿主突变，因此依赖病毒可成为基因治疗的工具载体。

主要病毒种 该属病毒已被发现并被正式命名的至少有 12 个种，分别为腺相关病毒-1 型（Adeno-associated virus type-1）、腺相关病毒-2 型（Adeno-associated virus type-2）、腺相关病毒-3 型（Adeno-associated virus type-3）、腺相关病毒-4 型（Adeno-associated virus type-4）、腺相关病毒-5 型（Adeno-associated virus type-5）、禽腺相关病毒（Avian adeno-associated virus）、牛腺相关病毒（Bovine adeno-associated virus）、犬腺相关病毒（Canine adeno-associated virus）、鸭细小病毒（Duck parvovirus）、马腺相关病毒（Equine adeno-associated virus）、鹅细小病毒（Goose parvovirus）、羊腺相关病毒

（*Ovine adeno-associated virus*）。

致病性　该属病毒家族具有广泛的脊椎动物宿主范围，可经由呼吸道、尿液及粪–口途径传播。

（钟劲 向禹）

xiànxiāngguān bìngdú

腺相关病毒（*Adeno-associated virus*，AAV）

系统分类学上属细小病毒科（*Parvoviridae*）、依赖病毒属（*Dependovirus*）。一类结构简单的无囊膜、单链 DNA 的病原体。通常不会引起任何疾病。

发现史　1960 年，在对动物样品中获得的腺病毒进行电镜检测时，人们发现一种小病毒样颗粒总伴随腺病毒一起存在，该病毒需与腺病毒共生才能完成完整的生活周期，故将其命名为腺相关病毒。

生物学特征　腺相关病毒是一类结构简单的无囊膜的单链 DNA 病毒，病毒颗粒的直径为 20～26nm，呈二十面体结构。基因组全长约含 4600 个脱氧核苷酸，由位于基因组两端的末端重复序列区和 2 个开放阅读框（分别编码 Rep 和 Cap 蛋白）组成。末端重复序列形成 T 形的二级结构，是病毒复制所必需的，其羟基团的 3′端作为引物，进行新链合成。Rep 蛋白通过剪接可产生 4 种病毒生活周期需要的非结构蛋白，即 Rep 78、Rep 68、Rep 52 和 Rep 40；Cap 蛋白通过剪接可产生 3 种核衣壳蛋白，即 VP1、VP2 和 VP3。除腺相关病毒-1 型外，其他所有的 AAV 都可在人类细胞系中体外培养。AAV 进入宿主细胞的过程不需辅助病毒的帮助，其利用细胞表面的硫酸乙酰肝素蛋白聚糖作为初始受体进入细胞，完成脱壳，随后在同时感染辅助病毒的帮助下，进行 DNA 的复制和转录，并进行信使 RNA 的翻译，最终形成感染性病毒颗粒。

免疫特征　AAV 的感染通常不会引发宿主产生免疫反应，且因其具有低免疫原性和在特异位点进行基因整合的特点，因此 AAV 成为基因治疗中的良好工具载体。

致病性　通常认为 AAV 无致病性。

实验室检测　利用聚合酶链反应，可从血液等组织标本中检出 AAV 的基因组 DNA，进而用于该病毒的鉴定。

相关疾病防治原则　一般认为 AAV 的感染不会引起任何疾病。

（钟劲 向禹）

hóng bìngdú shǔ

红病毒属（*Erythrovirus*）

系统分类学上属细小病毒科（*Parvoviridae*）、细小病毒亚科（*Parvovirinae*）。一类含正链 DNA 基因组的无囊膜的病原体家族。以人细小病毒 B19（*Human parvovirus B19*）为代表种。红病毒属的得名缘于此类病毒对红细胞的嗜性。

生物学特征　红病毒属家族是一类无囊膜结构的小 DNA 病毒，有一条由 4000～6000 个脱氧核苷酸组成的线状单链基因组 DNA，基因组两端具有末端发夹结构。病毒颗粒直径约为 25nm，呈二十面体结构。红病毒属病毒基因组的复制通过一个发夹滚环机制实现。红病毒属病毒基因组编码 3 种蛋白，即病毒衣壳蛋白 VP1、VP2 和参与病毒复制转录的 NS1。NS1 具有腺苷三磷酸酶、解旋酶和核酸酶的活性。

主要病毒种　已发现并正式命名的红病毒属成员至少有 4 个种：人细小病毒 B19（*Human par-vovirus B19*）、豚尾猴细小病毒（*Pig-tailed macaque parvovirus*）、猕猴细小病毒（*Rhesus macaque parvovirus*）和猿猴细小病毒（*Simian parvovirus*）。

致病性　红病毒属病毒是细小病毒科中唯一能致病的病毒属，可由呼吸道、尿液及粪–口途径传播。其代表病毒种人细小病毒 B19（*Human parvovirus B19*）已被证明与多种疾病相关。

（钟劲 向禹）

rén xìxiǎo bìngdú B19

人细小病毒 B19（*Human Parvovirus B19*）

系统分类学上属细小病毒科（*Parvoviridae*）、红病毒属（*Erythrovirus*）。一类结构简单的无囊膜单链 DNA 的病原体。引起儿科常见传染性红斑（又称第五病）、再生障碍危象、胎儿感染。

发现史　1975 年英国科学家科萨尔（Cossart）在对血库中的血清进行乙型肝炎筛查时，在标号为 19 的献血员血中发现了一种不同于乙型肝炎病毒表面抗原的颗粒，该颗粒在电镜下有典型的微小病毒外观，直径为 20.5～25.0nm。其大小特征与细小 DNA 病毒类似，但其抗原与已知的动物细小 DNA 病毒不同，于是依据供血者的编号将该病毒命名为人细小病毒 B19。

生物学特征　人细小病毒 B19 是一类结构简单的无囊膜的单链 DNA 病毒，其直径为 20.5～25.0nm，呈二十面体结构。基因组全长约含 5600 碱基对，两末端有与复制相关的保守的倒置重复序列。人细胞病毒 B19 的基因组主要编码两种结构蛋白 VP1 和 VP2 及一种非结构蛋白 NS。

人细小病毒 B19 不能在常规细胞系中体外培养，但可在来源于人类骨髓、脐带、外周血或胚胎肝的红细胞中复制。

免疫特征 该病毒的受体是红细胞表面的 P 抗原，其复制依赖具有有丝分裂活性的细胞。感染人细小病毒 B19 后，宿主会产生特异性抗体，免疫球蛋白 M 在感染后 10～12 天出现，持续数月；免疫球蛋白 G 于感染后第 2 周出现，会终身存在。人群中，成人感染人细小病毒 B19 后免疫球蛋白 G 的血清阳性率很高，且血清反应呈阳性的比例随年龄的增长而增加。

致病性 人细小病毒 B19 可引起无症状感染，也可产生临床表现，临床上可见多种与其相关的疾病。

传染性红斑 又称第五病，是人细小病毒 B19 急性感染引起的最常见的轻型儿童疾病，临床上易同其他出疹性疾病混淆，其典型表现是面颊部边界清晰的红斑。在出现典型症状前的 1～4 天，患者出现如发热、全身不适、肌痛等全身性疾病。

再生障碍危象 对于已患有贫血性疾病的患者，如镰状细胞病、遗传性球型细胞增多症、红细胞酶缺乏性贫血、地中海贫血、自身免疫性溶血性贫血等，都可因人细小病毒 B19 感染而引起一过性再生障碍危象的发生，表现为骨髓中红细胞生成突然停止、网织红细胞减少、贫血恶化，暂时性红细胞生成受抑制是其常见特征。

胎儿感染 孕妇感染人细小病毒 B19 后可通过胎盘屏障传给胎儿，导致胎儿水肿，甚至胎儿流产、畸形或死亡。妊娠 20 周内的胎儿感染人细小病毒 B19，其死亡率为 3%～28%。

实验室检测 针对人细小病毒 B19 常用的检测方法如下。

病毒特异性抗体检测 可在血清或唾液样本中，采用酶联免疫吸附试验，检测针对人细小病毒 B19 的特异性抗体。人细小病毒 B19 急性感染症状出现后 3 天内，90% 的患者体内即可检出抗人细小病毒 B19 抗体免疫球蛋白 M，直至病后 2～3 个月；血清抗人细小病毒 B19 抗体免疫球蛋白 G 从发病后第 2 周即可检出，持续数年甚至终身。

病毒 DNA 检测 在人细小病毒 B19 感染的病毒血症期，可应用分子杂交技术或聚合酶链反应技术从患者血清中检出病毒基因组 DNA，也可从呼吸道分泌物、脐血、骨髓、羊水、胎儿组织中检出。

抗原检测 应用酶联免疫吸附试验，可直接从急性期患者血清中检出病毒衣壳蛋白 VP1 及 VP2。

相关疾病防治原则 针对人细小病毒 B19 尚无疫苗。对于急性感染患者，应采取呼吸道隔离措施，注意控制在封闭环境内的暴发流行。对人细小病毒 B19 感染，轻症一般不必给予特殊治疗，重症患者可用利巴韦林、α 干扰素等药物给予抗病毒治疗。

（钟 劲 向禹）

xiǎo RNA bìngdú kē

小 RNA 病毒科（*Picornaviridae*）
一类正链单链 RNA 病毒组成的家族。最小的 RNA 病毒。主要包括肠道病毒属（*Enterovirus*）、肝炎病毒属（*Hepatovirus*）、双埃可病毒属（*Parechovirus*）和心病毒属（*Cardiovirus*）等。数量繁多，主要感染人及其他哺乳动物，其传播途径复杂，其感染可引起一系列传染性疾病。

生物学特征 小 RNA 病毒科成员为一类无囊膜包被的病毒，病毒颗粒直径为 20～30nm，衣壳呈二十面体立体对称，具有 32 个、42 个或 60 个规律排列的壳粒。衣壳内为线状单链 RNA。不同种属的小 RNA 病毒由于其 RNA 分子内核苷酸一级结构的不同，导致病毒蛋白内氨基酸的排列顺序不同，进而形成不同抗原性和不同致病力的病毒。小 RNA 病毒呈现典型的 L434 结构，正链单链 RNA 指导合成一条多聚蛋白前体，在病毒自身蛋白酶 3C 和 2A 剪切作用下，分解成 L、P1、P2 和 P3 产物，P1、P2 和 P3 又进一步分解为 4 个结构蛋白（VP1、VP2、VP3 和 VP4）和 7 个非结构蛋白（2A、2B、2C、3A、3B、3C 和 3D）。VP1、VP2、VP3 和 VP4 形成衣壳的蛋白亚单位，VP1、VP2 和 VP3 位于病毒颗粒的表面，VP4 位于衣壳内侧，紧贴于 VP1、VP2 和 VP3 复合体。多数小 RNA 病毒的衣壳表面粗糙不平，其凹凸差别达 2.5nm。

主要病毒属与病毒种 小 RNA 病毒科成员种类众多，其中与人类疾病相关的小 RNA 病毒科成员主要包括肠道病毒属（*Enterovirus*）的肠道病毒（*Enterovirus*）、人鼻病毒（*Human rhinovirus*）、柯萨奇病毒（*Coxsackievirus*）、埃可病毒（*Echovirus*）、脊髓灰质炎病毒（*Poliovirus*）等，肝炎病毒属（*Hepatovirus*）的甲型肝炎病毒（*Hepatitis A virus*），双埃可病毒属（*Parechovirus*）的人双埃可病毒（*Human parechovirus*）和永安河病毒（*Ljungan virus*）等。

致病性 小 RNA 病毒科病毒是一类重要的可引起人类病毒感染性疾病的病原体，其感染可导致多种传染性和致死性疾病。人鼻病毒不仅可引起普通感冒，且与慢性阻塞性肺疾病、哮喘加重有关；脊髓灰质炎病毒可引起人的脊髓灰质炎；肠道病毒 71 型及柯萨奇病毒 16 型、柯萨奇病毒 6 型可引起人手足口疾病等。这些疾病或具有较高的发病率、或具有严重的危害性，都可能给患者的身心健康造成极大危害，同时增加患者的负担。

(段招军)

chángdào bìngdú shǔ

肠道病毒属 （Enterovirus）

系统分类学上属小 RNA 病毒科（Picornaviridae）。一类正链单链 RNA 病毒。肠道病毒可引起明显的致细胞病变效应，是一类重要的人兽共患病的病原体。

生物学特征 病毒颗粒呈现大致的球形结构，直径为 20 ~ 30nm。病毒衣壳为二十面立体对称，衣壳内的 RNA 具有感染性。肠道病毒对脂溶剂有抵抗力且抗乙醚，50 ~ 60℃ 处理 30 分钟可被灭活，病毒活力于 −70℃ 保存可达数年。在脊椎动物肠道中栖居，多数可在 37℃ 组织培养的细胞中生长，其中人鼻病毒最适生长温度为 33℃。

主要病毒种 已确定和命名的肠道病毒属病毒划分为 12 个种，分别为肠道病毒 A ~ J、鼻病毒 A ~ C。脊髓灰质炎病毒 1 ~ 3 型现为肠道病毒 C 种（Enterovirus C），取消脊髓灰质炎病毒种。与人类疾病相关的肠道病毒主要分布在肠道病毒 A ~ D 种和鼻病毒 A ~ C 种。

致病性 肠道病毒属病毒为一类重要的致人类病毒感染性疾病的病原体。其中，脊髓灰质炎病毒可引起人脊髓灰质炎（俗称小儿麻痹症）；肠道病毒 71 型、柯萨奇病毒 A16、柯萨奇病毒

A10 能诱发人手足口病；柯萨奇病毒 A6 可致人非典型手足口病；人鼻病毒与普通感冒、哮喘加重等有关。

(段招军)

jǐsuǐ huīzhìyán bìngdú

脊髓灰质炎病毒 （Poliovirus）

系统分类学上属小 RNA 病毒科（Picornaviridae）、肠道病毒属（Enterovirus）。具有正链单链 RNA 基因组的病原体。引起人脊髓灰质炎。

发现史 1909 年奥地利裔免疫学家兰德施泰纳（Landsteiner）和波珀（Popper）首次报道该病毒。国际肠道病毒委员会于 1957 年将其与柯萨奇病毒（Coxsackievirus）和埃可病毒（Echovirus）一起划分为肠道病毒属（Enterovirus）。1970 年，国际病毒命名委员会依据新的分类方法将脊髓灰质炎病毒划归为小 RNA 病毒科、肠道病毒属。2003 年，依据脊髓灰质炎病毒与其他肠道病毒的进化关系，取消脊髓灰质炎病毒种，重新界定人脊髓灰质炎病毒 1 ~ 3 型为肠道病毒 C 种。人脊髓灰质炎病毒的 3 个型别之间无交义免疫。

生物学特征 脊髓灰质炎病毒为无囊膜病毒，病毒衣壳蛋白包裹着病毒 RNA。脊髓灰质炎病毒呈二十面体的立体结构（图1），其结构蛋白 VP1、VP2 和 VP3 位于病毒表面，VP4 位于病毒衣壳内部，病毒颗粒直径为 27 ~ 30nm，内核直径为 16nm，子粒直径为 6nm。脊髓灰质炎病毒的毒粒结构处于一种热力学的动态平衡变化中，0℃ 时，病毒处于一种保守状态，VP4 位于病毒衣壳内部；37℃ 的生理学温度下，病毒衣壳空间结构发生变化，VP4 暴露于病毒颗粒表面。脊髓

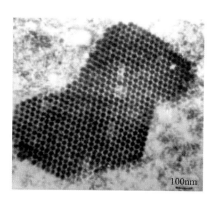

图 1　脊髓灰质炎病毒在感染细胞质内形成病毒晶格

灰质炎病毒基因组为正链单链 RNA，其质量占病毒颗粒的 30%，分子量为 2.5×10^6，含有 7700 个碱基对，其中腺嘌呤和胸腺嘌呤核苷酸丰富，约为 54%。病毒基因组 RNA 链的 5′端结合 1 个分子量为 7000 的病毒基因组连接蛋白；3′端有长约 50bp 的多聚腺苷酸尾巴，是病毒具备感染性的必需结构。脊髓灰质炎病毒的基因组 RNA 具有感染性，与其他小 RNA 病毒一样，其基因组的 5′端不具一般真核生物信使 RNA 的帽子结构，末端为 pUp，并通过共价键与病毒基因组连接蛋白相接。病毒基因组连接参与病毒基因组 RNA 复制的起始。如果去除病毒基因组连接，病毒 RNA 仍具有感染性。脊髓灰质炎病毒的基因组进行转录和翻译时，利用一个相同的翻译起始密码子（AUG）合成 1 个包括所有结构蛋白和非结构蛋白的多肽前体蛋白，再通过自身蛋白酶 2A 和 3C 的水解，最终形成 4 个结构蛋白（VP1、VP2、VP3 和 VP4）和 7 个非结构蛋白（2A、2B、2C、3A、3B、3C 和 3D）。病毒结构蛋白的编码区较保守，其中个别碱基的改变可影响整个病毒的抗原性和生物学特点。相同型别但抗原性有所

差异的毒株，其VP1蛋白编码区均有所不同，而另外3个病毒衣壳蛋白编码区则相对保守。非结构蛋白编码区更保守，这些蛋白主要参与病毒复制、繁殖，尤其是与病毒颗粒装配有关。

该病毒仅能在灵长类细胞中生长繁殖，人是该病毒的唯一自然宿主。人或猴肾原代细胞为最佳的病毒分离细胞，海拉细胞、绿猴肾细胞、人喉癌上皮细胞及人二倍体细胞也可用于病毒分离。病毒在敏感细胞增殖后可产生细胞变圆、收缩、坏死、堆积脱落等致细胞病变效应。

脊髓灰质炎病毒对热和化学消毒剂抵抗力不强，55℃中30分钟或甲醛均可灭活该病毒。自然环境下该病毒生命力较强，对pH不敏感，pH为3.0~8.5的环境中均可存活，病毒经消化道进入后不被胃酸灭活。常温下，粪便、污染食物和污水中该病毒至少可存活数月，该病毒对紫外线和干热较敏感。

免疫特征　脊髓灰质炎病毒具有两种不同的抗原，即D抗原和C抗原。D抗原现更名为N-Ag（中和抗原）；C抗原不刺激宿主产生中和抗体。已知N-Ag的定位有：①VP1蛋白的第100位点处，由天冬酰胺残基（N）突变为天冬氨酸残基（D）或赖氨酸残基（K）属于N-AgⅠ。②VP1蛋白的第222~224位突变及VP2蛋白第270位精氨酸残基（R）变异为半胱氨酸残基（C）或亮氨酸残基（L）属于N-AgⅡ。③VP3蛋白的第58~60位和第71~73位突变属于N-AgⅢ。VP2蛋白第72位苏氨酸残基（T）变异为甲硫氨酸残基（M）很可能也属于N-AgⅢ。脊髓灰质炎病毒颗粒表面的3个衣壳蛋白中，VP1蛋白上至少

有4个抗原决定簇可诱导中和抗体产生，而VP2蛋白和VP3蛋白分别含有1个引起中和抗体产生的抗原决定簇。关于脊髓灰质炎病毒的固有免疫学研究显示，脊髓灰质炎病毒感染中枢神经系统后，Toll样受体3识别病毒复制产生的双链RNA，经Toll样受体3-TRIF信号途径介导抗病毒的固有免疫应答反应，产生α2干扰素、β干扰素、IP-10和IFIT1等抗病毒因子，抑制病毒复制。

致病性　脊髓灰质炎病毒的传染源为脊髓灰质炎患者和隐性感染患者。流行病学资料统计，每发现1例瘫痪患者，即可能在周围有100个以上的无瘫痪患者和隐性感染患者。由于后二者不易被识别，其鉴别在流行病学及疾病防控上意义更大。病毒主要通过污染食物、生活用品等经消化道传播，也有经空气飞沫传播。凡未被感染过或未接受预防接种者均易感。临床上以1~5岁发病最多见。

该病毒是引起人脊髓灰质炎（小儿麻痹症）的主要病原体。与其他小RNA病毒一样，脊髓灰质炎病毒复制经历吸附和进入、病毒蛋白的合成与基因组的复制、病毒颗粒装配和释放等过程。从病毒感染到子代病毒成熟的时间因细胞而异，一般5小时，最短1小时，长的达11小时。关于病毒释放，已有的观点有3种，即一定时间内陆续释放、多次"爆炸式"释放、一次性"爆炸式"释放。脊髓灰质炎病毒经肠道或咽部黏膜侵入局部淋巴组织，并可在其中生长、繁殖，而后进入血液形成病毒血症，累及各种易感的非神经组织，再通过血-脑脊液屏障侵入神经系统。该病毒所致疾病若在感染早期得到抑制，患

者仅表现出呼吸道和消化道症状。即使病毒已侵犯神经系统，病变轻微且迅速恢复的患者不会产生瘫痪。病毒侵犯中枢神经系统可累及大脑、中脑、延髓、小脑及脊髓，且以脊髓损害为明显特征。脊髓的病变主要涉及颈段和腰段的前角细胞，严重时后角及中间柱也可被涉及，但程度一般较轻。除脊髓，脑干也是病毒侵犯的主要部位，其中运动神经元的病变最明显，交感神经节和周围神经节也可有病变。软脑膜上也可见散在的炎性病灶，因腰段脊髓的运动神经元受损较多，故下肢瘫痪较多见。脊髓灰质炎病毒感染所致疾病具有病灶的多发性，大部分症状是由脑干或脑神经节、颈神经节病变所致，如病变侵犯脑神经节、上颈神经节、脑干血管和脑膜时，可致头痛；病变侵犯颈神经节、胸神经节和腰神经节及脊髓血管时，可致颈、背、胸、腹及四肢疼痛；病变侵犯延髓迷走神经胸核、前庭核和中脑时，可致恶心、呕吐；病变侵犯延髓的网状组织时，可致颈、背、四肢强直及脉搏、心率、血压、呼吸等异常；病变侵犯三叉神经节时，可致咽痛；病变侵犯丘脑、丘脑下部时，可致嗜睡、睡眠障碍、焦虑、情绪紊乱、疲劳等；病变侵犯前庭核、小脑盖核时，可致眩晕；病变侵犯脑干与脊髓的运动神经元时可致肌无力、瘫痪等。

脊髓灰质炎病毒感染所致疾病的潜伏期一般为7~14天（可为3~35天），症状轻重不等，轻型较多。其临床表现可划分为5期。①前驱期：多数患者开始为低热或体温上升至38~39℃，有食欲缺乏、多汗、烦躁不安及全身感觉过敏等症状。②瘫痪前期：

前驱期热退后 1~6 天，体温再次上升而进入此期，故表现为双峰热型；部分患者也可起病即为本期症状。此期表现为高热、皮肤发红、出汗，可有呕吐及咽痛，患者全身或四肢的肌肉疼痛、感觉过敏、颈背强直，四肢可出现震颤，为瘫痪先兆。③瘫痪期：瘫痪症状大都出现于瘫痪前期的第 3~4 天，或在双峰热型第二次发热 1~2 天后发生。大多数患者仍有瘫痪前期各种症状，往往腹壁反射先消失，膝腱反射减弱以致消失，瘫痪逐渐加重，大多经过 5~10 天后不再进展。④恢复期：瘫痪后 1~2 周瘫痪的肌肉开始恢复功能，常以足趾为起点，逐渐上升到胫、股部，膝腱反射亦逐渐恢复。⑤后遗症期：由于神经组织损害严重，功能不易恢复形成顽固性瘫痪。受累的肌群或肢体出现萎缩或畸形，下肢受累者出现跛行，甚至不能直立。脊髓灰质炎病毒所致瘫痪的特点为不对称、不规则的迟缓性麻痹，最常见于四肢，尤以下肢瘫痪为多，可于一侧或双侧。近端大肌群（如三角肌、前胫肌等）较远端手足小肌群受累严重，四肢同时瘫痪者极少见。瘫痪中最严重的是呼吸和吞咽麻痹。呼吸麻痹由呼吸肌（肋间肌及膈肌）和/或呼吸中枢麻痹所致，呼吸肌麻痹表现为呼吸节律整齐，但幅度减弱；呼吸中枢麻痹表现为呼吸节律不齐，出现各种异常呼吸。

实验室检测 瘫痪前期脑脊液压力稍高；抗球蛋白试验阳性，糖量正常或稍多，氯化物正常；细胞数增多，多在 50~500/毫升，早期以中性粒细胞为主，很快转为以淋巴细胞为主。对脑脊液进行浓缩后分离病毒或从粪便标本中直接进行病毒的细胞分离，测定病毒效价，反转录聚合酶链反应、实时聚合酶链反应均可用于检测该病毒。

相关疾病防治原则 接种脊髓灰质炎病毒疫苗是防治本病的唯一有效方法。主要有两种脊髓灰质炎病毒疫苗，即脊髓灰质炎病毒灭活疫苗和脊髓灰质炎病毒减毒活疫苗，二者都安全有效。对于脊髓灰质炎病毒的感染者，一旦发现诊断明确的病例，应立即送往医疗单位严格隔离治疗，从发病日起至少隔离 40 天，最初 1 周应强调呼吸道隔离。对于患者的治疗主要是对症处理，尚无任何可确切控制麻痹进展的药物。恢复期根据患者的肢体萎缩、畸形等后遗症进行手术矫正。

(段招军)

chángdào bìngdú 71 xíng

肠道病毒 71 型 (*Enterovirus 71*, EV71) 系统分类学上属小 RNA 病毒科 (*Picornaviridae*)、肠道病毒属 (*Enterovirus*)。是肠道病毒属主要正链单链 RNA 的病原体之一。引起儿童手足口病。

发现史 1969 年，从美国 1 例 9 月龄脑炎儿童病例标本中首次分离到该病毒。1970 年，国际病毒命名委员会将其定义为一种新型肠道病毒，并命名为肠道病毒 71 型。

生物学特征 EV71 病毒颗粒为二十面体立体对称的球形结构，无囊膜和突起，直径为 24~33nm。其基因组为约 7.4kb 的正链单链 RNA。病毒基因组包括两端的非编码区和中间的蛋白编码区。5′端非编码区含有控制病毒复制和蛋白翻译的重要元件，3′端非编码区含有多聚腺苷酸尾巴，中间的开放读码框编码一个多聚蛋白，该多聚蛋白水解后产生 P1、P2 和 P3 3 个前体蛋白。P1 前体蛋白切割成 VP1、VP2、VP3 和 VP4 4 个结构蛋白，构成病毒衣壳；P2 和 P3 前体蛋白切割形成 7 个非结构蛋白。VP1~VP3 暴露于病毒表面，大多数的抗原决定簇位于其上。已知 VP1 蛋白表面具有重要的细胞受体结合位点和中和抗体表位。VP4 蛋白包埋于病毒内部。该病毒的复制在细胞质内完成，在复制过程中，以基因组 RNA 作为模板，转录产生负链 RNA 分子，再以负链 RNA 为模板合成子代 RNA。基因组复制完成后，病毒在细胞内完成子代病毒的装配并以裂解的方式释放到细胞外。

根据 VP1 核苷酸序列的差异，EV71 分为 A、B 和 C 3 个基因型。其中，A 型即 EV71 的原型株 (BrCr)；B 型分为 B1~B5 5 个基因亚型，C 型分为 C1~C5 5 个基因亚型。早期的 EV71 流行多以 B 型为主，自 20 世纪 80 年代后期，C 型病毒逐渐成为主要的流行型别，欧美等地区多见 C1 型和 C2 型病毒流行，亚太地区有 B 型和 C 型多种型别的 EV71 共同流行。在中国，1998 年以来的主要流行株一直为 C4 亚型。

EV71 对乙醚、脱氧胆酸盐、去污剂及弱酸有抵抗性，还可抵抗 70% 乙醇和 5% 甲酚皂溶液等常见消毒剂，但经高温（50℃ 以上，钙镁离子存在时除外）处理和紫外线照射可很快被灭活。

免疫特征 人群对 EV71 普遍易感，感染后可获得免疫力。成人大多已通过隐性感染获得相应抗体，因此，EV71 感染的患者主要为儿童，尤以 5 岁以下人群多见。

致病性 20 世纪 70~80 年代，EV71 感染只偶尔出现局部疫情，且主要在欧美等地轻度流行。20 世纪 90 年代后，亚洲逐渐成为重度流行地区，马来西亚、新加坡、中国大陆及中国台湾相继发生以 EV71 为主要病原体的手足口病的大流行。进入 21 世纪后，EV71 感染所致的手足口病在中国开始了大范围、持续流行。除中国，亚洲其他国家同期也有 EV71 感染持续流行的报道。

EV71 存在于感染者的粪便、呼吸道分泌物和疱疹液中，接触到感染者的粪便、呼吸道分泌物和疱疹液均可能引起感染。EV71 主要传播途径：①饮用或食用被病毒污染的水或食物。②与感染者近距离接触可通过咳嗽、打喷嚏排出的飞沫引起感染。③儿童接触到被病毒污染的毛巾、手绢、牙具、玩具、餐具等生活用品可引起感染。

病毒感染后，在局部黏膜或淋巴组织中繁殖并排出，引起局部症状，继而病毒可进入血液循环导致病毒血症。重症患者可因病毒侵犯中枢神经系统、呼吸系统、心脏等处，出现心肌炎、肺水肿、肺出血、无菌性脑膜脑炎等并发症，极少数严重者甚至出现死亡。

EV71 不仅能够引起无症状感染，也是导致手足口病的主要病原体之一。手足口病是肠道病毒引起的常见传染病之一，在夏秋季比较常见，多发生于 5 岁以下的儿童，可引起发热和手、足、口腔等部位的丘疱疹、溃疡，个别患者可引起心肌炎、肺水肿、无菌性脑膜脑炎等致死性并发症。

实验室检测 EV71 感染的实验室检测主要包括分离病毒、病毒特异性核酸检测和血清学检测等。

分离病毒 分离病毒时常用的细胞系有猴肾细胞系、人肺细胞系、人横纹肌肉瘤系、非洲绿猴肾细胞系、人肺癌细胞系等。

分离到 EV71 是检测的金标准，但费时费力，难短期内检测大量标本。

病毒特异性核酸检测 EV71 感染的实验室检测以核酸检测技术（包括反转录聚合酶链反应、实时荧光定量聚合酶链反应、基因序列测定等）最为普遍。检测基于 VP1 等特异性目标片段的核酸序列。核酸检测以咽拭子、呼吸道分泌物、疱疹液、粪便等标本的阳性率较高。

血清学检测 主要包括通过胶体金试验、酶联免疫吸附试验和蛋白质印迹法等免疫学方法来检测患者血液中的特异性抗体等。

相关疾病防治原则 EV71 感染引发的疾病仍然是全球威胁性较大的病毒感染性疾病之一，尤其在亚太地区多次引起流行，引起医学界的广泛关注。在中国，EV71 引起的手足口病已成为一个重要的公共卫生问题。

公共预防 EV71 疫苗尚处于研发和临床试验阶段，也没有研制出针对 EV71 感染的特异性治疗药物，因此积极采取防控措施非常重要。在中国，卫生部门继 2008 年将手足口病纳入法定报告传染病后，一直将预防控制手足口病流行、蔓延放在传染病防控工作的重要位置。其防治措施着重于加强疫情监测报告、加强重点场所的疫情控制、加强健康教育工作和风险沟通等，努力减少发病，并制定切实可行的推进措施，完善部门间、层级间、区域间和医疗卫生机构间协调联动机制，强化防治结合。针对 EV71 的疫苗已获批上市，用于儿童重症手足口病的免疫预防。

个人预防 可通过以下几点进行预防：①看护人员勤洗手。②尿布及时清洗、曝晒或消毒；

常通风，勤晒衣被。③充分清洗、消毒儿童使用的餐具；不要让儿童饮生水、食生冷食物；用肥皂给儿童洗手。④流行期间不宜带儿童到人群密集的公共场所；避免接触患病儿童。⑤流行期每天晨起要检查儿童皮肤（主要是手掌、脚掌）和口腔有无异常，注意体温的变化。

（段招军）

kēsàqí bìngdú

柯萨奇病毒（Coxsackie virus, CV）

系统分类学上属小 RNA 病毒科（Picornaviridae）、肠道病毒属（Enterovirus）。具有正链单链 RNA 的病原体。可造成从较轻的呼吸道感染到较严重的心肌炎、心包炎及神经系统疾病等严重程度不等的疾病，该病毒感染多见于婴幼儿，常比较严重。

发现史 该病毒于 1948 年在纽约州柯萨奇镇，从临床诊断为脊髓灰质炎的患者粪便标本中分离出来的一组病毒，并被命名为柯萨奇病毒。

生物学特征 柯萨奇病毒为立体对称的二十面体球状颗粒，无囊膜和突起，直径为 23～30nm。其核酸为正链单链 RNA，全长约有 7000 个核苷酸，所含的一个开放读码框架，编码一个多聚蛋白前体，此多聚蛋白前体在翻译过程中即经蛋白酶水解为 P1、P2 和 P3 3 个前体蛋白，P1 蛋白进一步水解为病毒的结构蛋白 VP1、VP2、VP3 和 VP4。4 个蛋白构成病毒的衣壳，其中 VP1 是病毒主要的中和抗原决定簇所在部位，被普遍作为肠道病毒血清型的分型依据，VP1 区的序列是对柯萨奇病毒进行基因分型的重要依据。P2 和 P3 区的序列分别编码病毒的非结构蛋白，与病毒的转录、翻译和复制过程密切相关。病毒

RNA 的 5′端和 3′端为非编码区，5′端含有控制病毒的核酸复制和翻译的重要序列，3′端非编码区的末端带有一个长度可变的多聚腺苷酸尾巴。

柯萨奇病毒的复制在细胞质内完成，在复制过程中，先以基因组 RNA 作为模板，转录成负链 RNA 分子，再以负链 RNA 为模板合成子代 RNA。基因组复制完成后，病毒在细胞内完成子代病毒的装配并以裂解的方式释放到细胞外。

根据柯萨奇病毒对乳鼠的致病性及对细胞敏感性的不同，将其分为 A、B 两组多种不同的血清型。根据国际病毒分类委员会提出的新分类标准，柯萨奇病毒 A 组共有 27 个血清型，B 组包括 B1~B9 型共 9 个血清型。其中柯萨奇病毒 A2（CV-A2）、CV-A3、CV-A4、CV-A5、CV-A6、CV-A7、CV-A8、CV-A10、CV-A12、CV-A14、CV-A16 属于肠道病毒属 A 种；柯萨奇病毒 B1（CV-B1）、CV-B2、CV-B3、CV-B4、CV-B5、CV-B6、CV-A9 属于肠道病毒属 B 种；柯萨奇病毒 A1（CV-A1）、CV-A1、CV-A13、CV-A17、CV-A19、CV-A20、CV-A21、CV-A22、CV-A24 属于肠道病毒属 C 种。曾经的 CV-A15 型现被重新归类于 CV-A11 型中的一株，曾经的 CV-A18 型现被重新归类于 CV-A13 型中。

关于 CV-A16 病毒的基因分型主要有两种方法，一种是基于 VP4 区基因序列将其分为 A、B、C（C1~C3 基因亚型）3 个基因型；另一种是基于 VP1 区将其分为 A、B［B1（B1a，B1b）、B2 基因亚型］2 个基因型。依据第一种分型标准，A、B、C 3 种基因型在亚洲均存在过，A 型和 B 型在 20 世纪 90 年代早期共同流行，B 型为优势基因型。随着病毒核酸的变异，出现了 C 型，先从 B 型变异为 C1 亚型，并于 2002 年前后，C1 亚型进一步转为 C2 亚型，3~5 年后又转为 C3 亚型。依据第二种分型标准，中国流行株为 B1a 和 B1b 亚型共存，并与中国台湾地区和马来西亚、泰国、越南等周边国家共同进化和流行。

CV-B3 于 20 世纪 90 年代存在于欧美地区，可能随着人口迁移而传入亚洲，并逐渐在当地传播循环，形成新的基因型。随着 CV-B3 研究的进展，在不同地区可能会进一步发现不同的基因型/亚型，对于该病毒的传播流行和变异情况，还有待进一步深入研究。

柯萨奇病毒无脂质囊膜，对有机消毒溶剂（如乙醚、氯仿和 75% 乙醇等）不敏感，但对紫外线及干燥等因素的耐受能力差。各种氧化剂（如高锰酸钾等）、甲醛、碘酒都能有效地杀灭该病毒。该病毒对酸碱度的耐受范围较宽，可在外环境中较长期存活。

免疫特征 柯萨奇病毒病毒颗粒表面的 VP1、VP2 和 VP3 结构蛋白上，具有能诱发中和抗体反应的抗原决定簇。病毒受到干扰或蛋白质被纯化后，抗原决定簇减弱或消失。一种型别的病毒可在 2 个分离株之间有不同的抗原性，且其抗原性还可发生变异。某些病毒株中和反应性不高，这不仅由抗原结构不同造成，也由病毒分子发生凝集造成。柯萨奇病毒 A 组和 B 组型别比较多，互相之间常存在交叉反应。一般认为早期的病毒型别，在各株之间比较保守，随着株型的抗原多样化后，发生交叉现象。

致病性 不同型别的柯萨奇病毒感染可造成从较轻的呼吸道感染到较严重的心肌炎、心包炎及神经系统疾病等严重程度不等的疾病，婴幼儿中较常见且病情较重。其中柯萨奇病毒 A16 型（Coxsackie virus A16，CV-A16）是引起儿童手足口病的主要病原体之一，CV-A4、CV-A6、CV-A10 和 CV-B5 等也都可引起手足口病。柯萨奇病毒 B 组是病毒性心肌炎、脑炎和慢性自身免疫性疾病（如 1 型糖尿病）的常见病原，其中柯萨奇病毒 B3（Coxsackie virus B3，CV-B3）与病毒性心肌炎的关系最为密切。

CV-A16 1951 年首次分离于南非共和国，在热带、亚热带地区等气候较为温暖、湿润的地区更易流行，是引起手足口病的主要病原体之一，主要引起 5 岁以下儿童出现手、足、口部疱疹，咽峡炎等，少数患者可出现心肌炎、无菌性脑膜炎等多种并发症。

CV-B3 约 50% 的病毒性心肌炎与肠道病毒感染有关，特别是与 CV-B3 的关系最为密切，由 CV-B3 感染引起的心肌炎可导致扩张型心肌病和心脏衰竭等严重的后果。同时，CVB-3 还会引起胰腺炎和无菌性脑膜炎。

实验室检测 柯萨奇病毒感染的实验室检测主要包括病毒分离、特异性核酸检测和血清学检测等。病毒分离是实验室检测的金标准，但费时费力，在实验操作上具有一定难度，且敏感度不高。应用较普遍的是核酸检测技术（包括反转录聚合酶链反应、实时荧光定量聚合酶链反应、基因序列测定等），检测基于病毒特异性目标片段的核酸序列。血清学检测主要包括通过胶体金试验、酶联免疫吸附试验和蛋白质印迹法等免疫学方法来检测患者血液中的特异性抗体等。

相关疾病防治原则 开发疫苗和抗病毒药物一直是防治病毒感染性疾病的研究重点。

预防 尚无针对柯萨奇病毒的疫苗上市。随着研究的不断深入，疫苗研究正在采用多种策略进行并已取得进展，如正在使用DNA质粒表达病毒蛋白制作疫苗，病毒灭活疫苗或减毒活疫苗等也在研发中。

除此之外，由于包括柯萨奇病毒在内的多种肠道病毒感染均可致病，且对儿童危害更大，所以对于病毒感染进行流行病学和病原学监测，及早发现并采取科学防控措施，可有效控制疫情。

抗病毒药物治疗 早期诊断并及时进行抗病毒治疗可防止患者出现严重的并发症。尚无针对柯萨奇病毒的特效治疗药物上市，但在药物研发方面，肠道病毒复制周期所涉及的一些关键的步骤，包括病毒吸附、脱壳、蛋白翻译、多聚蛋白裂解、病毒RNA复制和病毒元件装配，都有希望成为药物靶标。另外因为肠道病毒的高突变率，使用药物组合可能是阻止或延缓抗药性病毒出现的方法，此类药物已经进入临床试验阶段；许多新型的治疗方法也取得了研究进展，如生物细胞疗法、干扰素制剂、通过干细胞移植获得抗病毒活性、RNA干扰技术等。

（段招军）

āikě bìngdú

埃可病毒（*Echovirus*） 系统分类学上属小RNA病毒科（*Picornaviridae*）、肠道病毒属（*Enterovirus*）。具有线状正链单链RNA的病原体。只感染人而不感染动物。

发现史 1951年，埃可病毒首先在无任何症状者的粪便中分离得到。埃可病毒名称是由肠道（enteric）分离株、组织培养产生病变（cytopathogenic）、从人类（humans）分离和不与已知的临床疾病相关（orphans）单词的首字母组成。随后的研究发现埃可病毒可造成多种人类疾病，如无菌性脑膜炎、婴儿腹泻等。

生物学特征 埃可病毒同其他小RNA病毒一样，病毒颗粒直径约30nm，呈二十面体对称结构。该病毒一共有28个血清型，分别编号为1~7型、9型、11~2型7、29~33型，属于小RNA病毒科肠道病毒属肠道病毒B种。病毒颗粒由蛋白质衣壳包裹裸露的RNA基因组组成。病毒基因组是线状正链单链RNA分子，长度约7400个核苷酸。病毒基因组RNA具有感染性，可翻译成病毒复制所需的所有蛋白质。该病毒所编码并产生的一前体蛋白，经由其编码的2A蛋白和3C蛋白酶切割，被加工形成结构蛋白与非结构蛋白，包括4个病毒衣壳蛋白及7个蛋白加工和病毒复制所需的非结构蛋白。病毒复制的场所是细胞质，装配好的病毒颗粒通过细胞溶解而释放。

在37℃条件下埃可病毒对猴肾细胞系敏感性好，可用于体外分离培养。埃可病毒具有酸稳定性，在pH低于3.0仍具有感染性，这种特性使病毒可穿过胃到达小肠。埃可病毒具有热稳定性，在42℃时不被灭活。紫外线可灭活埃可病毒。

免疫特征 埃可病毒的感染可引起宿主的固有免疫应答和获得性免疫应答。但关于埃可病毒如何引起宿主的免疫应答的资料几乎没有。埃可病毒免疫球蛋白A和免疫球蛋白G在感染后很多年都可被检测到。

致病性 埃可病毒通过粪-口途径传播，感染后病毒可能从鼻咽部排出长达2周，在粪便中可存活数周到数月。虽然在鼻咽部可进行感染复制，大部分病毒经吞咽到达下消化道的初次感染位点开始感染及复制。下消化道及鼻咽部病毒复制后产生轻度的病毒血症，借此病毒可入侵多种器官系统，包括中枢神经系统、肝、肺和心脏。埃可病毒使用的受体有多种：埃可病毒1型和8型使用$\alpha_2\beta_1$整合素作为受体，用β_2微球蛋白作为辅受体；埃可病毒5型以硫酸乙酰肝素作为受体；埃可9型以$A_V\beta_3$整合素作为受体；其他埃可病毒以衰变加速因子为受体，以β_2微球蛋白作为辅助受体。

大部分埃可病毒的感染无症状，部分型埃可病毒感染可导致多种疾病：如埃可病毒30型、埃可病毒6型和埃可病毒18型可导致无菌性脑膜炎，其中埃可病毒30型可在全球范围内造成暴发流行，对患者的健康和生命危害极大，导致严重的社会和公共卫生问题；埃可病毒1型可引起胸膜痛；埃可病毒3型可引起新生儿急性重型肝炎；埃可病毒9型可引起胰腺炎；埃可病毒19型可引起急性迟缓性麻痹；埃可病毒33型可引起流行性感冒样症状等。人类是埃可病毒唯一的天然宿主。埃可病毒在年幼的儿童中容易引起严重疾病，而在年龄较大的儿童和成人中不易引起严重疾病，这是由于他们在某一血清型暴发中获得抗体而具有抵抗力。该病毒地理区域不同其血清型也不同，这说明病毒存在地方流行性。

实验室检测 病毒分离培养和血清中和试验是最准确的实验

室诊断方法，但由于病毒分离培养耗时耗力，不利于快速诊断。最常用的诊断方法是用反转录聚合酶链反应方法扩增临床样本中的病毒核酸。根据埃可病毒衣壳蛋白 VP1 的基因序列确定埃可病毒的型别，如 VP1 的核苷酸序列与原型株的相似性≥75%或氨基酸序列与原型株的相似性>85%，即可认为是同一血清型。血清学检测因为病毒型别众多且与小 RNA 病毒科的其他成员有交叉反应等因素在埃可病毒的诊断方面受到限制。已知或怀疑特定血清型别的埃可病毒感染，血清学试验可用来反映患者从急性期到恢复期抗体的转化，也可通过急性期到恢复期血清抗体效价呈 4 倍升高的反应确定埃可病毒是否为病因。

相关疾病防治原则 还未针对埃可病毒的有效疫苗和治疗药物。预防埃可病毒的感染主要依靠勤洗手等措施切断粪-口传播途径。治疗埃可病毒的感染主要采用对症处理和一般支持疗法。

(王健伟 相子春)

bí bìngdú

鼻病毒（*Rhinovirus*，RV）系统分类学上属小 RNA 病毒科（*Picornaviridae*）、肠道病毒属（*Enterovirus*）。具有线状正链单链 RNA 的病原体。因该病毒感染的最初部位是在鼻腔而得名。可引起人呼吸道感染。

发现史 鼻病毒最早在 1956 年被分离、培养，1967 年将已发现的鼻病毒分为 55 个不同的血清型，1971 年追加了 56~89 型，1987 年又补充了其余的型别。2005 年，国际病毒分类学委员会将鼻病毒划归为小 RNA 病毒科鼻病毒属，并分为 A、B 2 个种。2008 年，国际病毒分类学委员会将鼻病毒属取消，鼻病毒的 2 个

种归属于小 RNA 病毒科肠道病毒属。2006 年以后，一些新的鼻病毒被陆续发现，这些鼻病毒和曾发现的鼻病毒不同，不能在传代细胞上分离培养，2009 年国际病毒分类学委员会确定这些新发现的鼻病毒为 C 种鼻病毒。按照最新的分类，鼻病毒属于小 RNA 病毒科肠道病毒属，分为 A、B、C 3 个种，A 种鼻病毒（RV-A）包括 80 个血清型，B 种鼻病毒（RV-B）包括 32 个型，C 种鼻病毒（RV-C）包括 54 个型。

生物学特征 鼻病毒同其他小 RNA 病毒一样，病毒颗粒直径约 30nm，呈二十面体对称结构。病毒颗粒由蛋白质衣壳包裹裸露的 RNA 基因组组成。病毒基因组是一条线状正链单链 RNA 分子，全长含 7079~7233 个核苷酸。病毒基因组 RNA 具有感染性，可翻译成病毒复制所需的所有蛋白质。其编码并产生一前体蛋白，经由病毒编码的 2A 蛋白和 3C 蛋白酶切割，前体蛋白被加工形成结构蛋白与非结构蛋白，包括 4 个病毒衣壳蛋白及 7 个蛋白加工和病毒复制所需的非结构蛋白。鼻病毒感染呼吸道上皮细胞。鼻病毒的培养需要在 33℃ 条件下进行。RV-A 和 RV-B 可在多种细胞中复制，最常用的细胞系是人类双倍体胚肺细胞（如人二倍体肺癌细胞和人胚成纤维细胞）及人宫颈癌海拉细胞。RV-C 只能在含鼻腔上皮细胞的器官培养中复制。

大部分的鼻病毒（88 个血清型）以人细胞间黏附分子-1（intercellular adhesion molecule 1，ICAM-1）作为受体。小部分鼻病毒（11 个血清型）以低密度脂蛋白受体（low density lipoprotein receptor，LDL-R）作为受体，但是 RV-C 的受体还不清楚。鼻病毒不

能结合鼠的 ICAM-1，但能结合鼠 LDL-R，所以大部分的鼻病毒不能感染鼠，只能感染表达人 ICAM-1 的转基因鼠，只有小部分鼻病毒可直接感染鼠。

鼻病毒不耐酸，在 pH<6.0 时就会被灭活，但大部分鼻病毒具有热稳定性，在 24~37℃ 相对稳定，在室温下能存活数小时。

免疫特征 呼吸道上皮细胞是抵抗鼻病毒感染的第一道防线。鼻病毒附着于 ICAM-1 激活信号传递导致趋化因子（如 CXCL10 基因）的激活。一旦病毒颗粒在体内脱衣壳，病毒 RNA 便激活另外的固有免疫分子，包括 Toll 样受体，如 Toll 样受体-3 和 Toll 样受体-7、依赖双链 RNA 的蛋白激酶、RNA 解旋酶和黑色素瘤分化相关基因 5，这些分子导致干扰素应答的上调。鼻病毒感染上皮细胞诱发的趋化因子吸引大量细胞进入呼吸道，这些细胞包括树突状细胞、单核细胞、巨噬细胞和淋巴细胞。随后发生的细胞免疫应答促进了抗病毒效应并杀死感染的细胞。病毒感染后 7~14 天可检测到抗体应答，免疫球蛋白 G 和免疫球蛋白 A 都可保护宿主再次感染鼻病毒。体内存在的抗体可降低鼻病毒的感染及发病的概率。血清型特异的抗体在宿主内可数年保持一定的水平。

致病性 鼻病毒是引起普通感冒的最常见病毒。在有发热症状的上呼吸道感染的成人中，鼻病毒的感染居第二位，仅次于流行性感冒病毒。在儿童呼吸道感染中，鼻病毒的检出率仅次于呼吸道合胞病毒。鼻病毒的感染全年都可发生，秋季和春季为高发季节，在夏季鼻病毒的感染最少。鼻病毒的多种血清型可同时流行于同一地区，但同一地区的血清

型可随季节而变化。在儿童中，鼻病毒的感染以 A 种鼻病毒和 C 种鼻病毒为主，B 种鼻病毒的感染较少；而在成人中，以 A 种鼻病毒和 B 种鼻病毒为主，C 种鼻病毒的感染较少。鼻病毒感染的高危人群包括婴幼儿、老年人、有免疫缺陷的人群，以及患有慢性呼吸道疾病（如哮喘、慢性阻塞性肺疾病和囊泡性纤维症）的人群。吸烟和环境污染是促进鼻病毒感染的环境因素。

鼻病毒感染引起的呼吸道症状和其他呼吸道病毒感染相似，志愿者试验显示接种鼻病毒后最先出现的症状往往是咽部干痒和疼痛，随后出现全身不适和鼻炎症状，流水样鼻涕，感冒的高峰期流黏性或脓性鼻涕，并伴鼻塞、咳嗽和头痛。大部分患者在 1 周内症状减轻。鼻病毒感染还可引起中耳炎、鼻窦炎和下呼吸道感染。在婴儿中，鼻病毒感染可造成毛细支气管炎，这往往由上呼吸道感染进展而来，出现严重咳嗽、喘息和呼吸急促。在有慢性哮喘的患者中，鼻病毒的感染常诱发哮喘的发作。在老年人中，鼻病毒还可诱发慢性阻塞性肺疾病的发生。

实验室检测　细胞培养为鼻病毒分离与增殖的标准方法，但病毒培养费时、费力，有些鼻病毒无法在细胞培养中生长。鼻病毒的检测主要靠反转录聚合酶链反应对临床样本进行核酸检测。病毒中和试验是鼻病毒检测的标准血清学方法，但鼻病毒有百余种血清型，血清学诊断只在感染的病毒血清型已知或疑似时进行流行病学研究。

相关疾病防治原则　对于鼻病毒感染尚无有效的治疗药物和疫苗，发展通用型疫苗是疫苗研究的发展方向。预防鼻病毒的感染主要依靠勤洗手、多通风、少去人群密集的场所来减少鼻病毒的传播，提高自身免疫力、治疗基础疾病也是避免鼻病毒感染的重要措施。对鼻病毒感染性疾病，还主要采取对症治疗。

（王健伟　相子春）

gānyán bìngdú shǔ

肝炎病毒属（*Hepatovirus*）

系统分类学上属小 RNA 病毒科（*Picornaviridae*）下的一个分支。仅包含一个病毒种，即甲型肝炎病毒（*Hepatitis A virus*，HAV），见甲型肝炎病毒。

（鲁凤民）

jiǎxíng gānyán bìngdú

甲型肝炎病毒（*Hepatitis A virus*，HAV）

系统分类学上属小 RNA 病毒科（*Picornaviridae*）、肝炎病毒属（*Hepatovirus*）。是肝炎病毒属的唯一病毒种。引起甲型病毒性肝炎，其自然宿主是人类和脊椎动物。

发现史　1973 年美国科学家费斯通（Feinstone）利用免疫电镜技术，首次在实验感染的急性肝炎患者的粪便离心上清液中发现 HAV 病毒颗粒。1993 年 HAV 被国际病毒分类学委员会单列为小 RNA 病毒科的肝炎病毒属。

生物学性状　包括以下方面。

形态与结构　HAV 病毒颗粒直径约 27nm，为二十面体对称结构，呈球形，无囊膜，在形态上与其他小 RNA 病毒无区别（图1）。衣壳主要由 60 个拷贝的 3 种主要衣壳蛋白，即 VP1、VP2 和 VP3 所组成。电镜下见实心和空心两种颗粒，实心颗粒为完整的 HAV，有传染性；空心颗粒为未成熟的不含 RNA 的颗粒，具有抗原性，但无传染性；一般以前者为主。

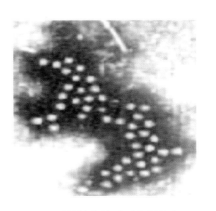

图 1　HAV 电镜（200 000×）

基因结构　HAV 基因组为线状正链单链 RNA，长约 7500 个核苷酸。基因组由 5′ 端非编码区（5′-noncoding region，5′ NCR）、编码区、3′ 端非编码区（3′-noncoding region，3′ NCR）及多聚腺苷酸尾巴构成。5′ NCR 全长 734bp，约占整个基因组的 10%，是基因组中最保守的序列，该区域对决定病毒感染的宿主细胞种类有至关重要的作用，此外，该区域内还含有内部核糖体进入位点，可与细胞 40S 核糖体结合，在 HAV 蛋白的翻译过程中具有重要作用。编码区只有一个开放读码框，分为 P1、P2 和 P3 3 个功能区，编码约 2200 个氨基酸的 HAV 前体蛋白。P1 区编码 VP1、VP2、VP3 及 VP4 4 种多肽，其中 VP1、VP2 和 VP3 为病毒衣壳蛋白的主要成分，具有抗原性，可诱生中和抗体；而衣壳蛋白中 VP4 多肽缺失或很少，一般检测不到。P2 区编码 2A 蛋白、2B 蛋白及 2C 蛋白，其中 2A 蛋白与 VP1 以 VP1-2A 形式产生，在病毒形态发生的后期，VP1-2A 被加工为成熟的 VP1 衣壳蛋白；2B 蛋白和 2C 蛋白的功能目前不完全清楚。P3 区编码 3A 蛋白、3B 蛋白、3C 蛋白及 3D 蛋白，其中 3B 蛋白为病毒基因组连接蛋白，该蛋白又称引物蛋白，与病毒基因组的 5′NCR 的 5′端结合，不仅可启动病毒 RNA 复制，还可稳定病毒核酸构型、保护病毒核酸免遭细胞内的核酸酶的破坏；3C 蛋白是蛋白酶，将 HAV 编码的单一的前体蛋白加工成各个结构蛋白和非结构蛋白；3D 蛋白是依赖于 RNA 的 RNA 聚合酶，决定病毒的复制。HAV 的 3′NCR 不同株间变化很大，可达 20%，其功能与病毒的 RNA 合成调控有关。HAV 基因组的最末端为多聚腺苷酸尾巴。

血清型与基因型　HAV 有 1 个血清型和 6 个基因型。从世界各地分离的 HAV 毒株抗原性均稳定，主要抗原决定簇位于 VP1 中，VP2 和 VP3 上也存在中和位点。因此，针对任何一种病毒株的中和抗体能够中和其他 HAV 株，对 HAV 感染的免疫是终身免疫。根据 VP1-2A 的序列差异，将来自世界不同地区的 HAV 毒株分为 6 个基因型（Ⅰ~Ⅵ），Ⅰ型、Ⅱ型和Ⅲ型包括感染人的 HAV，分别又分为 2 个亚型，即Ⅰ A 和Ⅰ B、Ⅱ A 和Ⅱ B、Ⅲ A 和Ⅲ B。Ⅰ A 型是引起世界范围内甲型肝炎的主要病因，Ⅰ B 型主要在中东地区流行。Ⅳ型、Ⅴ型和Ⅵ型主要为猴源 HAV 株，其 VP3/VP1 区包含与人源毒株不同的典型序列。

培养特性　黑猩猩、狨猴、猕猴及中国猕猴属中的红面猴等对 HAV 易感。感染后可在粪便中检出病毒颗粒，恢复期血清中可检出 HAV 相应抗体。上述灵长类动物感染 HAV 的自然反应过程与人类相似，但临床表现较轻，多呈亚临床感染或隐性感染。动物模型的主要用途在于研究 HAV 的发病及免疫机制、疫苗研制和药物筛选等。

来源于灵长类的多种原代细胞、传代细胞均可支持 HAV 的复制，如原代的狨猴肝细胞、非洲绿猴肾细胞，传代的恒河猴肾细胞（Frhk4，Frhk6）、人胚肺二倍体细胞及人肝癌细胞（PLC/PRF/5）等均可作为病毒复制、培养的良好细胞系。传代的人二倍体肺细胞（人胚成纤维细胞和人胚肺二倍体细胞）不仅可用于培养 HAV，也可作为疫苗基质供生产使用。HAV 在组织细胞中增殖缓慢且不引起致细胞病变效应和宿主细胞的溶解死亡；标本中分离 HAV 需数周甚至数月，并很难获得大量病毒。应用免疫荧光染色法可检出培养细胞中的 HAV 抗原成分，用放射免疫法可检测 HAV 抗原成分。

理化性质　HAV 比其他小 RNA 病毒具有更强的抵抗力。由于无囊膜，其可抵抗 20% 的乙醚和氯仿。HAV 对热非常稳定，在中性 pH、60℃ 条件下处理 60 分钟并不影响病毒的结构和抗原性，直至 10~12 小时才能被部分灭活。在阳离子存在的条件下，61℃ 持续 10 分钟可使 50% 的 HAV 完整性破坏并释放出 RNA，但处于 1mol/L 氯化镁溶液的条件下，80℃ 才能破坏 HAV 的完整性，而其衣壳蛋白仍保留抗原性。98~100℃ 中数分钟内即可灭活 HAV。在温度为 25℃、湿度为 42% 的条件下，其感染性至少可保持 1 个月；在 -20℃ 及 20℃ 以下，感染性可保持数年。HAV 可在淡水、海水、污水和土壤中存活数日至数月。60℃、19 分钟的热处理，不能灭活牡蛎、罐头及粪便中的 HAV。灭活 HAV 的条件：①高压蒸汽灭活（121℃、20 分钟）。②紫外线照射（强度 1.1w、深度 0.9cm、持续 1 分钟）。③甲醛溶液（1∶4000 的溶液 37℃、72 小时；3% 溶液 25℃、3 分钟；8% 溶液 25℃、1 分钟）。④3g/ml 的碘液 5 分钟。⑤3~10mg/L 的次氯酸钠溶液 20℃、5~10 分钟。

免疫特征　人感染 HAV 后 2~3 周即可产生抗 HAV 抗体免疫球蛋白 M，于 4~5 周达高峰，然后下降，于 3~6 月后基本消失；抗 HAV 抗体免疫球蛋白 G 也在感染早期即阳转，然后缓慢上升，约 6 个月后达高峰，后逐渐下降，但可持续数年甚至终身，对 HAV 再感染具有保护作用。抗 HAV 抗体出现后，血液及粪便中的病毒量即开始下降。

致病性　HAV 可导致急性甲型肝炎和亚临床型感染。儿童感染 HAV 后多为亚临床型，成人多为临床型感染，随年龄增长有病情加重的趋势。以下从流行病学、传染源与传播途径、致病机制 3 个方面进行介绍。

流行病学　甲型肝炎的潜伏期为 15~50 天，平均 30 天。HAV 感染者在发病前 2 周即开始从粪便中排出病毒，于潜伏期末期和急性期早期达高峰，在出现黄疸后 2 周停止排出 HAV。因此，甲型肝炎患者在潜伏期末期和急性期早期传染性最强，在发病后 3 周即无传染性。甲型肝炎发病急，多出现发热、皮肤与黏膜黄染、肝大、疼痛等症状或体征，血清转氨酶（谷丙转氨酶、谷草转氨酶等）升高。甲型肝炎一般为自限性疾病，一般不转变为慢性肝炎和慢性病毒携带者。

传染源与传播途径　甲型肝炎的传染源为患者和隐性感染者，黑猩猩等易感动物在自然条件下虽然也可感染 HAV，但作为传染源的意义不大。HAV 通常由潜伏期末期及急性期的患者粪便排出，主要通过粪-口途径经污染食物、水源、海产品（如毛蚶）及餐具等传播而引起暴发或散发性流行。HAV 在外环境中的存活能力强，蚶和蛤等贝壳类水产品含大量的 HAV，是重要的传染来源。1988 年中国上海曾发生因食用被 HAV 污染的毛蚶发生甲型肝炎流行，共计发生三十余万例，严重危害人民健康。HAV 经血液传播极为罕见，主要见于静脉注射毒品成瘾者。

致病机制 HAV 主要侵犯儿童和青少年，大多数不出现明显的症状和体征，但粪便中可排出病毒。显性和隐性感染均可使宿主产生抗 HAV 抗体（免疫球蛋白 M 和免疫球蛋白 G）。HAV 经口侵入人体后首先在口咽部或唾液腺中增殖。HAV 在细胞内增殖非常缓慢，并不直接造成明显的肝细胞损害。经过肝细胞内 HAV 复制高峰期后，患者才出现明显的肝损伤。黄疸出现时，血液和粪便中 HAV 量却明显减少，同时体内出现抗体。巨噬细胞、自然杀伤细胞及人类白细胞抗原参与介导的细胞毒性 T 细胞及其相关因子，如 γ 干扰素等，在免疫损伤机制中起重要的作用。未发现 HAV 对细胞有转化作用，因此甲型肝炎预后良好。

实验室检测 ①血清学检查：HAV 的实验室诊断以血清学检查为主，检测患者血清抗 HAV 抗体免疫球蛋白 M 可作为 HAV 早期感染的诊断指标，是最常用的特异性诊断方法。常用放射免疫测定和酶联免疫吸附试验进行检测。检测抗 HAV 抗体免疫球蛋白 G 有助于流行病学调查。检测粪便中抗 HAV 抗体免疫球蛋白 A 也有助于本病的诊断。②病毒核酸检测：应用反转录聚合酶链反应检测标本中 HAV 的 RNA。该方法多用于科研或外环境中 HAV 的检测。

相关疾病防治原则 主要采取以切断传播途径为主的综合性预防措施：改善卫生条件，保证食物及水源不受粪便污染；加强卫生宣教，注意个人卫生，养成良好的卫生习惯，如饭前、便后洗手，不饮生水，不食用未熟的海产品等，防止病从口入。

疫苗接种是预防甲型肝炎的最有效方法。国外生产的甲型肝炎病毒灭活疫苗主要有两种，即 HAVRIX 和 VAQTA。通常给予 2 岁以上儿童及成人接种，分 2 针注射，第二针在距第一针后 6~12 个月进行。接种第一针后 1 个月抗 HAV 抗体阳转率为 97%~100%，第二针后为 100%。据数学模型推算，其保护性抗体可持续 20 年以上。中国研制成功的 HAV 灭活疫苗及 HAV 减毒活疫苗已被正式批准生产。中国 HAV 灭活疫苗的接种程序和方法同国外同类产品；HAV 减毒活疫苗的免疫程序为上臂三角肌皮下注射，1ml。经约 2000 万人次接种表明，中国减毒活疫苗安全有效，接种后抗 HAV 抗体阳转率在 90% 以上，并可持续 1 年以上。

对密切接触甲型肝炎患者的高危人群，应在暴露后 2 周内接种人丙种免疫球蛋白，剂量为 0.02ml/kg 体重，肌内注射。接种者可在短期内被保护而不感染 HAV，其保护率可达 80%~90%。

（鲁凤民）

shuāng'āikě bìngdú shǔ

双埃可病毒属（*Parechovirus*）

系统分类学上属小 RNA 病毒科（*Picornaviridae*）。一类含正链 RNA 基因组的无囊膜的病原体。主要感染人类和啮齿类动物。

生物学特征 该病毒属病毒无囊膜，基因组为正链单链 RNA，全长含 7300~7600 个碱基，基因组结构从 5′端到 3′端分别是 5′端非编码区、VP0、VP3、VP1、2A、2B、2C、3A、3B、3C、3D 和 3′端非编码区。其中 VP0、VP3 和 VP1 是病毒核衣壳蛋白。和小 RNA 病毒科其他属病毒不一样的是，双埃可病毒属的 VP0 不会被切割为 VP4 和 VP2，故只有 3 个衣壳蛋白。2A、3D 病毒蛋白主要参与病毒复制过程。病毒进入细胞后释放出的病毒基因组 RNA 作为信使 RNA 翻译成长的多聚蛋白。和所有的小 RNA 病毒科病毒信使 RNA 的翻译一样，双埃可病毒属病毒信使 RNA 的翻译不依赖信使 RNA 末端的加帽结构，而是通过内部核糖体进入位点的翻译机制来完成。翻译产生的多聚蛋白在病毒蛋白酶 3C 的作用下，被切割成一系列的病毒蛋白，从而启动病毒基因组的复制。非结构蛋白 3D 是依赖于 RNA 的 RNA 聚合酶，以正链 RNA 为模板合成负链 RNA，再以负链 RNA 为模板合成新的病毒基因组 RNA。

主要病毒种 该病毒属主要包括人双埃可病毒（*Human parechovirus*，HPeV）和永安河病毒（*Ljungan virus*）。2013 年两种新的双埃可病毒种被鉴定：瑟伯克利病毒（*Sebokele virus 1*，SEBV-1）和雪貂双埃可病毒（*Ferret parechovirus*）。

致病性 双埃可病毒属中的人双埃可病毒主要感染 3 岁以下儿童，通常仅引起胃肠道、呼吸道较轻微的症状；该属病毒可能与一些较为严重的疾病相关，如脑炎、心肌炎、弛缓性麻痹、新生儿脓毒症等致死性疾病。永安河病毒主要感染田鼠等啮齿类动物，引起感染动物出现类似 1 型糖尿病的症状；偶见永安河病毒感染人类的报道，并与人类糖尿病、神经系统疾病等有关联，甚至会引起流产、胎儿畸形等严重事件。

（钟 劲 陶万银）

rén shuāng'āikě bìngdú

人双埃可病毒（Human parechovirus，HPeV）

系统分类学上属小 RNA 病毒科（Picornaviridae）、双埃可病毒属（Parechovirus）。具有无囊膜、正链单链 RNA 基因组的病原体。仅引起轻微的胃肠道或呼吸道症状，偶尔也能引起脑炎和心肌炎。

发现史 人双埃可病毒最早于 1956 年在美国暴发的夏季腹泻的儿童中被发现，起初因临床症状类似于埃可病毒（Echovirus），曾被归入肠道病毒属（Enterovirus），被命名为埃可病毒 22（Echovirus 22）和埃可病毒 23（Echovirus 23），后来因发现其基因组结构、进化关系及生长特性与肠道病毒属的其他病毒不一样而被划入双埃可病毒属，并被重新命名为人双埃可病毒 1（HPeV1）和人双埃可病毒 2（HPeV2）。

生物学特征 人双埃可病毒病毒颗粒直径约 30nm，无囊膜。病毒基因组为正链单链 RNA，全长约含 7300 个碱基，从 5′ 端到 3′ 端分别是 5′ 端非编码区、VP0、VP3、VP1、2A、2B、2C、3A、3B（病毒基因组连接蛋白）、3C、3D 和 3′ 端非编码区。与小 RNA 病毒科中大多数其他属病毒不同的是，人双埃可病毒只含有 VP0、VP3 和 VP1 3 个衣壳蛋白。人双埃可病毒通过 VP1 蛋白 C 端的精氨酸、甘氨酸、天冬氨酸序列与细胞表面整合素受体结合，通过网格蛋白介导的胞吞作用进入细胞质，然而某些缺少精氨酸、甘氨酸、天冬氨酸序列的病毒株也能感染细胞，这表明不同亚型的人双埃可病毒可能由不同机制介导病毒入侵。病毒复制在细胞质中完成，在以与高尔基体相关的细胞内膜为基础形成的病毒复制复合体中完成。病毒进入细胞后释放出基因组 RNA 作为信使 RNA，通过内部核糖体进入位点的翻译机制产生一个长的多聚蛋白，随后在病毒蛋白酶 3C 的作用下多聚蛋白被切割成多个成熟的病毒蛋白。非结构蛋白 3D 是依赖于 RNA 的 RNA 聚合酶，以正链 RNA 为模板合成负链 RNA，再以负链 RNA 为模板合成新的基因组 RNA。3B 蛋白又称病毒基因组连接蛋白，可共价结合到基因组 5′ 端，作为引物来启动病毒 RNA 的合成。

免疫特征 感染后，人双埃可病毒可刺激宿主分泌肿瘤坏死因子、白细胞介素-6 等炎症因子，调节免疫和炎症反应。这一免疫应激反应主要是由宿主的 Toll 样受体（Toll-like receptor，TLR）TLR7 和 TLR8 识别病毒的单链 RNA 引起的。

致病性 人双埃可病毒主要感染婴幼儿，尤其是 3 岁以下的婴幼儿。人双埃可病毒主要通过粪-口和呼吸道途径传播；也有报道从刚出生 2 天的新生儿体内检测出该病毒，因此可能还存在宫内感染途径。感染后，宿主可将人双埃可病毒从消化道与上呼吸道排出，从消化道排毒持续时间 2 周～5 个月，平均持续时间为 51 天，其中约 10% 的儿童从粪便排毒持续时间超过 3 个月；从上呼吸道排毒持续时间为 1～3 周。

人双埃可病毒感染后可引起胃肠道、呼吸道轻微的症状，较少引起中枢神经系统疾病；人双埃可病毒可能与一些较为严重的疾病相关，如 HPeV4 引起淋巴腺炎和 TORCH 综合征，HPeV3 引发心肌炎，HPeV1 引起溶血性尿毒症综合征和心肌炎，HPeV5 和 HPeV6 导致瑞氏综合征等。

实验室检测 人双埃可病毒的感染十分普遍，95% 的成人体内可检测到 HPeV1 的抗体。人双埃可病毒可从粪便、呼吸道拭子、血液、脑脊液等临床标本中进行分离和体外细胞培养，再通过病毒特异性抗体来鉴定病毒的种类。反转录聚合酶链反应扩增是最有效的实验室检测方法，针对 5′ 端非编码区保守区的引物对不同型别的人双埃可病毒均能有效扩增，而针对 VP1 高变区的引物能对 HPeV 阳性标本进行进一步的分型。

相关疾病防治原则 针对人双埃可病毒无疫苗和有效的抗病毒治疗药物，养成好的生活卫生习惯是预防人双埃可病毒感染的重要措施。

（钟 劲 陶万银）

yǒng'ānhé bìngdú

永安河病毒（Ljungan virus）

系统分类学上属小 RNA 病毒科（Picornaviridae）、双埃可病毒属（Parechovirus）。具有无囊膜、正链单链 RNA 基因组的病原体。主要感染河岸田鼠等啮齿类野生动物，引发类似 1 型糖尿病症状。该病毒能否引起人的疾病发生还存有争议。

发现史 永安河病毒最先在瑞典梅代尔帕德（Medelpad）县永安河附近的河岸田鼠中发现，以该河流名命名为永安河病毒。永安河病毒主要感染河岸田鼠等啮齿类动物，在欧洲国家及美国等均有发现。偶见感染人的报道。

生物学特征 永安河病毒病毒颗粒无囊膜。病毒基因组为正链单链 RNA，全长约含 7600 个碱基，从 5′端到 3′端分别是 5′端非编码区、VP0、VP3、VP1、2A、2B、2C、3A、3B、3C、3D 和 3′端非编码区。其中 VP0、VP3 和 VP1 是病毒衣壳蛋白，直接参与装配形成病毒颗粒。像其他双埃可病毒一样，该病毒也只含有 3 个衣壳蛋白，是双埃可病毒属区别于小 RNA 病毒科中其他属病毒含有 4 个衣壳蛋白的重要特征。从基因组序列分析得知，永安河病毒与同属于双埃可病毒属的人双埃可病毒的重要区别在于永安河病毒编码 2 种 2A 蛋白（2A1 和 2A2），而人双埃可病毒只有一个 2A 蛋白。关于永安河病毒生物学特征的报道不多，其病毒生活周期参见人双埃可病毒。病毒进入细胞后释放出基因组 RNA 作为信使 RNA，通过内部核糖体进入位点的翻译机制产生一个长的多聚蛋白，随后在病毒蛋白酶 3C 的作用下，多聚蛋白被切割成多个成熟的病毒蛋白。非结构蛋白 3D 是依赖于 RNA 的 RNA 聚合酶，以正链 RNA 为模板合成负链 RNA，再以负链 RNA 为模板合成新的基因组 RNA。3B 蛋白又称病毒基因组连接蛋白，可共价结合到基因组 5′端，作为引物来启动病毒 RNA 的合成。

免疫特征 永安河病毒感染后在宿主体内可检测到病毒特异性抗体，这些抗体具有中和永安河病毒的能力。

致病性 永安河病毒可能是一种人兽共患病的病原体，主要感染野生啮齿类动物。最初认为永安河病毒只会感染田鼠等啮齿类动物，感染后会诱发宿主免疫系统紊乱，引发类似人类 1 型糖尿病的症状，但近来偶见有永安河病毒感染人类的报道，可能会引起流产、胎儿畸形，还可能与人类糖尿病、神经系统疾病等发生有关联，这些观点还需更多的研究证据支持。

实验室检测 主要通过反转录聚合酶链反应确诊永安河病毒感染。

相关疾病防治原则 尚未研发出相关疫苗，可通过避免与野生动物的接触来减少感染的概率。

（钟 劲 陶万银）

bēizhuàng bìngdú kē

杯状病毒科（*Caliciviridae*）

一类感染人和多种动物、病毒衣壳上对称镶嵌有由单一蛋白组成 32 个杯状结构的无囊膜正链单链 RNA 病毒。1981 年国际病毒命名和分类委员会将原小 RNA 病毒科（*Picornaviridae*）的杯状病毒属（*Calicivirus*）列为新的杯状病毒科（*Caliciviridae*）。*Caliciviridae* 的名字是源自拉丁文 calyx，意思为杯状。

生物学特征 病毒颗粒呈球形，直径 26～38nm，无囊膜，病毒衣壳由一种蛋白质组成，为二十面体立体对称。病毒对乙醚、氯仿和温和性去垢剂不敏感。病毒基因组为不分节段的正链单链 RNA，长度为 7.4～8.5kb，其 5′端无核苷酸甲基化的帽子结构，3′端有多聚腺苷酸尾巴，根据属的不同，分别含有 2 个或多个开放阅读框。位于基因组 5′端的开放阅读框 1 编码一个大的多聚蛋白前体，可被切割为解旋酶、蛋白酶和依赖于 RNA 的 RNA 聚合酶等与病毒基因组转录复制相关的酶类。开放阅读框 2 编码结构蛋白 VP1，札如病毒属、兔出血症病毒属和奈博病毒属成员的 VP1 蛋白编码区与非结构蛋白编码区位于同一阅读框，开放阅读框 3 编码小的结构蛋白 VP2。鼠诺如病毒基因组还含有一个特有的开放阅读框 4，编码分子量为 23 800 的蛋白质，与调节宿主的固有免疫有关。病毒在感染细胞内产生基因组 RNA 和长度为 2.2～4.0kb 的亚基因组 RNA 两种病毒特异性单链 RNA，前者编码非结构蛋白，后者编码衣壳蛋白。病毒在细胞质中成熟。

除鼠诺如病毒，其他的杯状病毒尚不能进行体外培养。病毒的 VP2 蛋白重组表达后可形成病毒样颗粒，其与野生型病毒衣壳的大小和形态相似，并具有相似的抗原性。

主要病毒属与病毒种 杯状病毒科包含 5 个病毒属。诺如病毒属（*Norovirus*）、札如病毒属（*Sapovirus*）、兔出血症病毒属（*Lagovirus*）、水疱疹病毒属（*Vesivirus*）和奈博病毒属（*Nebovirus*）。其中诺如病毒属代表种诺如病毒（*Norovirus*）和札如病毒属代表种札如病毒（*Sapporo virus*），主要感染人，也可感染动物，其他病毒属病毒只感染动物。

致病性 杯状病毒在许多不同的宿主中可导致多种疾病。诺如病毒和札如病毒主要引起人的急性胃肠炎。病毒通过被污染的食物、水源或人-人接触传播，人感染后发病率高，常在医院、餐馆、学校、托儿所、养老院等场所引起聚集性暴发。

（王健伟 郭 丽）

nuòrú bìngdú shǔ

诺如病毒属（*Norovirus*）

系统分类学上属杯状病毒科（*Caliciviridae*）。一类正链单链 RNA 无囊膜的病毒家族。主要感染人类、牛、鼠、狮子、犬和猪等动物，引起宿主的急性非细菌性胃肠炎。

生物学特征、致病性　见诺如病毒。

主要病毒种　诺如病毒属只有唯一病毒种诺如病毒。

（王健伟　郭　丽）

nuòrú bìngdú

诺如病毒（Norovirus）　系统分类学上属杯状病毒科（Caliciviridae）、诺如病毒属（Norovirus）。具有正链单链 RNA 的病原体。其原型株为诺沃克病毒（Norwalk virus，NV）。引起急性非细菌性胃肠炎。

发现史　诺如病毒首先由美国学者卡皮克（Kapikian）于 1972 年应用免疫电镜的方法从 1968 年发生在美国诺沃克市的一次急性腹泻性疾病暴发的患者粪便标本中发现，并根据来源地将其命名为诺沃克病毒。此后在其他地区又相继发现了形态和结构与其相似，但抗原性略有不同的一组病毒，如夏威夷病毒（Hawaii virus，HV）、雪山病毒（Snow mountain virus，SMV）、墨西哥病毒（Mexico virus，MxV）和南安普敦病毒（Southampton virus，SOV）等，并将其归类为诺沃克样病毒，2002 年 8 月第八届国际病毒分类委员会将其统一命名为诺如病毒。

生物学特征　病毒颗粒无囊膜，直径 27~32nm，呈二十面体对称结构。病毒在氯化铯中的浮力密度为 1.33~1.41g/ml，具有较强的耐受性，将其置于室温、pH2.7 的粪便中暴露 3 小时，20% 的乙醚 4℃ 处理 18 小时，60℃ 环境中孵育 30 分钟，仍具有传染性。可耐受浓度为 3.75~6.25mg/L 的氯离子而不失活，但在 10mg/L 的高浓度氯离子的处理下而失活。

病毒基因组为正链单链 RNA，为 7300~8500 个核苷酸，包括 3 个主要的开放阅读框（open reading frame，ORF），即 ORF1、ORF2、ORF3。ORF1 编码一个大的多聚蛋白，该蛋白可被水解加工成成熟的非结构蛋白，作为病毒基因组复制相关的各种酶类；ORF2 和 ORF3 分别编码主要的衣壳蛋白 VP1 和次要的结构蛋白 VP2。VP1 蛋白包括 2 个结构域，即 P（包括 P1 和 P2）和 S，参与细胞表面的相互作用和免疫识别位点主要存在于 P2 亚单位。VP1 不需基因组 RNA 或 VP2 即可自我装配成病毒样颗粒。

根据衣壳蛋白基因序列，可将诺如病毒属进一步分为 6 个遗传组，即 GⅠ、GⅡ、GⅢ、GⅣ、GⅤ和 GⅥ。其中 GⅠ组、GⅡ组和 GⅣ组可感染人类，GⅢ组主要感染牛和羊，GⅣ组除可感染人类还可感染狮子，GⅤ组主要感染啮齿类，GⅥ组主要感染犬类。6 个遗传组可进一步分为不同的基因型，分别为 GⅠ.1~GⅠ.9、GⅡ.1~GⅡ.22、GⅢ.1~GⅢ.3、GⅣ.1~GⅣ.2、GⅤ.1 和 GⅥ.1~GⅥ.2。其中 GⅠ.1~GⅠ.9、GⅡ.1~GⅡ.22 和 GⅣ.1 可感染人类。可感染人类的基因型包括 GⅠ.1~GⅠ.9、GⅡ.1、GⅡ.22 和 GⅣ.1。GⅡ.4 是世界范围内人诺如病毒流行最主要的基因型。

诺如病毒的感染首先需与宿主细胞受体结合。糖抗原包括各种组织血型抗原，可介导不同的杯状病毒株（包括诺如病毒）与细胞的结合。诺如病毒的 VP1 蛋白可与组织血型抗原相互作用，且几乎所有的诺如病毒病毒样颗粒可与一种或多种组织血型糖抗原结合。但由于诺如病毒缺乏合适的细胞培养系统，组织血型抗原作为诺如病毒的功能性受体尚待证明。

无论是在发达国家还是在发展中国家，大多数人在成年之前均感染过诺如病毒，说明诺如病毒在世界范围内的感染普遍存在。病毒的抗体流行率随着年龄的增长而增加，且针对 GⅡ组的抗体阳性率高于 GⅠ组，这表明其流行以 GⅡ组为主。

免疫特征　由于缺乏合适的细胞培养系统和动物模型，对于人类感染诺如病毒后的免疫反应了解有限，研究主要集中在对志愿者的体液免疫应答的探索。对诺如病毒短期的免疫力可能是血清型特异性的，如利用诺如病毒（GⅠ.1）对志愿者进行攻击，志愿者在 6~14 周对同种病毒具有免疫力，而对夏威夷病毒（GⅡ.1）易感。诺如病毒抗体缺乏长期的免疫保护作用，单次感染可能不会产生长期的免疫力，因而极易造成反复感染。

致病性　诺如病毒是引起急性非细菌性胃肠炎暴发最常见的病原体，其感染呈世界性分布，可引起全年龄组人群急性、自限性胃肠炎，感染可发生在全年中的任何季节，但在温带地区的发病高峰季节为冬季。在美国、欧洲国家和日本 93% 的非细菌性流行性胃肠炎和 60%~85% 的胃肠炎由诺如病毒引起，其感染性强，可通过摄入或接触污染的食物、水和物品等传播，在养老院、餐厅、学校和医院等易造成暴发流行。

诺如病毒感染造成的临床症状主要为发热、腹泻、呕吐、腹部不适、食欲缺乏、头痛和肌痛等。与流行性感冒病毒相似，诺如病毒可通过抗原性漂移和抗原性转换进行免疫逃逸。诺如病毒的主要流行株一般会在 2 年左右发生变异从而造成大流行，基因重组是这一现象发生的重要机制。在同一个体或在同一次暴发中可能同时存在遗传特性不同的毒株流行，感染的多样性和混合性感染允许诺如病毒的 RNA 基因组进行重组。

实验室检测　①核酸检测：反转录聚合酶链反应是实验室检测诺如病毒最常用的方法，可从患者的临床样本、污染的食物和水中检测到诺如病毒。荧光定量反转录聚合酶链反应由于具有更高的灵敏性，也得到广泛的应用。②免疫学检测：利用诺如病毒病毒样颗粒作为抗原的酶联免疫吸附试验检测方法对诺如病毒抗体的检测具有很好的特异性和敏感性，已经得到广泛应用。利用诺如病毒病毒样颗粒免疫动物制备相应的抗体，可用于酶联免疫吸附试验，检测诺如病毒抗原。

相关疾病防治原则　尚无诺如病毒疫苗和特异性抗病毒药物。由于其型别众多，基因具有多样性，病毒变异速率很快，使其不断有新的基因型和新的毒株出现，且缺乏合适的细胞培养系统和动物模型，给疫苗研发带来困难。由于诺如病毒主要引起肠道传染病，容易在人员密集的场所发生暴发疫情，所以作好预防工作尤为重要。注重个人卫生，养成饭前、便后洗手的好习惯，拒绝生食食物，不接触污染的水和食物，减少在外就餐，可有效减少疾病的传播。临床治疗以对症、支持治疗为主。

（王健伟　郭　丽）

zhárú bìngdú shǔ

札如病毒属（*Sapovirus*）　系统分类学上属杯状病毒科（*Caliciviridae*）。一类正链单链 RNA、无囊膜的病原体。

发现史　1977 年从日本札幌的腹泻患者身上采集的样本中发现了一种病毒，这种病毒具有经典的杯状病毒形态，1982 年，在同一地区再次发现具有典型杯状病毒形态的引起急性胃肠炎的病毒，但是免疫电镜显示其抗原性与诺沃克病毒存在明显差异，后来这种病毒被命名为札如病毒（*Sapporo virus*），并成为札如病毒属的原型株。

生物学特征、致病性　见札如病毒。

主要病毒种　札如病毒属只有唯一病毒种札如病毒。

（王健伟　郭　丽）

zhárú bìngdú

札如病毒（*Sapporo virus*，SV）　系统分类学上属杯状病毒科（*Caliciviridae*）、札如病毒属（*Sapovirus*）。具有不分节段、正链单链 RNA 的病原体。该病毒可感染从婴幼儿到老年人各个年龄组的人群，导致人急性非细菌性胃肠炎。

发现史　札如病毒最早是在1977 年日本札幌的腹泻患者的样本中被发现，具有典型的杯状病毒形态。1982 年，研究者在同一地区再次发现具有典型杯状病毒形态的引起急性胃肠炎的病毒，但是免疫电镜显示其抗原性与诺沃克病毒存在明显差异，并将这种病毒命名为札如病毒（*Sapporo virus*），且将其作为札如病毒属的原型株。

生物学特征　札如病毒的基因组为正链单链不分节段的 RNA，约为 7500 个核苷酸，含有 2~3 个开放阅读框（open reading frame，ORF）。ORF1 编码一个大的非结构蛋白和衣壳蛋白 VP1，它们与病毒吸附宿主细胞和病毒具有抗原性相关；ORF2 和 ORF3 编码功能不清的小蛋白。

根据病毒衣壳蛋白基因序列，可将札如病毒进一步分为 5 个遗传组（genogroup），即 G I、G II、G III、G IV 和 G V。G III 组主要感染猪，其余 4 个遗传组可感染人类。根据衣壳蛋白基因全序列分析，可将感染人类的 4 组札如病毒分为 16 个基因型，分别为G I.1~G I.7、G II.1~G II.7、G IV 和 G V。

札如病毒的研究尚没有合适的细胞培养系统和动物模型。利用杆状病毒系统表达其衣壳蛋白可自动装配成病毒样颗粒，与病毒衣壳大小相似，可替代札如病毒用于免疫学研究等工作。病毒受体尚未明确。

免疫特征　由于缺乏合适的细胞培养系统和动物模型，对札如病毒免疫特征的了解较少。札如病毒感染后，宿主特异性抗体水平明显增高，且血清抗札如病毒抗体水平可能与抵抗札如病毒的再感染有关。札如病毒的保护性免疫可能是遗传组特异性的，但这种免疫力持续时间较短。

致病性　札如病毒可引起非菌性胃肠炎，但其作用强度不如同科的诺如病毒。札如病毒具有基因多样性，容易发生变异，即使同一个地区的主要流行株可能也会在 2 年左右发生变化。札如病毒感染呈全世界分布，常在半封闭的场所，如医院、餐馆、学校、托儿所、孤儿院、养老院中引起暴发或散发流行。札如病毒主要经粪-口途径传播，如摄入污染的食物和水，或直接接触病毒污染的物品表面，有时也会经患者呕吐物形成的气溶胶进行传播。

札如病毒导致的胃肠炎病情一般比较轻，且多为自限性疾病，但有时也会导致重症感染。最常见的临床症状为呕吐、腹泻、恶心、腹部痉挛性疼痛和低热。札如病毒对各年龄组人群均易感，65 岁以上老人可能是最易感染札如病毒的人群。在札如病毒的感染中，以 G I 和 G II 基因型的感染为主，而 G IV 和 G V 基因型的感染较少。

实验室检测 ①核酸检测：反转录聚合酶链反应和荧光定量反转录聚合酶链反应是实验室检测札如病毒最常用的方法，可从患者的临床样本、污染的食物和水中检测到札如病毒。②免疫学检测：利用札如病毒病毒样颗粒作为抗原的酶联免疫吸附试验检测方法可用于对札如病毒的抗体检测；利用札如病毒病毒样颗粒免疫动物制备相应的抗体，可用于酶联免疫吸附试验，检测札如病毒抗原。

相关疾病防治原则 由于针对札如病毒无有效的疫苗，所以作好如下预防工作非常重要：注重个人卫生，养成饭前、便后洗手的好习惯；拒绝生食食物，不接触污染的水和食物；减少在外就餐。临床治疗以对症、支持治疗为主。

(王健伟 郭 丽)

wùxíng gānyán bìngdú kē

戊型肝炎病毒科（*Hepeviridae*）

正链单链 RNA 的病原体。2005 年发表的国际病毒分类委员会第八次分类报告把戊型肝炎病毒（*Hepatitis E virus*，HEV）单独归为戊型肝炎病毒科（*Hepeviridae*）、戊型肝炎病毒属（*Hepevirus*）。

生物学特征 病毒颗粒为无囊膜的球形颗粒，直径为 27～38 nm，表面有纤突和缺刻；内部呈现两种不同形态：一种内部致密，为完整病毒颗粒；另一种内部透

亮，为不含完整基因的缺陷病毒颗粒；蔗糖梯度离心前者沉降系数为 183S，后者为 165S。病毒的浮力密度在蔗糖溶液中为 1.27～1.28g/ml，在酒石酸钾溶液中为 1.29g/ml，HEV 基因组全长约 7.2kb，由编码区和非编码区两部分组成。编码区包括 5′端非结构区（NS）和 3′端结构区（S），共有 3 个开放阅读框（open reading frame，ORF）。其中，ORF1 最长，约 5kb，编码病毒的非结构蛋白，如依赖于 RNA 的 RNA 聚合酶和 RNA 解旋酶等；ORF2 长约 2kb，编码病毒的衣壳蛋白，参与病毒与细胞的黏附并协助病毒进入细胞，ORF2 编码的病毒蛋白可诱导产生中和抗体；ORF3 只有三百多个核苷酸，与 ORF1 和 ORF2 部分重叠。HEV 的非编码区（non-coding region，UTR）较短，位于编码区的两端，分别被称为 5′UTR 和 3′UTR。3′UTR 端有多聚腺苷酸尾巴。

主要病毒属与病毒种 该科只有一个属，即戊型肝炎病毒属。戊型肝炎病毒属包括戊型肝炎病毒、禽戊型肝炎病毒（*Avian HEV*）和山鳟病毒（*Cutthroat trout virus*）等。

意义 HEV 是导致戊型肝炎的病原体。HEV 的传染源主要是潜伏期末期和急性期早期的戊型肝炎患者。主要经粪-口途径传播，多因水源被粪便污染所致。HEV 以在发展中国家的水源性暴发流行和发达国家的急性散发为特点，呈全球性分布，世界卫生组织认为 HEV 是发展中国家重要的公共卫生问题。

(鲁凤民)

wùxíng gānyán bìngdú shǔ

戊型肝炎病毒属（*Hepevirus*）

系统分类学上属戊型肝炎病毒

科（*Hepeviridae*）。戊型肝炎病毒科的唯一属，2005 年发表的国际病毒分类委员会第八次分类报告把戊型肝炎病毒（*Hepatitis E virus*，HEV）单独归为戊型肝炎病毒科（*Hepeviridae*）、戊型肝炎病毒属（*Hepevirus*）。

生物学特征 病毒颗粒为含正链单链 RNA、无囊膜的球形颗粒，直径为 27～38nm，表面有纤突和刻缺，形如杯状。HEV 有空心和实心两种病毒颗粒：实心病毒颗粒内部致密，为完整的 HEV 病毒颗粒；空心病毒颗粒内部含电荷透亮区，为含不完整 HEV 基因的病毒颗粒；蔗糖梯度离心前者沉降系数为 183S，后者为 165S。病毒的浮力密度在蔗糖溶液中为 1.27～1.28g/ml，在酒石酸钾溶液中为 1.29g/ml。

主要病毒种 该属包括戊型肝炎病毒、禽戊型肝炎病毒（*Avian HEV*）和山鳟病毒（*Cutthroat trout virus*）。

致病性 见戊型肝炎病毒。

(鲁凤民)

wùxíng gānyán bìngdú

戊型肝炎病毒（*Hepatitis E virus*，HEV）

系统分类学上属戊型肝炎病毒科（*Hepeviridae*）、戊型肝炎病毒属（*Hepevirus*）。具有正链单链 RNA 的病原体。能引起戊型肝炎。

发现史 世界上首次有记载的戊型肝炎流行发生在 1955 年 12 月～1956 年 1 月，在印度新德里因自来水被粪便污染而引起戊型肝炎流行。由于戊型肝炎的临床症状和传播途径与甲型肝炎相似，当时被认为是甲型肝炎。20 世纪 70 年代初，建立了甲型肝炎病毒的检测方法后，对当时患者的血清重新进行了回顾性调查，结果证实并非甲型肝炎，故被确定为

肠道传播的非甲非乙型肝炎。1986年，中国新疆维吾尔自治区南部地区发生了一次戊型肝炎大流行，发病人数约12万例，死亡七百余例，是迄今最大的一次流行。1983年，苏联科学家巴拉扬（Balayan）等用免疫电镜技术，从一名志愿者急性期粪便标本中发现了该病毒。1989年美国科学家雷耶斯（Reyes）等应用分子克隆技术获得该病毒的基因克隆，并正式将其命名为戊型肝炎病毒。HEV曾被认为是小RNA病毒，后发现其基因组的结构与序列与小RNA病毒科的甲型肝炎病毒和脊髓灰质炎病毒不同，故被归入戊型肝炎病毒科。

生物学特征 从形态与结构、基因型及分布、人工培养、理化性质及病毒基因组结构与编码产物几点介绍其生物学特征。

形态与结构 HEV病毒颗粒呈圆球状，无囊膜，直径为32～34nm，表面有纤突和刻缺，形如杯状。HEV有空心和实心两种病毒颗粒：实心病毒颗粒内部致密，为完整的HEV病毒颗粒；空心病毒颗粒内部含电荷透亮区，为含不完整HEV基因的病毒颗粒。

基因分型及分布 认为世界各地HEV均为同一血清型，但不同地区HEV基因变异较大。通过对HEV分离株的全基因差异进行系统进化分析，研究者认为HEV至少可分为4个基因型，Ⅰ型主要分布在亚洲和非洲，Ⅱ型在墨西哥，Ⅲ型在美国，Ⅳ型在中国。不同地区分离克隆的HEV毒株的核苷酸序列差异较大，但其基因组结构基本相似。中国主要为Ⅰ型和Ⅳ型。1990年前，中国散发性HEV基因型不明，引起新疆维吾尔自治区大规模流行的为Ⅰ型。

自2004年后，中国HEV基因型已发生从基因Ⅰ型到Ⅳ型的变迁。

人工培养 关于HEV细胞培养的研究报道不多。已报道的用于HEV培养的细胞主要来自人或猴的肝、肾及肺细胞，包括肝癌细胞系（如人肝癌细胞，PLC/PRF/5和HepG2）、肺癌A549细胞系和结肠癌的Caco-2细胞系，其他种属的细胞用于HEV培养的报道较少。由于迄今HEV的细胞培养效率仍极低，给HEV灭活疫苗、减毒活疫苗、诊断抗原、各类抗病毒药物的筛选等研究工作带来很大的困难，而建立一个稳定的HEV感染动物模型，将为HEV的疫苗、诊断试剂和抗病毒药物的深入研究开辟新途径。

理化性质 经蔗糖密度梯度离心可获得HEV病毒颗粒。完整HEV病毒颗粒的沉降系数为183S，有缺陷者为165S。HEV不稳定，对高盐、氯化铯、氯仿敏感，反复冻融易降解，长期保存需放在液氮内。镁离子或锰离子有助于保持病毒颗粒的完整性。

病毒基因组结构与编码产物 HEV为线状正链单链RNA病毒，基因组全长约7.5kb（7.2～7.6kb），编码2400～2533个氨基酸，由5′端非结构区（NS）和3′端结构区（S）组成，5′端和3′端各有一非编码区，长度分别为27～35bp和65～68bp，5′端有一个帽子结构，3′端有一个腺苷酸残基组成的多聚腺苷酸尾巴。HEV基因组含3个开放性读码框（open reading frame，ORF），即ORF1、ORF2、ORF3。ORF1位于NS区第28～5107个核苷酸之间，由5079bp组成，编码1693个氨基酸，主要编码与病毒RNA复制有关的非结构蛋白。ORF2位于S区第5147～7127个核苷酸之间，

由1980bp组成，编码660个氨基酸，为主要的结构基因编码区。ORF2含7个抗原表位，且大部分分布在富含疏水区的C端2/3部分，尤以394～470aa、562～580aa、631～660aa段居多，其中394～470aa就有5个位点。这些抗原与急性期抗HEV抗体免疫球蛋白G、免疫球蛋白M和恢复期抗HEV抗体免疫球蛋白G的产生关系密切。ORF3位于S区的ORF1和ORF2之间，由369bp组成，编码123个氨基酸。其5′端与ORF1重叠1bp，3′端与ORF2重叠328bp。与ORF2重叠的序列较保守。ORF3的起始端含Met密码子，可独立编码多肽。ORF3编码的蛋白主要参与产生急性期血清抗HEV抗体免疫球蛋白G。

致病性 戊型肝炎的潜伏期为2～9周，平均40天，略长于甲型肝炎（平均30天）。戊型肝炎主要侵犯青壮年（15～39岁），儿童和老年人发病较少。成人感染后以临床型多见，儿童多为亚临床型感染。临床型感染者多起病较急，常见症状和体征有乏力、全身不适、食欲缺乏、恶心、呕吐、上腹痛、发热及肝大等。

戊型肝炎的病程呈自限性，多数患者于病后2周内黄疸消退，6～8周恢复健康，不发展成慢性肝炎。戊型肝炎病死率高于甲型肝炎，为1%～3%，其原因可能与戊型肝炎患者中重型肝炎比例较高有关。发生重型戊型肝炎的危险因素有老年患者、合并乙型肝炎病毒感染和合并妊娠者。孕妇易患戊型肝炎，且病情较重，易发展为急性重型肝炎，病死率可达15%～25%。

戊型肝炎患者的肝组织病理学改变主要表现为胆汁淤积型肝炎和典型的急性病毒性肝炎两种。

胆汁淤积型肝炎主要的组织学改变为胆小管内胆汁淤积和肝细胞的腺体样转化；肝小叶内和门脉区可见大量多形核淋巴细胞浸润。典型的急性戊型肝炎的病理学表现为肝细胞的灶状坏死、气球样变、嗜酸性退行性变和嗜酸性小体形成；单核巨噬细胞、活化的库普弗细胞和淋巴细胞浸润。认为 HEV 无直接细胞致病性，戊型肝炎的肝细胞损伤可能与宿主细胞免疫应答有关。

戊型肝炎呈世界性分布，其传播存在流行和散发两种形式。流行主要发生在亚洲、非洲和中美洲的发展中国家；在发达国家多为散发，病例主要来自流行区的移民或到流行区的旅游者。中国多数省、自治区、直辖市报道有该病散发，已知至少有 11 次暴发或流行，在收住院的急性肝炎病例中，约有 10% 为戊型肝炎。

戊型肝炎主要经粪-口途径传播。多数戊型肝炎流行与饮用被粪便污染的水（水型流行）有关，也可经食物传播，经日常生活接触传播也有报道，但较甲型肝炎少见。HEV 经血液和垂直传播较罕见。

实验室检测 据流行病学史、临床表现及血清生化学指标可对戊型肝炎作出初步诊断，确诊需进行病毒学相关的实验室诊断。

病毒颗粒及成分检测 为排除甲型肝炎，针对 HEV 感染应行病原学诊断。可用免疫电镜检测戊型肝炎患者粪便中的 HEV 病毒颗粒，也可用免疫荧光法检测肝活检组织中的戊型肝炎抗原。用反转录聚合酶链反应检测患者血清、粪便和胆汁中的 HEV RNA 也是常用的实验室诊断方法。上述检查结果阳性者表示体内有 HEV 感染和复制，具有传染性。

HEV 抗体检测 针对戊型肝炎的常规实验室诊断方法是采用酶联免疫吸附试验检测患者血清中的抗 HEV 抗体免疫球蛋白 M 和/或免疫球蛋白 G。抗 HEV 抗体免疫球蛋白 M 出现时间比抗 HEV 抗体免疫球蛋白 G 早，但其持续时间较短，可作为急性 HEV 感染的诊断指标。抗 HEV 抗体免疫球蛋白 G 出现时间也相对较早，在抗 HEV 抗体免疫球蛋白 M 检测试剂盒尚不完善的情况下，抗 HEV 抗体免疫球蛋白 G 不仅可作为既往感染的指标，在病毒载量较高的情况下，也可作为 HEV 急性感染的诊断指标之一。

相关疾病防治原则 预防戊型肝炎可采取以切断传播途径为目的的综合性预防措施：保护水源，防止被粪便污染，保证安全用水；加强食品卫生和个人卫生；改善卫生设施，提高环境卫生水平等。

普通免疫球蛋白预防戊型肝炎无效。由戊型肝炎患者恢复期血浆制备的免疫球蛋白是否具有保护作用，尚待进一步研究。研制特异性被动免疫制剂对妊娠者等戊型肝炎高危人群可能尤其重要，须尽快开展。

戊型肝炎病毒疫苗预防是最终控制该病流行的重要手段。由于缺少有效的 HEV 组织培养系统，因此尚不能制备 HEV 灭活疫苗或减毒活疫苗。亚单位疫苗已获批上市。

（鲁凤民）

xīngzhuàng bìngdú kē
星状病毒科 （Astroviridae）

一类正链单链 RNA 病毒组成的家族。以哺乳动物星状病毒属（*Mamastrovirus*）和禽星状病毒属（*Avastrovirus*）为主。可感染哺乳类及禽类，引起人和动物以腹泻为主要症状的急性病毒性胃肠炎，其主要传播途径为粪-口途径。

生物学特征 星状病毒科病毒为无囊膜包被病毒，呈二十面体对称结构，直径 28~30nm。电镜下病毒颗粒表面有 5~6 个星状纤突，外观呈星形，故以希腊字"astron"（星）命名。病毒衣壳包裹着正链单链 RNA，3′端含有多聚腺苷酸尾巴，5′端无帽状结构，去除 3′端的多聚腺苷酸尾巴，基因组全长为 6.8~7.9kb。基因组包括 5 个开放阅读框（open reading frame，ORF），即 ORF1a、ORF1b、ORF2、ORF1a 和 ORF1b，编码非结构蛋白。ORF1a 编码一个 3C 丝氨酸蛋白酶和一个核定位信号；ORF1b 与 ORF1a 之间有 70nt 的重叠，通过重叠区的核糖体读框移位机制合成依赖于 RNA 的 RNA 聚合酶。ORF2 编码的蛋白是一个分子量为 87 000~90 000 的衣壳蛋白前体，经过细胞内蛋白酶的剪切、加工成为病毒衣壳蛋白和宿主结合区域。星状病毒在细胞质内复制，病毒基因组参与完成病毒复制、蛋白翻译及子代病毒颗粒的装配，成熟的病毒颗粒在细胞质内呈晶格样排列，通过细胞溶解而释放。长期以来，人们试图将星状病毒在细胞培养物中进行培养，但未成功。经过反复试验，人们发现只有维持液中不含血清，并加入一定量的胰蛋白酶时，星状病毒才能在细胞培养物上增殖，因而可推测，星状病毒在细胞培养物中的增殖依赖胰蛋白酶的存在。星状病毒对周围环境的抵抗力不完全清楚，但已知该病毒在室温下相对稳定，在环境表面能存活数日，在粪便中存活数周；另外，该病毒耐酸，对紫外线、含氯消毒剂耐受；对热敏感，60℃ 中 10 分钟可被灭活。

主要病毒属与病毒种　星状病毒科分为 2 个属：哺乳动物星状病毒属（*Mamastrovirus*）和禽星状病毒属（*Avastrovirus*），哺乳动物星状病毒属共有 19 个种；禽星状病毒属有 3 个种，即火鸡星状病毒、鸭星状病毒及鸡星状病毒。人星状病毒有 8 个血清型，牛星状病毒有 2 个血清型，其余各 1 个型。未发现种间有抗原性交叉。

意义　星状病毒在世界各地均有报道，呈全球分布。该病毒除可经粪-口途径传播，还可经污染的饲料及水源传播。星状病毒宿主广泛，能感染哺乳类和鸟类，是引起婴幼儿、老年人及免疫功能低下者急性病毒性肠炎的重要病原体之一，由其引起的病毒性胃肠炎已逐渐成为一个全球公共卫生问题，致病性日益受到重视。

（段招军）

bǔrǔ dòngwù xīngzhuàng bìngdú shǔ
哺乳动物星状病毒属

（*Mamastrovirus*）　系统分类学上属星状病毒科（*Astroviridae*）。具有正链单链 RNA 的病原体。可感染人、牛、羊、猪、猫等多种哺乳动物，主要通过粪-口途径传播。

生物学特征　电镜观察病毒颗粒呈球形，无囊膜，直径为 28～30nm。该病毒病毒颗粒呈二十面体对称，经磷钨酸钾染色后约 10% 的病毒颗粒呈五角或六角星状结构，病毒颗粒间呈类晶格样排列，间距约 6.5nm；牛星状病毒颗粒的平均直径为 34nm。星状病毒存在于绒毛尖端上皮细胞内，偶尔见于上皮细胞下层的巨噬细胞内。病毒在被感染细胞的细胞质内呈晶格状排列，或以包涵体的形式出现，在细胞膜或空泡内偶尔也可见到病毒。常可见到无核心的病毒颗粒，其平均直径约为 24.8nm。1990 年清水（Shimizu）等观察到猪星状病毒颗粒呈球形，直径约 30nm，并有许多病毒颗粒呈五角或六角的星样结构，同时观察到一些空壳颗粒。

主要病毒种　主要包括人星状病毒（*Human astrovirus*）、牛星状病毒（*Bovine astrovirus*）、猫星状病毒（*Feline astrovirus*）、羊星状病毒（*Ovine astrovirus*）、猪星状病毒（*Porcine astrovirus*）、水貂星状病毒（*Mink astrovirus*）。

致病性　星状病毒呈现全球分布，且感染率较高，诱发自限性胃肠炎。

（段招军）

rén xīngzhuàng bìngdú
人星状病毒

（*Human astrovirus*，HAstV）　系统分类学上属星状病毒科（*Astroviridae*）、哺乳动物星状病毒属（*Mamastrovirus*）。具有无囊膜、正链单链 RNA 基因组的病原体。引起婴幼儿、老年人等急性非细菌性胃肠炎。

发现史　1975 年梅德利（Madeley）和科斯格罗夫（Cosgrove）首次在苏格兰患胃肠炎的婴儿粪便中，用电镜观察到一种圆形的小颗粒，但不同于已知粪便中的其他病毒，该病毒颗粒呈圆形，具有 5～6 个小角，使整个颗粒呈星状结构。

生物学特征　病毒颗粒呈球形，直径约 30nm，无囊膜，电镜下病毒表面呈五角或六角星状结构。

HAstV 为正链单链 RNA，基因组全长 6.8kb，由 5′ 端非编码区、3 个开放阅读框（open reading frame，ORF）和 3′ 端非编码区组成，3′ 端有一个约 30nt 的多聚腺苷酸尾巴。其中 ORF1a 编码一个核定位信号和一个丝氨酸蛋白酶。ORF2 编码一个分子量约 90 000 的多聚蛋白前体，经细胞内的蛋白酶剪切和加工后成为病毒不同功能的结构蛋白。

免疫特征　采用荧光抗体技术检测感染星状病毒的婴儿、羔羊、犊牛等，分别用各株星状病毒制备抗血清，结果发现只有同源的血清才能显示特异的荧光抗体反应。用单克隆抗体检测星状病毒至少有一个共同的抗原决定簇。

致病性　人星状病毒可在位于绒毛下部的表皮细胞中检测到，可致自限性胃肠炎，有的可能为亚临床感染。星状病毒衣壳蛋白能独立引起肌动蛋白的重排，导致旁细胞渗透性增加从而诱发腹泻。

实验室检测　①电镜检查：对粪便样品的直接电镜检查是星状病毒诊断的常用方法。②分离病毒：星状病毒进行细胞培养比较困难且多数星状病毒不产生致细胞病变效应。③免疫荧光技术：对细胞培养物或组织切片中的星状病毒可用免疫荧光实验检查。④反转录聚合酶链反应：该方法特异、敏感，可用于不同血清型的鉴定和序列分析。

相关疾病防治原则　尚未见人星状病毒疫苗研制成功的报道。人星状病毒引起的胃肠炎的防治主要依靠一般的消毒和隔离措施。加强水源、食物及环境卫生的管理，尽可能地防止病毒的传播和流行。人星状病毒感染尚无特异性治疗措施。症状较轻者只需对症处理即可，一般经数天后可自愈。

（段招军）

pīmó bìngdú kē

披膜病毒科 （*Togaviridae*）

一类正链单链 RNA 病毒组成的家族。以风疹病毒属和甲病毒属为主。因病毒核衣壳外包裹着一层囊膜而得名。该科病毒成员数目庞大，曾经有些成员被称为虫媒病毒，但随着病毒学的不断发展，披膜病毒科增加了许多新成员，多数并不具有虫媒传播特性，因此，虫媒病毒一词已不再使用。

生物学特征 披膜病毒科病毒颗粒由双层类脂囊膜、糖蛋白外壳和含有 RNA 的核心组成，呈球状，直径 60～70nm，分子量约为 $52×10^6$。病毒囊膜来源于宿主细胞的细胞质膜，表面有由糖蛋白组成的纤突（长 4～10nm）。核衣壳呈二十面体对称，直径 30～40nm。披膜病毒的基因组为正链单链 RNA，沉降系数为 42～49S，在 5′端有帽子结构，在 3′端有多聚腺苷酸尾巴，基因组 RNA 有感染性。在感染起始阶段，病毒基因组可直接作为信使 RNA，翻译非结构蛋白。披膜病毒科中的甲病毒属病毒感染细胞后，首先翻译出一个多聚蛋白前体，再被酶解成 4 种非结构蛋白（NSP1、NSP2、NSP3 和 NSP4）。披膜病毒与细胞的结合需受体介导，较低的 pH 和离子强度能促进病毒与细胞结合，病毒靠囊膜表面的纤突与细胞结合，随后通过细胞胞饮进入细胞质，形成酸性吞噬小体。在低 pH 环境中，囊膜与吞噬小体膜融合，核衣壳随后进入细胞质，并脱壳和释放出基因组 RNA。甲病毒属病毒就是通过这种"吸附胞饮"机制进入细胞，此外可能还存在其他进入细胞的机制。RNA 复制的第一步是合成负链 RNA，这在感染后 1 小时即可发生。在感染后 5～6 小时

负链合成即关闭，而正链的合成则持续数小时。即使在负链合成的高峰期，负链也只占整个 RNA 合成的 10%。在整个感染周期中，合成的正链 RNA 由 49S 基因组 RNA 和 26S 的次级基因组 RNA 组成。感染后 2 小时，在感染细胞中即能检测到病毒结构蛋白。病毒感染可造成脊椎动物宿主细胞的蛋白质合成终止，从而导致细胞死亡（溶细胞性感染）。根据宿主细胞和传代条件的不同，披膜病毒在高浓度传代过程中可出现缺失干扰颗粒（DI 颗粒），在 DI 颗粒中病毒 RNA 也是缺失的，约只有正常 RNA 的一半，甚至只占 1/5。

主要病毒属与病毒种 披膜病毒科包括风疹病毒属和甲病毒属。其中，风疹病毒（*Rubella virus*）是风疹病毒属（*Rubivirus*）唯一的成员。根据国际病毒学分类委员会 2013 年发布的分类数据，甲病毒属已超过 30 个成员，其中主要有 8 种病毒与人类疾病相关，分别为基孔肯雅病毒（*Chikungunya virus*）、东方马脑炎病毒（*Eastern equine encephalitis virus*）、马亚罗病毒（*Mayaro virus*）、阿尼昂-尼昂病毒（*O'nyong-nyong virus*）、罗斯河病毒（*Ross River virus*）、辛德毕斯病毒（*Sindbis virus*）、委内瑞拉马脑炎病毒（*Venezuelan equine encephalitis virus*）、西方马脑炎病毒（*Western equine encephalitis virus*）。2018 年国际病毒分类委员会将风疹病毒属归为风疹病毒科（*Matonaviridae*）。

意义 披膜病毒科的许多病毒对人兽有致病性。风疹病毒能引起人类流行性出疹性疾病，病毒感染孕妇后往往导致胎儿先天缺陷或畸形，对胎儿发育产生严

重的影响，是一种重要的人类传染病的病原体。有些甲病毒，如东方马脑炎病毒、西方马脑炎病毒和委内瑞拉马脑炎病毒均能引起人类和马等动物致死性疾病，这些疾病是国际上严密监控的人兽共患传染病。

（段招军）

fēngzhěn bìngdú shǔ

风疹病毒属 （*Rubivirus*）

系统分类学上曾属披膜病毒科（*Togaviridae*），2018 年国际病毒分类委员会将其归为风疹病毒科（*Matonaviridae*）。具有正链单链 RNA 的病原体。能引起轻型出疹性疾病。

生物学特征、致病性 见风疹病毒。

主要病毒种 风疹病毒（*Rubella virus*）是风疹病毒属唯一的成员。

（段招军）

fēngzhěn bìngdú

风疹病毒 （*Rubella virus*，RV）

系统分类学上曾属披膜病毒科（*Togaviridae*）、风疹病毒属（*Rubivirus*），2018 年国际病毒分类委员会将其归为风疹病毒科（*Matonaviridae*）、风疹病毒属（*Rubivirus*）。是风疹病毒属唯一成员。具有正链单链 RNA 的病原体。可引起一种急性、轻型、病程短且病程自限的出疹性疾病。与其他披膜病毒科成员不同，风疹病毒的自然宿主是人。

发现史 1752 年，德国医师首先对风疹病毒引起的疾病进行了描述，当时人们误认为这种疾病属于麻疹的变种，故将其称为德国麻疹。直至 19 世纪初，人们才发现该病与麻疹不同，并于 1866 年将其命名为风疹，随后证实风疹是由风疹病毒感染所致。1962 年，帕克曼（Parkman）等

利用猴肾细胞分离出风疹病毒。

生物学特征 风疹病毒外形为不规则球形，直径 50~70nm。病毒的核衣壳呈二十面体，直径为 30~40nm，其外面包裹一层类脂囊膜，囊膜表面有 5~6nm 的微小纤突。病毒基因组为具有感染性的正链单链 RNA，其分子量为 $3.8×10^6$。病毒囊膜中镶嵌有 E1 和 E2 两种糖蛋白，二者构成了病毒表面的纤突。病毒在蔗糖和氯化铯溶液中的浮力密度分别为 1.18~1.19g/ml 和 1.20~1.23g/ml，沉降系数为 240~350S。病毒核衣壳在氯化铯溶液中的浮力密度为 1.44g/ml，沉降系数是 150S，分子量为 $2.6×10^6~4.0×10^6$。

风疹病毒具有血凝和血溶活性，只有 1 个血清型，与其他披膜病毒无抗原交叉。

风疹病毒除感染人，还能感染恒河猴、绒猴、猩猩、狒狒、乳鼠、地鼠和兔等野生和实验动物。风疹病毒能在多种细胞培养中繁殖，但是许多细胞系被病毒感染后，不出现致细胞病变效应。通常利用兔肾细胞系分离培养风疹病毒，该细胞系对病毒敏感，且有致细胞病变效应产生。

由于病毒含有类脂囊膜，对乙醚、氯仿、乙基苯基聚乙二醇、胰酶和去氧胆酸等脂溶剂非常敏感。此外，甲醛、β 丙内酯、环氧乙烷和紫外线均能灭活病毒。病毒在 4℃ 条件下不稳定，易丢失其感染性，而在 -70~-60℃ 相对稳定。

免疫特征 在皮疹出现的同时，患者血清中抗风疹病毒的抗体效价逐渐升高，大约感染 10 天后可检测到免疫球蛋白 M，在感染后 4 周免疫球蛋白 M 达到峰值，免疫球蛋白 M 在患者血清中至少可持续存在 7 个月。病毒感染 3 周后，免疫球蛋白 G1、免疫球蛋白 A1（抗病毒 C 蛋白和 E1 蛋白）、免疫球蛋白 D 和免疫球蛋白 E 等抗体随即产生。在感染的早期阶段，免疫球蛋白 G 处于较低的亲和力，3 个月后逐渐成熟，且终身存在。风疹病毒引起的细胞免疫包括淋巴细胞增殖、淋巴细胞介导的细胞毒反应和淋巴因子的分泌等。

致病性 风疹病毒主要通过气溶胶在人群中传播。大部分患者表现为亚临床感染，缺乏明显的症状。风疹是由风疹病毒感染引起的疾病，属于一种急性、轻型、病程短且病程自限的出疹性疾病。首先，患者面部会出现小的淡红色斑丘疹，然后这种斑丘疹扩散至全身，同时伴有发热和头颈部淋巴结肿大。

致病机制：病毒首先感染上呼吸道黏膜和鼻咽部淋巴组织并且繁殖。然后，病毒经淋巴液和处于短暂的病毒血症的血液引流至颈部、下颌和耳后，局部淋巴组织进一步增生，引起淋巴结肿大。该过程一般发生在患者出疹前 5~10 天。此时，患者出现第二次病毒血症，在其呼吸道黏膜分泌物及粪便中均出现病毒。在感染后第 16~21 天，由于病毒损害血管内皮细胞，可出现斑疹（图 1）。若病毒侵犯结膜或关节组织则分别引起结膜炎和关节炎，在极个别情况下，病毒侵犯脑组织并引起脑炎。风疹病毒感染孕妇后，可感染胎盘并进一步通过胎盘屏障感染胎儿的各个脏器，

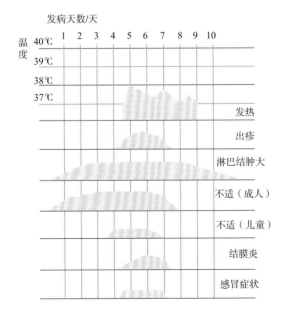

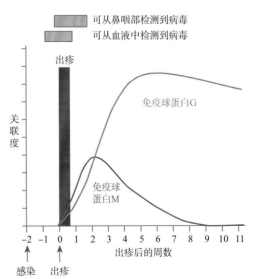

图 1 风疹病毒致病进程和宿主免疫应答

导致胎儿流产、死亡或器官出现畸形发育。新生儿先天感染风疹病毒，引发先天性风疹综合征，常见表现有可引起失明的白内障、视网膜病变，以及先天性心脏缺损、小头畸形和智力发育障碍等。

实验室检测 ①病毒分离：风疹患者所采集的样本为咽拭子、尿液，采样时间一般在出疹前4~5天至出疹后的1~3天；先天性风疹综合征患者的样本为脑脊液、泪液、分泌液、损伤组织等，采样时间应在发病后的数月内。病毒接种原代人胚肾、乳兔肾、绿猴肾细胞和乳地鼠肾细胞等细胞进行传代培养，观察致细胞病变效应。②分子生物学诊断：采集标本，提取病毒基因组核酸，以探针进行分子杂交，或进行反转录聚合酶链反应，扩增病毒特异性片段，进行电泳分析或序列测定等。③血清学诊断：风疹病毒感染后血清中病毒特异性抗体免疫球蛋白 M 的效价升高，一般能持续1个月左右。患者恢复期血清中免疫球蛋白 G 的效价比急性期升高4倍以上，提示患者有近期感染的可能。

相关疾病防治原则 世界各国所用的风疹病毒疫苗均为减毒活疫苗，其有效保护持续时间一般在7~10年。大多数风疹病毒感染者为隐性感染，或仅表现为轻度的出疹，不需治疗；而对患有并发症的风疹患者和先天性风疹综合征的患者采取对症治疗。

(段招军)

jiǎ bìngdú shǔ

甲病毒属（*Alphavirus*） 系统分类学上属披膜病毒科（*Togaviridae*）。曾称 A 群虫媒病毒。具有正链单链 RNA 的病原体。超过30个病毒种，均由昆虫媒介传播。

生物学特征 病毒有囊膜，呈球形，直径约为70nm。节肢动物是甲病毒的传播媒介，甲病毒可在蚊间水平传播，并在其体内增殖。大部分甲病毒可自然感染多种脊椎动物。许多甲病毒将多种鸟类作为其原始的脊椎动物贮存宿主。脊椎动物宿主感染甲病毒后大多不表现临床症状，其中一些脊椎动物感染后出现长时间、高效价的病毒血症，有利于病毒通过蚊虫的叮咬传播到其他个体。少数甲病毒经蚊传播到人和家畜，引起疾病流行。一般认为人和家畜是甲病毒的终末宿主。甲病毒分布广泛。地理因素与气候条件，决定昆虫媒介和脊椎动物宿主的分布，在很大程度上也决定病毒的分布范围。

主要病毒种 根据依赖于 RNA 的 RNA 聚合酶的进化相关性，甲病毒属已发现超过30个病毒种，辛德毕斯病毒（*Sindbis virus*）是其典型代表。

致病性 许多甲病毒属成员可引起严重的但不危及生命的疾病，如罗斯河病毒、马亚罗病毒和辛德毕斯病毒可引起人的流行性多发性关节炎；东方马脑炎病毒、西方马脑炎病毒及委内瑞拉马脑炎病毒能引起人类和马等动物的致死性疾病——脑炎，这种疾病虽然只发生在美洲大陆，但仍是国际上严密监控的人兽共患传染病。

(安静)

jīkǒngkěnyǎ bìngdú

基孔肯雅病毒（*Chikungunya virus*，CHIKV） 系统分类学上属披膜病毒科（*Togavirudea*）、甲病毒属（*Alphavirus*）。可引起基孔肯雅热（Chikungunya fever，CHIKF）。

发现史 CHIKF 于1952年第一次暴发于坦桑尼亚南部，随后沿着坦桑尼亚与莫桑比克边境线蔓延，进而东移至东南亚地区。1956年从这次疫情的患者及埃及伊蚊中分离到该病的病原体（Ross 株）。2010年，中国广东省出现了社区性小范围疾病暴发，推测可能由基孔肯雅病毒输入性感染造成。

生物学特征 基孔肯雅病毒基因组长度为11~12kb，编码顺序依次为 5′-NSP1-NSP2-NSP3-NSP4-C-E3-E2-E1-3′。基孔肯雅病毒只有1个血清型，根据 E1 基因可分为3个基因型，分别为非洲型、西非型及中-东-南非洲型。基孔肯雅病毒对多种组织细胞敏感，如乳地鼠肾细胞、白纹伊蚊 C6/36 细胞及绿猴肾细胞，被感染的细胞可产生典型的致细胞病变效应（主要是细胞变圆、破碎）及蚀斑（图1，图2）。基孔肯雅病毒的宿主范围比较广泛，多种灵长类、啮齿类和家畜对该病毒均有不同程度的易感性，中国树鼩感染后可产生病毒血症。1~4日龄的乳鼠对该病毒易感，接种后潜伏期为2~4天，可用于病毒的分离与传代。基孔肯雅病毒抵抗力较弱，不耐酸，不耐热，使用70%乙醇、1%次氯酸钠及1%过氧乙酸均可杀灭病毒。

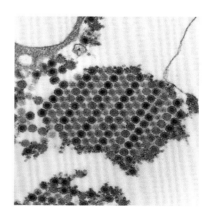

图1 基孔肯雅病毒电镜

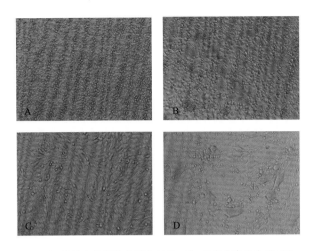

A. 正常白纹伊蚊 C6/36 细胞；B. 病毒感染后的 C6/36 细胞；C. 正常乳地鼠肾细胞；D. 病毒感染后的乳地鼠肾细胞。

图2　病毒感染白纹伊蚊 C6/36 细胞或乳地鼠肾细胞后的致细胞病变效应

免疫特征　基孔肯雅病毒只有 1 个血清型，能诱导体液免疫和细胞免疫应答。抗基孔肯雅病毒抗体可与同一血清组的马亚罗病毒（Mayaro virus）、盖塔病毒（Gatah virus）、塞姆利基森林病毒（Semliki forest virus）及阿尼昂-尼昂病毒（O'nyong-nyong virus）发生交叉免疫反应，在血清学诊断时需考虑此免疫特性。

致病性　基孔肯雅病毒主要由埃及伊蚊、白纹伊蚊和非洲伊蚊叮咬传播，患者及隐匿感染者为传染源，传播模式为人-蚊-人。CHIKF 主要流行于非洲及东南亚地区，一年四季均可发病，在中国近年来出现了垂直传播的报道。CHIKF 的潜伏期为 3~7 天，发病突然，没有前驱症状，患者主要临床表现为发热（双峰热型）、关节剧烈疼痛，偶有恶心、呕吐等消化系统症状。大多数患者可痊愈，关节痛持续数天至数月，但有些人的关节痛或会持续更长时间。CHIKF 病死率低，除部分老年患者因自身体质衰弱而死亡，其他成人感染者中几乎没有死亡

的病例。

实验室检测

基孔肯雅病毒的微生物学检查包括病毒分离培养、血清学检测及核酸检测。

病毒分离　通过乳鼠颅内接种或使用幼仓鼠肾细胞、乳地鼠肾细胞、白纹伊蚊 C6/36 细胞及绿猴肾细胞对病毒进行分离后，采用免疫荧光或核酸检测等方法对病毒进行鉴定。基孔肯雅病毒的危害程度分类为第二类，病毒培养和动物实验要求在生物安全三级实验室（BSL-3）和动物生物安全三级实验室（ABSL-3）中操作。其他病毒相关实验操作需严格遵守中国的相关法律法规规定，严防生物安全事故的发生。

血清学检测　主要采用捕获酶联免疫吸附试验、中和试验、血凝抑制试验等检测方法检测特异性抗体免疫球蛋白 M 及免疫球蛋白 G。特异性抗体免疫球蛋白 M 用于 CHIKF 的早期诊断，若恢复期血清抗体效价比急性期升高 4 倍以上，可确诊为 CHIKF。

核酸检测　在疾病诊断方面，CHIKF 很容易与登革热等相混淆，因此需采用特异的检测方法，如用反转录聚合酶链反应检测基孔肯雅病毒的核酸进行鉴别诊断。该方法方便快速，灵敏度和特异度高，可对病毒进行分型。

相关疾病防治原则　基孔肯雅病毒主要由蚊虫叮咬传播，因此预防该病毒的传播首先要作好

防蚊、灭蚊工作，要对蚊媒传染病多发地进行流行病学调查及病毒监测，及早预防基孔肯雅病毒的传播。其次是加强国境卫生检疫力度，控制病毒输入性传播。最后是开展基孔肯雅病毒的基础研究及检测技术的研发。将有利于对该病进行有效的诊断与防治。目前尚无特效药物对基孔肯雅病毒感染进行治疗，一般主要采用支持疗法和对症治疗。干扰素、利巴韦林、皮质激素等药物虽然对基孔肯雅热有一定的疗效，但药物的不良反应也应引起人们足够的重视。大多数患者在进行治疗后 1 周内可恢复健康，没有明显的后遗症，但是少数患者可能会存在关节疼痛、疲乏等症状，且持久存在。

（安　静　盛子洋）

xīndébìsī bìngdú

辛德毕斯病毒（Sindbis virus, SINV）　系统分类学上属披膜病毒科（Togavirudea）、甲病毒属（Alphavirus）。感染后可引起辛德毕斯病毒病。

发现史　1952 年，辛德毕斯病毒首次分离于埃及开罗附近的辛德毕斯村，国际上将首次分离的 AR339 株作为辛德毕斯病毒标准株。中国于 20 世纪 90 年代对该病毒进行了首次分离，并于 1997 年进行了基因组序列测定。

生物学特征　辛德毕斯病毒呈球形，有囊膜，直径 70~80nm（图1）。病毒基因组被衣壳蛋白包裹形成网状核衣壳结构。辛德毕斯病毒 5′端有帽状结构，有 59 个核苷酸非编码区，此后为 7539 个核苷酸编码的非结构蛋白，3′端存在多聚腺苷酸尾巴。病毒的基因组分为非结构区及结构区，其沉降系数分别为 49S 的 RNA 及 26S 的 RNA，而 26S 的 RNA 称为

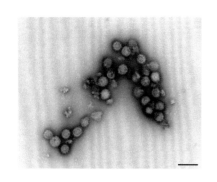

图1 辛德毕斯病毒电镜

亚基因组。辛德毕斯病毒基因组含有4个保守区，49S的RNA翻译而成的非结构蛋白共同形成的复制酶/转录酶体系为辛德毕斯病毒的复制、转录、翻译提供辅助作用。

从世界各地分离到的辛德毕斯病毒存在着明显的地域性差异，采用血清学及分子生物学的方法一般可将其分为2个血清型，分别为古北区（欧洲、撒哈拉沙漠以北、阿拉伯北部、喜马拉雅山及长江以北地区）/埃塞俄比亚区型及东方区/澳大利亚区型（东南亚、大洋洲）。

辛德毕斯病毒可对白纹伊蚊C6/36细胞及绿猴肾细胞产生蚀斑病变，可在8日龄鸡胚卵黄囊中增殖，并致其死亡。辛德毕斯病毒宿主范围较广，有鸟类、家禽、家畜等。另外，辛德毕斯病毒还可引起山洞蝙蝠、新生地鼠及3日龄小鼠死亡。辛德毕斯病毒抵抗力较弱，不耐热，不耐酸，对乙醚、去氧胆酸盐等敏感。

免疫特征　因该病毒相关疾病案例较少，因此相关信息仍较缺乏。

致病性　辛德毕斯病毒为虫媒病毒，以白纹伊蚊和库蚊为传播媒介，是虫媒病毒中分布比较广泛的病毒之一，已在非洲、欧洲、亚洲、大洋洲等地的多种动物，包括蚊虫、青蛙、蝙蝠等，

检测到该病毒。1997年在对中国13个省、自治区、直辖市的血清学调查结果显示，新疆维吾尔自治区、宁夏回族自治区、安徽、福建等地均存在辛德毕斯病毒感染。2000年，中国对首次分离到的辛德毕斯病毒XJ-160进行了全基因组测序，结果表明，该病毒核苷酸序列与欧洲-非洲支系病毒相近，但与亚洲-大洋洲支系病毒不同源，说明该病毒可能由欧洲传入。辛德毕斯病毒感染引起辛德毕斯病毒病，该病的主要症状为发热、抽搐、关节疼痛、皮疹及脑炎症状等。

实验室检测　辛德毕斯病毒病的诊断主要以实验室诊断为主。利用血清学方法（捕捉酶联免疫吸附试验）检测病毒的抗体（特异性抗体免疫球蛋白M和免疫球蛋白G），使用反转录聚合酶链反应和实时聚合酶链反应检测患者血清中是否含有病毒的核酸，借以诊断辛德毕斯病毒病。另外，也可使用幼仓鼠肾细胞、乳地鼠肾细胞、白纹伊蚊C6/36细胞及绿猴肾细胞对病毒进行分离后，进而采用免疫荧光技术或核酸检测对病毒进行鉴定。

辛德毕斯病毒的危害程度分类为第三类，因此需要在生物安全二级实验室进行病毒培养及病毒操作。该病毒相关实验操作需严格遵守中国的相关法律法规规定，严防生物安全事故的发生。

相关疾病防治原则　由于辛德毕斯病毒主要由蚊虫叮咬传播，因此预防辛德毕斯病毒病首先要防蚊、灭蚊，其次要对蚊媒传染病多发地进行流行病学调查及病毒监测。除此之外，还需加强国境卫生检疫力度，控制病毒输入性传播。对辛德毕斯病毒载体的研究尚在进行中，该载体在疫苗

开发及基因治疗中具有良好的应用前景，主要原因有4点：①人群中较少存在该病毒抗体。②病毒外源基因不能整合到宿主基因组，不诱导免疫耐受。③使用较小剂量即可诱导免疫反应的发生。④可促进抗原呈递细胞的激活。辛德毕斯病毒载体在安全性方面还存在一些问题。另外，辛德毕斯病毒载体通过非结构蛋白进行高表达的特点可能是制约其进一步发展的又一因素。

大多数辛德毕斯病是自限性的。针对辛德毕斯病毒病治疗尚无特效药物，临床治疗多采用支持疗法和对症治疗。而深入进行辛德毕斯病毒的基础研究及检测技术的研究，将有助于该病的早期诊断与及时治疗。

（安　静　盛子洋）

dōngfāngmǎ nǎoyán bìngdú

东方马脑炎病毒（*Eastern equine encephalitis virus*，EEEV）

系统分类学上属披膜病毒科（*Togavirudea*）、甲病毒属（*Alphavirus*）。具有双链RNA基因组的含囊膜的病原体。可引起东方马脑炎。

发现史　EEEV首次在1933年于美国东部马场内病马脑组织中获得。中国对该病毒研究起步较晚，1991年，李其平等从新疆维吾尔自治区一组全沟硬蜱中分离到该病毒。

生物学特征　病毒颗粒呈球形，直径为40～60nm，有囊膜。EEEV基因组全长11 675bp，5′端前2/3部分编码4种非结构蛋白（nonstructural protein，NSP）（NSP1～NSP4），3′端后1/3部分编码结构蛋白（衣壳蛋白C，囊膜蛋白E1、E2、E3、6K），病毒颗粒只含有42S RNA，但其感染后的细胞中含有42S RNA及26S

RNA。42S RNA 编码非结构蛋白，而 26S RNA 与 42S RNA 同源，编码结构蛋白。EEEV 基因组具有 4 个保守区序列，第一保守区位于基因组 5′端，能形成柄状环；第二保守区位于 NSP1 编码区内，也可形成柄状环，此保守区功能可能作为负链 RNA 合成启动的辅助启动子，配合负链 RNA 的合成启动；第三保守区位于 42S RNA 及 26S RNA 的结合部位，由 24 个核苷酸组成（ACCUCUACGGCGGUC-CUAAAUAGG），该保守区可作为 26S RNA 合成起始过程中转录酶的识别部位；第四保守区位于 3′端，可作为正链 RNA 模板合成负链 RNA 的启动子，可见 4 个保守区在病毒 RNA 复制中起重要作用。EEEV 的 3′端从终止密码子到多聚腺苷酸尾巴之间存在 40~60bp 长的核苷酸序列，该序列可作为 EEEV 的鉴定依据。

根据抗原性不同，EEEV 可分为 4 个不同的抗原亚型（亚型 1~4 型），其中 1 型（美国、加拿大、加勒比海地区的分离株）可感染人类；其他 3 型（巴西、秘鲁、阿根廷、巴拿马地区的分离株）只感染马，而不感染人类。

EEEV 可在乳地鼠肾细胞、绿猴肾细胞及白纹伊蚊 C6/36 细胞中进行体外培养，但不产生明显的致细胞病变效应。除此之外，该病毒还可在鸡胚、豚鼠肾及鸭肾等组织中培养，且对小鼠、豚鼠等实验动物有较强的侵袭力，小鼠与豚鼠在接种后 36~48 小时内死亡。

EEEV 对甲醛、乙醚及紫外线等理化因素均较敏感，不耐酸，不耐热，60℃加热 10 分钟或 pH 低于 5.7 即可灭活该病毒。

免疫特征　因 EEEV 相关疾病案例较少，对人兽致病性并不明确，因此此方面信息尚少。

致病性　EEEV 的主要传播形式为蚊-鸟，其主要的蚊虫媒介为黑尾赛蚊，储存宿主为鸟类。野鸟感染后大多不发病，但可携带与传播病毒（图 1）。该病毒分布较广，墨西哥、古巴、阿根廷、秘鲁等南美国家均发现该病毒疫源地的存在。EEEV 专门侵袭神经系统，引起东方马脑炎，该病多发于夏季，多数病因不明，可能通过蚊虫叮咬感染的马，再传播给人类。由于 EEEV 的神经致病力和侵袭力明显强于西方马脑炎病毒，临床经过也比西方马脑炎凶险，且主要的临床症状有发病初期的高热、剧烈恶心、呕吐等；经 2~3 天后进入急性期，出现明显的中枢神经系统症状，如剧烈头痛、呕吐、昏迷、惊厥、麻痹及严重的脑水肿，继而可发展为脑疝，乃至死亡，病死率约为 80%。该病幸存者均有不同程度的神经系统后遗症，如语言障碍、嗜睡状、定向力差或共济失调步态等。由此可见 EEEV 感染可造成较严重的后果，该病毒是甲病毒属内感染性较强的病毒。

实验室检测　东方马脑炎的确诊必须经病毒分离鉴定及特异性血清学和病毒核酸的检测，具体操作方法见登革病毒。诊断时必须取急性期和恢复期双份血清，中和抗体或凝血抑制试验抗体效价升高 4 倍或以上才可确诊为东方马脑炎病毒感染。另外，也可将患者组织标本或血清进行小鼠颅内接种或鸡胚接种，分离鉴定病毒后诊断东方马脑炎（图 2）。

EEEV 的危害程度分类为第一类，因此病毒培养和动物实验要求在生物安全三级实验室（BSL-3）和动物生物安全三级实验室（ABSL-3）中操作。该病毒相关实验操作需严格遵守中国的相关法律法规规定，严防生物安全事故的发生。

相关疾病防治原则　由于东方马脑炎可通过蚊虫叮咬进行传播，因此防蚊和灭蚊是预防本病的重要环节。目前使用单价（东方马脑炎病毒）疫苗，双价（东方马脑炎病毒和西方马脑炎病毒）疫苗或三价（东方马脑炎病毒、西方马脑炎病毒和委内瑞拉马脑炎病毒）疫苗对马等家畜进行疫

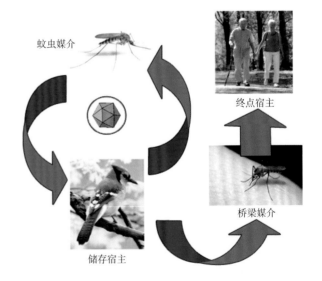

蚊虫媒介　终点宿主　桥梁媒介　储存宿主

图 1　东方马脑炎病毒的传播途径

注：鸟类为 EEEV 储存宿主，EEEV 的主要传播形式为蚊-鸟。人、马等哺乳动物并非 EEEV 的固有感染对象，只有当其进入病毒的生态圈如沼泽地区，经桥梁媒介如刺扰伊蚊等叮咬后才会感染病毒；且人和马感染 EEEV 后，血液循环中的病毒量极低，不足以感染蚊虫，引起疾病的传播，因此将其称为终末宿主。

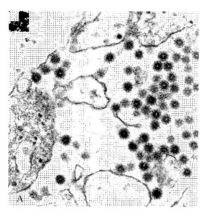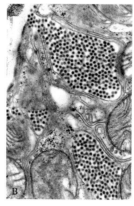

A. EEEV 感染绿猴肾细胞（感染后 24 小时）电镜照片；B. 三列伊蚊唾液腺切片（感染后 21 天）。

图 2　东方马脑炎病毒电镜

苗接种，可降低人类对 EEEV 的感染概率。但人用东方马脑炎病毒疫苗的研制尚处在实验阶段，可采用恢复期患者血清，对人群进行保护和治疗。中国学者使用 EEEV 的 E2 蛋白，进行了东方马脑炎病毒疫苗研究，结果表明，E2 蛋白可特异性活化宿主的淋巴细胞，为新型的疫苗研制提供了理论依据。针对东方马脑炎无特效药物，一般以支持治疗及对症处理为主。

（安　静　盛子洋）

xīfāngmǎ nǎoyán bìngdú

西方马脑炎病毒（Western equine encephalitis virus、WEEV）

系统分类学上属披膜病毒科（*Togavirudea*）、甲病毒属（*Alphavirus*）。可引起西方马脑炎（western equine encephalitis，WEE）。因该病毒首先发现于美国西部，故称为 WEEV。

发现史　WEEV 于 1930 年被首次分离，1937 年又从一名死于脑炎患儿脑组织中再次分离到此病毒。

生物学特征　病毒颗粒呈球形，直径为 60 ~ 70nm，有囊膜，囊膜内包裹着呈二十面体的核衣壳，囊膜糖蛋白 E1 和 E2 在病毒表面形成纤突。

WEEV 基因组含有 11 700 个核苷酸，其结构与东方马脑炎病毒相似，5′端前 2/3 部分编码 4 种非结构蛋白（nonstructural protein，NSP），即 NSP1 ~ NSP4，3′端后 1/3 部分编码结构蛋白（衣壳蛋白 C，囊膜蛋白 E1、E2、E3、6K）。通过序列比对及系统树分析发现，WEEV 是一种重组病毒，是由类似于东方马脑炎病毒和辛德毕斯病毒祖先发生重组产生的，重组位点在 26S 亚基因组内的 C 蛋白与 E2 糖蛋白编码序列之间。WEEV 的囊膜糖蛋白与辛德毕斯病毒最接近，而 C 蛋白与东方马脑炎病毒最接近，其 4 种非结构蛋白来源于东方马脑炎病毒样病毒祖先的非结构蛋白。WEEV 可引起绿猴肾细胞发生细胞圆缩、脱落等病变，但在白纹伊蚊 C6/36 细胞中，WEEV 增殖而不引起致细胞病变效应。

WEEV 代表株有 2 个：一个为 Mc Millan 株，从西部人群中分离到；另一株为 Highland 株，从鸟类中分离到。两株抗原性有着明显的差别。

WEEV 可引起 3 日龄小鼠 2 ~ 3 天死亡，3 周龄小鼠 3 ~ 4 天死亡。但该病毒对乙醚、紫外线敏感，且不耐热，不耐酸。

免疫特征　WEEV 的抗原性由囊膜蛋白 E1 及 E2 决定，E1 及 E2 的膜外区含有病毒的中和抗原位点，E1 保守区有细胞融合特性，可吸附红细胞。抗 WEEV 抗体与东方马脑病毒有交叉反应，在进行血清学诊断时需考虑这一免疫特点。

致病性　中国学者在新疆维吾尔自治区分离到一株病毒，经过血清学及分子生物学鉴定其为 WEEV，并命名为 XJ-90260。通过对这株病毒进行序列分析发现其可能由俄罗斯传入中国。随后的流行病学调查结果显示，中国人群中存在 WEEV 抗体，说明该病毒已在中国存在。WEEV 引起的疾病为 WEE，由受感染的节肢动物（主要为白蚊伊蚊、三带喙库蚊、塞蚊、螨、蜱、虱等节肢动物）叮咬传播，但气溶胶的传播也需引起足够的重视。WEE 潜伏期为 5 ~ 10 天，其临床症状与东方马脑炎相似，主要为高热伴恶心、呕吐、剧烈头痛、倦怠及意识模糊等，但病情一般较东方马脑炎轻，病死率较低，成人愈后大多没有后遗症，而幼儿愈后常出现智能低下等后遗症，老年患者表现为精神障碍。

实验室检测　WEE 患者脑部组织病理学呈现典型的病毒性脑炎的变化，可见大脑充血、水肿，伴有广泛的神经细胞变性。脑组织多处有出血灶，血管周围有淋巴细胞等形成的"血管周围套"。脑部影像学变化、脑脊液蛋白含量测定及脑脊液白细胞计数等可提供一定的诊断依据。采用酶联免疫吸附试验检测特异性抗体免疫球蛋白 M，可作为早期诊断的依据，恢复期抗体效价升高 4 倍或 4 倍以上有助于确定诊断。另外可采取分子生物学方法，如反转录聚合酶链反应检测病毒核酸进行诊断。西方马脑炎病毒的分离可通过利用患者脑脊液、血清及脑组织标本接种新生乳鼠或培养细胞（如绿猴肾细胞）而获得。

西方马脑炎病毒的危害程度分类为第一类，因此病毒培养和动物实验要求在生物安全三级实验室（BSL-3）和动物生物安全三级实验室（ABSL-3）中操作。该病毒相关实验操作需严格遵守中国的相关法律、法规规定，以严防生物安全事故的发生。

相关疾病防治原则　由于 WEEV 主要通过蚊虫叮咬传播，因此防蚊和灭蚊是预防 WEE 的重要环节。除此之外，使用单价（东方马脑炎病毒）疫苗、双价（东方马脑炎病毒和 WEEV）疫苗及三价（东方马脑炎病毒、WEEV 和委内瑞拉马脑炎病毒）疫苗对马群和特殊人群进行疫苗接种也是预防 WEE 的主要手段。由于针对该病尚无特效的治疗药物，一般是以支持治疗及对症处理为主，截至 2014 年使用干扰素治疗 WEE 的方法临床上也有应用。

（安　静　盛子洋）

weǐnèiruìlāmǎ nǎoyán bìngdú
委内瑞拉马脑炎病毒（Venezuelan equine encephalitis virus，VEEV）
系统分类学上属披膜病毒科（Togavirudea）、甲病毒属（Alphavirus）。含有正链单链 RNA 基因组、含囊膜的病原体。可引起委内瑞拉马脑炎（Venezuelan equine encephalitis，VEE）。该病毒是东方马脑炎病毒（Eastern equine encephalitis virus，EEEV）

和西方马脑炎病毒（Western equine encephalitis virus，WEEV）的姐妹群。

发现史　VEEV 最早在 1935 年被发现，1938 年由库贝斯（Kubes）和里奥斯（Rios）在委内瑞拉病马脑组织中分离得到，因此得名。

生物学特征　VEEV 的形态不易与 EEEV 和 WEEV 相区别，病毒颗粒一般呈球形，直径约 70nm，核衣壳为二十面体立体对称，病毒有囊膜，其上镶嵌有由囊膜糖蛋白 E1 和 E2 组成的异源二聚体。VEEV 基因组为正链单链 RNA，长约 11.5kb，5′端具有帽状结构，3′端为多聚腺苷酸尾巴。其基因组具有 2 个开放阅读框，5′端 2/3 基因组编码病毒的 4 种非结构蛋白（nonstructural protein，NSP），即 NSP1、NSP2、NSP3、NSP4，这些蛋白主要参与病毒复制；3′端 1/3 基因组编码病毒的 5 种主要结构蛋白，即 C、E3、E2、6K 和 E1。E1 和 E2 在囊膜中形成异源二聚体结构，其中 E2 是其主要保护性抗原，可刺激宿主产生中和抗体。

广义上的 VEEV 不是一种单一的病毒，而由至少 6 种抗原相关且具有明显致病力差异的病毒亚型组成的复合群，其中 I 亚型为 VEEV，该亚型又进一步分为 5 个血清型（I-AB，I-C，I-D，I-E，I-F）；Ⅱ亚型为埃弗格莱兹病毒（Everglades virus），Ⅲ亚型为穆坎布病毒（Mucambo virus），Ⅳ亚型为皮春纳病毒（Pixuna virus），Ⅴ亚型为犰狳病毒（Cabassou virus），Ⅵ亚型为里奥内罗格病毒（Rio Negro virus），各亚型均有其代表毒株。VEEV I-AB 和 I-C 亚型可在马或人群中引起暴发流行，称为流行株；其

他亚型致病能力较弱，主要在蚊和啮齿类动物间流行，称为地方株。

VEEV 可在鸡胚内培养，鸡胚与鸭胚原代成纤维细胞、非洲绿猴肾细胞、乳地鼠肾细胞等可用于病毒增殖，一般于感染后约 48 小时出现明显的致细胞病变效应。

与其他有囊膜的病毒类似，VEEV 对 1% 次氯酸钠、4% 甲醛、2% 戊二醛、70% 乙醇、3%~6% 过氧化氢和 2% 过乙酸等消毒剂敏感；该病毒不耐热，65℃加热 15 分钟即被灭活；可耐干燥，在干燥的血液及渗出液中保持稳定，冻干状态可长期保存。

免疫特征　感染或疫苗接种均可诱导宿主产生持久的免疫力。

致病性　VEEV 主要经蚊虫叮咬传播，因此其流行与雨季密切相关。此外，疫区内的蜱、螨等可作为传播媒介。在自然界，马是 VEEV 流行株的主要扩大宿主，啮齿类动物是地方株的主要贮存宿主和扩大宿主，因此疫区内会呈现马-蚊-马、啮齿动物-蚊-啮齿动物的传播方式。人被携带 VEEV 的蚊虫叮咬后即被感染。气溶胶也是其重要的传播途径。VEEV 感染后可引起 VEE。VEE 主要流行于南美、中美各国及美国南部，南起南纬 14°的秘鲁南部，北至北纬 28°的美国得克萨斯州的中部，包括厄瓜多尔、哥伦比亚、委内瑞拉、哥斯达黎加、尼加拉瓜、洪都拉斯、萨尔瓦多、危地马拉、巴拿马、特立尼达和墨西哥，都先后或同时有该病的暴发流行。

人感染 VEEV 后，潜伏期一般 2~5 天，大多数患者表现为中度至重度流行性感冒样症状，包括发热、头痛、肌痛、乏力、恶

心、呕吐、腹泻等；部分患者尚可出现眼眶及枕后痛、白细胞减少和心动过速；少数患者（4%~14%）可发展为神经系统并发症，特别是青少年、儿童可出现脑炎症状，如嗜睡、震颤、复视、意识模糊、畏光及昏迷，病死率为1%。

实验室检测　VEE的特异性诊断依赖病毒分离，可将从病马或患者的血液、脑脊液、鼻咽洗液等标本接种于乳鼠、幼豚鼠颅内或鸡胚进行分离；也可用绿猴肾细胞、乳地鼠肾细胞等进行病毒分离。其相关血清学试验包括中和试验、凝血抑制试验、补体结合试验、酶联免疫吸附试验及间接免疫荧光试验等。若恢复期血清抗体水平升高4倍或以上则具有诊断价值。可采用分子生物学方法如反转录聚合酶链反应、实时聚合酶链反应对病毒感染进行快速诊断。

根据中国制定的《人间传染的病原微生物名录》，VEEV危害程度分类为第一类，病毒培养及动物感染性实验操作要求在生物安全三级实验室（BSL-3）及动物生物安全三级实验室（ABSL-3）进行。

相关疾病防治原则　VEEV主要通过蚊虫叮咬传播，防蚊、灭蚊是其重要的预防手段。尚无经食品药品监督管理局批准的人用VEEV疫苗，已有的两种VEEV实验性疫苗（仍属于研究性新药）仅限实验室工作人员、兽医、饲养员等高危人群接种：一种为减毒活疫苗，即强毒株Trinidad donkey株（I-AB）在豚鼠心脏细胞中连续传代83代后得到的TC-83减毒活疫苗株，该疫苗具有一定的安全性和免疫原性，无论对由皮肤叮咬或对由气溶胶引起的感染均有保护作用，但有近25%的接种者存在不良反应，20%的接种者中不能产生有效的免疫应答；另一疫苗为灭活疫苗C-84，即TC-83经福尔马林灭活制成，需多次免疫才能诱导较好的免疫应答，但该疫苗对由气溶胶引起的感染保护作用较差。此外，尚有基因工程疫苗，如DNA疫苗，正在研制中，且已在小鼠及灵长类动物中显示了良好的免疫效果。针对VEE无特异性治疗手段，以支持治疗和对症处理为主。

（安　静　盛子洋）

huáng bìngdú kē

黄病毒科（*Flaviviridae*）　一类由主要感染哺乳动物和鸟类的正链单链RNA病毒组成的家族。以黄病毒属、丙型肝炎病毒属、瘟病毒属为主要成员。该科病毒常由节肢动物蜱、蚊、虱等叮咬传播或经血液传播。黄病毒科名字的由来源于100年前黄热病的发现，人们发现经过滤后的患者血清仍可传播该病。已发现黄病毒科家族病毒成员至少70种。

生物学特征　黄病毒科成员为一类具有囊膜的病毒，病毒颗粒直径40~60nm，呈球形。其囊膜由含两种或多种糖蛋白组成的双层脂质构成，内部是由多拷贝的碱性衣壳蛋白组成的核衣壳所包裹的正链单链RNA基因组。病毒感染宿主细胞通过特异性细胞受体辅助的胞吞过程完成。细胞内的低pH酸性环境诱导病毒与细胞来源的膜融合，进而释放病毒RNA基因组至细胞质。病毒基因组参与完成病毒复制、蛋白翻译及子代病毒颗粒的装配。黄病毒科家族成员所有病毒的基因组组成形式类似，其编码并产生一条大的前体蛋白，经由宿主与病毒编码的众多蛋白酶作用，前体蛋白被加工形成结构蛋白与非结构蛋白，这些蛋白包括病毒衣壳蛋白、病毒囊膜蛋白、病毒蛋白酶、病毒依赖于RNA的RNA聚合酶等。细胞核周围的膜结构是病毒基因组复制的主要场所，装配完成的子代病毒通过内质网等细胞内膜系统运输至细胞表面，进而实现出芽与释放。

主要病毒属与病毒种　依据病毒编码的依赖于RNA的RNA聚合酶的进化相关性，与人类疾病相关的黄病毒科成员可分为黄病毒属（*Flavivirus*）又称正黄病毒属（*Orthoflavivirus*）、丙型肝炎病毒属（*Hepacivirus*）、瘟病毒属（*Pestivirus*）及佩基病毒属（*Pegivirus*）。

意义　黄病毒科病毒是一类重要的人类疾病的病原体，其感染可导致多种急性与慢性疾病，如丙型肝炎、流行性乙型脑炎、西尼罗脑炎、蜱传脑炎、登革热、黄热病、寨卡热等。这些疾病或致死率较高，或感染人数众多且导致严重的慢性疾病，对患者的健康和生命危害极大，导致严重的社会和公共卫生问题。

（杨　威）

huáng bìngdú shǔ

黄病毒属（*Flavivirus*）　系统分类学上属黄病毒科（*Flaviviridae*）。一类由约53种具有相似的病毒颗粒形态、基因组结构、核酸同源性等病毒组成的家族，其中大部分由蚊、蜱等叮咬传播。

生物学特征　见黄病毒科。

主要病毒种　重要的人类黄病毒属成员包括登革病毒（*Dengue virus*）、黄热病毒（*Yellow fever virus*）、西尼罗病毒（*West Nile virus*）、乙型脑炎病毒（*Japanese encephalitis virus*）、寨卡病毒（*Zika virus*）、澳大利亚墨莱溪谷脑炎

病毒（*Murray valley encephalitis virus*）、圣路易斯脑炎病毒（*St. Louis encephalitis virus*）等。

致病性　蚊、蜱等叮咬传播黄病毒属病毒。根据其临床致病特征主要分为两大类：第一类为脑炎性黄病毒，主要包括乙型脑炎病毒、西尼罗病毒、澳大利亚墨莱溪谷脑炎病毒和圣路易斯脑炎病毒等，通常以鸟类作为自然宿主，以库蚊作为主要传播媒介；第二类主要包括黄热病毒和登革病毒，具有内脏嗜性并常导致出血热，通常以森林中的低等灵长类动物作为其脊椎动物宿主，伊蚊是其主要的传播媒介。

（杨 威）

xīníluó bìngdú

西尼罗病毒（*West Nile virus*，WNV）　系统分类学上属黄病毒科（*Flaviviridae*）、黄病毒属（*Flavivirus*）。具有正链单链 RNA 的病原体。主要感染鸟类，偶尔感染人和马，且可引起人和马发生神经侵入性或非神经侵入性症状，甚至引起死亡。

发现史　西尼罗病毒最初是于 1937 年从乌干达西尼罗地区的一名女性发热患者体内首次分离出来而被发现，因此得名为西尼罗病毒。20 世纪 40 年代，发现该病毒与乙型脑炎病毒、圣路易斯脑炎病毒有密切的抗原相关性，并初步确定该病毒由蚊传播。20 世纪 50 年代，埃及对西尼罗病毒的血清学、生态学、致病性等作了较深入的研究，证实西尼罗病毒在自然界中主要在蚊-鸟间循环，人和马偶然会被感染。1957 年以色列发生了暴发流行，此时研究者首次注意到此病毒与中枢神经系统疾病有关，并认为其是引起老人严重的脑膜炎的原因。20 世纪 60 年代，埃及和法国

发生西尼罗病毒马脑炎流行，引起人们的关注。1996 年，该病毒袭击了罗马尼亚首都布加勒斯特，造成约 400 人发生脑炎、近 40 人死亡的严重后果，使其开始得到重视。1999 年，美国纽约暴发了西尼罗病毒感染大流行，结束了西半球无人和动物间感染报道的历史，在随后的几年中，该病毒在美国广泛传播。

生物学特征　西尼罗病毒病毒颗粒为小球状颗粒，密度较低，电镜下直径 45～50nm。病毒表面有脂质囊膜，内为直径约 25nm 的球状核衣壳，由多个核衣壳蛋白（C 蛋白）组成，中心为病毒 RNA。病毒基因组核酸为正链单链 RNA，由 10 000～12 000 个核苷酸组成，编码 3 种结构蛋白（C、prM 和 E）和 7 种非结构蛋白 NS1、NS2A、NS2B、NS3、NS4A、NS4B 和 NS5。

根据基因组进化分析，可将西尼罗病毒分为 5 个不同的基因型，其核苷酸差异最高可达 29% 左右。根据结构蛋白基因序列分析，发现北美、中东地区、非洲、亚洲及澳大利亚所分离的毒株为一个主要基因型，即基因 1 型，其又可分为 1a（欧洲、北美、中东、亚洲分离株）和 1b（澳大利亚 Kunjin 分离株）两种亚型；基因 2 型病毒仅在撒哈拉以南地区流行，引起人的疾病轻微，不引起人类临床脑炎，1937 年在乌干达的分离株属基因 2 型；基因 3 型毒株分离于捷克共和国；基因 4 型分离于俄罗斯高加索地区；基因 5 型是从印度分离得到的另一个独立基因型。

西尼罗病毒为正链单链 RNA 病毒，基因组全长约 11kb，5′端有帽子结构，含非编码区，3′端无多聚腺苷酸结构，以 CU-OH 结

尾，5′端与 3′端非编码区序列高度保守并形成颈环结构，该结构与病毒 RNA 的转录、翻译和包装等密切相关。病毒包含一个单一开放阅读框，其基因组 RNA 首先翻译成一个多聚蛋白，然后利用其自身或细胞所编码的蛋白酶将其剪切成 3 个结构蛋白（C、prM 和 E）及 7 个非结构蛋白（NS1、NS2A、NS2B、NS3、NS4A、NS4B 和 NS5）。

C 蛋白是包裹西尼罗病毒 RNA 的衣壳蛋白，是其核衣壳的主要组成成分，由 105 个氨基酸组成，分子量约 12 000，由于其氨基酸序列中携带大量的赖氨酸和精氨酸残基，故携带大量的正电荷，新生成的 C 蛋白其羧基端含有一小段疏水区域，主要起信号肽的作用，指引膜前体蛋白位于内质网内的移位。C 蛋白具有一定的免疫原性，可被宿主所识别产生特异性免疫应答。prM 蛋白由 167 个氨基酸组成，分子量为 20 000～26 000，是成熟病毒颗粒中膜结合蛋白 M 蛋白（分子量约 8000）的前体蛋白。prM 蛋白的羧基端含有一段跨膜区域，该区域可协助 prM 蛋白与细胞膜结合，同时可作为 E 蛋白翻译起始的信号肽，在病毒释放前，prM 蛋白有助于结构蛋白 E 在内质网中的定位及正确折叠，且能防止 E 蛋白在细胞质中被蛋白酶切割。E 蛋白又称囊膜蛋白，是西尼罗病毒极为重要的一个结构蛋白，在与靶细胞结合、膜融合、病毒装配及出芽、释放等病毒生活周期的多个环节起非常关键的作用，是病毒产生中和活性抗体的主要靶蛋白。E 蛋白包含 DⅠ、DⅡ和 DⅢ 3 个结构域，DⅢ区位于 E 蛋白最外层，由 7 个 β 片层构成，呈免疫球蛋白样结构，在介导病

毒-细胞受体吸附中发挥重要作用；DⅢ区的E307、E330和E332等抗原表位，可有效诱导中和抗体的产生，在特异性血清诊断中有较好的应用前景。NS1是一个高度保守的糖蛋白，分子量约42 000，其内部含有12个连续的半胱氨酸残基，通过信号肽的作用，可进入内质网内部，具有辅助病毒RNA复制的功能。NS2A参与病毒的装配，并参与抑制宿主干扰素反应，NS2B作为一种辅助蛋白，参与调节NS3的蛋白酶和核苷三磷酸酶活性。NS3高度保守，隶属胰蛋白酶超家族，单独的NS3不具有蛋白酶活性，仅与NS2B形成稳定的复合物时才可发挥其蛋白酶的功效，NS3-NS2B蛋白酶复合体不但可对C蛋白的锚形结构进行切割，同时可识别非结构蛋白上的多个区域，此外还可上调细胞信号酶对C-prM蛋白前体的处理效率，且可提高prM-E蛋白的分泌性表达。NS3与NS5也可结合形成有效的活性蛋白复合体，该复合体可提高解旋酶、聚合酶及帽化酶等酶的活性。NS4A和NS4B是干扰素反应的重要信号分子。NS5是黄病毒合成的蛋白中质量最大的蛋白质，同时是最保守的一个蛋白质，在病毒RNA的合成及甲基化反应中具有重要作用。

西尼罗病毒在外界环境中抵抗力不强，紫外线照射、56℃加热15分钟可使病毒灭活。该病毒对脂溶剂、尿素、消毒剂、消化酶均敏感，最佳保存条件为pH8.4~8.8，温度-60℃。

免疫特征 自然感染西尼罗病毒的人可产生特异性体液免疫应答，但比预想的要有限，在对西尼罗病毒的先天性免疫和获得性免疫中，抗体、CD4$^+$和CD8$^+$T

细胞、趋化因子CXCLl0、趋化因子受体5、补体、干扰素和蛋白激酶R系统均发挥重要作用。

致病性 西尼罗病毒宿主范围广泛，主要宿主为鸟类，通过蚊虫叮咬将病毒传播给人和马、鳄鱼、犬、绵羊、骆马及羊驼等动物，但是大部分动物均为隐性感染，只有极少数发病。鸟类是西尼罗病毒的主要传染源，是该病毒的贮存宿主。在自然界中，西尼罗病毒的传播循环为鸟-蚊-鸟，人和马可作为该病毒的终末宿主，自然界中野鸟和嗜鸟血的蚊虫之间的传播循环是病毒在自然界维持存在的主要方式，而在家禽和兼嗜人-鸟血的蚊虫之间的传播是病毒传播给人或家畜的主要方式。

西尼罗病毒地理分布相当广泛，整个非洲、中东、欧亚大陆南部的温带和热带、澳大利亚及北美均有西尼罗病毒感染的报道。在温带和亚热带，西尼罗病毒感染主要发生在夏季和初秋，在热带多发于雨季蚊虫活动的高峰期。

人和哺乳动物对西尼罗病毒普遍易感，无明显的年龄与性别差异，但脑炎的患病率和病死率均随年龄的增长而升高。人类感染西尼罗病毒后并不互相传播，且通常为隐性感染，约80%的人感染西尼罗病毒不会出现任何症状；约20%的感染者症状比较轻微，少数病例症状比较严重，病死率为4%~13%，死者以老年人为主。

人或动物被蚊虫叮咬后，西尼罗病毒首先在皮肤的树突状细胞内复制，感染的细胞通过血液到达淋巴结，在此宿主早期免疫反应可控制病毒的增殖。达第二级淋巴组织后，新的感染开始，病毒通过传出淋巴管和胸导管进

入血液循环，导致病毒血症，进而通过血-脑脊液屏障进入中枢神经系统。西尼罗病毒进入神经中枢3~4天后即可在脑和脊髓的多个位点被检测出来，大脑皮质、海马角、基底神经节、小脑脑干及脊髓前角都可发现不规则感染的神经元。

多数人类感染西尼罗病毒后不出现任何症状，只有少数人表现为西尼罗热，出现发热、头痛、肌痛、恶心、呕吐、皮疹、淋巴结肿大等类似感冒表现，持续3~6天；极少数人（1%）感染后表现为西尼罗病毒性脑炎、脑膜脑炎和脑膜炎。

实验室检测 西尼罗病毒的实验室诊断有血清学、病毒学及组织病理学检查等多种方法。

病毒分离和鉴定 病毒分离与鉴定是西尼罗病毒感染最特异的诊断方法，通常用于病毒分离的标本有患者的脑脊液、病毒血症者的血清（持续5天左右）、脑组织，马的脑和脊髓组织，鸟的肾、脑和心脏组织，用于分离病毒的方法一般为乳鼠颅内接种和细胞培养。病毒分离后，用间接免疫荧光试验、核酸检测或中和试验加以确证。病毒分离是检测病毒的经典技术，是诊断病毒感染的金标准，但此法要求条件高，分离率低，操作复杂，所需时间长，不能快速、大量地进行病毒诊断。

血清学检测 诊断西尼罗病毒感染的主要手段，主要包括免疫球蛋白M捕获酶联免疫吸附试验、间接免疫荧光抗体试验、血凝抑制试验和蚀斑减少中和试验。

核酸诊断 核酸检测快速准确，操作简单，敏感性高，特异性强。针对西尼罗病毒的核酸检测方法主要有反转录聚合酶链反

应、反转录巢式聚合酶链反应、实时荧光定量反转录聚合酶链反应、依赖核酸序列的扩增技术。

相关疾病防治原则 尚无有效的疫苗预防人感染西尼罗病毒，因此，灭蚊是预防和控制西尼罗病毒感染性疾病传播的关键。在明确本地区蚊虫分布情况和传播病原体的主要蚊种的基础上，每年应在较早时期采取有效的措施，防止蚊虫在春季大量繁殖；同时加强个人的防蚊意识，在蚊虫活动高峰时间尽量减少外出，外出时应穿长袖衣裤，并使用驱蚊剂和防蚊贴。尚无针对西尼罗病毒的特效药，临床上采用的治疗手段可分为对症治疗和支持治疗。大多数患者感染后症状都不明显，多呈自限性；但脑炎患者必须积极给予治疗，包括静脉输液、改善呼吸功能、预防继发感染等，可采用皮脂类固醇、抗惊厥类、甘露醇等药物治疗，但确切疗效尚待进一步研究。

（杨 威）

huángrè bìngdú

黄热病毒（*Yellow fever virus*，YFV）
系统分类学上属黄病毒科（*Flaviviridae*）、黄病毒属（*Flavivirus*）。具有囊膜、正链单链 RNA 基因组的病原体。主要引起黄热病（yellow fever，YF）。

发现史 1881 年，卡洛斯·胡安·芬利（Carlos Juan Finlay）首次提出被蚊虫叮咬可能是 YF 的发病原因，这一观点于 1901 年被美国军医沃尔·特里德（Walter Reed）及其团队的研究得到证实，并确认 YF 的病原体为 YFV。YFV 是第一个被发现的人类病毒，且也是第一个被发现的通过蚊媒传播的病毒。1927 年，阿德里安·斯托克斯（Adrian Stokes）等首次从患者体内分离到 Asibi 野毒株，

为后继 YFV 疫苗研制奠定了基础。

生物学特征 YFV 病毒颗粒呈球形，直径 37～50nm，核衣壳二十面体立体对称，病毒囊膜上镶嵌有由囊膜糖蛋白（E）形成的纤突。

YFV 基因组为正链单链 RNA，长约 11kb，其 5′端为 I 型加帽结构（$m^7G5'ppp5'A$），3′端缺乏多聚腺苷酸尾巴，5′端和 3′端各有一段非编码区，整个基因组仅含一个开放阅读框，从 5′端到 3′端依次编码 3 个结构蛋白（衣壳蛋白 C、膜蛋白 M 和囊膜蛋白 E）和 7 个非结构蛋白（NS1、NS2A、NS2B、NS3、NS4A、NS4B 和 NS5）。其中 C 蛋白组成病毒衣壳，参与病毒装配等重要过程；M 蛋白是经其前体 prM 蛋白由蛋白酶切去 N-端部分形成，与 E 蛋白的成熟有关；E 蛋白包含 3 个结构域，具有包括介导病毒体与受体结合及膜融合等重要功能，且 E 蛋白具有中和表位，可诱导宿主产生具有保护性的中和抗体；NS1 与病毒复制有关，且具有较强的免疫原性；NS3 具有丝氨酸蛋白酶及 RNA 解旋酶活性；NS5 是最大的和最保守的病毒蛋白，是病毒的 RNA 聚合酶；其他病毒蛋白的功能尚不明确。

YFV 只有一个血清型，可与黄病毒科其他成员如登革病毒（*Dengue virus*）、西尼罗病毒（*West Nile virus*）等病毒产生交叉血清学反应。根据其 E 蛋白序列分析，可将 YFV 分为 7 个基因型，其中 5 个在非洲，2 个在南美洲。

YFV 可在乳鼠颅内增殖，也可用白纹伊蚊 C6/36 细胞、伪盾伊蚊细胞、非洲绿猴肾细胞、乳地鼠肾细胞、海拉细胞等进行

培养。

YFV 患者抵抗力弱，不耐热，56℃加热 30 分钟即可被灭活，对乙醚、去氧胆酸钠、常用消毒剂、紫外线及 γ 射线敏感；冻干状态下可长期保存。

免疫特征 隐性感染或患病后均可获得牢固的免疫力，病毒诱导产生的中和抗体可持续终身。

致病性 YFV 以蚊为传播媒介，感染后主要引起 YF。YF 在非洲和南美洲热带地区呈地方性流行，历史上这些地区曾发生过多次 YF 暴发。据世界卫生组织报道，截至 2023 年，非洲有 34 个国家、中美洲和南美洲有 13 个国家属于 YF 的流行国家，或有 YF 流行的地区。YF 可分为城市型、丛林型和中间型，三者具有不同的传播循环链。其中，城市型以埃及伊蚊为传播媒介，由受感染者将病毒带入人口稠密地区，如果当地人群普遍缺乏免疫力，即可在人群间形成暴发流行；丛林型主要在赤道雨林区的猴间传播，人因进入丛林中工作被蚊虫叮咬而受感染（如伐木等），丛林型传播媒介较为复杂，主要为趋血蚊属、煞蚊属和少数伊蚊属蚊；中间型主要发生在非洲的潮湿或半潮湿地区，半居家的蚊（即在野外和房屋周围进行繁殖）可感染人及猴，人与携带病毒的蚊虫接触机会增多，从而导致同一地区的多个村庄同时出现感染病例，此类疫情在非洲最为常见（图 1）。

YF 潜伏期一般为 3~6 天，病情轻重不一，可为轻度自限性，也可致死。急性期症状包括发热、寒战、肌痛（尤其是背痛）、头痛、恶心、呕吐和食欲缺乏等症状，一般有结膜和面部充血的表现，多数患者在 3~4 天后恢复。但是约有 15% 的患者进入毒性期，

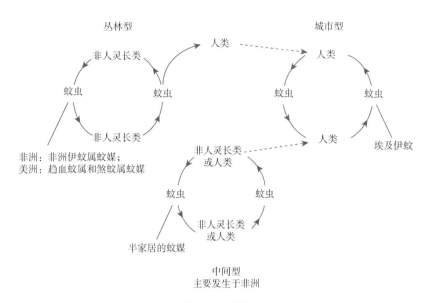

图 1　黄热病毒的传播途径

注：非人灵长类丛林型以趋血蚊属、煞蚊属为主要媒介；城市型以伊蚊为主要传播媒介；中间型以半居家的蚊媒为传播媒介。

患者快速出现黄疸，同时伴发热、呕吐、腹痛、肾衰竭及出血表现，出现肝肾衰竭的患者中约 50% 于发病后 7～10 天死亡。

实验室检测　YF 根据临床表现较难诊断，易与重症疟疾、病毒性肝炎及其他出血性疾病（如登革出血热等）相混淆，因此 YF 的特异诊断需依赖实验室检查：可取患者发病初期血清、血液接种乳地鼠脑细胞或白纹伊蚊 C6/36 细胞、伪盾伊蚊细胞、绿猴肾细胞、乳地鼠肾细胞等敏感细胞株进行病毒分离。也可采用捕获法酶联免疫吸附试验检测血清特异性抗体免疫球蛋白 M，如患者恢复期血清免疫球蛋白 G 效价较急性期呈 4 倍以上升高即可确诊；此外应用反转录聚合酶链反应、实时聚合酶链反应检测病毒核酸，可用于快速诊断及分型。

据中华人民共和国国家卫生健康委员会制定的《人间传染的病原微生物目录》（国卫科教发〔2023〕24 号），YFV 危害程度分类为第一类，病毒培养及动物感染性实验操作要求在生物安全三级实验室及动物生物安全三级实验室进行。

相关疾病防治原则　在人口密集的居住区控制蚊媒可有效控制 YF 流行，但在人口稀少的丛林地区控制蚊媒则不切实际，因此对旅行者或疫区居民接种减毒活疫苗（YF17D）是预防 YFV 感染最有效的方法。世界卫生组织建议旅行者及疫区内所有 ≥9 个月龄的人群接种疫苗。YF17D 是以 1927 年在加纳分离到的 YFV 野毒株（Asibi 株）为基础，经鸡胚培养连续传代后获得，自 19 世纪 30 年代开始投入使用，并沿用至今。该疫苗单剂接种后 10 天内可使 80%～100% 的人获得有效免疫力，30 天内其保护力可达 99%。该疫苗不良反应轻微，偶见变态反应。

由于 YF 是国际检疫传染病之一，对来自疫区的入境人员、货物等应加强卫生检疫，严防疾病输入。来自疫区的人员须出示有效的疫苗接种证明书，并在口岸地区作好蚊媒监测；同时对前往疫区的人员进行免疫预防和旅游卫生知识宣教。

针对该病无特异性治疗方法，一般以对症或支持疗法为主。

（安　静　高　娜）

yǐxíng nǎoyán bìngdú

乙型脑炎病毒（*Japanese encephalitis virus*）　系统分类学上属黄病毒科（*Flaviviridae*）、黄病毒属（*Flavivirus*）。又称日本脑炎病毒（*Japanese encephalitis virus*，JEV），简称乙脑病毒。具有正链单链 RNA 的病原体。引发流行性乙型脑炎，猪是乙型脑炎病毒的主要中间宿主和传染源，蚊子是乙型脑炎病毒的传播媒介。

发现史　该病毒最早发现于日本。1924 年自日本东京医院一名患者尸体脑组织中分离到该病毒，1933 年发现用一例死者脑组织的滤过物接种猴后可引起脑炎，1935 年从一名死者脑组织中分离出了一株乙型脑炎病毒，称为中山株（Nakayamastrain）。1934～1936 年，日本马脑炎大流行，1937 年人们从患有脑炎的病马脑组织中分离到某种病毒，经研究证实该病毒与从脑炎患者脑组织中分离到的病毒一致，随后又从猪、羊、牛、山羊等动物的脑组织中分离到同样的病毒，由此提出了流行性乙型脑炎可在人和动物中同时流行，并可互为传染源的学说。因流行性乙型脑炎在夏季流行，曾被称为夏季脑炎。为了将其和另一种昏睡性脑炎相区别，日本学者把该病称为流行性乙型脑炎，而将冬季流行的昏睡性脑炎称为流行性甲型脑炎。

生物学特征　乙型脑炎病毒病毒颗粒呈球形，二十面体对称，有囊膜，外层为含有糖蛋白的纤突，病毒颗粒直径为 30～50nm，核心直径约 30nm，是黄病毒科较小的病毒之一。在氯化铯中的浮力密度为 1.24～1.25g/ml，沉降系数为 200S，其分子量约为 3 000 000。电子显微镜下观察可见核心、囊膜和囊膜纤突等构造。病毒基因组为正链单链 RNA，全长 11kb，其 RNA 沉降系数为 40~45S，衣壳蛋白（C 蛋白）分子量为 13 000，囊膜蛋白中 M 蛋白分子量为 7000~8000，E 蛋白的分子量为 51 000~59 000。

早期学者们将乙型脑炎病毒分为 3 个血清型（Ja Gar、Nakayama 和 Mie 型），但经过科研人员大量的研究证明乙型脑炎病毒只有一种血清型。之后根据病毒基因组的同源性及变异性将乙型脑炎病毒分为 4~5 个基因型。不同基因型的分布具有不同的地域分布特点：在温带地区主要流行基因Ⅲ型（日本、中国、菲律宾、斯里兰卡和尼泊尔等）和Ⅰ型（泰国和柬埔寨），而在赤道附近的热带地区基因Ⅱ型（泰国、马来西亚）和Ⅳ型（印度尼西亚）比较活跃。

乙型脑炎病毒为正链单链 RNA 病毒，基因组长度为 11kb 左右，由 5′端和 3′端非编码区及一个开放阅读框构成，无亚基因组结构，开放阅读框 10.3kb，编码衣壳蛋白（C）、前膜蛋白（prM/M）和囊膜蛋白（E）及 7 个非结构蛋白（NS1、NS2A、NS2B、NS3、NS4A、NS4B 和 NS5），基因顺序为 5′cap-NCR-C-PrM-M-E-NS1-NS2A-NS2B-NS3-NS4A-NS4B-NS5-3′NCR（cap：帽状结构；NCR：非编码区；C：核衣壳蛋白；PrM：前膜蛋白；M：膜蛋白；E：囊膜糖蛋白；NS：非结构蛋白）。C 蛋白（分子量为 12 000~14 000）是病毒表面衣壳的结构组分。M 蛋白（分子量为 8000~9000）是经其前体 prM/M 蛋白（分子量为 18 000~19 000）

由蛋白酶切去 N-端部分形成，参与病毒囊膜的构成，可在囊膜的脂质双层中与插入脂双层的 E 蛋白完全疏水性 C 端相互作用。E 蛋白（分子量为 53 000~55 000）为病毒表面重要的结构蛋白，参与许多重要的过程，包括病毒装配、结合受体和膜融合，同时具有凝血活性，且在诱导中和抗体和保护性免疫方面发挥重要作用。NS1（分子量为 39 000~41 000）是一种与膜功能相关的分泌型糖蛋白，具体功能尚不清楚，参与病毒复制的早期阶段，可参与病毒装配和释放，是主要的抗原成分。NS2A 和 NS2B 是小分子量蛋白质，与其他病毒蛋白的加工有关。NS3（分子量为 68 000~70 000）在黄病毒家族中较保守，是一个具有激酶和解旋酶特性的多功能蛋白。NS4A 和 NS4B 也为小分子量蛋白，NS4A 在多聚蛋白前体水解中发挥重要作用，且 NS4A 在 NS5A 的成熟中发挥着重要作用。NS5 是最大和最保守的病毒蛋白，是病毒的 RNA 聚合酶。

乙型脑炎病毒在外界环境中抵抗力不强，环境中 pH 小于 7 或大于 10 时病毒活性迅速降低，其最适 pH 为 8.5。56℃加热 30 分钟或 100℃加热 2 分钟便被灭活，但其存活时间也与稀释剂的种类和稀释程度有很大关系，如用生理盐水稀释，该病毒会被迅速灭活，而在 10% 正常灭活兔血清、10% 的脱脂乳和 0.5% 乳白蛋白水解物等稀释剂中较为稳定。病毒的被稀释度越高，死亡也越快。常用消毒药如来苏尔、碘酊、甲醛等都能迅速灭活该病毒。该病毒对脱氧胆酸钠、蛋白水解酶和脂肪水解酶敏感，乙醚和氯仿对其也有明显的灭活作用，而丙酮只能破坏病毒的表面结构，感染

性不被彻底破坏。

免疫特征 通过对健康人群的血清学调查证明，人对乙型脑炎病毒普遍易感，但绝大多数易感者呈无症状的隐性感染，仅有极少数人发病。乙型脑炎病毒感染的免疫主要依赖体液中和抗体，但完整的血-脑脊液屏障和 T 细胞免疫也有重要作用。乙型脑炎病毒感染后宿主免疫力持久，隐性感染同样可获得免疫力。在流行区，成人被带毒蚊子多次叮咬后隐性感染而普遍获得免疫力，儿童带有流行性乙型脑炎抗体的比例较少，所以最易感，主要的发病对象是小于 10 岁的儿童。在非流行区，成人因缺乏免疫力，感染后容易发病。

致病性 自然界约 60 种动物可感染乙型脑炎病毒，其中家养动物有猪、马、牛、犬和山羊等，自然环境中有蝙蝠、鸟类、野猪、浣熊和狸等。蚊子是乙型脑炎病毒重要的传播媒介，猪是重要的传染源和扩散宿主，蝙蝠和鸟类可能是自然界中乙型脑炎病毒主要的储存宿主，候鸟可能在乙型脑炎病毒远距离传播中起到重要作用。100 年来，乙型脑炎流行的主要地区为南亚、东南亚和东亚地区的水稻产区。一般情况下，蚊-猪-蚊传播循环是乙型脑炎病毒扩增的一种有效模式，乙型脑炎病毒感染呈猪-蚊-人链状，一旦自然条件适宜，人群免疫力下降，就有可能在人群中发生乙型脑炎流行或暴发。

蚊虫叮咬是传播流行性乙型脑炎的主要方式，携带乙型脑炎病毒的蚊虫叮咬人或动物时，病毒随蚊虫唾液进入皮下，首先在叮咬部位繁殖，继而在血管内皮、淋巴结等网状内皮细胞繁殖，然后经皮肤毛细血管或淋巴管到单

核巨噬细胞系统进行繁殖，达到一定程度后，病毒进入血流形成短暂的第一次病毒血症。经过初期病毒血症后，病毒经脉管组织扩散到肝、脾和肌肉，在此进一步复制并加重病毒血症，但仅1/1000～1/25感染者会呈现为显性感染。在某些情况下，如宿主防御能力降低，病毒感染的剂量大或病毒具有极高毒力时，病毒可能突破血-脑脊液屏障，侵入中枢神经系统，并在脑组织内大量增殖，产生病变，引起临床发病而呈现神经症状。

实验室检测 流行性乙型脑炎的诊断可根据乙型脑炎流行特点和临床表现进行初步诊断，但最后的确诊必须进行实验室检测。实验室检测主要包括病毒分离鉴定、病毒抗原检测、血清学检测等内容。

病毒分离鉴定 病原的分离鉴定是流行性乙型脑炎检测最为传统最直接的诊断方法，病初可取血清或脑脊液接种乳鼠以分离病毒，用单克隆抗体行中和试验鉴定病毒。该方法影响因素多、工作量大且耗时长，因而临床应用有一定的局限性。

病毒抗原检测 乙型脑炎病毒病原学实验室诊断方法可检测病例的脑组织、胎儿、胎盘及体液的病毒抗原。诊断方法有免疫细胞化学、反向被动凝血试验、荧光抗体染色和反转录聚合酶链反应等。

血清学检测 血清或脑脊液中的特异性抗体检测是最常用和有效的诊断方法。这些方法包括β-巯基乙醇法、补体结合试验、凝血抑制试验，临床上经常应用的血清学检测方法主要有中和试验、乳胶凝集试验、酶联免疫吸附试验、间接免疫荧光试验等。

相关疾病防治原则 防蚊、灭蚊和易感人群的预防接种是预防流行性乙型脑炎的关键。另外要加强监测工作，了解当地的蚊种传输模式和感染率，调查宿主动物及人群流行性乙型脑炎病毒抗体水平，在监测流行性乙型脑炎疫情和预警的基础上，建立日常的防控策略，出现疫情应及时报告，建立紧急预案。在预防性疫苗方面，乙型脑炎病毒疫苗可分为减毒活疫苗与灭火疫苗两种，用来保护儿童和成人避免患流行性乙型脑炎。尚无有效的药物治疗流行性乙型脑炎，有报道称用利巴韦林、干扰素、恢复期血清等治疗，可减轻症状，但已出现脑炎症状者，则无治疗效果。

(杨威)

dēnggé bìngdú

登革病毒（Dengue virus，DENV）

系统分类学上属黄病毒科（*Flaviviridae*）、黄病毒属（*Flavivirus*）。具有正链单链RNA基因组的有囊膜的病原体。可引起登革热（dengue fever，DF）、登革出血热（dengue hemorrhagic fever，DHF）和登革休克综合征（dengue shock syndrome，DSS）等疾病。

发现史 登革热的起源不详，早在公元992年，中国北宋时期出版的医学百科全书《太平圣惠方》即有对登革热样疾病的记载；历史上多个国家和地区曾发生过登革热的流行，但直至1943年，日本科学家木村（Ren Kimura）和堀田（Susumu Hotta）才首次从急性期患者血清中分离到DENV。

生物学特征 DENV病毒颗粒呈球形，直径约55nm，病毒核衣壳呈二十面体立体对称，囊膜上镶嵌有E蛋白形成的纤突。

DENV基因组为正链单链RNA，长约11kb，其5′端为I型加帽结构（$m^7G5'ppp5'A$），3′端不含多聚腺苷酸尾巴，5′端和3′端各有一段非编码区。整个基因组仅含一个开放阅读框，从5′端到3′端依次编码衣壳蛋白、膜蛋白和囊膜蛋白3个结构蛋白和7个非结构蛋白（NS1、NS2A、NS2B、NS3、NS4A、NS4B和NS5）。C蛋白构成病毒衣壳；M蛋白经其前体prM蛋白由蛋白酶切去N-端部分形成，这一酶切过程被认为与E蛋白的成熟和病毒的感染等过程有关；E蛋白为病毒表面重要的结构蛋白，有3个结构域，参与许多重要的过程，包括病毒装配、结合受体和膜融合，同时具有血凝活性，且在诱导中和抗体和保护性免疫方面发挥重要作用；NS1与病毒的装配和释放有关，可刺激宿主产生非中和抗体，借助补体介导的细胞毒作用发挥保护作用；NS2A和NS2B是小分子量蛋白质，与其他病毒蛋白的加工有关；NS3在黄病毒家族中较保守，具有蛋白酶、核酸酶和解旋酶活性；NS4A和NS4B也为小分子量蛋白，可能与病毒复制有关；NS5是最大和最保守的病毒蛋白，是病毒的RNA聚合酶。

根据囊膜糖蛋白E蛋白的抗原性不同，登革病毒可分为4个血清型（DENV1～DENV4）。

乳鼠是DENV敏感的实验动物，可采用颅内接种分离或培养病毒。DENV可在多种哺乳类及昆虫来源的细胞系中进行增殖，依细胞种类、病毒型别不同，DENV感染后可引起程度不等的致细胞病变效应，一般表现为细胞折光性增加、细胞变圆和细胞融合等（图1）。昆虫细胞系如白纹伊蚊C6/36细胞对DENV最敏感，常用于病毒分离及病毒增殖；哺乳动物细胞系如非洲绿猴肾细胞、乳地鼠肾细胞因 DENV 增殖时形成噬斑可用于病毒效价测定。

DENV 对热敏感，56℃ 下 30 分钟即可灭活；常用的消毒剂、脂溶剂、蛋白酶及紫外线等均可灭活病毒。

免疫特征　人群对 DENV 普遍易感，由于 DENV 具有 4 种血清型，感染其中任意一型病毒并恢复后，可对该型病毒具有终身免疫力；但对此后感染其他三型病毒只有部分交叉免疫，并可能会增加罹患重症 DHF/DSS 的危险。

致病性　DENV 以埃及伊蚊和白纹伊蚊为传播媒介，主要在热带及亚热带地区流行。中国的 DENV 属于输入性流行（尚无证据表明中国存在其疫源地），广东、台湾、海南、广西壮族自治区等地曾发生过暴发流行。DENV 随蚊虫叮咬进入人体后，先在毛细血管内皮细胞和单核细胞系统中增殖，进而经血液播散，经过 4~10 天的潜伏期后，可引起 DF 或 DHF/DSS。DF 为自限性疾病，临床症状主要包括发热、头痛、眼眶后痛、肌痛、骨痛、关节痛及皮疹等，毛细血管脆性试验阳性；而 DHF/DSS 为 DENV 感染的重症，表现为毛细血管内皮细胞损伤、血浆渗漏、严重出血（如皮肤大片的紫癜或瘀斑、消化道出血等）、脏器损伤及休克，死亡率较高。

DHF/DSS 的发病机制尚未完全阐明，目前普遍认为与抗体依赖性感染增强作用有关：初次感染 DENV 可刺激宿主产生交叉性非中和免疫球蛋白 G，再次感染异型病毒时，病毒与体内预存的非中和抗体形成免疫复合物，通过抗体的 Fc 段与单核巨噬细胞表面的 Fc 受体结合，从而介导病毒进入单核细胞，病毒一旦进入单核细胞后即可在其中大量复制，并将病毒播散至全身敏感组织和细胞，进而导致病毒在宿主内大量增殖；同时被激活的单核巨噬细胞可释放大量的细胞因子，从而引起严重的炎症反应和组织损伤，包括毛细血管通透性增加、内皮细胞损伤、出血和休克等（图 2）。

实验室检测　包括以下 4 种。

病毒分离　可取患者发病早期血清接种乳鼠颅内，或敏感细胞株白纹伊蚊 C6/36 细胞。因 DENV 危害程度分类为第三类，病毒培养及动物感染性实验操作要求在生物安全二级实验室及动物生物安全二级实验室中进行。

血清学检查　可采用抗体捕获法酶联免疫吸附试验检测患者血清中的免疫球蛋白 M 对 DENV 感染进行早期诊断，但由于黄病毒属病毒抗原有交叉反应，因此该检测可能出现假阳性结果；同时也可检测血清中免疫球蛋白 G，如恢复期免疫球蛋白 G 效价较急性期呈 4 倍以上升高，则可明确诊断；免疫球蛋白 M/免疫球蛋白 G 比值可用于区分初次感染与再次感染。

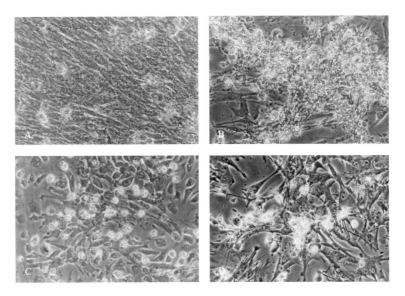

A. 未感染的小鼠原代脑细胞；B. DENV2 感染的小鼠原代脑细胞；C. 未感染的小鼠原代肝细胞；D. DENV2 感染的小鼠原代肝细胞。

图 1　DENV 致细胞病变效应（感染复数=5，感染后第 3 天）

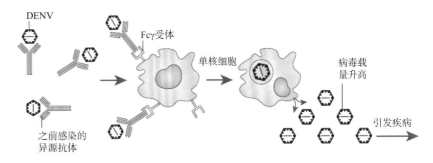

图 2　抗体依赖性感染增强作用

病毒抗原检测　NS1 抗原在各型 DENV 间高度保守，发病早期即可大量表达并分泌入血液循环中，发病 9 天内可在血清中检出，因此酶联免疫吸附试验检测 NS1 同样可用于早期诊断。

病毒核酸检测　反转录聚合酶链反应、实时聚合酶链反应检测病毒核酸，可用于快速诊断及病毒分型。

相关疾病防治原则　防治 DENV 感染，通常需做好两方面工作：

预防　截至 2023 年，已有两种疫苗获批使用：其一是由赛诺菲巴斯德（Sanofi Pasteur）研发的全球首个登革病毒疫苗 Dengvaxia（CYD-TDV）。该疫苗是以黄热病毒疫苗 YF17D 为骨架的四价嵌合疫苗，于 2015 年上市，已在二十余个国家获得许可。然而在后续临床研究中观察到 Dengvaxia 在低龄儿童中保护效果不佳，且增加了血清阴性接种者发生重症及住院的风险，因此世界卫生组织推荐 Dengvaxia 仅用于 9~45 岁且曾感染过 DENV 的人群。其二是由武田制药（Takeda）研发的以 DENV2 为骨架的四价嵌合减毒疫苗 Qdenga（TAK003），2022 年 8 月和 12 月，Qdenga 相继在印尼（9~45 岁人群）和欧盟（4 岁以上人群）获得批准。此外，由美国国立卫生研究院开发的 TV003/TV005（LAVΔ30 或 TetraVax-DV）四价减毒活疫苗仍处于临床 III 期研究中，其结果预计在 2025 年公布。

防蚊、灭蚊仍是控制及预防 DENV 传播的重要环节，流行区防控部门应作好蚊媒监测，同时治理环境，防止人为地制造蚊虫产卵地及栖息地，加强个人防护及使用杀虫剂等。

治疗　针对 DENV 感染无特异性抗病毒药物治疗方法，临床以支持治疗和对症治疗为主。

（安静　高娜）

zhàikǎ bìngdú

赛卡病毒（*Zika virus*，ZIKV）

系统分类学上属黄病毒科（*Flaviviridae*）、黄病毒属（*Flavivirus*）。具有单链正链 RNA 基因组的病原体。主要通过蚊虫叮咬传播。

发现史　ZIKV 最早是 1947 年于乌干达赛卡（Zika）森林地区在一只观察期有发热现象的哨兵恒河猴体内首次分离并因此得名，即 ZIKV 原型毒株 MR766。ZIKV 感染人类首次报道于 1952 年，引起人类疾病的首次报道是在 1954 年尼日利亚黄疸暴发期间，通过分离 ZIKV 或根据血清中和抗体的升高确诊了 3 例感染者。2007 年 ZIKV 首次在非洲和亚洲之外的地区出现暴发，位于西太平洋的密克罗尼西亚雅浦岛上，约有 73% 的当地居民感染 ZIKV。2013~2014 年，南太平洋的法属波利尼西亚出现了更大规模的 ZIKV 流行。2015 年 3 月，首次在巴西地区报道 ZIKV 感染的疑似病例，此后 ZIKV 席卷整个美洲。根据世界卫生组织在 2016 年 2 月的数据显示，ZIKV 感染孕妇导致新生儿出生缺陷增加了 20 倍，共报道的小头畸形疑似病例超过 4000 例，宣布 ZIKV 感染性疾病成为一场国际公共卫生紧急事件。

生物学特征　ZIKV 病毒颗粒呈现为有囊膜的球形，直径为 50~60nm。病毒颗粒表面为镶嵌有囊膜 E 蛋白和 M 蛋白的脂质双层膜，内部为衣壳蛋白与基因组 RNA 结合形成的正二十面体核衣壳结构。具有正链单链 RNA 基因组，全长约 11 000nt，由一个较短的 5′端非翻译区（UTR）、一个长的开放阅读框和一个较短的 3′端非翻译区组成。ZIKV 的 5′端非翻译区长约 100nt，3′端非翻译区长约 400nt。非编码区存在一系列具有重要调控功能的 RNA 元件和保守序列，在病毒基因组复制和翻译过程中发挥重要作用。长的开放阅读框依次编码 3 个结构蛋白（衣壳蛋白 C、膜蛋白前体 prM 和囊膜蛋白 E）和 7 个非结构蛋白（NS1、NS2A、NS2B、NS3、NS4A、NS4B 和 NS5）（图 1）。衣壳蛋白 C 与病毒基因组 RNA 结合

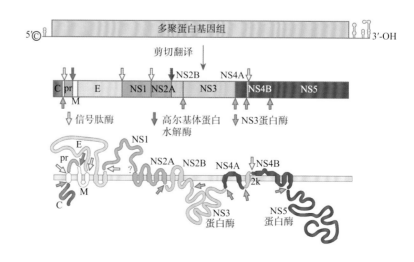

图 1　赛卡病毒的非结构蛋白

形成二十面体的核衣壳结构，此外还可通过与细胞蛋白相互作用进而调节细胞代谢、细胞凋亡和免疫应答等。膜蛋白前体 prM 在病毒颗粒成熟过程中，被位于反式高尔基体中的弗林蛋白酶切割成前肽和 M 蛋白，促进其与 E 蛋白形成的异源二聚体的解聚，同时诱发 E 蛋白之间形成同源二聚体。囊膜蛋白 E 主要介导病毒与细胞受体的结合、参与病毒与细胞的融合及刺激宿主产生特异性抗体等，是病毒主要的表面抗原。NS1 是病毒感染和复制必需的蛋白质，通过与宿主先天和获得性免疫系统的组分及其他宿主因子相互作用参与免疫逃逸，也是检测 ZIKV 感染的抗原标志物之一。NS3 包含一个 N 端丝氨酸蛋白酶催化区和 RNA 解旋酶 DEXH 超家族及病毒 RNA 诱导的核苷三磷酸酶同源的保守序列，其在病毒前体蛋白加工成熟、病毒基因组复制及拮抗宿主固有免疫通路中发挥关键作用。NS5 包含 N 端甲基转移酶结构域和 C 端依赖于 RNA 的 RNA 聚合酶结构域，二者在病毒基因组 RNA 合成的起始和延伸过程中相互协作，完成病毒基因组复制。

ZIKV 可在多种人类细胞与蚊子细胞中培养扩增，包括白纹伊蚊 C6/36 细胞和人类皮肤成纤维细胞、血管内皮细胞、神经前体细胞、肝癌细胞系、胶质瘤细胞系、胎盘细胞系、3D 培养的类器官细胞及乳地鼠肾细胞和非洲绿猴细胞等。在不同培养细胞中病毒的复制能力和致细胞病变效应能力具有较大的差异。ZIKV 的生活周期与其他黄病毒类似，主要包括病毒吸附和进入、脱壳、生物合成、装配、释放等步骤。ZIKV 的进入由宿主细胞表面的受体分子介导完成，先后发现多种宿主的进入与吸附因子参与这一过程，包括 DC-SIGN、AXL、Ty-ro3 及 TIM-1，其中 TAM 家族受体分子 AXL 扮演关键角色。ZIKV 附着在宿主细胞表面，通过胞吞作用进入细胞。病毒一旦深入细胞内部，会与内体膜融合，并被释放到细胞质中，随后病毒颗粒释放病毒基因组。病毒 RNA 被翻译成单一的多聚蛋白，在宿主和病毒编码的蛋白酶双重作用下切割成 10 种蛋白质，然后病毒基因组被复制，病毒在内质网表面装配，未成熟的病毒颗粒通过反式高尔基体网络运输，在此成熟并转化为具有感染能力的病毒形式，成熟的病毒从细胞中释放出来，继续感染其他细胞。

通过对世界不同地区流行的 ZIKV 株的序列进行遗传分析，将病毒划归为 2 个主要的谱系，即非洲谱系和亚洲谱系。非洲谱系和亚洲谱系的不同病毒在体内和体外表现出差异化的发病机制和分子反应。

血液或细胞培养上清液中的病毒颗粒通常利用蔗糖密度梯度或蔗糖垫超速离心的方法进行纯化。ZIKV 对含氯消毒剂敏感，是主要的实验室灭活手段。此外，70% 的乙醇溶液浸泡、56℃ 加热 2 小时或 60℃ 加热 1 小时或 100℃ 加热 2 分钟、高压蒸汽和甲醛熏蒸等方法均可灭活病毒。病毒对低温和干燥的抵抗力强，冷冻真空干燥后可在 −70℃ 条件下长期保存。

免疫特征　固有免疫方面，ZIKV 感染细胞后，其 RNA 在复制过程中产生的中间体 RNA 可迅速被 Toll 样受体 3、RIG-I 和 MDA5 等病原模式识别受体识别，迅速启动下游的干扰素信号通路，诱导产生一系列重要的抗病毒蛋白，最终使宿主进入抗病毒状态。ZIKV 的 NS5 等非结构蛋白可靶向宿主 JAK1 与 STAT 等固有免疫信号通路并抑制其活性，从而逃逸固有免疫应答对病毒的清除作用。体液免疫方面，ZIKV 感染人体后能产生明显的体液免疫应答，体现在 ZIKV 感染的个体或免疫动物的血清可有效中和非洲谱系与亚洲谱系的病毒株。感染后 5~7 天内出现免疫球蛋白 M，可作为 ZIKV 感染的早期诊断标志物。感染后 10~14 天可产生免疫球蛋白 G。ZIKV 感染 10~14 天即可产生有效的中和抗体，中和抗体表位分析表明其识别的有效靶标通常存在于 E 蛋白二聚体上，特别是 E 蛋白的结构域 3 是高效的中和抗体识别靶标。人类感染不同血清型的登革病毒时，体内预存的曾经的感染产生的交叉抗体可导致抗体依赖的感染增强效应（antibody-dependent enhancement，ADE）。鉴于登革病毒与 ZIKV 具有较强的同源性，因此针对登革病毒的抗体与 ZIKV 有一定的交叉反应活性，已知的临床证据还未支持登革病毒感染会通过 ADE 作用促进 ZIKV 的感染。细胞免疫方面，人们的认识还较少，研究发现 CD8$^+$ T 细胞在 ZIKV 感染过程中扮演保护性角色，可减轻疾病负担。动物模型研究发现，与野生型 IFNR 缺失对照小鼠比较，进一步缺失 CD8$^+$ T 细胞会导致小鼠感染 ZIKV 后发生严重的体重下降并导致显著的致死率差异。曾感染过登革病毒的患者体内的特异性 T 细胞能识别 ZIKV 编码的肽段，且产生的针对 ZIKV 的 CD4$^+$ 和 CD8$^+$ T 细胞反应的速度和强度均明显高于未感染登革病毒的患者，提示登革病毒和 ZIKV 之间的 T 细胞应答也存在一定的交叉反应。

致病性 ZIKV 经蚊虫叮咬等途径进入人体后，可直接感染表皮角质形成细胞、成纤维细胞和树突状细胞等，然后经淋巴结进入血液引起病毒血症，进一步随血液循环扩散到全身各组织器官，包括脑、脾、脊髓、睾丸和眼睛等主要器官，患者的泪液、唾液、尿液和精液中均能检测到病毒。与其他黄病毒不同，除蚊虫叮咬，该病毒可在人际传播，ZIKV 可通过性行为进行传播，且在感染者的精液样本中检测到病毒阳性。此外，接触传播与输血传播也是人际传播的方式。ZIKV 可感染胎盘，并可透过血胎屏障传播至胎儿，导致胎儿发育异常。

ZIKV 的致病机制较复杂，通常利用临床样本和动物致病模型进行研究。ZIKV 的致病与其感染的组织细胞嗜性相关。人类研究和动物模型（小鼠和非人类灵长类动物）已在胎盘细胞中检测到 ZIKV，包括霍夫鲍尔细胞、滋养层细胞和内皮细胞。其他检测到 ZIKV 的靶细胞还有神经元细胞（神经前体细胞、成熟神经元和星形胶质细胞）、眼部组织（角膜、神经感觉视网膜、视神经和前房的房水）、生殖道细胞（精原细胞、支持细胞和间质细胞、精子细胞、阴道上皮细胞、子宫成纤维细胞等）及多种体液（结膜液或泪液、唾液、精液、宫颈黏液、阴道洗液和尿液等）。利用人类临床样本和动物模型，人们发现 ZIKV 的致病机制主要为病毒的嗜神经性感染所致，孕妇感染可突破胎儿血脑屏障侵入中枢神经系统，导致胎儿小头畸形等严重疾病；也可侵入成人外周神经系统导致吉兰-巴雷综合征。孕妇感染 ZIKV 后，病毒能突破血胎屏障感染胎盘巨噬细胞和滋养层细胞，导致胚胎发育异常，并能侵入胎儿脑部，高效复制并靶向感染神经前体细胞，影响细胞分裂周期、抑制神经前体细胞增殖并引起其分化异常，导致成熟及未成熟的神经元大量死亡，最终引发胎儿小头畸形和其他严重疾病。

ZIKV 感染人类所导致的临床症状较温和，约 20% 的感染个体呈流行性感冒样发热症状并通常在数天后自愈。然而，近年来的 ZIKV 感染出现包括多器官功能衰竭、血小板减少症和血小板减少性紫癜在内的严重病例。在成人中，ZIKV 很少导致脑膜炎和脑炎等神经侵袭类症状，但其感染急性期与吉兰-巴雷综合征高度相关，或许是病毒进入成人外周神经系统所导致。ZIKV 可感染多种组织器官，因此与感染相关的临床症状还包括葡萄膜炎、结膜炎等。电生理与实验室检查还提示病毒感染与急性轴索神经病和自身抗体的出现。在胚胎发育中，近年来在美洲与孕妇相关的 ZIKV 感染病例中发现高达 42% 的胎儿表现出某种程度的超声检查异常。ZIKV 可感染神经前体细胞并导致胎儿脑发育异常，包括胎儿的小头畸形、大脑钙化、宫内生长受限甚至胎儿死亡。

实验室检测 ZIKV 感染的实验室诊断应综合考虑样本采集方法和检测方法选择 2 个部分，此外实验室生物安全也应列入考虑范畴。在流行病学史、临床表现及血清生化学指标异常的提示下，需进行病毒学相关的实验室检测来确诊。

血清学检测 用于检测血液中的抗 ZIKV 抗体（免疫球蛋白 M 或免疫球蛋白 G），用以确定近期或既往的病毒感染，样本采集主要为血清或血浆。免疫球蛋白 M 通常在发病后 4 天出现并可存续约 12 周，检测方法主要采用免疫球蛋白 M 捕捉酶联免疫吸附试验。免疫球蛋白 G 的检测通常应用酶联免疫吸附试验。血清学诊断结果的判定过程中，应注意与登革病毒或其他黄病毒家族成员之间的交叉反应问题。

核酸检测 在 ZIKV 急性感染期间，通过反转录聚合酶链反应或其他核酸扩增测试检测病毒 RNA 可提供明确的结果，但 ZIKV RNA 只可在症状出现的前后几天内检测到。用于核酸检测的样本可是来自血液、泪液和尿液等体液样本，也可来自组织样品或血液制品。核酸检测主要采用实时荧光定量反转录聚合酶链反应，扩增靶点区域通常选择 ZIKV 的 prM 蛋白、E 蛋白或 NS2B 所在的序列。

相关疾病防治原则 防蚊灭蚊是控制及预防 ZIKV 传播的重要环节，流行区防控部门应作好蚊媒监测，同时治理环境，防止人为制造蚊虫产卵地及栖息地，加强个人防护及使用杀虫剂等。

预防 ZIKV 在数十年内从偶尔发生到暴发较大规模的流行，迫切需要一种有效的疫苗帮助疫情区域预防疾病流行。尽管 ZIKV 疫苗还未上市，但是包括黄热病毒、蜱传脑炎病毒、乙型脑炎病毒和登革病毒在内的其他黄病毒疫苗的研制成功为 ZIKV 疫苗研究提供了信心和经验。ZIKV 疫苗研发策略主要包括已经进入临床研究的灭活疫苗、重组亚单位疫苗、弱毒疫苗等。灭活疫苗采用福尔马林处理的 PRVABC59 毒株，两剂免疫后诱导产生中和抗体效价 > 1∶10 的志愿者占 92%。亚单位疫苗采用 DNA 疫苗、信使 RNA

疫苗、病毒载体疫苗和重组蛋白疫苗等策略，主要以病毒 prM 蛋白和 E 蛋白作为靶点，可诱导高效价和高比例的中和抗体产生。由于 ZIKV 与登革病毒具有重叠的流行区域与流行季节，因此疫苗研究的挑战之一是如何避免免疫后的 ADE 效应。

一旦确定 ZIKV 感染，及早采取支持疗法及组合抗病毒治疗是防范疾病进展的有效手段。截至 2023 年底尚未有特异性抗病毒药物获批上市。在研的药物包括：①全人单克隆抗体可用于感染的妊娠期女性用以保护胎儿正常发育；②对干扰素、利巴韦林、羟氯喹、激酶抑制剂等已上市的药物进行抗 ZIKV 新适应证的筛选与研究；③开发以瑞德西韦和索磷布韦等核苷类似物为代表的新型抗 ZIKV 药物研究等。

（杨 威）

píchuán nǎoyán bìngdú

蜱传脑炎病毒（*Tick-borne encephalitis virus*，TBEV） 系统分类学上属黄病毒科（*Flaviviridae*）、黄病毒属（*Flavivirus*）。具有正链单链 RNA 的病原体。引起蜱传脑炎（又称森林脑炎）。

发现史 1889 年以来，有文献记录在俄罗斯的部分地区出现了一种慢性神经性疾病。1937 年，苏联科学家证实这种疾病是一种自然疫源性疾病，并分离出引起这种疾病的病原体——蜱传脑炎病毒（又称森林脑炎病毒）。该病毒是一种致病力极强的嗜神经病毒，主要侵犯人的中枢神经系统，病死率和致残率相当高，临床上表现为高热、意识障碍、头痛、颈强直。

生物学特征 蜱传脑炎病毒病毒颗粒呈球形，是较小的嗜神经病毒。直径为 30~40nm，衣壳

二十面体对称，其外周为类网状脂蛋白囊膜，囊膜上有突起不明显的由囊膜糖蛋白 E 组成的纤突，纤突外观呈绒毛球状，囊膜内侧为膜蛋白（M），内有核衣壳蛋白（C），分子量约为 4×10^6。

该病毒有 3 个抗原变种，又称亚型，即远东亚型、西伯利亚亚型与欧洲亚型。蜱传脑炎病毒基因组由正链单链 RNA 组成，全长约 10.7 kb，由一个 5′ 端非翻译区、一个长的开放阅读框和一个 3′ 端非翻译区组成，编码 3 个结构蛋白（衣壳蛋白、膜蛋白和囊膜蛋白）和 7 个非结构蛋白。

该病毒耐低温，在 -20℃ 时能存活数月，在 0℃ 的 50% 甘油中存活 1 年；对高温及消毒剂敏感，加热至 60℃、10 分钟灭活，煮沸（100℃）时立即灭活；对乙醚、丙酮和紫外线敏感。

免疫特征 人感染蜱传脑炎病毒后，可形成隐性感染或表现为轻微的不典型症状。无论有无症状出现，均获得持久免疫力，是否发病取决于人体的免疫功能状态。通过对病毒感染的整个过程观察可发现，免疫球蛋白 M（可能先通过血-脑脊液屏障）可清除病毒血症，免疫球蛋白 G（包括非中和性抗体，能通过血-脑脊液屏障）减少或清除感染颅内的病毒，但含病毒 RNA 的细胞仍存在，这些细胞可被 T 细胞清除，从而引起中枢神经系统损伤和脱髓病变。

致病性 蜱传脑炎的流行有严格的地区性、季节性与职业性。该病在中国主要见于东北及西北原始森林地区，流行于春夏，一般 4 月末、5 月初开始发生，6 月达高峰，7 月明显下降，8 月、9 月仅有少数散发，与当地传播媒介蜱的活动时间有关。感染者多

与森林作业有关，如林区采伐工人、调查队员、筑路工人等。

蜱传脑炎主要因劳动者在林区的职业活动中被硬蜱叮咬而感染。该病的传播媒介为（硬）蜱，主要是全沟硬蜱，其次为森林革蜱、嗜群血蜱及日本血蜱等。通过蜱的叮咬蜱传脑炎病毒进入人体，在接触局部淋巴结或单核巨噬细胞后，病毒囊膜蛋白与细胞表面受体相结合，然后融合而进入细胞内，在淋巴结和单核巨噬细胞系统内进行复制。复制的病毒不断释放而感染肝、脾等脏器。感染后 3~7 天，复制的病毒大量释放至血液中形成病毒血症，病毒随血液流进脑毛细血管，最后进入神经细胞，也可通过淋巴及神经途径抵达中枢神经系统，产生广泛性炎症改变，临床上表现为明显的脑炎症状。由于特异性抗体的形成，大多数患者呈隐性感染或表现为轻型的不典型症状，仅一小部分患者，病毒进入中枢神经系统而产生病变。

实验室检测 主要包括血清学诊断、核酸定量、脑脊液检查和病毒分离。

血清学诊断 双份血清补体结合试验，双份血清效价升高 4 倍以上有诊断意义。尚有用酶联免疫吸附试验检测蜱传脑炎病毒免疫球蛋白 G 的方法，其特异性与重复性均好，可用于早期诊断。

核酸定量 利用荧光实时定量聚合酶链反应等方法检测早期患者血清中基因组核酸水平，其敏感性和特异性均高。

脑脊液检查 颅内压稍高，白细胞计数一般在 $2 \times 10^8/L$ 以下，且以淋巴细胞为主，糖及氯化物正常，蛋白质正常或略高。

病毒分离 发病初期取血液

及脑脊液分离病毒，但阳性率低，死亡后可取脑组织分离病毒。

相关疾病防治原则 包括以下两方面内容。

预防 蜱传脑炎有严格的地区性，凡进入疫区的林业工作人员，须采取以下措施。①接种疫苗：每年流行季节前注射蜱传脑炎病毒疫苗，第一次 1ml，第二次 1ml，间隔 14 天。以后每年加强 1 针。接种疫苗后 1 个月产生有效抗体，故应在进入林区前 1 个月接种疫苗。②灭蜱及灭鼠：作好森林地区住地及工作所在地周围环境卫生，清除杂草，打扫枯草朽叶，加强灭鼠、灭蜱工作。③防蜱及个人防护：在林区工作时穿捂紧防护服及高筒靴，头戴防虫罩，皮肤涂擦邻苯二甲酸酯，以防被蜱叮咬。

治疗 患者应早期隔离休息。补充液体及营养，加强护理等方面与乙型脑炎相同。①对症治疗：高热、昏迷、抽搐、呼吸衰竭等处理，可见乙型脑炎病毒的治疗。但肾上腺皮质激素对病毒无抑制作用而对宿主免疫功能有影响，使用时应权衡利弊。②免疫疗法：可选用免疫促进剂，如免疫核糖核酸、胸腺素、转移因子等治疗。③并发症及后遗症处理：并发支气管肺炎者应用抗生素治疗。

(杨 威)

wūsūtú bìngdú

乌苏图病毒 （*Usutu virus*，USUV） 系统分类学上属黄病毒科 （*Flaviviridae*）、黄病毒属 （*Flavivirus*）。具有正链单链 RNA 的病原体。源自非洲，一般在麻雀、猫头鹰和鸫鸟等鸟类身上出现，由候鸟带来，通过蚊子在禽类之间传播，不会对人类和其他哺乳动物构成重大威胁，但对人类有致病性，人类感染该病毒后会出现发热和皮疹症状，该病毒是一种人兽共患的虫媒病毒。

发现史 乌苏图病毒最初于 1969 年在南非共和国纳塔尔省的库蚊中分离获得，并以斯威士兰的一条河流名字命名，随后在非洲许多国家的曼蚊、伊蚊及啮齿类与鸟类等动物中成功分离。

生物学特征 乌苏图病毒在生物学特性方面与西尼罗病毒、乙型脑炎病毒极其相似，具有囊膜，属正链单链 RNA 病毒，其基因组全长约为 11kb （SAAR-1776 株），编码 3434 个氨基酸。

禽类，马、人等哺乳动物都是乌苏图病毒的天然宿主，因此乌苏图病毒属人兽共染病毒。乌苏图病毒在体外培养时 48 小时内在绿猴肾细胞与人喉癌上皮细胞上完成整个生活周期，感染 PK-15 细胞、鹅胚胎成纤维细胞、绿猴肾细胞可形成致细胞病变效应，但不能在鸡胚成纤维细胞中繁殖。

免疫特征 由于乌苏图病毒引起人类疾病的病例极少，尚无此方面的研究报道。

致病性 乌苏图病毒主要的传播途径包括经虫媒传播和输血传播。乌苏图病毒常通过库蚊等传播给禽类等，常在蚊虫较多的地带与季节引起暴发。2009 年意大利 2 例免疫缺陷患者的神经系统疾病被证明与乌苏图病毒有关，都有输血经历。此外，在患者发病的急性阶段能从其血液中分离出乌苏图病毒。

乌苏图病毒感染范围广泛，1964~1977 年在非洲国家，如塞内加尔、中非共和国、尼日利亚、乌干达、布基纳法索、科特迪瓦和摩洛哥等国家的蚊子与鸟类中相继分离到乌苏图病毒；人类感染的报道在中非共和国出现过 1 例，该病例有轻微的皮疹与发热。

20 世纪前乌苏图病毒仅在非洲地区传播。1996 年，生物学家在意大利画眉鸟中也分离到该病毒，随后 2001 年在奥地利死亡的鸟类中也检测到该病毒，此后，在欧洲匈牙利 （2005 年）、意大利 （2009 年）、西班牙 （2006 年与 2009 年） 及瑞士 （2006 年） 死鸟中相继检测到该病毒。在捷克共和国 （2005 年）、英国 （2001~2002 年）、德国 （2007 年）、波兰 （2006 年）、西班牙 （2003~2006 年）、意大利 （2006 年） 对野生鸟类进行血清学抗原检测也发现乌苏图病毒感染。此外，意大利 （2008~2009 年） 在马中也分离到乌苏图病毒。

乌苏图病毒引起人类疾病的病例极为罕见，临床上表现为头痛、发热 （持续性的 39℃ 以上高热） 和中枢神经系统功能损伤症状，有 1 例患者还出现暴发型肝炎症状。2 例患者的中枢神经系统损害，与西尼罗病毒所致的中枢神经系统损害相似，均出现脑膜炎、脑炎、急性弛缓性麻痹/脊髓灰质炎样综合征。

实验室检测 据流行病学史、临床表现及血清生化学指标只能对乌苏图病毒感染进行初步诊断，确诊需进行病毒学相关的实验室检测。

血清学诊断 用于检测血清中的抗乌苏图病毒抗体。人类乌苏图病毒感染的血清学检测与西尼罗病毒诊断的方法类似。因为缺乏人类感染乌苏图病毒的更多数据，所以通常将病毒潜伏期设为 2~14 天，检测急性发病期患者的脑脊液与血清可检测到乌苏图病毒，且免疫球蛋白 M 可在患者发热 5 天后出现。由于没有对乌苏图病毒特异性抗体，一般使用商业化的西尼罗病毒抗体诊断，因此对可能有西尼罗病毒等其他黄病毒交叉感染的地区，乌苏图病毒的确诊不是特别容易。

核酸定量 病毒核酸定量方法是利用荧光实时定量聚合酶链反应等方法检测血浆或血清中的乌苏图病毒基因组核酸水平（即病毒核酸拷贝数）。2008～2009年对44例疑似脑膜炎且西尼罗病毒阴性的患者脑脊液进行反转录聚合酶链反应检测，3个样本中检测到乌苏图病毒。核酸检测后仍然需进行血清学的检测，从而确定病毒感染的阶段。

相关疾病防治原则 尚无有效的疫苗用于乌苏图病毒感染的预防，防蚊、灭蚊是预防乌苏图病毒感染的关键，明确区域内蚊虫分布情况，及早采取措施减少蚊虫滋生，预防蚊虫的叮咬。同时加强监测工作，建立监测点对前哨动物（马和鸡）进行及时监测，出现疫情及时报告建立紧急预案。尚无有效的药物治疗乌苏图病毒感染，由于患者的症状与西尼罗病毒感染极为相似，一般采用对症治疗的方式，也使用皮质类固醇、抗惊厥、甘露醇等药物治疗。

（杨 威）

bōwǎsēn bìngdú

波瓦森病毒（*Powassan virus*，POWV） 系统分类学上属黄病毒科（*Flaviviridae*）、黄病毒属（*Flavivirus*）。具有正链单链RNA的病原体。可感染多种脊椎动物和无脊椎动物及人，由蜱传播，可引起脑炎。

发现史 1958年，在加拿大波瓦森（Powassan）地区出现了一种新的脑炎，称为波瓦森脑炎，波瓦森病毒从该脑炎患者的脑组织内被首次分离得到，随后在加拿大及美国北部地区均有人和野

生动物感染的病例，经证实加拿大和美国均为该病的自然疫源地。据统计，在1958～2011年期间，共有50例波瓦森病毒感染的病例。

生物学特征 波瓦森病毒基因组为正链单链RNA，全长约10.8kb，由一个大的开放阅读框（编码3415个氨基酸的多聚蛋白）、5′端非翻译区（nontranslated region，NTR）和3′端非翻译区组成。波瓦森病毒的5′NTR和3′NTR各自包含一段反向序列，可发生互补结合以利于病毒的环化。同其他黄病毒科成员一样，编码的多聚蛋白最终裂解为成熟的病毒蛋白，包括核心蛋白C、前体蛋白M、囊膜蛋白E，以及非结构蛋白NS1、NS2A、NS2B、NS3、NS4A、NS4B和NS5。

波瓦森病毒在进化过程中可分为2个不同的谱系，即波瓦森病毒谱系（又称原型世系）和鹿蜱病毒（*Deer tick virus*，DTV）谱系，二者的核苷酸序列具有84%的相似性，氨基酸具有94%的相似性，且血清学检测存在交叉反应。相比波瓦森病毒，鹿蜱病毒具有更强的变异性，且造成的感染较多。

波瓦森病毒能感染多种脊椎动物的细胞，其中常用的感染细胞有乳地鼠肾细胞、恒河猴肾细胞系、绿猴肾细胞、人二倍体胚肺细胞及人胚肺细胞等，并使其产生致细胞病变效应。可用于波瓦森病毒研究的动物模型包括小鼠、恒河猴、兔、马、仓鼠及山羊等。

免疫特征 波瓦森病毒与蜱传脑炎病毒（*Tick-borne encephalitis virus*，TBEV）同属黄病毒属、蜱传脑炎病毒亚组，二者之间存在抗原交叉反应。在蜱虫叮咬后，

宿主可快速招募免疫细胞，调节免疫分子的表达，在感染早期的15分钟内可造成病毒的传播，并且皮肤作为蜱虫、宿主及病毒的作用区域，在病毒的传播方面起重要的作用。

致病性 波瓦森病毒的传播媒介是蜱虫。人被携带该病毒的蜱虫叮咬感染后，常在1～3周出现症状，如头痛、发热、恶心及神经功能紊乱症状等，最终发展为严重的神经紊乱甚至死亡，病愈者常有神经系统疾病的后遗症；但有些也可自愈。作为终末宿主，被蜱虫叮咬的患者不会将病毒再传递给其他叮咬自己的蜱虫。波瓦森病毒一般不作为脑炎发生的诱因进行诊断，因其引起的症状与急性播散性脑脊髓炎相似，一旦诊断为波瓦森病毒感染，10%的患者会死亡，50%幸存者的脑部受到不同程度的影响。

实验室检测 还没有商品化的检测试剂用于检测波瓦森病毒感染，病原体的确诊主要依赖检测病毒的蛋白或RNA等，常用血凝抑制试验、中和试验、补体结合试验检测病毒的蛋白，用聚合酶链反应检测病毒的核酸。

相关疾病防治原则 尚无可用的疫苗和特效药物来防治波瓦森病毒感染，主要通过切断波瓦森病毒的传播途径进行预防，应尽量避免人与蜱虫的接触，在蜱虫出现频繁的农场和牧场要经常喷洒杀虫剂以防止病毒的传播。

（杨 威）

bǐngxíng gānyán bìngdú shǔ

丙型肝炎病毒属（*Hepacivirus*） 系统分类学上属黄病毒科（*Flaviviridae*）。其中丙型肝炎病毒（*Hepatitis C virus*，HCV）是其典型病毒株，可导致人类丙型肝炎。

生物学特征 HCV 的复制酶缺乏校验功能，因此其基因组具有高度变异性。HCV 主要包含 7 个基因型。不同基因型的 HCV 分布于世界不同地区。在中国，1b 和 2a 基因型的 HCV 较常见。

主要病毒种 该属仅含 1 个病毒种，即 HCV。

致病性 见丙型肝炎病毒。

（鲁凤民）

bìngxíng gānyán bìngdú

丙型肝炎病毒（Hepatitis C virus，HCV）

系统分类学上属黄病毒科（Flaviviridae）、丙型肝炎病毒属（Hepacivirus）。具有正链单链 RNA 基因组的病原体。引起人类丙型肝炎。

发现史 20 世纪中叶，随着输血在第二次世界大战期间的广泛应用，战后逐渐出现众多经肠道外途径感染的肝炎。20 世纪 60～70 年代，乙型肝炎病毒（Hepatitis B virus，HBV）和甲型肝炎病毒（Hepatitis A virus，HAV）相继被发现，但仍有部分经输血传播的肝炎不是由上述两种病毒引起，人们一度将其称为非甲非乙型肝炎，这种肝炎可导致肝硬化和肝细胞癌。直到 1989 年，美国科学家米歇尔·霍顿（Michael Houghton）及其领导的团队才成功通过噬菌体表达文库和血清学筛选技术鉴定获得本病毒的全基因克隆，并命名本病毒为 HCV。在抗病毒药物获批上市之前，全世界 HCV 感染者约有 1.7 亿人，感染率约为 3%。

生物学特征 可从病毒形态、基因组结构、基因型、理化性质方面分析。

病毒形态 HCV 病毒颗粒呈球形，平均直径 <80nm，为 55～65nm。病毒具有核衣壳与脂质囊膜结构，囊膜表面具有纤突。

病毒基因组结构 HCV 具有正链单链的 RNA 基因组，全长约 9.6 kb，由一个较短的 5′端非翻译区、一个长的开放阅读框和一个较短的 3′端非翻译区组成。HCV 的 5′端非翻译区由 319～341 个核苷酸组成，为基因组中最保守的区域。靠近起始密码子上游区存在一个内部核糖体进入位点，对 HCV 的基因组表达起调节作用。HCV 基因组的开放阅读框包括结构蛋白编码区及非结构蛋白编码区，能翻译出一条长约 3000 个氨基酸的多聚蛋白前体，该前体蛋白经由宿主细胞和病毒自身编码的蛋白酶水解后，可裂解成结构蛋白（核心蛋白、E1 和 E2）和非结构蛋白（P7、NS2、NS3、NS4A、NS4B、NS5A 和 NS5B）。核心蛋白是组成核衣壳的主要成分，参与 HCV 的致病过程，且可在感染者体内诱导产生特异性抗体。囊膜蛋白 E1 和 E2 均为跨膜蛋白，可形成异源二聚体插入病毒脂质囊膜内，主要参与病毒进入宿主细胞过程及诱导中和抗体，E2 蛋白氨基端具有高变区。小分子蛋白 P7 具有离子通道活性，对其功能尚不明确。非结构蛋白 NS2 具有顺式蛋白酶活性，负责 NS2 与 NS3 之间的水解过程。NS3 为 HCV 编码的主要蛋白酶，具有蛋白酶与解旋酶的双重活性，其蛋白酶活性的发挥依赖辅酶 NS4A。NS4B 为疏水性膜结合蛋白，参与复制复合体的装配过程。NS5A 具有多种功能，是复制酶复合体的重要组成成分，此外还参与宿主因子间的相互作用。NS5B 为膜结合磷酸化蛋白，具有依赖于 RNA 的 RNA 聚合酶活性，负责病毒 RNA 的合成。

基因型 由于 HCV 的复制酶缺乏校验功能，因此其基因组具有高度变异性。从世界不同地区、不同人群甚至不同个体分离得到的病毒株基因序列可能均不相同。若把不同分离株基因组结构特征称为基因型，可将不同分离株病毒全基因组或有代表性的基因片段核苷酸序列相差 25% 以上者划为不同的基因型。不同基因型 HCV 感染者对干扰素标准治疗方案的敏感性有差异，对 HCV 进行基因分型有助于判定治疗的难易程度及制定抗病毒治疗的个体化方案。

根据 2005 年新达成的 HCV 基因型命名规则共识，以阿拉伯数字表示 HCV 的基因型，以小写的英文字母表示基因型的亚型，如 1a、2b 和 3c 等。HCV 主要包含 7 个基因型和近百种基因亚型。不同基因型的 HCV 分布于世界不同地区。基因 1 型分布最广泛，遍布世界各地，是美国和欧洲的主要流行基因型。基因 2 型占全球 HCV 基因型的 10%～30%，常见于东亚、西非等地。南亚和东南亚以基因 3 型、基因 6 型为主。基因 4 型在非洲中部和中东较常见。

在中国，1b 和 2a 基因型的 HCV 较常见，其中又以 1b 型为主，2a 型次之。随着中国南方各省与东南亚国家交流往来的日益频繁，基因 6 型逐渐增多。基因 3 型在中国常呈分散式分布，而基因 4 型和 5 型较罕见。此外，在中国较常见的混合感染为基因 1b/2a 型。HCV 感染宿主后，经一定时期，在感染者体内形成以一个优势株为主的相关突变株病毒群，称为准种。

理化性质 血液中的病毒颗粒常与多种形式的脂蛋白相结合，因此具有分布广泛的浮力密度。在临床样本的蔗糖密度梯度离心中，可在 1.06～1.25g/ml 的浮力密度范围内检测到病毒 RNA。HCV 对含氯消毒剂特别敏感，对一般化学消毒剂敏感。高压蒸汽和甲醛熏蒸等方法均可灭活病毒。

免疫特征 慢性 HCV 感染的动物和人中，表达丙型肝炎抗原的肝细胞区域并无明显改变，且坏死区也未见有 HCV RNA 的存在，光镜下多数感染 HCV 的肝细胞形态正常。慢性 HCV 感染导致肝细胞损伤，其主要原因是免疫病理损伤机制。免疫病理作用特别是细胞免疫应答异常作为丙型肝炎发病的重要原因的依据：①HCV 感染时，肝细胞损伤程度与宿主免疫反应状态有关，免疫力正常的患者肝损伤较严重，而免疫力低下的患者轻微。②在 HCV 感染过程中，可见到细胞毒性 T 细胞（cytotoxic T lymphocyte，CTL）与肝细胞坏死之间高度相关，现已从感染肝细胞区内克隆出了病毒抗原特异性 CTL；③在慢性丙型肝炎患者的肝细胞坏死区存在 $CD8^+$ 的 CTL，可识别并攻击肝细胞靶抗原。④在丙型肝炎患者高表达的 Fas 抗原可介导肝细胞凋亡，形成凋亡小体，表达 Fas 抗原的肝细胞可被表达 Fas 配体的 CTL 黏附结合，介导细胞凋亡。以丙型肝炎患者的肝细胞为靶抗原，观察到 T 细胞克隆的细胞毒作用增强。

致病性 人类是 HCV 的唯一天然宿主。黑猩猩是 HCV 的易感动物，产于中国及东南亚的小型动物树鼩可感染 HCV，其他动物不易感。

传播途径 HCV 主要的传播途径包括经血液及血液制品传播、垂直传播和其他途径。①经血液及血液制品传播：中国在 1993 年抗 HCV 抗体筛查成为献血员常规

筛查项目前，输血传播是 HCV 的主要途径，已得到有效的控制。不安全的血液透析操作等引起的 HCV 感染事故时有发生。此外，器官移植、注射吸毒与职业经皮暴露等也是 HCV 经血液传播的主要形式。②高危性行为：有多位性伴侣的异性间性行为者和有多位性伴侣的男性同性恋者的 HCV 感染率高于长期单个性伴侣者，但是经过性途径传播 HCV 的确切证据还有待被进一步证实。③垂直传播：若母亲在分娩时 HCV 的 RNA 呈阳性，传播给胎儿的概率为 4%～7%，母亲高 HCV 的病毒载量可促进垂直传播的发生，但分娩方式不影响 HCV 的传播。如果母亲为人类免疫缺陷病毒与 HCV 同时感染，则可将垂直传播 HCV 的风险提高 45 倍。④其他途径：可潜在导致血液暴露的操作，如共用牙刷、剃须刀、毛巾，或不使用一次性器具进行牙科治疗、文身、穿耳孔、修脚等行为，均可致 HCV 感染。

病毒培养与病毒生活周期 在体内，HCV 可侵入包括肝细胞与免疫细胞在内的多种细胞，但其主要复制部位是肝。在体外进行 HCV 的病毒培养一直以来始终未获得理想结果，直到 2005 年，多家实验室利用来自日本的急性 HCV 分离株 JFH-1 基因组在肝癌细胞系 Huh7 及其衍生细胞上培养才获得成功。这一突破对深入理解 HCV 的生活周期、致病机制与抗病毒药物研发起到极大的促进作用。除具有完整生活周期的 HCV，还常将 HCV 假病毒系统用于研究病毒受体与入侵机制，将 HCV 复制子系统用于研究病毒复制。

HCV 的生活周期及复制机制与黄病毒家族中其他成员类似，

主要包括病毒吸附和进入，脱壳，生物合成，装配、释放等步骤。HCV 的进入由宿主细胞表面的受体介导完成，先后发现多种宿主因子参与这一过程，这些因子包括 CD81、Scavenger receptor class B member 1（SR-BI）、Claudin-1、Occludin 等。HCV 进入细胞经膜融合后，释放病毒正链 RNA 基因组，在内质网合成多聚蛋白前体，经宿主与病毒自身编码的蛋白酶水解后得到病毒结构蛋白与非结构蛋白。其中的非结构蛋白 NS5A 复制酶先以病毒基因组为模板合成一条负链中间体 RNA，然后再复制产生病毒的正链子代基因组。病毒子代基因组，既可直接指导翻译合成多肽链，也可与完成切割加工的结构蛋白装配成新的子代病毒颗粒，出胞进入血液循环。

致病机制 HCV 可引起人类丙型病毒性肝炎，此种肝炎有较高的发病率和致死率。HCV 感染人体后，以肝组织损伤的表现为主。丙型肝炎患者血清中 HCV RNA 含量和 HCV 抗原的出现与血清中肝损害指标——谷丙转氨酶水平呈正相关。经干扰素治疗后，谷丙转氨酶水平逐渐降低。HCV 的复制伴随肝细胞的损伤，是 HCV 直接对肝细胞作用的结果。

临床表现 HCV 感染常不具有典型的临床表现。一般来讲，HCV 暴露后 1～3 周可在外周血检测到病毒 RNA，3 个月后约 90% 患者抗 HCV 抗体检测呈阳性反应。15%～25% 的感染者可为隐性感染或经急性感染后自愈，而 75%～85% 的 HCV 感染者将进展为慢性感染。HCV 慢性感染指感染病毒 6 个月后，宿主仍无法清除病毒，病毒核酸检测呈阳性。

HCV 慢性感染者可具有肝外临床表现，并显著提高其发展成肝纤维化、肝硬化、失代偿性肝硬化及肝细胞癌的风险。慢性感染者20年内发展成为肝硬化的概率为10%～15%。肝硬化（特别是失代偿性肝硬化）与肝细胞癌是慢性丙型肝炎患者的主要死亡原因。

实验室检测 据流行病学史、临床表现及血清生化学指标可对丙型肝炎进行初步诊断，但需进行病毒学相关的实验室检测来确诊。

血清学检测 用于检测血清中的抗 HCV 抗体。新一代的抗HCV 抗体酶免疫测定，其敏感度和特异度可达到 99%，具有准确性高、成本低、易操作等优点，可用于献血员和高危人群的筛查，也可用于 HCV 感染者的初步筛选；但由于病毒感染后窗口期的存在，以及个体化差异，可产生假阴性结果。此外，一些进行血液透析的患者、有免疫缺陷及自身免疫性疾病的患者可出现抗HCV 抗体假阳性。因此，在 HCV血清学检测的基础上，可进一步进行 HCV 核酸检测以获得更准确的信息。

核酸定量 病毒核酸定量方法是利用荧光实时定量聚合酶链反应等方法检测血浆或血清中的HCV 基因组核酸水平（病毒核酸拷贝数）。新一代 HCV 核酸定量检测方法可检测到 50 个拷贝/毫升的范围，灵敏度高。慢性 HCV感染者中病毒核酸水平变化很大，与疾病严重程度没有直接的相关性，但病毒核酸水平越高，治疗的难度越大。在进行标准的抗病毒治疗过程中，也要定期进行HCV 核酸的定量检测，用以评估治疗效果。

基因分型 对 HCV 进行基因分型，有利于个体化治疗方案的选择，以及判定病毒起源和感染途径。可简单地进行基因 1 型与非 1 型的鉴别，基因 1 型的 HCV感染者的抗病毒治疗应答率显著低于其他基因型，较为难治。此外，也可通过基因测序、狭缝杂交等技术来进行更为细致的基因1～7 型的分型，甚至包括基因亚型。

相关疾病防治原则 HCV 感染后，由于感染者的年龄、性别、种族及宿主免疫状态等差异，HCV 感染的自然史对于个体来说差异也较大。了解丙型肝炎的自然史，对早期诊断和预防，判断治疗效果等都有重要意义。

预防 尚无有效疫苗预防丙型肝炎，主要通过切断 HCV 的传播途径进行预防。在确定存在血液暴露的风险后，可采取抗病毒药物进行预防性治疗。疫苗研究的难点：众多基因型的存在与病毒基因的高度变异性、不同病毒分离株培养困难，以及缺乏有效易感的动物模型进行免疫效果评价。

治疗 一旦确定为 HCV 感染，及早采取抗病毒药物治疗是防范疾病进展的有效手段。①传统的干扰素/利巴韦林疗法：在HCV 的各种基因型中，基因 1 型对干扰素较不敏感，其他基因型则对干扰素相对敏感。利巴韦林的抗病毒作用弱，但可调节辅助T 淋巴细胞，增强细胞免疫作用，清除细胞内的病毒，并可抑制体液免疫应答，加强干扰素的抗病毒作用。②直接抗 HCV 小分子化合物：又称 DAA 药物，是一类针对 HCV 复制过程中关键酶和蛋白质的药物，可直接作用于病毒，并阻断其复制，从而达到治疗的效果。一些常见的 HCV 直接抗病毒药物包括：蛋白酶抑制剂特拉匹韦（Telaprevir）与波普瑞韦（Boceprevir），聚合酶抑制剂索非布韦（Sofosbuvir），非结构蛋白NS5A 抑制剂达卡他韦（Daclatasvir），以及组合药物吉四代/沃士韦（Vosevi）和艾诺全（Mavyret）等。HCV 的抗病毒药物已实现了全口服、泛基因型和极高的治愈率。

（杨 威）

GB bìngdú

GB 病毒（*GB virus*，GBV）

系统分类学上属黄病毒科（*Flaviviridae*）。主要包括 GBV-A、GBV-B、GBV-C（HGV）和 GBV-D 4种病毒。GBV-A、GBV-B 和 GBV-D 3 种病毒与人类疾病的相关性尚无定论；GBV-C 在人类中的感染情况较普遍，约 15% 的健康献血员样本中存在曾经或正在感染GBV-C 的证据，GBV-C 与人类肝炎的发生有一定相关性。

在甲型肝炎病毒和乙型肝炎病毒相继被发现后，仍有相当部分的病毒性肝炎的病原体无法确定。1967 年，美国戴恩哈特（Deinhardt）发现用 1 例急性肝炎患者的血清接种感染南美洲绢毛猴，可使绢毛猴发生肝炎，并可在其体内传代感染，当时以感染者名字的第一个字母将其命名为GB 因子（GB agent），又称 GB 病毒（*GB virus*，GBV），此后 GB 因子所致的非甲非乙型肝炎开始得到广泛的研究。1995 年，西蒙斯（Simons）等从接种 GB 因子的绢毛猴体内获得 2 个与黄病毒相关的基因克隆，分别将其命名为GBV-A 和 GBV-B；随后又从一名肝炎患者血清中分离出另外一种与人类相关的 GB 病毒，命名为GBV-C。2010 年，通过高通量测序的方法又从孟加拉国的蝙蝠中获得一种最新的 GB 病毒，并将其命名为 GBV-D 病毒。

生物学特征 尚未观察到 GBV-A 与 GBV-B 的病毒颗粒。GBV-C 颗粒可与脂蛋白结合，浮力密度较低且展示出异质性，其高峰值出现范围为 1.07 ～ 1.09g/ml。与其他黄病毒科家族成员一样，GBV-A、GBV-B、GBV-C 及 GBV-D 均为正链单链 RNA 病毒，整个基因组仅有一个开放阅读框，在 5′端及 3′端各含一段非翻译区，其中 5′端非翻译区含有一个内部核糖体进入位点，在病毒 RNA 的复制中起重要作用。基因组编码的多聚蛋白经病毒和宿主细胞蛋白酶水解后，形成不同的结构蛋白和非结构蛋白，结构蛋白位于 N 端，包括核心蛋白及囊膜糖蛋白（E1、E2），其中，GBV-A 和 GBV-C/HGV 不含核心蛋白的基因编码区。非结构蛋白位于 C 端，包括 NS2、NS3、NS4A/4B、NS5A 和 NS5B，NS2 编码蛋白酶，NS3 编码病毒解旋酶和蛋白酶，NS5 编码依赖于 RNA 的 RNA 聚合酶。

根据不同地区 GBV-C（HGV）分离株间核苷酸的差异，可将其分为 7 个基因型，其中 1 型在西非多见，3 型在亚洲多见。

尽管不同的 GB 病毒有相似的基因组结构，但是 GBV-A、GBV-B、GBV-C 及 GBV-D 却有着不同的易感宿主。GBV-A、GBV-B 感染新世界猴，而 GBV-C 感染旧世界猴。已证实至少有 6 种新世界猴是 GBV-A 和 GBV-A 样变种的天然宿主。GBV-B 可感染绢毛猴和夜猴，但是在野生型的绢毛猴体内却分离不到 GBV-B，因此对 GBV-B 的天然宿主尚存在争议。GBV-C（HGV）的天然宿主只有人类和黑猩猩，而 GBV-D 仅存在于蝙蝠中。

在体内，GBV-A 和 GBV-A 样因子及 GBV-C 主要存在于感染宿主的外周循环淋巴细胞中，在肝中的水平很低甚至检测不到。GBV-B 为嗜肝性病毒，在肝源性的培养细胞中有最佳的复制，而 GBV-C 虽然在肝细胞和淋巴细胞中均可培养，GBV-C 通常在外周血单个核细胞中复制，包括 CD4 和 CD8 T 淋巴细胞及 B 淋巴细胞。GBV-A 和 GBV-D 尚不能在培养细胞中复制。

主要病毒种 已知 GB 病毒有 4 个种，即 GBV-A、GBV-B、GBV-C 及 GBV-D。

致病性 实验表明 GBV-A 和 GBV-B 可在几种不同的新世界猴中进行血源性传播，但还不清楚是否可通过性传播或其他形式的垂直传播。与人类感染相关的 GBV-C 可引起庚型肝炎。庚型肝炎病毒呈世界性分布，与乙型肝炎病毒和丙型肝炎病毒相似，该型肝炎病毒主要经血液和肠道外途径传播，包括输血和血液制品传播、性传播，也存在垂直传播、静脉吸毒或医源性传播等传播方式，常与乙型肝炎病毒、丙型肝炎病毒或人类免疫缺陷病毒合并感染。GBV-D 在孟加拉国的野生蝙蝠中有约 5% 的感染率，在蝙蝠间的传播方式还不明确，但是在部分感染蝙蝠的唾液中可检测到 GBV-D，这表明蝙蝠间存在水平传播的可能。

GBV-A 可感染绢毛猴，但并不会引起肝炎，而感染 GBV-B 的绢毛猴则会产生急性自限性肝炎。人类感染 GBV-C 后大部分呈急性过程，只有少部分可能发展为慢性肝炎，但病毒携带者并不少见。GBV-C 感染者一般有 8 种转归：①病毒很快被清除，宿主呈一过性隐性感染。②出现急性肝炎表现，血清谷丙转氨酶升高，但很快恢复，病毒被清除，临床上常与乙型肝炎病毒、丙型肝炎病毒或人类免疫缺陷病毒合并感染。③病毒慢性携带，但无临床症状，为正常病毒携带者。④转氨酶随血中病毒效价的波动而出现间歇性增高。⑤病情迁延，反复发作，形成慢性肝炎。⑥可能引起暴发型肝炎，以亚急性重型肝炎多见。⑦发生肝硬化或肝癌，但大多数情况下是乙型肝炎病毒或丙型肝炎病毒与庚型肝炎病毒协同作用的结果。⑧自行痊愈。

（杨 成）

guànzhuàng bìngdú kē

冠状病毒科（*Coronaviridae*）

一类主要感染脊椎动物、电镜下病毒颗粒呈日冕样形态的 RNA 病毒。第一个冠状病毒发现于 1937 年，而与人疾病相关的冠状病毒发现于 20 世纪 60 年代。

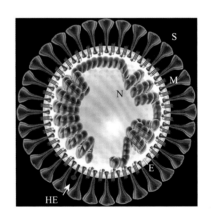

图 1 冠状病毒

生物学特征 病毒颗粒呈多个形态，但以球形为主，直径 80～220nm，有囊膜，病毒的囊膜为脂质双层，来源于宿主细胞的内质网和高尔基体，其表面有 3～4 种膜蛋白（图 1）。病毒对脂溶剂敏感。包裹在核衣壳内的病毒基因组为不分节段的正链单链 RNA，长度 26～32kb，其 5′ 端有核苷酸甲基化的帽子结构，3′ 端有多聚腺苷酸尾巴，可直接作为翻译的模板。病毒基因组的前 2/3（开放阅读框 1ab）编码一个非结构多聚蛋白前体（polyprotein 1ab，PP1ab），而后面 1/3 编码刺突蛋白 S、小囊膜蛋白 E、膜蛋白 M 和核衣壳蛋白 N 4 个结构蛋白，少数病毒还含有血凝素酯酶。S 蛋白通过与敏感细胞受体结合诱导病毒囊膜和细胞膜融合来介导病毒进入。病毒在感染细胞内产生基因组 RNA 和正链亚基因组 RNA，前者编码非结构蛋白，后者编码结构蛋白。病毒在细胞质中复制，E 蛋白和 M 蛋白对病毒的装配必须，子代病毒由组成型的胞吐途径释放到细胞外。

主要病毒属与病毒种　冠状病毒科分为勒托病毒亚科（Letovirinae）、正冠状病毒亚科（Orthocoronavirinae）及皮托病毒亚科（Pitovirinae）。正冠状病毒亚科包含 α 冠状病毒属（Alphacoronavirus）、β 冠状病毒属（Betacoronavirus）、γ 冠状病毒属（Gammacoronavirus）和 δ 冠状病毒属（Deltacoronavirus）4 个属，其中与人类疾病相关主要有 α 冠状病毒属的人冠状病毒 229E（Human coronavirus 229E）、人冠状病毒 NL63（Human coronavirus NL63）及 β 冠状病毒属的人冠状病毒 HKU1（Human coronavirus HKU1）、人冠状病毒 OC43（Human coronavirus OC43）、严重急性呼吸综合征冠状病毒（Severe acute respiratory syndrome coronavirus）、中东呼吸综合征冠状病毒（Middle East respiratory syndrome coronavirus，MERS-CoV）及严重急性呼吸综合征冠状病毒 2（Severe acute respiratory syndrome coronavirus 2，SARSCoV-2）。

意义　冠状病毒科病毒是一类重要的呼吸道传播疾病的病原体，可导致普通感冒、支气管炎、肺炎，以及肠胃炎等多种疾病。其中有些冠状病毒的致死率较高，传播速度较快，能引起严重的社会和公共卫生问题。

（钱朝晖　金奇）

α guànzhuàng bìngdú shǔ

α 冠状病毒属（Alphacoronavirus）

系统分类学上属冠状病毒科（Coronaviridae）。主要感染哺乳类动物。1946 年发现第一个 α 冠状病毒是猪传染性胃肠炎病毒（Swine transmissible gastroenteritis virus，TGEV）；1966 年第一个发现的人 α 冠状病毒是人冠状病毒 229E。一般认为 α 冠状病毒源于蝙蝠冠状病毒。

生物学特征　病毒颗粒有囊膜，呈球形，直径为 120～160nm，浮力密度为 1.23～1.24 g/ml，基因组长度为 27.1～29.4 kb，其中鸟嘌呤和胞嘧啶含量为 34%～42%。本属病毒的转录调控序列均为 CUAAAC，且在开放阅读框 1 上含有 2 个类木瓜蛋白酶结构域。病毒通过 S 蛋白结合受体，但在 S 蛋白上没有明显保守的蛋白酶切位点。已被发现的 α 冠状病毒的受体有氨肽酶 N（aminopeptidase N，APN）和血管紧张素转换酶 2（angiotensin converting enzyme 2，ACE2）。其中宿主特异的 APN 是 TGEV、猫冠状病毒（Feline coronavirus，FCoV）、犬冠状病毒（Canine coronavirus，CCoV）和人冠状病毒 229E 的受体，而人的 ACE2 是人冠状病毒 NL63 的受体。根据基因组组成和同源性可将本属成员分为 15 个亚属。

主要病毒种　被发现和予以正式命名并分类的 α 冠状病毒有 15 个亚属，包括 Amalacovirus 亚属代表为 α 冠状病毒 AMALF（Alphacoronavirus AMALF）、Colacovirus 亚属代表为蝙蝠冠状病毒 CDPHE15（Bat coronavirus CDPHE15）、Decacovirus 亚属代表为蝙蝠冠状病毒 HKU10（Bat coronavirus HKU10）、Duvinacovirus 亚属代表为人冠状病毒 229E（Human coronavirus 229E）、Luchacovirus 亚属代表为鹿城褐家鼠冠状病毒（Lucheng Rn rat coronavirus）、Minacovirus 亚属代表为水貂冠状病毒 1（Mink coronavirus 1）、Minunacovirus 亚属代表为长翼蝠冠状病毒 1（Miniopterus bat coronavirus 1）、Myotacovirus 亚属代表为大足鼠耳蝠 α 冠状病毒 Sax-2011（Myotis rickettii alphacoronavirus Sax-2011）、Nyctacovirus 亚属代表为 α 冠状病毒 HKU33（Alphacoronavirus HKU33）、Pedacovirus 亚属代表为猪流行性腹泻病毒（Porcine epidemic diarrhea virus）、Rhinacovirus 亚属代表为菊头蝠冠状病毒 HKU2（Rhinolophus bat coronavirus HKU2）、Setracovirus 亚属代表为人冠状病毒 NL63（Human coronavirus NL63）、Soracovirus 亚属代表为鼩鼱冠状病毒 T14（Sorex araneus coronavirus T14）、Sunacovirus 亚属代表为臭鼩冠状病毒 X74（Suncus murinus coronavirus X74）及 Tegacovirus 亚属代表为 α 冠状病毒 1（Alphacoronavirus 1）等。

致病性　该属病毒在人类中主要导致普通感冒及一些其他呼吸道疾病。

（钱朝晖　金奇）

rén guànzhuàng bìngdú NL63

人冠状病毒 NL63（Human coronavirus NL63）

系统分类学上属冠状病毒科（Coronaviridae）、

α 冠状病毒属（*Alphacoronavirus*）、Setracovirus 亚属。具有囊膜的正链 RNA 冠状病毒。引起普通感冒及一些其他呼吸道疾病。一般认为人冠状病毒 NL63 来源于蝙蝠冠状病毒。

发现史　人冠状病毒 NL63 于 2004 年由荷兰病毒学家莉亚·范德霍克（Lia van der Hoek）首先发现，最初分离自一个 7 个月大的出现发热、流涕、结膜炎和支气管炎症状的婴儿。不久后，荷兰病毒学家福希耶（Ron Fouchier）教授也独立发现和分离了类似病毒。2 次分离出的病毒的基因组在核酸水平上有 98.8% 的相似性，被认为是同一种病毒。

生物学特征　人冠状病毒 NL63 是具有囊膜的正链 RNA 病毒。病毒颗粒呈球形，直径为 75~115nm。其囊膜为脂质双层，含有 3 类囊膜糖蛋白，即 S 蛋白、E 蛋白和 M 蛋白。基因组长度约为 27.5kb，鸟嘌呤和胞嘧啶含量约为 34%。基因组跟 N 蛋白结合后呈螺旋状。基因组的 5′ 端含有甲基化的帽子，3′ 端含有多聚腺苷酸尾巴，因而可直接作为翻译的模板。基因组的前 2/3 编码包含 16 个非结构蛋白的开放阅读框 1ab，后 1/3 按顺序编码 S 蛋白、开放阅读框 3、E 蛋白、M 蛋白和 N 蛋白。在系统分类上人冠状病毒 NL63 跟人冠状病毒 229E 最接近，同属于 α 冠状病毒属 1B 亚型。通过对基因组序列的进一步分析，人冠状病毒 NL63 可再分为 3 种亚型，即 A 亚型、B 亚型和 C 亚型。人冠状病毒 NL63 的生长在所有冠状病毒中属于较缓慢型，通常需 4~5 天，且在大多数细胞上的致细胞病变效应不很明显。

用来培养该病毒的细胞主要有绿猴肾细胞、恒河猴肾细胞系、Caco-2，以及分化的原代人呼吸道上皮细胞，其中以 Caco-2 最好，并可用于病毒空斑试验。视不同细胞种类，病毒的培养生长温度可为 32℃、33℃ 或 37℃，二氧化碳浓度为 5%。人冠状病毒 NL63 和严重急性呼吸综合征冠状病毒一样都使用人的血管紧张素转换酶 2（angiotensin converting enzyme 2，ACE2）作为受体，病毒进入细胞依赖 S 蛋白和 ACE2 的结合，其中 S 蛋白上的氨基酸序列 476~616 对 ACE2 的结合非常重要。另外，丝氨酸蛋白酶 TMPRSS2 对病毒进入细胞起重要作用。

免疫特征　虽然有关人冠状病毒 NL63 感染而引起的免疫反应并不是很清楚，但研究表明，病毒的非结构蛋白（nonstructural protein，NSP）NSP3 中的类木瓜蛋白酶 2（paipin-like protease 2，PLP2）结构域具有很强的去泛素化酶活性，借此抑制宿主干扰素的表达。

致病性　人冠状病毒 NL63 在全球广泛存在，是引起普通感冒的一种常见病毒。几乎所有人在儿童期都曾被人冠状病毒 NL63 感染过。大部分成人的血清抗人冠状病毒 NL63 的抗体都呈阳性，且具有中和病毒的活性。在患呼吸道疾病的儿童中有 2%~9% 的病因由人冠状病毒 NL63 引起。人冠状病毒 NL63 在人群中的感染冬春季比较常见，而在夏季较少见。人冠状病毒 NL63 感染的临床表现变化很大，可为无症状感染，也可发生轻微的上呼吸道感染，出现发热、咳嗽等症状，还可发生支气管炎、毛细支气管炎、哮喘、肺炎等疾病，较严重的疾病常见于婴幼儿、年老体弱及有免疫缺

陷的患者中。另外，人冠状病毒 NL63 的感染常伴其他呼吸道病毒的感染。在临床上，该病毒的分离和培养比较困难。

实验室检测　病毒检测主要使用呼吸道样本，在提取 RNA 后进行人冠状病毒 NL63 特异的实时聚合酶链反应检测。检测所使用的引物一般是针对人冠状病毒 NL63 的 N 蛋白、RNA 聚合酶或 S 蛋白。

相关疾病防治原则　还无批准的治疗药物或疫苗用于防治人冠状病毒 NL63 感染。虽然 PLP2 和 3CL 蛋白酶的抑制剂，以及病毒复制酶抑制剂瑞德西韦在细胞模型中能有效抑制病毒的复制，但此类抑制剂在体内的效果尚未见报道。

（钱朝晖　金　奇）

rén guànzhuàng bìngdú 229E

人冠状病毒 229E（*Human coronavirus 229E*）

系统分类学上属冠状病毒科（*Coronaviridae*）、α 冠状病毒属（*Alphacoronavirus*）、Duvinacovirus 亚属。具有囊膜的正链 RNA 的病原体。引起普通感冒。一般认为人冠状病毒 229E 来源于蝙蝠冠状病毒。

发现史　人冠状病毒 229E 于 1966 年由美国病毒学家多萝西·哈姆雷（Dorothy Hamre）和美国病毒学家约翰·J. 普罗克瑙（John J. Procknow）首先从患呼吸道感染疾病的芝加哥大学医学院学生的呼吸道样本中分离出。

生物学特征　人冠状病毒 229E 病毒颗粒呈球形，直径约为 120nm，是具有囊膜的正链 RNA 病毒。在其脂质双层囊膜上，含有 3 类囊膜糖蛋白，即 S 蛋白、E 蛋白和 M 蛋白。在所有人冠状病毒中，人冠状病毒 229E 是第一个被完全测序的人冠状病毒。基因

组长度约为 27.3kb，鸟嘌呤和胞嘧啶含量约为 38%。基因组和 N 蛋白结合后呈螺旋状。基因组的 5'端含有甲基化的帽子，3'端含有多聚腺苷酸尾巴，可直接作为翻译的模板。因此，病毒的 RNA 基因组如果直接转染进入细胞是具有感染能力的。基因组的前 2/3 编码一个多聚蛋白（polyprotein 1ab，PP1ab），包含 16 个非结构蛋白，后 1/3 按顺序编码 S 蛋白、开放阅读框 4、E 蛋白、M 蛋白，以及 N 蛋白。

在系统分类上人冠状病毒 229E 和人冠状病毒 NL63 最接近，同属 α 冠状病毒属 B 型。该病毒可用人或猫的氨肽酶 N（aminopeptidase N，APN）作为受体，APN 又称 CD13。在 S 蛋白上，和 APN 结合的关键区位于 S 蛋白的氨基酸 417～547。和严重急性呼吸综合征冠状病毒类似，人冠状病毒 229E S 蛋白的膜融合功能的激活依赖胰蛋白酶、巯基蛋白酶、组织蛋白酶、丝氨酸蛋白酶 2 或呼吸道类胰蛋白酶的酶切。人冠状病毒 229E 能在多个细胞系上生长，最常用来扩增人冠状病毒 229E 的细胞为人胚肺成纤维细胞 MRC5，此细胞也常被用于人冠状病毒 229E 的空斑试验。人冠状病毒 229E 也能感染分化的人呼吸道上皮细胞，但病毒的感染和释放都有极性，只能从分化的细胞顶面进入和释放。另外，人冠状病毒 229E 也能感染体外分化的肺泡巨噬细胞和 I 型肺泡细胞，但和严重呼吸综合征冠状病毒不同的是人冠状病毒 229E 不感染 II 型肺泡细胞。人冠状病毒 229E 的一个繁殖周期为 6～8 小时，快于人冠状病毒 NL63。

人冠状病毒 229E 是一个相当稳定的病毒，在 20℃、50% 湿度的条件下，6 天后，仍有 20% 的病毒具有感染性，但该病毒对多种消毒剂比较敏感。

免疫特征　人在感染人冠状病毒 229E 后，抗人冠状病毒 229E 的抗体会在 1 周左右开始升高，2 周后达到峰值，然后抗体效价逐渐下降。病毒感染巨噬细胞后会导致细胞凋亡，并诱导细胞表达 β 干扰素和 λ 干扰素，以及一系列促炎性细胞因子（包括肿瘤坏死因子、T 细胞激活性低分泌因子、巨噬细胞炎症蛋白、γ 干扰素诱导蛋白-10、白细胞介素-6 等）。

致病性　人冠状病毒 229E 在人群中的流行在冬春季较多。在呼吸道疾病患者中，其来源和组成不同，人冠状病毒 229E 阳性患者所占比例变化很大，0.1%～26.0%。几乎所有人在儿童期都曾被人冠状病毒 229E 感染过，大部分成人的血清抗人冠状病毒 229E 的抗体都呈阳性，且具有中和病毒的活性，但随着时间的推移，有些人的抗体效价会下降，从而可被再次感染。人冠状病毒 229E 感染主要导致普通感冒，主要症状包括乏力、咳嗽、流涕、头痛和喉咙痛；偶尔，在婴儿、老人和免疫缺陷的患者中会出现较为严重的病情，如肺炎等。通过对志愿者的感染实验发现，50% 的病毒接种者出现普通感冒症状，20% 的人出现发热。病毒的潜伏期为 2～5 天，平均为 3 天；症状期为 2～18 天，平均为 7 天。

实验室检测　病毒检测主要使用呼吸道样本，在提取 RNA 后进行人冠状病毒 229E 特异的实时聚合酶链反应检测。检测所使用的引物一般是针对人冠状病毒 229E 的 N 蛋白和聚合酶依赖于 RNA 的 RNA 聚合酶。另外，L132 或 Hu7.2 细胞培养结合人冠状病毒 229E 特异的抗体免疫荧光技术也可用来检测病毒的感染。

相关疾病防治原则　针对人冠状病毒 229E 感染还无有效的治疗药物或疫苗。虽然广谱的 3CL 蛋白酶抑制剂在细胞模型中能有效抑制病毒的复制，但其体内效果尚未见报道。

(钱朝晖　金奇)

β guànzhuàng bìngdú shǔ

β 冠状病毒属（Betacoronavirus）

系统分类学上属冠状病毒科（Coronaviridae）。一类主要感染哺乳动物的冠状病毒，包括能导致严重肺炎的严重急性呼吸综合征冠状病毒（Severe acute respiratory syndrome coronavirus）、中东呼吸综合征冠状病毒（Middle East respiratory syndrome coronavirus，MERS-CoV）及严重急性呼吸综合征冠状病毒 2（Severe acute respiratory syndrome coronavirus 2，SARSCoV-2）。1949 年发现的第一个 β 冠状病毒为鼠肝病毒（Mouse hepatitis virus，MHV）；1967 年第一个被发现的人 β 冠状病毒为人冠状病毒 OC43（Human coronavirus OC43）。β 冠状病毒被认为起源于蝙蝠冠状病毒和啮齿类冠状病毒。根据基因组组成和同源性可将本属成员分为 10 个亚属。

生物学特征　病毒颗粒有囊膜，呈球形，直径为 120～160nm，浮力密度为 1.23～1.24g/ml。基因组长度为 29～31.4kb，鸟嘌呤和胞嘧啶含量为 32%～43%。A 型的转录调控序列是 CUAAAC，其他型的转录调控序列是 ACGAAC；A 型在开放阅读框 1 上含有 2 个类木瓜蛋白酶结构域，其他为 1 个；A 型的 S 蛋白含有保守的蛋白酶切位点，而其他亚型没有。另外，A 型除 S、E、M 和 N 结构蛋白，还有额外的 HE 蛋白。发现的 β 冠状病毒受体有人血管紧张素转换酶 2（human angiotensin converting enzyme 2，hACE2）、鼠癌胚抗原相关细胞黏附分子 1a（cell embryonic antigen-related cell adhesion molecule 1a，CEACAM1a）、人二肽基肽酶 4（dipeptidyl peptidase-4，DPP4）。另外，人冠状病毒 OC43 和牛冠状病毒（Bovine coronavirus，BCoV）使用 O-乙酰唾液酸作为附着因子。

主要病毒 已发现和分类的 β 冠状病毒包括 5 个亚属，分别为 Embecovirus 亚属代表为人冠状病毒 HKU1（Human coronavirus HKU1）和小鼠肝炎病毒（Mouse hepatitis virus）、Hibecovirus 亚属代表为蝙蝠 Hp-beta 冠状病毒-浙江 2013（Bat Hp-betacoronavirus Zhejiang2013）、Merbecovirus 亚属代表为中东呼吸综合征冠状病毒（Middle East Respiratory Syndrome coronavirus，MERS-CoV）、Nobecovirus 亚属代表为果蝠冠状病毒 HKU9（Rousettus bat coronavirus HKU9）、Sarbecovirus 亚属代表为严严重急性呼吸综合征冠状病毒（Severe acute respiratory syndrome coronavirus，SARS-CoV）和严重急性呼吸综合征冠状病毒 2（Severe acute respiratory syndrome coronavirus 2，SARSCoV-2）等。

致病性 β 冠状病毒是一类重要的人类呼吸道疾病的病原体，其感染可导致多种疾病，如普通感冒、支气管炎、肺炎及肠胃炎等，其中严重急性呼吸综合征冠状病毒、中东呼吸综合征冠状病毒和严重急性呼吸综合征冠状病毒 2 的致死率较高，且传播速度较快，能引起严重的社会和公共卫生问题。

（钱朝晖 金奇）

yánzhòng jíxìng hūxī zōnghézhēng guànzhuàng bìngdú

严重急性呼吸综合征冠状病毒（Severe acute respiratory syndrome coronavirus，SARS-CoV）

系统分类学上属冠状病毒科（Coronaviridae）、β 冠状病毒属（Betacoronavirus）、Sarbecovirus 亚属。具有囊膜的正链 RNA 的冠状病毒。能引起严重肺炎及急性呼吸窘迫综合征等严重的呼吸道疾病。

发现史 2002 年 11 月 16 日~2003 年 2 月 9 日，在中国广东出现了 305 例患有严重急性呼吸综合征（severe acute respiratory syndrome，SARS）的患者，其中 5 例死亡。衣原体和 H5N1 禽流行性感冒病毒曾被认为是可能的致病因子，2003 年 4 月初，3 个实验室，包括中国香港大学的佩里斯实验室、德国的实验室及美国疾控中心的克西翁热克实验室，同时报道从患者的呼吸道样本中分离和培养了一种前所未知的冠状病毒，并认为其可能是导致 SARS 的病原体。病毒的全序列（SARS-CoV Tor2）由加拿大玛丽亚实验室于 2003 年 4 月 12 日首先测定（图 1）。荷兰实验室发现食蟹猴感染了该病毒后，所产生的症状跟 SARS 极其相似，进一

步证明了此冠状病毒是引起 SARS 的病原体。2003 年 4 月 16 日，世界卫生组织正式宣布新发现的冠状病毒是导致 SARS 的病原体，并将其命名为 SARS-CoV。SARS-CoV 在短短几个月的时间内迅速扩散至 29 个国家，感染了 8098 例患者，其中中国约占 2/3，并在全球导致了 774 例患者死亡，确诊病例死亡率约为 9.6%。

生物学特征 SARS-CoV 是具有囊膜的正链 RNA 病毒。病毒颗粒呈多种形态但以球形为主，直径为 80~140nm。其囊膜为脂质双层，含有 3 类囊膜糖蛋白，即 S 蛋白、E 蛋白和 M 蛋白。

SARS-CoV 的基因组长度约为 29.7kb，鸟嘌呤和胞嘧啶含量约为 41%。基因组与 N 蛋白结合后呈螺旋状。基因组 5′ 端含有甲基化的帽子，3′ 端含有多聚腺苷酸尾巴，可直接作为翻译的模板。基因组的前 2/3 编码包含 16 个非结构蛋白（nonstructural protein，NSP）的开放阅读框 1ab（open reading frame 1ab，ORF1ab），分别为 NSP1、NSP2 …… NSP15、NSP16，其中 NSP3 和 NSP5 具有蛋白酶活性，NSP12 具有依赖于 RNA 的 RNA 聚合酶（RNA-dependent RNA polymerase，RdRP）活性，NSP14 具有 3′~5′ 端的外切

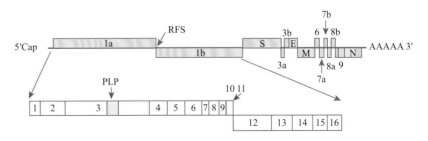

图 1 SARS-CoV 基因组

注：1a、1b、3a、3b、6、7a、7b、8a、8b、9 分别为 ORF1a、ORF1b、ORF3a、ORF3b、ORF6、ORF7a、ORF7b、ORF8a、ORF8b 和 ORF9；核糖体移码位点（ribosome frame shift site，RFS）；类木瓜杨蛋白酶（palpain-like protease，PLP）。

酶活性。多个 NSP 能形成一个复制/转录复合物，为病毒复制生长所必需。另外，NSP1、NSP2 和 NSP3 中的类木瓜蛋白酶 2（paipin-like protease 2，PLP2）结构域，以及 NSP7、NSP14、NSP15 和 NSP16 还具有一定的抗干扰素作用。基因组的后 1/3 主要编码结构蛋白及辅助蛋白。SARS-CoV 的结构蛋白主要包括 S 蛋白、E 蛋白、M 蛋白和 N 蛋白。在 S 和 E 基因之间编码 2 个辅助蛋白 ORF3a 和 ORF3b，在 M 和 N 基因之间编码 5 个辅助蛋白，包括 ORF6、ORF7a、ORF7b、ORF8a 和 ORF8b，另外，在 N 基因的编码区内还编码另外一个辅助蛋白——ORF9。

SARS-CoV 进入细胞由病毒的 S 蛋白介导，S 蛋白也是形成病毒"冠状"形态的一个主要蛋白。SARS-CoV 的 S 蛋白含有 1255 个氨基酸，属于 I 型病毒膜融合蛋白，可分为 2 个亚基（S1 和 S2）。S1 主要包括受体结合区（receptor binding domain，RBD），S2 含有膜融合所需元件。RBD 位于 S1 的 318~510aa，在 RBD 上和受体结合的关键位点的氨基酸组成决定了 SARS-CoV 能否跨种传播及在人与人之间的传播效率。SARS-CoV 的受体是人的血管紧张素转换酶 2（human angiotensin converting enzyme 2，ACE2）。人、猴、果子狸的 ACE2 是有效的病毒受体，而小鼠的 ACE2 不是很有效的受体。用来扩增和培养 SARS-CoV 的细胞主要为绿猴肾细胞，病毒感染绿猴肾细胞能产生明显的致细胞病变效应。另外，绿猴肾细胞也常被用于 SARS-CoV 的噬斑试验。该病毒也能感染分化的人的呼吸道上皮细胞和 II 型肺泡细胞，但病毒的进入和释放都

是有极性的，只能从顶面进入和释放。与其他冠状病毒一样，SARS-CoV 的 S 蛋白的膜融合活性也需要被蛋白酶切割来激活。虽然具体的切割点仍有争议，但一般认为位于 S1 和 S2 之间但靠近膜融合肽的上游。已发现能激活 SARS-CoV S 蛋白的蛋白酶包括胰蛋白酶、巯基蛋白酶、组织蛋白酶、人呼吸道类胰蛋白酶及丝氨酸蛋白酶 TMPRSS2 等。

M 蛋白是病毒膜囊上最丰富的蛋白，也是在病毒颗粒的形成中起最关键作用的蛋白。M 蛋白和 E 蛋白在冠状病毒的装配、核心形成及出芽过程中起重要作用。M 蛋白、E 蛋白和 N 蛋白在细胞中的共同表达能更加有效地促进类病毒颗粒的形成。N 蛋白能识别病毒基因组上的包装信号序列进而与之结合形成核衣壳，并和 M 蛋白作用促进病毒颗粒的形成。另外，M 蛋白和 N 蛋白也具有一定的抗干扰素作用。

大部分辅助蛋白的具体功能仍不是特别清楚，但 ORF3b 和 ORF6 被认为具有一定的抗干扰素作用。所有的辅助蛋白对病毒在体外的繁殖都没有明显的影响。

与其他冠状病毒类似，在转录过程中，SARS-CoV 利用在每个基因前的转录调控序列，采用独特的不连续性转录机制选择合成不同的负链亚基因组 RNA，然后再由此合成信使 RNA，翻译成结构蛋白。SARS-CoV 在复制过程中会形成特异的双层膜泡（double membrane vesicle，DMV），一般认为病毒的基因组和亚基因组合成在 DMV 中完成。一般认为病毒的装配是在 ERGIC 上完成的，装配完的病毒再由组成型的胞吐途径释放到细胞外。

一般认为，SARS-CoV 来源于

中华菊头蝠的类 SARS 病毒，而果子狸可能是其中间宿主。2013 年中国病毒学家石正丽（1964 年~）等从中华菊头蝠上分离到一株类 SARS 病毒，该病毒与 SARS 病毒具有极高的同源性，且能使用人的 ACE2 作为受体进入细胞生长、繁殖，进一步证明了中华菊头蝠是 SARS 病毒的动物来源。SARS-CoV 的动物模型主要包括年老的小鼠、hACE2 转基因小鼠、雪貂及灵长类动物，其中灵长类动物模型最好。

SARS-CoV 虽然为有囊膜病毒，但是非常稳定，在室温下的粪便和尿液中至少可存活 2 天，而在细胞培养液中于 4℃ 下可存放 21 天，其活性几乎没有明显变化。

另外，SARS-CoV 虽然在低温下非常稳定，但在 56℃ 下 30 分钟即完全失活，且对各种洗涤剂非常敏感。

免疫特征 SARS-CoV 在体内的感染目标主要以呼吸道上皮细胞和肺泡细胞为主。在体外感染这些细胞时，SARS-CoV 能诱导表达大量的 I 型干扰素、白细胞介素-1、白细胞介素-6、白细胞介素-8、白细胞介素-12、MCP-1、γ 干扰素诱导蛋白-10 等，这些细胞因子在 SARS-CoV 感染患者的肺部也较常发现，与体外感染不同的是，SARS-CoV 在感染单核细胞、巨噬细胞及树突细胞时并不诱导 I 型干扰素的表达。许多病毒的非结构蛋白（nonstructural protein，NSP）（NSP1、NSP2、NSP3、NSP7、NSP14、NSP15 和 NSP16）、结构蛋白（M 和 N）及辅助蛋白（ORF3b 和 ORF6）都具有一定的直接或间接的抗干扰素作用。有关病毒感染而激活的固有免疫应答并不是很清楚，但小鼠实验表明，MYD-88 相关的通

路、MDA-5 及 IFIT 都起重要作用。抗 SARS-CoV 抗体免疫球蛋白 G 一般在症状开始 1 周后才能被检测到，2 周后明显升高，2 月后达到高峰。患者在感染 SARS-CoV 后，其淋巴细胞数量下降很快，其中 CD4+ T 细胞比 CD8+ T 细胞减少更多。

致病性 SARS-CoV 的传播主要是通过和 SARS 患者的近距离接触及来自患者的飞沫等途径，病毒的潜伏期为 1～12 天，平均为 4 天。

SARS-CoV 感染后，刚开始时的症状很像普通感冒，随后的主要症状包括发热（体温超过 38℃）、畏寒、干咳、头痛、肌痛、身体不适、呼吸困难等，有 10%～20% 的患者还有腹泻。出现症状 1 周后绝大部分患者的病情都会发展为肺炎。确诊病例死亡率约为 9.6%，但不同年龄段相差很大：在 ≤24 岁的病例中，死亡率<1%；在 25～44 岁病例中，死亡率约为 6%；在 45～64 岁病例中，死亡率约为 15%；在 ≥65 岁的病例中，死亡率超过 50%。

实验室检测 SARS-CoV 的检测方法以聚合酶链反应、酶联免疫吸附试验和间接免疫荧光抗体试验为主。其他方法，如直接细胞培养分离病毒、电镜直接观察样本、免疫或原位杂交等，不如上述方法灵敏、快速和方便。聚合酶链反应包括实时聚合酶链反应等，通过检测患者体内是否有病毒 RNA 来确定患者是否感染了 SARS-CoV，该技术非常灵敏，能检测出 1～10 拷贝的 SARS-CoV 的 RNA；可用来扩增的目标区域包括 ORF1ab 的 NSP12（RNA 聚合酶）和 N 蛋白基因；采集的样本可为血液、呼吸道分泌物、粪便等，通常需使用多个样本来确诊。

虽然聚合酶链反应技术高度灵敏，但可靠性稍差。酶联免疫吸附试验和间接免疫荧光抗体试验通过检测患者血清中是否有抗 SARS-CoV 抗体来确定患者是否感染了 SARS-CoV，准确性非常高，但缺点是需要患者出现症状 4 周左右的血清。患者出现症状 1 周内的血清，几乎不含有抗 SARS-CoV 抗体。

相关疾病防治原则 多种类型的 SARS-CoV 疫苗尚在全球各地研发当中，如病毒样颗粒疫苗、S 蛋白疫苗、DNA 疫苗，以及以敲除 NSP14 或 E 蛋白的 SARS-CoV 突变体为主的减毒活疫苗等，暂无经临床试验证实的特异的针对 SARS-CoV 的有效疫苗。虽然还无经临床试验证实的特异的针对 SARS-CoV 的有效治疗药物，但许多药物已在体外细胞模型或动物模型中表现出一定的抗病毒活性，如干扰素、利巴韦林、环孢素 A 或环孢素 G、PLP2 和 3CL 蛋白酶的抑制剂、RdRP 抑制剂瑞德西韦、RNA3'-5'端外切酶抑制剂及其他病毒复制所需酶的抑制剂等。

（钱朝晖 金奇）

zhōngdōng hūxī zōnghézhēng guànzhuàng bìngdú

中东呼吸综合征冠状病毒

（*Middle East respiratory syndrome coroanvirus*，MERS-CoV）系统分类学上属冠状病毒科

（*Coronaviridae*）、β 冠状病毒属（*Betacoronavirus*）、Merbecovirus 亚属。具有囊膜的正链 RNA 的冠状病毒。能引起严重肺炎及急性呼吸窘迫综合征等呼吸道疾病。

发现史 第一例 MERS-CoV 感染的患者由埃及医师阿里·M. 扎基（Ali M.Zaki）2012 年 6 月在沙特阿拉伯王国吉达市首先发现，该患者为 60 岁男性，患有严重的肺炎和肾衰竭。该病毒分离自患者刚入院时的痰样本，病毒的全序列由荷兰伊拉斯莫斯医学中心的实验室测定（图1）。此后不久，在英国发现第二例患者，为来自卡塔尔的 49 岁男性，患有肺炎，到英国寻求治疗。随后追溯发现，2012 年 3 月、4 月在约旦扎尔卡省医院的肺炎集群患者也由 MERS-CoV 引起。MERS-CoV 的动物来源并不是很清楚，病毒在基因组的系统分类学上和扁颅蝠冠状病毒 HKU4、伏翼蝠冠状病毒 HKU5 及其他地区的一些蝙蝠冠状病毒很接近。此外，在蝙蝠样品中也曾发现一段 190nt 的序列跟一个患者中的 MERS-CoV 序列完全相同，在蝙蝠中并没有分离到或发现 MERS-CoV 或类 MERS-CoV。有报道称，在来自沙特阿拉伯的单峰骆驼中分离到跟患者序列相同的 MERS-CoV，且大部分来自中东的单峰骆驼的血

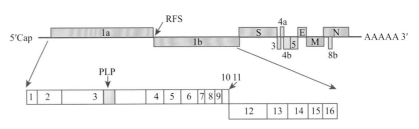

图1 MERS-CoV 基因组

注：1a、1b、3、4a、4b、5、8b 分别为 ORF1a、ORF1b、ORF3、ORF4a、ORF4b、ORF5、ORF8b；核糖体移码位点（ribosome frame shift site，RFS）；类木瓜蛋白酶（palpain-like protease，PLP）

清都含有中和 MERS-CoV 的抗体，显示它们曾被 MERS-CoV 感染过，有可能是中间宿主。已有 27 个国家发现经实验室确诊的 MERS-CoV 感染的病例，包括沙特阿拉伯、约旦、阿联酋、卡塔尔、阿曼、突尼斯、科威特、也门、黎巴嫩、伊朗、英国、法国、意大利、马来西亚、菲律宾、希腊、美国、荷兰等，所有的患者都跟中东有直接或间接的联系。

生物学特征 MERS-CoV 是具有囊膜的正链 RNA 病毒。病毒颗粒呈球形，其囊膜为脂质双层，含有 3 类囊膜糖蛋白，即 S 蛋白、E 蛋白和 M 蛋白。基因组长度约为 30.1kb，鸟嘌呤和胞嘧啶含量约为 41%。基因组和 N 蛋白结合后呈螺旋状。基因组的 5′ 端含有甲基化的帽子，3′ 端含有多聚腺苷酸尾巴，可直接作为翻译的模板。基因组的前 2/3 编码包含 16 个非结构蛋白（nonstructural protein，NSP）的开放阅读框 1ab（open reading frame 1ab，ORF1ab），而后 1/3 按顺序编码 S 蛋白、ORF3、ORF4a、ORF4b、ORF5、E 蛋白、M 蛋白、N 蛋白和 ORF8b。ORF4a 具有较强的抗干扰素作用，使用反向遗传学敲除 ORF4a 后，病毒的生长速度约下降到原来的 1/10。MERS-CoV 能在多个物种的多种细胞上生长，其中包括人、猴、猪、山羊、骆驼、果子狸、蝙蝠等。常用来培养和生长 MERS-CoV 的细胞主要包括恒河猴肾细胞系、绿猴肾细胞、人肺腺癌细胞和人肝癌细胞。另外，MERS-CoV 也能感染人的呼吸道上皮细胞、二类肺泡细胞及体外培养的呼吸道器官组织。和严重急性呼吸综合征冠状病毒类似，该病毒感染细胞后能产生很明显的致细胞病变效应；但和

严重急性呼吸综合征冠状病毒不同，MERS-CoV 的感染似乎没有极性，病毒既能从细胞的顶面释放，又能从基底释放。另外，病毒的生长复制对干扰素比严重急性呼吸综合征冠状病毒更敏感。

MERS-CoV 的受体是二肽基肽酶 4（dipeptidyl peptidase 4，DPP4），又称 CD26，其中来自人、猴、猪、果子狸及部分蝙蝠的 DPP4 能作为受体，而来自小鼠及其他啮齿类的 DPP4 不能作为受体。人的 DPP4 主要在肾、小肠、肝、前列腺及激活的白细胞上表达较高，肺部细胞表达 DPP4 但表达量并不很高。与 DPP4 相互作用的是 MERS-CoV 的 S 蛋白。S 蛋白是一类病毒融合蛋白，包含 S1 和 S2 2 个亚基。其中，S1 含有受体结合域（receptor binding domain，RBD），而 S2 含有膜融合所需的元件，包括膜融合肽（fusion peptide，FP）、2 个七肽重复区（heptad repeat，HR），以及跨膜区（transmembrane domain，TM）。RBD 位于氨基酸 358 ~ 662，用这段序列免疫产生的抗体能有效中和 MERS-CoV 的感染。MERS-CoV RBD 和人 DPP4 蛋白结合的共晶构象已由中国高福院士实验室和王新泉实验室解析。和严重急性呼吸综合征冠状病毒类似，在 MERS-CoV 的 S1 和 S2 间，在 FP 前有蛋白酶切位点。蛋白酶的切割对激活 S2 膜融合功能是必需的，这些蛋白酶包括胰蛋白酶、巯基蛋白酶、组织蛋白酶和丝氨酸蛋白酶。

MERS-CoV 的动物模型主要以灵长类动物为主，小鼠不能被 MERS-CoV 感染。

免疫特征 MERS-CoV 的感染会导致患者的白细胞减少，特别是淋巴细胞的减少。病毒的生

长对是否存在干扰素特别敏感。MERS-CoV 在感染人呼吸道上皮细胞、人肺腺癌细胞及体外培养的呼吸道器官时，并不诱导表达大量的 I 型干扰素、III 型干扰素和致炎症因子，但在感染巨噬细胞时，能诱导表达大量的细胞因子和趋化因子，如肿瘤坏死因子、白细胞介素-6、白细胞介素-12、γ 干扰素、γ 干扰素诱导蛋白-10、单核细胞趋化蛋白 1、白细胞介素-8 等。MERS-CoV 在感染人肺腺癌细胞时，能激活白细胞介素-17 通路，并抑制主要组织相容性复合体 I 和主要组织相容性复合体 II 的表达。

致病性 MERS-CoV 具有有限的人与人之间传播能力，且通常需非常近距离的接触。确诊患者的死亡率约为 36%。大部分患者为男性或老人，且死亡病例多数都同时患有至少一种其他疾病。

MERS-CoV 感染后产生的症状主要包括发热、咳嗽、肌痛、关节痛、呼吸困难。大部分患者（约 2/3）在感染 MERS-CoV 后，都产生非常严重的呼吸道疾病，如肺炎、急性呼吸窘迫综合征，常伴感染性休克及多个器官衰竭，约有 1/3 的患者伴肠胃炎的症状，出现肾衰竭；但也有少部分患者症状轻缓，甚至约有 10% 的患者无任何症状。

实验室检测 MERS-CoV 的检测还主要依赖实时聚合酶链反应。可用来扩增的目标区域包括 E 蛋白基因的上游区（upE）、ORF1a 的 NSP6 区、ORF1b 的 NSP14 区，以及 N 蛋白基因区。其中 upE 和 ORF1a 的检测灵敏度相似，比 ORF1b 的检测灵敏度要好，是首推的检测方法。根据世界卫生组织的要求，要确诊是否感染了 MERS-CoV 需要至少 2 个

不同区域的实时聚合酶链反应阳性，或 1 个实时聚合酶链反应阳性，另外 1 个聚合酶链反应产物被测序验证。用来检验的样本以呼吸道样本为主，以下呼吸道的样本更好。另外，该病毒也曾在少数患者的血液、尿液及粪便中发现，但效价很低。血清学鉴定方法正在开发中。

相关疾病防治原则　还无针对 MERS-CoV 的有效治疗药物或疫苗。虽然在体外实验中干扰素、环孢素 A、利巴韦林、瑞德西韦、硝唑尼特和洛匹那韦能有效地抑制病毒在细胞中的繁殖，且干扰素加利巴韦林在 MERS-CoV 感染的恒河猴动物模型上比较有效，但在患者上的治疗效果还是未知数。治疗主要以维持患者的主要器官功能为主。

（钱朝晖　金　奇）

yánzhòng jíxìng hūxī zōnghézhēng
guànzhuàng bìngdú 2

严重急性呼吸综合征冠状病毒 2（Severe acute respiratory syndrome coronavirus 2，SARS-CoV-2）

分类学上属于冠状病毒科（Coronaviridae）、β 冠状病毒属（Betacoronavirus）、Sarbecovirus 亚属。又称 2019 新型冠状病毒，简称 SARS 冠状病毒 2。该病毒的感染能导致严重肺炎和急性呼吸窘迫综合征（acute respira-tory distress syndrome，ARDS）等严重呼吸疾病，导致患者死亡。

发现史　2019 年 12 月，在中国武汉暴发了聚集性的、不明原体导致的肺炎，约 30% 的病例患有 ARDS。随后，中国医学科学院、中国疾病预防控制中心、中国科学院武汉病毒研究所和中国人民解放军军事医学科学院等对患者样本进行了病原体分离、序列测定和鉴定，确定该病原体为一种新型冠状病毒。2020 年 1 月 12 日，中华人民共和国国家卫生健康委员会向全世界公布了该病毒的完整基因组序列，世界卫生组织（World Health Organization，WHO）将其临时命名为 2019-nCoV。2020 年 2 月 11 日，国际病毒分类委员会将该病毒正式命名为 SARS-CoV-2，同日 WHO 将其导致的疾病正式命名为 2019 冠状病毒病（corona virus disease 2019，COVID-19）。随着新型冠状病毒的传播和不停变异，WHO 进一步将重要的新型冠状病毒变异株分为 Alpha、Beta、Gamma、Delta 和 Omicron 变异株。自 2022 年后，全球流行的新型冠状病毒均来自 Omicron 变异株。

生物学特征　SARS-CoV-2 是正链单链 RNA 病毒，带有囊膜。病毒颗粒呈多种形态但以球形为主，直径为 60~140nm。在病毒囊膜上，含有 3 类囊膜蛋白，即 S 蛋白、E 蛋白和 M 蛋白。用来扩增和培养该病毒的细胞主要为绿猴肾细胞和人肺腺癌细胞，病毒感染这两种细胞能产生明显的致细胞病变效应。另外，绿猴肾细胞也常被用于 SARS-CoV-2 的噬斑试验。病毒能感染分化的人呼吸道上皮细胞。SARS-CoV-2 在 4℃ 环境下，相对稳定，在病毒传递用培养基中放置 14 天后，病毒效价约下降到原来的 1/5；随着温度越高，病毒的稳定性也越差，在 22℃ 时能存活 7 天，但病毒效价下降到原来的 1/2000；在 37℃，仅能存活 1 天，且病毒效价下降到超过原来的 1/3000；在 56℃ 放置 30 分钟能完全灭活病毒；在 70℃ 仅需 5 分钟就能完全灭活病毒。SARS-CoV-2 在不同物体表面存活时间也不一样，在 22℃ 和 65% 湿度的条件下，纸上放置 3 个小时后，就完全检测不到活病毒；在木头和衣服上也仅能存活 1 天，且病毒效价下降到原来的 1/50 万以上；在玻璃表面能存活 2 天，病毒效价下降到原来的 1/20 万；在不锈钢和塑料表面存活的时间稍微长一些，达到 4 天，但病毒效价下降到原来的 1/20 万，第 7 天的时候，完全没有活性。SARS-CoV-2 对日常使用的清洁剂包括肥皂，70% 乙醇等都非常敏感，5 分钟几乎都能灭活所有病毒。

SARS-CoV-2 的基因组长度约 29.9kb，鸟嘌呤和胞嘧啶含量约 38%，与严重急性呼吸综合征病毒基因组的同源性约为 80%；与其他冠状病毒一样，其基因组 5′ 端含有甲基化的帽子，3′ 端含有多聚腺苷酸尾巴，可直接作为翻译的模板；基因组的前 2/3 编码 ORF1ab，所翻译的多聚蛋白 1ab（polyprotein 1ab，PP1ab）共 7096 个氨基酸，包含 16 个非结构蛋白（nonstructural protein，NSP），分别为 NSP1、NSP2 …… NSP15、NSP16（图 1）。NSP1 能抑制宿主的信使 RNA 翻译和干扰素的产生，但能促进病毒 RNA 的翻译；NSP2 的功能未知；NSP3 在所有 NSP 中最大，含有 1945 个氨基酸，多次跨膜，被认为与 NSP4 和 NSP6 形成复合物，促进病毒复制所需的双层膜结构形成（double membrane vesicle，DMV）。NSP3 含有多个结构域，包括一个腺苷二磷酸核糖水解酶结构域，一个类木瓜蛋白酶（papain-like protease，PLP），跨膜结构域及其他多个未知功能的区域。PLP 具有蛋白酶活性，和另外一个病毒蛋白酶 NSP5 将 PP1ab 切割为 16 个 NSP。NSP7 和 NSP8 具有引物酶的活性，与 NSP12（病毒的依赖

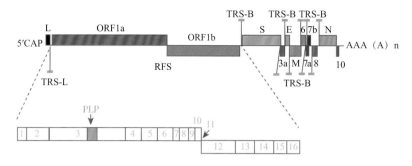

图 1　SARS-CoV-2 基因组

注：开放阅读框（open reading frame，ORF）；3a、6、7a、7b、8、10 分别为 ORF3a、ORF6、ORF7a、ORF7b、ORF8 和 ORF10；前导序列（leader，L）；转录调节序列（transcription regulatory sequence，TRS）；转录调节序列先导体（transcription regulatory sequenceleader，TRS-L）；转录调节序列体（transcription regulatory sequence-body，TRS-B）；核糖体移码位点（ribosome frame shift site，RFS）；类木瓜蛋白酶（palpain-like protease，PLP）。1~16 为病毒的非结构蛋白 1~16。

于 RNA 的 RNA 聚合酶）形成核心转录/复制复合物，起始病毒的转录和复制；NSP9、NSP10、NSP13、NSP14 和 NSP16 等在病毒基因组和信使 RNA 的帽子结构的合成中起重要作用。NSP9 调节 NSP12 的酶活性；NSP10 和 NSP16 形成异源二聚体，催化病毒 RNA 帽子结构中核糖 2′-O 的甲基化；NSP13 具有 RNA 三磷酸酶水解酶和 RNA 解旋酶的活性，参与病毒 RNA 帽子的合成和 RNA 合成的延伸；NSP14 与 NSP10 形成复合物，具有 3′ 端到 5′ 端的外切酶活性，在 RNA 合成中具有校对功能；NSP15 具有 RNA 内切酶的活性，能拮抗宿主对病毒的固有免疫。另外，NSP1、NSP3、NSP12、NSP13 和 NSP14 具有一定拮抗干扰素的作用。

基因组的后 1/3 主要编码结构蛋白及辅助蛋白。SARS-CoV-2 的结构蛋白主要包括 S 蛋白、E 蛋白、M 蛋白和 N 蛋白。在 S 和 E 基因之间编码 1 个辅助蛋白 ORF3a，在 M 和 N 基因之间编码 4 个辅助蛋白，包括 ORF6、ORF7a、ORF7b 和 ORF8，在 3′ 端非翻译区内还编码另外一个辅助

蛋白 ORF10。其中 ORF3a 和 ORF6 具有拮抗干扰素的功能。SARS-CoV-2 的 S 蛋白介导病毒的入侵，也是形成病毒"冠状"形态的蛋白质。S 蛋白含有 1273 个氨基酸，包含 2 个亚基，S1 和 S2。在 S1 和 S2 之间存在一个弗林蛋白酶，该位点被认为对病毒感染呼吸道上皮细胞非常重要。S1 亚基包括未知功能的氮端区域和受体结合区（receptor binding domain，RBD），而 S2 亚基含有膜融合所需元件。RBD 大概位于 S1 的 319~541aa，RBD 上与受体结合的关键氨基酸位点决定了 SARS-CoV-2 在人与人之间的传播效率及对不同种属受体的利用程度，如第 493、第 498 和第 501 氨基酸。RBD 以外的氨基酸也能极大地影响病毒的传播效率，如 D614G 的突变就增强了病毒的传播。与严重急性呼吸综合征病毒一样，SARS-CoV-2 的受体也是人的血管紧张素转换酶 2（human angiotensin converting enzyme 2，ACE2）。猴、穿山甲、狐狸、雪貂、松鼠、中菊头蝠等物种的 ACE2 也能高效介导病毒的入侵，但小鼠 ACE2 并不是很有效的受

体。肝素、神经纤毛蛋白及高密度脂蛋白清道夫受体 B1 也能促进 SARS-CoV-2 感染。SARS-CoV-2 结合受体后，进入细胞主要有两种途径，一是直接从细胞质膜进入，另外一种是通过胞吞途径进入。SARS-CoV-2 的 S 蛋白与人 ACE2 结合后，需被特定蛋白酶切割后才能被激活，从而发生构象变化，导致膜融合。胰蛋白酶、丝氨酸酯酶 2、丝氨酸酯酶 4、丝氨酸酯酶 11，以及溶酶体内的巯基蛋白酶、组织蛋白酶 L 都能激活 SARS-CoV-2 的 S 蛋白。虽然具体的位点并不确定，但一般认为切割点靠近膜融合肽的上游，其中，S2′ 是可能的位点之一。病毒选择哪个入侵途径，主要看合适的宿主蛋白酶是否存在。M 蛋白是在病毒颗粒的形成中起最关键作用的蛋白。M 蛋白和 E 蛋白在 SARS-CoV-2 的装配、核心形成及出芽过程中起重要作用。M 蛋白、E 蛋白和 N 蛋白在细胞中的共同表达能更有效促进类病毒颗粒的形成。N 蛋白能识别病毒基因组上的包装信号序列并与之结合形成核衣壳，与 M 蛋白作用促进病毒颗粒的形成。另外，M 蛋白和 N 蛋白也具有一定的抗干扰素作用。

与其他冠状病毒类似，SARS-CoV-2 的复制和转录也是在 DMV 中完成。一般认为病毒的非结构蛋白 NSP3、NSP4 及 NSP6 对 DMV 的形成非常重要。除 ORF1a 和 ORF1ab，其他所有蛋白的表达都由特定的亚基因组信使 RNA 完成。SARS-CoV-2 亚基因组的合成非常独特。病毒利用在每个 ORF 前的特异的 TRS，采用了独特的不连续性转录机制选择合成不同的负链亚基因组 RNA，然后再由此合成亚基因组信使 RNA，翻译

成结构蛋白。病毒的装配一般认为是在 ERGIC（ER golgi intermediate compartment）上完成，装配完的病毒再由溶酶体胞吐途径释放到细胞外。

有关 SARS-CoV-2 的起源和中间宿主，仍未知。在所有冠状病毒中，SARS-CoV-2 基因组与蝙蝠冠状病毒 BANAL-20-52 的同源性最高，为 96.8%，因而 SARS-CoV-2 被认为最初可能来源于蝙蝠，但对于是否直接由蝙蝠传人还是通过一个未知的中间宿主仍然不清楚。SARS-CoV-2 能感染多种动物，包括猴、猫、犬、雪貂、水貂、老虎及仓鼠等。常用的动物模型主要包括人 ACE2 转基因小鼠、叙利亚仓鼠及多种猴。利用 SARS-CoV-2 小鼠适应株的普通小鼠模型也已建立。

免疫特征　在 SARS-CoV-2 感染的患者中，常出现淋巴细胞（特别是 T 细胞数量）、血小板和白细胞的减少，而 C 反应蛋白、D-二聚体和降钙素原水平增加。在重症患者的肺泡灌洗液和血液中，多个炎症因子包括γ干扰素、白细胞介素-1β，白细胞介素-6、白细胞介素-12、白细胞介素-17、白细胞介素-18、肿瘤坏死因子、趋化因子 CXC 配体 2、趋化因子 CCL8、趋化因子 CXC 配体 1、白细胞介素-33 和趋化因子 IP10 等的表达水平提高，但 I 型干扰素和 III 型干扰素几乎检测不到。虽然外源中和抗体能有效治疗 SARS-CoV-2 感染，但患者体内的 SARS-CoV-2 抗体水平与 COVID-19 严重程度无关，但 T 细胞特别是 CD4 T 细胞的反应与控制 SARS-CoV-2 感染呈正相关，虽然 SARS-CoV-2 是一个全新的病毒，但如果体内存在的其他冠状病毒的 T 细胞对 SARS-CoV-2 有交叉反应，也会有一定的保护作用。虽然有报道称冠状病毒存在抗体介导的增强效应，但在 SARS-CoV-2 感染的患者和动物模型中尚未看到任何明显证据。

致病性　SARS-CoV-2 感染的潜伏期一般在 1~14 天，和具体的变异株密切相关，原始株的平均潜伏期约为 5 天，而有的 Omicron 变异株的潜伏期只有 1 天。患者在症状出现前已具有传染性，患者释放的病毒在症状出现前 2~3 天到出现后的第 1 周都维持在较高水平，随后开始下降。释放过程可持续 2~3 周，甚至更长。典型症状包括 38.1~39.0℃ 的低热和干咳，通常伴随味觉和嗅觉的消失。大部分的感染者为无症状、轻症和中症患者，一般 1 周内症状基本消失，只需居家隔离。10%~15% 的患者在症状出现后的第 2 周，症状持续，病情加重，出现严重肺炎，需住院治疗，症状主要包括发热、咳嗽、气短、肌肉酸痛、关节痛及疲倦等，部分患者还伴有肠胃症状。约 20% 的住院患者死亡。脓毒症、呼吸衰竭、急性呼吸窘迫综合征、感染性休克、急性心脏损伤、心力衰竭、凝血病及肾衰竭等是导致死亡的主要原因。即使治愈后，患者可能仍然存在一些其他后遗症，如容易疲倦、肌无力、睡眠困难等。截至 2024 年 2 月 18 日，全球累计确诊病例人数已超过 7 亿 7469 万，累计死亡病例超过 700 万人。随着年龄越长，CFR 越高，且男性高于女性，肥胖、高血压及糖尿病等也与 CFR 有一定相关性。

实验室检测　SARS-CoV-2 的检测方法主要分为核酸检测、抗原检测及抗体检测。核酸检测方法一般为实时聚合酶链反应和恒温扩增技术，灵敏度可达到几个拷贝的 SARS-CoV-2 RNA。检测的病毒序列目标区域包括 ORF1ab 的 NSP12（RNA 聚合酶），NSP14（3′~5′端外切酶），S 蛋白、E 蛋白和 N 蛋白等基因区。患者样本主要为咽拭子、唾液及肺灌洗液等。至少需要 2 对或 2 对以上不同区域检测结果为阳性才能确诊为阳性检测结果。聚合酶链反应技术高度灵敏，耗时相对较长。抗原检测更加便宜、快速，可在 15~30 分钟内得到结果，但灵敏度和特异度相对差一些。另外，血清学方法检测抗体也可甄别感染，通过酶联免疫吸附试验检测患者血清中的抗 SARS-CoV-2 抗体免疫球蛋白 M 的水平，可确定患者是否近期感染过 SARS-CoV-2，但该方法的灵敏度和特异度相对于核酸检测要差一些。直接利用细胞培养分离病毒，虽然准确度最高，但耗费时间且缺乏灵敏度。

相关疾病防治原则　SARS-CoV-2 的传播主要分为 3 种方式，即接触传播、飞沫传播、气溶胶传播。其中接触传播和飞沫传播为主要方式。保持社交距离，避免聚集人群，戴口罩，勤洗手，清洁物体表面及保持空气流通等是防范 SARS-CoV-2 感染的有效措施。SARS-CoV-2 疫苗是减轻 SARS-CoV-2 感染症状最有效的办法，同时在一定程度上也能降低感染概率，但是否能阻断传染仍然未知。截至 2023 年 3 月，已有多款病毒疫苗获得不同国家的紧急使用批准，其中包括 2 款病毒 S 蛋白的信使 RNA 疫苗，2 款病毒灭活疫苗及 2 款基于腺病毒 26 为载体 S 蛋白腺病毒疫苗等。有关 SARS-CoV-2 的有效治疗药物，主要包括 S 蛋白的单抗鸡尾酒、瑞德西韦、奈玛特韦片/利托那韦片及莫诺拉韦等。羟氯喹等虽然在细胞水平能有效抑制 SARS-CoV-2，但临床试验中并无效果。低剂量的激素及抗白细胞介素-6 抗体的药物能减轻过激炎症反应，在临床上有一定的效果。

（钱朝晖　金　奇）

rén guànzhuàng bìngdú OC43

人冠状病毒 OC43（*Human coronavirus OC43*）

系统分类学上属冠状病毒科（*Coronaviridae*）、β 冠状病毒属（*Betacoronavirus*）、Embecovirus 亚属。具有囊膜的正链 RNA 的冠状病毒。引起普通感冒。

发现史　人冠状病毒 OC43 由美国病毒学家肯尼思·麦金托什（Kenneth McIntosh）在 1967 年用人胚气管和鼻组织培养技术分离和培养成功，病毒样本来自美国国立卫生研究院患急性上呼吸道疾病的工作人员。

生物学特征　人冠状病毒 OC43 是具有囊膜的正链 RNA 病毒。其囊膜为脂质双层，含有 4 类囊膜糖蛋白，即 S 蛋白、E 蛋白、M 蛋白和 HE 蛋白。病毒的基因组长度约 30.7kb，其鸟嘌呤和胞嘧啶含量约为 37%。基因组的 5′ 端含有甲基化的帽子，3′ 端含有多聚腺苷酸尾巴，可直接作为翻译的模板。基因组的前 2/3 编码包含 16 个非结构蛋白的开放阅读框 1ab（open reading frame 1ab，ORF1ab），后 1/3 按顺序编码 ORF2a、HE 蛋白、S 蛋白、ORF5a、E 蛋白、M 蛋白和 N 蛋白。通过对基因组序列的进一步分析，OC43 病毒可分为 4 种亚型，即 A 亚型、B 亚型、C 亚型和 D 亚型，其中 A 亚型最古老，D 亚型由 B 亚型和 C 亚型通过同源重组产生。分子时钟分析认为

人冠状病毒 OC43 来自牛冠状病毒，约产生于 1890 年。人冠状病毒 OC43 的 S 蛋白和牛冠状病毒的 S 蛋白非常相似，在 S1 和 S2 之间有一个保守的由 5 个碱性氨基酸（RRSRR/G）组成的弗林蛋白酶或类弗林蛋白酶的切割位点。S 蛋白的 N 端 298 个氨基酸组成一个类半乳凝素结构，能结合细胞表面的糖基 5-N-乙酰-9-O-乙酰神经氨酸。与细胞表面的糖基结合对于人冠状病毒 OC43 的感染是必需的，但仅有此条件还不够。病毒的蛋白受体还没有被发现。人冠状病毒 OC43 能在多种细胞上生长，但最常用来分离和培养病毒的是 HRT-18 细胞，培养温度可在 33℃ 或 37℃。另外，分化的人呼吸道上皮细胞也能用来分离和培养人冠状病毒 OC43。该病毒的繁殖较快，周期为 6~8 小时，但病毒感染后致细胞病变效应不是很明显。

免疫特征　大部分人在儿童期都曾被人冠状病毒 OC43 感染过，因而血清抗人冠状病毒 OC43 的抗体几乎都呈阳性。病毒感染神经细胞后能诱导表达白细胞介素-6、肿瘤坏死因子和单核细胞趋化蛋白 1。

致病性　人冠状病毒 OC43 在全球广泛存在，和人冠状病毒 229E 一起被认为是较常引起普通感冒的冠状病毒，占普通感冒的 10%~30%。病毒的感染主要发生在冬季和早春，病毒的潜伏期为 2~4 天。常见的感染症状主要包括发热、流涕、咳嗽，但在婴儿、老人、免疫缺陷的患者中可导致较严重的呼吸道疾病，如支气管炎和肺炎等。有研究认为人冠状病毒 OC43 的感染可能跟多发性硬化症有一定的相关性。

实验室检测　病毒检测主要

使用呼吸道样本，在提取 RNA 后进行人冠状病毒 OC43 特异的实时聚合酶链反应检测。检测所使用的引物一般是针对人冠状病毒 OC43 的 N 蛋白和 M 蛋白。另外，酶联免疫吸附试验，以及基于 HRT-18 和牛肾细胞的 IFA 也常被用来检测人冠状病毒 OC43。

相关疾病防治原则　还没有有效的治疗药物或疫苗用于人冠状病毒 OC43 感染的防治。虽然广谱的 3CL 蛋白酶抑制剂在细胞模型中能有效抑制病毒的复制，但其体内效果尚未见报道。

（钱朝晖　金　奇）

rén guànzhuàng bìngdú HKU1

人冠状病毒 HKU1（*Human coronavirus HKU1*）

系统分类学上属冠状病毒科（*Coronaviridae*）、β 冠状病毒属（*Betacoronavirus*）、Embecovirus 亚属。具有囊膜的正链 RNA 的冠状病毒。引起普通感冒。

发现史　人冠状病毒 HKU1 于 2005 由中国香港教授胡钊逸（Patrick CY Woo）和袁国勇（Kwok-Yung Yuen）团队首先发现并测定全序，病毒的样本来自香港 1 例 71 岁肺炎患者。虽然该病毒发现于 2005 年，但病毒的分离和培养直到 2010 年才由美国北卡罗来纳大学的实验室首次实现。

生物学特征　人冠状病毒 HKU1 是具有囊膜的正链 RNA 病毒。其囊膜为脂质双层，含有 4 类囊膜糖蛋白，即 S 蛋白、E 蛋白、M 蛋白和 HE 蛋白。病毒的基因组长度为 29~30kb，其中鸟嘌呤和胞嘧啶含量约 32%，是所有冠状病毒中最低的，且密码子使用偏好性非常严重。基因组的 5′端含有甲基化的帽子，3′端含有多聚腺苷酸尾巴，可直接作为翻译的模板。基因组的前 2/3 编码

包含 16 个非结构蛋白（nonstructural protein，NSP）的开放阅读框 1ab（open reading frame 1ab，ORF1ab），后 1/3 按顺序编码 HE 蛋白、S 蛋白、ORF4、E 蛋白、M 蛋白及 N 蛋白。另外，在 N 蛋白的编码区内还存在另外一个编码区 N2（又称 ORF8）。在非结构蛋白 NSP3 的氨基末端有一段独特的以 10 个氨基酸为单位的酸性串联重复序列（NDDEDVVTGD），重复的次数在不同人冠状病毒 HKU1 株上变化很大，可从几个到几十个，其具体功能未知。通过对基因组序列的进一步分析，人冠状病毒 HKU1 可分为 3 种亚型，即 A 亚型、B 亚型和 C 亚型，C 亚型由 A 亚型和 B 亚型通过同源重组产生。人冠状病毒 HKU1 的 S 蛋白和鼠肝炎病毒、人冠状病毒 OC43 及牛冠状病毒的 S 蛋白比较相似。在 S1 和 S2 之间有一个由 5 个碱性氨基酸（RRKRR）组成的弗林蛋白酶或类弗林蛋白酶的切割位点。人冠状病毒 HKU1 的受体为人 TMPRSS2 蛋白。人冠状病毒 HKU1 只能在分化的人呼吸道上皮细胞和 Ⅱ 型肺泡细胞上培养扩增。人呼吸道上皮细胞可直接用来分离和培养人冠状病毒 HKU1 的临床样本。虽然有报道人肺癌细胞可被人冠状病毒 HKU1 S 蛋白包裹的假病毒所感染，但此细胞并不能被真正的人冠状病毒 HKU1 感染。另外，人冠状病毒 HKU1 在人呼吸道上皮细胞上的感染是有极性的，病毒的进入和释放都是在分化的细胞顶部进行。病毒的培养可在 32℃ 或 34℃ 进行。

免疫特征　大部分人在儿童期都曾被人冠状病毒 HKU1 感染过，因而血清抗人冠状病毒 HKU1 的抗体几乎都呈阳性，但阳性的比例略小于其他人冠状病毒。人冠状病毒 HKU1 在感染乙型肺泡细胞后，能诱导细胞表达 λ 干扰素、γ 干扰素诱导蛋白-10、趋化因子受体 5 和白细胞介素-6。

致病性　人冠状病毒 HKU1 在全球广泛存在，在人群中的流行冬春季较多。在患呼吸道疾病的患者中，视患者的来源和组成，人冠状病毒 HKU1 感染的患者所占比例为 0 ~ 4.4%，平均为 0.9%。人冠状病毒 HKU1 能引起普通感冒，但偶尔也能引起较严重的下呼吸道疾病，如肺炎等。常见的感染症状主要为发热、流涕和咳嗽；若感染发生在下呼吸道，也能引起呼吸困难。另外，有研究报道认为人冠状病毒 HKU1 感染和热性癫痫发作有一定的相关性。较严重的病症常见于患有其他疾病的婴幼儿和老年患者中。

实验室检测　病毒检测主要使用呼吸道样本，在提取 RNA 后进行人冠状病毒 HKU1 特异的实时聚合酶链反应检测。检测所使用的引物一般是针对人冠状病毒 HKU1 的 N 蛋白和依赖于 RNA 的 RNA 聚合酶。另外，病毒 DNA 芯片也被用于人冠状病毒 HKU1 及其他冠状病毒的检测。

相关疾病防治原则　针对人冠状病毒 HKU1 还没有有效的治疗药物或疫苗。虽然广谱的 3CL 蛋白酶抑制剂在细胞模型中能有效抑制病毒的复制，但其体内效果尚未见报道。

（钱朝晖　金奇）

zhèngnián bìngdú kē

正黏病毒科（*Orthomyxoviridae*）

一类单链、负链、分节段 RNA 病毒家族。以甲型、乙型、丙型和丁型流行性感冒病毒属，以及传染性鲑鱼贫血症病毒属、索戈托病毒属（*Thogotovirus*）和 Quarja 病毒属为主要成员。

生物学特征　正黏病毒科病毒颗粒形态多样，可呈球形、丝状。球形颗粒直径为 50 ~ 120nm；丝状病毒颗粒大小为（200 ~ 300）nm× 20nm。其囊膜上覆盖着的突起，含参与病毒感染过程的血凝素，能帮助病毒颗粒从被感染细胞表面释放出来的神经氨酸酶，及具有受体结合和切割功能的 HEF 蛋白。病毒基因组为 6 ~ 8 个分节段的单链、负链 RNA，共 12 000 ~ 15 000 个核苷酸，各基因 5′端末端重复序列为 12 ~ 13 个核苷酸，3′端末端重复序列为 9 ~ 11 个核苷酸。

甲型流行性感冒病毒具有广泛的感染宿主谱，包括家禽和野禽、人、马、猪、海豹、猫科、犬科、蝙蝠等，通常认为野生水禽是其天然宿主；乙型流行性感冒病毒能感染人和海豹；丙型流行性感冒病毒可感染婴幼儿和猪。传染性鲑鱼贫血症病毒感染鲑鱼，索戈托病毒主要感染蚊子、蜱、海虱和人等哺乳动物，Quarja 病毒主要感染蜱和人等哺乳动物，这些病毒无抗原间的交叉反应。同型病毒在同一细胞内复制时易发生重配，形成重配株。pH 低于 2.0 时，或 56℃ 下加热 30 分钟后，能明显灭活病毒的感染力；脂溶剂和去污剂可破坏病毒囊膜，可导致感染性下降甚至完全消失；甲醛、紫外线和 γ 射线等能使病毒颗粒失去感染力。

主要病毒属与病毒种　正黏病毒科主要包括甲型、乙型、丙型和丁型流行性感冒病毒属，以及传染性鲑鱼贫血症病毒属、索戈托病毒属和 Quarja 病毒属。甲型流行性感冒病毒属根据其表面血凝素和神经氨酸酶分成多个种，通常称为亚型，已发现的有 16 个血凝素亚型（H1～H16），9 个神经氨酸酶亚型（N1～N9），从蝙蝠中发现了 H17N10 和 H18N11 亚型基因，但并未分离得到活病毒。传染性鲑鱼贫血症病毒属只有一个成员传染性鲑鱼贫血症病毒，该病毒可导致多种鱼类的严重贫血。索戈托病毒属有 Thogoto 病毒、Dhori 病毒及 Araguari 病毒 3 种病毒。Quarja 病毒属含 Quaranfil 病毒、Johnston Atoll 病毒和 Lake Chad 病毒。

意义 甲型流行性感冒病毒在人群中常以流行形式出现，能引起世界性流行性感冒大流行；也能在动物中引起流行性感冒流行，可致动物死亡。乙型流行性感冒病毒只在人群中引起局部暴发流行。丙型流行性感冒病毒主要以散在形式感染婴幼儿。丁型流行性感冒病毒感染牛、羊、猪，暂无感染人的报道。

（舒跃龙）

jiǎxíng liúxíngxìng gǎnmào bìngdú shǔ

甲型流行性感冒病毒属（Influenzavirus A）

系统分类学上属正黏病毒科（Orthomyxoviridae）。具有囊膜的病原体。包括多种亚型，具有广泛的宿主范围，容易发生变异。

生物学特征 甲型流行性感冒病毒属病毒常呈球形，直径为 80～120nm；丝状体常见于刚分离到的病毒，长度为 200～300nm。

甲型流行性感冒病毒对热敏感，通常情况下 56℃下 30 分钟可被灭活。-40～4℃条件下不稳定，只能短期保存，-70℃以下可保存数年，反复冻融会使病毒失活；流行性感冒病毒的最适 pH 为 7.0～8.0，pH 过低或过高均会影响病毒的感染力；紫外线可灭活该病毒；此外，甲型流行性感冒

病毒对乙醚、氯仿、丙酮等有机溶剂均敏感，对氧化剂、卤素化合物、重金属、去污剂、乙醇和甲醛均敏感；乳酸和醋酸也可灭活病毒。

主要病毒种 甲型流行性感冒病毒属只含有甲型流行性感冒病毒一种病毒，而甲型流行性感冒病毒根据其血凝素和神经氨酸酶蛋白结构及其基因特性分为 16 个血凝素亚型（H1～H16）和 9 个神经氨酸酶亚型（N1～N9）。从蝙蝠发现了 H17N10 和 H18N11 亚型病毒核酸，但并未分离到活病毒。

致病性 同一个甲型流行性感冒病毒株在不同宿主中的致病性不同。甲型流行性感冒病毒在动物中广泛分布，人类与感染了甲型流行性感冒病毒的动物接触过程中可能感染甲型流行性感冒病毒；甲型流行性感冒病毒可在人群中呈季节性流行，甚至能引起全球范围的流行性感冒大流行。

（舒跃龙）

jiǎxíng liúxíngxìng gǎnmào bìngdú

甲型流行性感冒病毒（Influenza A virus）

系统分类学上属正黏病毒科（Orthomyxoviridae）、甲型流行性感冒病毒属（Influenzavirus A）中的唯一病毒种。具有单链、负链、分节段 RNA 的病原体。能感染禽类和哺乳动物。部分甲型流行性感冒病毒能感染人类，造成流行性感冒大流行或在人群中持续流行成为季节性流行性感冒。野禽中能检测到所有亚型的甲型流行性感冒病毒，通常呈无症状流行；部分亚型会导致家禽发病甚至死亡。

发现史 1928 年，美国科学家麦克布来德（Mcbryde）等用病猪未经过滤的呼吸道黏液感染猪获得成功，但用过滤的黏液感染

未能成功。随后，另一位美国科学家肖普（Shope）于 1930 年用过滤液感染雪貂，成功分离出猪流行性感冒病毒。英国科学家史密斯（Smith）等参照肖普的方法，于 1933 年用患者咽喉部洗液的过滤液通过鼻腔感染雪貂，实验操作人员接触患病的雪貂后出现流行性感冒样症状，遂从该工作人员体内成功分离到第一株人流行性感冒病毒 [A/Wilson-Smith/1933（H1N1）]。

事实上，最早分离到甲型流行性感冒病毒是在 1902 年，当时从鸡体内分离出的病毒称为鸡瘟病毒（Fowl plague virus，FPV），1955 年通过病毒颗粒核蛋白抗原性研究，才认识到其是甲型流行性感冒病毒的一员，现称为 H7N7 亚型流行性感冒病毒 [A/Chicken/Brescia/1902（H7N7）]。

生物学特征 甲型流行性感冒病毒为单链、负链、分节段 RNA 病毒，共含 8 个基因节段，共 13 588 个核苷酸，已发现编码 12～14 种结构蛋白和非结构蛋白（图 1）。在 8 个病毒 RNA 节段的 3′端有 12 个保守的核苷酸序列为 3′HO-UCGUUUUCGUCC-，5′端有 13 个保守的核苷酸序列为-GGAA-CA-AAGAUGAppp5′，这些序列具有转录启动子的活性。病毒颗粒结构分为三层，最外一层为来源于宿主细胞的双层脂质膜，膜上有血凝素（Hemagglutinin，HA）、神经氨酸酶（Neuraminidase，NA）和离子通道蛋白（M2）散在分布，HA 和 NA 的比为（4～5）∶1；中间层为基质蛋白 M1 蛋白形成的球形蛋白壳，病毒核心由核蛋白、3 种聚合酶蛋白（PB1、PB2 和 PA）和病毒的单链 RNA 构成的核糖核蛋白复合物（ribonucleoprotein complex，RNPs）。

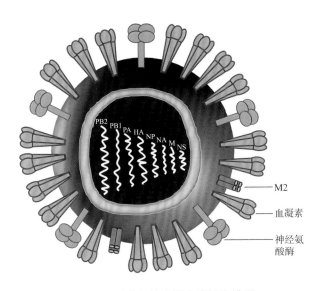

图1　甲型流行性感冒病毒结构模拟

甲型流行性感冒病毒共有16个HA亚型和9个NA亚型，近期从蝙蝠体内发现H17N10和H18N10新亚型，但未成功分离到病毒。不同HA亚型和NA亚型的组合，形成不同的甲型流行性感冒病毒，如H7N9病毒，属于甲型流行性感冒病毒中的H7和N9亚型。

甲型流行性感冒病毒根据标本的类型、分离宿主（若宿主是人可省略）、分离地点、分离序列号和分离年份（血凝素和神经氨酸酶亚型）[A/Fujian/411/2002（H3N2）]来命名。有些毒株可根据其相似的谱系，典型宿主或亚型来简称，如与A/Fujian/411/2002（H3N2）相似的病毒称为Fujian株、季节性流行性感冒病毒或H3N2流行性感冒病毒。有些流行性感冒病毒在宿主中流行或适应后，也可根据宿主的种类来简称，如人流行性感冒、禽流行性感冒、猪流行性感冒、马流行性感冒等。禽流行性感冒病毒根据其在家禽尤其是在鸡中的致病性又可分为低致病性禽流行性感冒病毒（*Low pathogenic avian*

influenza virus）和高致病性禽流行性感冒病毒（*Highly pathogenic avian influenza virus*）。

流行性感冒病毒被宿主细胞胞吞内化过程大体有4个途径：通过网格蛋白小凹，该途径主要是受体介导的方式；通过液泡；不依赖非网格蛋白或非液泡途径；巨胞饮。病毒表面的HA0在呼吸道表面胰蛋白酶或细胞酶的作用下切割为HA1和HA2。胞质内体中的H⁺经病毒离子通道（M2）进入病毒颗粒内，切割后的HA蛋白在酸性环境下（pH降到5左右）构象发生改变，融合肽暴露，引发膜融合，病毒颗粒内部的RNPs释放到胞质（脱壳），RNPs被转运到宿主细胞核内，进行转录和复制。新合成的RNPs出胞核到达装配位置，病毒膜蛋白经加工修饰后，嵌入细胞膜内，该胞膜包裹病毒RNPs，以出芽方式释放子代病毒颗粒（芽生）。

甲型流行性感冒病毒16个HA亚型和9个NA亚型均能在野禽中检测到，且野禽感染禽流行性感冒病毒后一般不发病或只表现为轻微的临床症状，因此野禽被认为是甲型流行性感冒病毒的天然宿主。甲型流行性感冒病毒宿主谱非常广泛，能感染包括禽类、猪、马、猫、犬、海豹和人在内的多种宿主，同时甲型流行性感冒病毒也有一定的宿主限制性，如人流行性感冒病毒以

H1N1、H2N2和H3N2亚型为主，猪群中流行的流行性感冒病毒主要是H1N1、H1N2和H3N2亚型，马中分离到的流行性感冒病毒主要是H3N8和H7N7亚型。病毒和宿主是决定甲型流行性感冒病毒宿主特异性的主要因素。流行性感冒病毒表面HA蛋白与宿主细胞表面的受体相结合是流行性感冒病毒感染宿主的关键性步骤。流行性感冒病毒HA识别的受体类型主要分为两类，一类是α2,3半乳糖唾液酸，另一类是α2,6半乳糖唾液酸。所有的马流行性感冒病毒和禽流行性感冒病毒对α2,3半乳糖唾液酸具有亲嗜性，季节性流行性感冒病毒和猪流行性感冒病毒对α2,6半乳糖唾液酸的亲和性更高。禽类肠道细胞的受体类型以α2,3为主，人的呼吸道上皮细胞的受体类型以α2,6为主，因此禽流行性感冒病毒难感染人，人流行性感冒病毒也很难在禽体内高效复制；禽流行性感冒病毒可通过突变或与人流行性感冒病毒重配改变其受体结合特性，即由α2,3转变为α2,6受体结合特性，进而感染人，甚至引起流行性感冒流行和大流行。1957年亚洲流行性感冒大流行和1968年香港流行性感冒大流行都是由当时人群中流行的流行性感冒病毒与禽流行性感冒病毒重配后的新病原引起的。2009年的甲型H1N1病毒是人-猪-禽流行性感冒病毒的三源重配病毒。

甲型流行性感冒病毒的理化特性见正黏病毒科或甲型流行性感冒病毒属。

免疫特征　甲型流行性感冒病毒感染的靶细胞以上呼吸道上皮细胞为主，一般不进入血液，病毒血症及全身感染较少见，但高致病性禽流行性感冒（H5N1、

H5N6 或 H7N9 等所致）患者多表现为重症肺炎，甚至多脏器功能衰竭。甲型流行性感冒病毒抗原变异最频繁，包括抗原漂移和抗原转变，前者指流行性感冒病毒亚型内部经常发生的点变异，是量变过程，可造成每年不同程度的流行性感冒流行；后者是由于流行性感冒病毒基因组分节段特性，而易产生同型不同株间基因重配，引起 HA 抗原性的明显变异，可引起流行性感冒大流行。

致病性 患者、病畜和病禽是甲型流行性感冒病毒的主要传染源，缺乏保护力的人群和动物普遍对甲型流行性感冒病毒易感。人流行性感冒病毒一般通过空气飞沫传播；禽流行性感冒病毒常通过接触或吸入病禽带病毒的排泄物、空气飞沫，吸入患者呼吸道分泌物、排泄物、气溶胶和密切接触造成感染。有些动物或人感染病毒后并不发病，这种隐性感染者更具有危害性。造成人季节性流行性感冒的甲型流行性感冒通常具有短期内突然暴发、迅速蔓延、季节性明显（温带地区秋冬季是发病高峰）、发病率高而病死率较低、起病急但病程短且很少有后遗症等特点。由于甲型流行性感冒病毒易发生变异，因此需要监测病毒抗原性的变异，及时更换疫苗株成分，以保证流行性感冒病毒疫苗的有效性。

季节性流行性感冒病毒和猪流行性感冒病毒通常导致宿主轻微的呼吸道症状及消化道症状，病死率较低，但合并细菌感染或有基础疾病的患者或患猪死亡率增高。禽流行性感冒病毒感染禽类通常不发病或仅表现出轻微的症状及产蛋率下降等，但某些低致病性禽流行性感冒病毒在家禽中流行一段时间后可突变为高致病性禽流行性感冒病毒，病死率极高。禽流行性感冒病毒偶尔也可感染人，并可能导致较高的死亡率。流行性感冒病毒首先侵犯人体鼻黏膜的纤毛上皮细胞，进一步侵犯人的气管和支气管，复制出大量新的病毒颗粒，病毒颗粒穿过呼吸道黏膜进入其他细胞。流行性感冒病毒感染的最终结果是引起呼吸道细胞脱落，通常只损伤上呼吸道的细胞，但肺炎病例证实气管和肺泡都有感染病灶的存在。由于表皮细胞的破坏降低了对细菌的抵抗力，常继发细菌感染。感染流行性感冒病毒后支气管的炎症反应和肺功能的异常可持续数周至数月，肺功能异常主要是限制性和阻塞性换气功能障碍，伴肺泡气体交换异常和气道高反应性。流行性感冒临床症状可能与促炎性细胞因子和趋化因子有关。

实验室检测 包括一般实验室检查和病原学相关检查。

一般实验室检查 ①外周血常规：白细胞总数一般不增多或减少。②血生化：部分患者出现低钾血症，少数患者肌酸激酶、谷草转氨酶、谷丙转氨酶、乳酸脱氢酶、肌酐等升高。③胸部影像学检查多数患者无肺内受累，发生肺炎者影像学检查可见肺内斑片状、多叶段渗出性病灶；进展迅速者，可发展为双肺弥漫的渗出性病变或实变，个别患者可见胸腔积液。

病原学相关检查 主要包括病毒分离、病毒抗原检测、核酸检测和血清学检测。病毒分离为实验室检测的金标准；病毒的抗原和核酸检测可用于早期诊断；抗体检测可用于回顾性调查，但对早期诊断意义不大。①病毒核酸检测：检测呼吸道标本（咽拭子、鼻拭子、鼻咽或气管抽取物、痰）中的流行性感冒病毒核酸，包括反转录聚合酶链反应和实时反转录聚合酶链反应等。病毒核酸检测的特异性和敏感性好，且能快速区分病毒型别和亚型。此外，对病毒核酸的序列测定，是分析病毒亚型及基因变异特点的重要方法。基于桑格测序法的一代测序技术及兴起的深度测序技术，均可用于流行性感冒病毒的序列测定。②病毒分离培养：流行性感冒病原学检测的基础，流行性感冒病毒可在猴肾、人胎肾、牛肾、地鼠肾和鸡胚细胞等原代细胞培养中生长。多采用犬肾细胞株和鸡胚从呼吸道标本中分离流行性感冒病毒。致细胞病变效应因毒株而异，培养结果常用红细胞凝集试验初步判定。③病毒抗原检测（快速诊断试剂检测）：快速抗原检测方法可采用免疫荧光的方法，检测呼吸道标本（咽拭子、鼻拭子、鼻咽或气管抽取物中的黏膜上皮细胞），使用特异性抗体区分甲型、乙型流行性感冒，一般可在数小时内获得结果。还可用胶体金试验，一般能在 10~30 分钟获得结果。对快速检测结果的解释应结合患者的流行病史和临床症状综合考虑，在非流行期，阳性筛查结果有可能是假阳性；在流行期，阴性的筛选检测结果可能是假阴性。这两种情况均应考虑使用核酸检测或病毒分离培养行进一步确认。④血清学诊断：检测流行性感冒病毒特异性抗体免疫球蛋白 M 和免疫球蛋白 G 水平或病毒血凝抑制抗体、微量中和抗体水平。单一采集发病 14 天或之后的血清标本效价高于正常人抗体水平 2 倍以上或恢复期抗体水平比急性期有 4 倍或 4 倍以上升高有诊断意义。

相关疾病防治原则 包括以下方面。

疫苗 由于流行性感冒病毒各型别/亚型间不能产生足够的交叉保护抗体，流行性感冒病毒疫苗含有多个组分。自1978~1979年流行季节开始，世界卫生组织开始推荐使用包含H1N1、H3N2和乙型流行性感冒病毒的三价流行性感冒病毒疫苗。2012年食品药品监督管理局批准了包含H1N1、H3N2及乙型2个系（Yamagata系和Victoria系）的四价流行性感冒病毒疫苗，以弥补三价流行性感冒病毒疫苗只含有乙型1个系而导致的疫苗不匹配现象。

治疗 ①一般治疗：根据病情严重程度确定治疗场所。非住院患者居家隔离，保持房间通风；充分休息，多饮水，饮食应易于消化和富有营养；密切观察病情变化，尤其是对老人和儿童患者，必要时住院治疗。②抗病毒治疗：临床上用于抗流行性感冒病毒的药物主要有3种类型，一类是烷胺类药物，即M2离子通道抑制剂，包括金刚烷胺和金刚乙胺，该类药物仅作用于甲型流行性感冒病毒，对乙型流行性感冒病毒无效；一类是神经氨酸酶抑制剂，包括奥司他韦、扎那米韦、帕拉米韦、拉尼那米韦；第三类是RNA聚合酶抑制剂，包括巴洛沙韦。甲型流行性感冒病毒对烷胺类药物已存在普遍耐药性，因此建议不再使用烷胺类抑制剂治疗和预防流行性感冒；而大多流行性感冒毒株依然对NA抑制剂敏感，故NA抑制剂依然是治疗和预防甲型、乙型流行性感冒的有效药物，且建议早期使用，但要根据流行性感冒病毒耐药性的监测结果随时调整抗流行性感冒病毒药物的种类。由于巴洛沙韦的作用机制与前两种药物不同，其通过选择性地抑制甲型和乙型流行性感冒病毒的帽依赖性内切核酸酶活性，从而抑制信使RNA合成来抑制病毒复制。因此，对于奥司他韦耐药株，巴洛沙韦同样有效。③对症、支持治疗：若出现低氧血症或呼吸衰竭，应及时给予相应的治疗措施，包括氧疗或机械通气等。合并休克时给予抗休克治疗。出现其他脏器功能损害时，给予相应的支持治疗。合并细菌和/或真菌感染时，给予相应抗菌和/或抗真菌药物治疗。重症和危重患者，也可考虑使用流行性感冒患者恢复期血浆或疫苗接种者免疫血浆进行治疗。在对症治疗中要重视营养支持，注意预防和治疗胃肠功能不全，及时纠正内环境紊乱，尤其是电解质紊乱及代谢性酸中毒。④隔离及防护：病情较轻者注意居家静养，不去人员密集的公共场所；注意减少与他人的接触，避免传染他人。外出或与他人接触时应主动戴口罩；咳嗽、打喷嚏时应用手帕或纸巾掩住口鼻；密切观察病情变化，尤其是对老年和儿童患者。

预后 普通流行性感冒病毒感染具有自限性，病程短，恢复快，且不留后遗症，大多预后良好。但在高危人群中，重症肺炎是流行性感冒最常见的严重并发症，可导致死亡。

（舒跃龙）

rén gǎnrǎn gāozhìbìngxìng qín liúxíngxìng gǎnmào bìngdú

人感染高致病性禽流行性感冒病毒（*Human infection with the highly pathogenic avian influenza virus*）

系统分类学上属正黏病毒科（*Orthomyxoviridae*）、甲型流行性感冒病毒属（*Influenzavirus A*）。是在禽中流行的甲型流行性感冒病毒。根据对鸡致病力的不同，禽流行性感冒病毒可分为高致病性禽流行性感冒病毒（*Highly pathogenic avian influenza virus*，HPAIV）、低致病性禽流行性感冒病毒（*Low pathogenic avian influenza virus*，LPAIV）和无致病性禽流行性感冒病毒（*Non-pathogenic avian influenza virus*，NPAIV）。感染人的高致病性禽流行性感冒病毒亚型有H5N1、H5N6、H7N7，此外，还有一些低致病性禽流行性感冒病毒可感染人，包括H3N8、H6N1、H7N2、H9N2和H10N8等亚型。

发现史 1997年，首例人感染HPAIV H5N1亚型确诊病例为中国香港地区的1例急性肺炎、呼吸窘迫综合征的3岁男童，其后又确诊17例患者，其中有6例死亡。2003年，H5N1亚型感染病例再次出现。截至2023年12月，全球共报道了人感染高致病性H5N1禽流行性感冒病毒病例878例，其中死亡病例458例。病例分布于23个国家，中国共有55例，死亡32例。2003年，H7N9流行性感冒病毒在荷兰家禽中暴发，造成千万只禽类死亡，共有89例禽类工作者感染，其中一名兽医死于重症肺炎。2004年加拿大确诊2例H7N3感染，其中一例感染高致病性H7病毒。H7亚型是曾导致人感染病例数最多的禽流行性感冒病毒亚型，中国内地累计报告人感染H7N9禽流行性感冒病毒病例1537例，病死率39.8%，2019年4月之后无新增病例。2014年，中国报告了全球首例人感染H5N6禽流行性感冒病毒病例，截至2023年12月，全球总共报告了H5N6病例超过80例。2021年，俄罗斯南部7名养殖场员工感染了 H5N8 亚型禽流行性感冒病毒，随后全球无新增 H5N8 病例报道。

生物学特征 感染人的高致病性 H5N1 禽流行性感冒病毒 8 个基因片段全部为禽源，没有发生与人群或猪群中流行的流行性感冒病毒的重配。H5N1 禽流行性感冒病毒主要识别和结合的受体末端为 SAα2,3Gal 的寡糖，人上呼吸道气管上皮细胞含 SAα2,6Gal 的寡糖，人的肺泡上皮细胞和细支气管上皮细胞含 SAα2,3Gal 的寡糖。因此病毒复制部位主要在下呼吸道，可能是限制 H5N1 禽流行性感冒病毒人际传播的重要原因。该病毒对小鼠致病力差异较大，可能同 PB2 蛋白 E627K 突变有关。动物实验发现可在哺乳动物中（雪貂）传播的 H5N1，其血凝素具有 N158D、N224K、Q226L、T318I 突变，前三点突变使 H5 病毒识别 α2,6 半乳糖唾液酸链接，T318I 可增强血凝素耐酸性，同病毒复制能力密切相关的聚合酶（如 PB2 蛋白 E627K 等）可能也参与。

新型重配 H7N9 禽流行性感冒病毒能识别和结合 SAα2,3Gal 和 SAα2,6Gal 两种受体，比 H5N1 禽流行性感冒病毒更容易感染人。

理化特性见正黏病毒科和甲型流行性感冒病毒属。

免疫特征 H5N1 禽流行性感冒病毒和 H7N9 禽流行性感冒病毒可感染肺泡上皮细胞（以 Ⅱ 型肺泡上皮细胞为主）（图1），宿主往往产生很强的免疫病理反应，大量的细胞因子和趋化因子过度表达，从而造成免疫病理损伤，临床表现为肺炎和重症肺炎，此为其高病死率的重要原因。H5N1 禽流行性感冒病毒、H7N9 禽流行性感冒病毒不同于季节性流行性

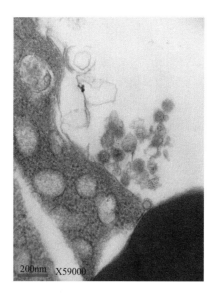

200nm X59000

图1 H7N9 禽流行性感冒病毒颗粒电镜

感冒病毒，季节性流行性感冒病毒感染往往只局限于呼吸系统，而 H5N1 禽流行性感冒病毒死亡病例中约 82% 有病毒血症，可在血浆中检测和分离到病毒，且病毒会扩散到全身各个器官组织，甚至包括脑组织，H7N9 感染患者血液及粪便中也可检测到病毒。存活病例在感染恢复期能检测到特异性保护性抗体产生及记忆性细胞免疫应答。

致病性 禽感染大部分禽流行性感冒病毒后一般不表现出症状，但家禽（如鸡等）感染高致病性禽流行性感冒病毒（如 H5 或 H7 亚型）后会 100% 死亡。禽流行性感冒病毒感染人后临床症状各不相同，可表现为呼吸道症状、结膜炎、急性肺炎甚至死亡。人感染高致病性 H5N1 和 H5N6 后一般病情较重，病死率较高；感染 H7 亚型后主要表现为结膜炎；感染 H7H9 禽流行性感冒病毒后主要表现为呼吸道症状，包括肺炎、呼吸窘迫综合征等。

传染源 携带病毒的禽类或被其污染的环境是主要的传染源。

传播途径 人与禽的接触是主要的传播途径，可通过呼吸道或密切接触感染禽类的分泌物和排泄物而感染；偶尔通过密切接触病例而感染。

易感人群 由于宿主特异性，禽流行性感冒病毒通常很难突破种属屏障感染人，人群并不易感；但是在某些情况下，禽流行性感冒病毒可感染人，其具体的机制并不很清楚。

实验室检测 人感染高致病性禽流行性感冒病毒的检测方法见甲型流行性感冒病毒的实验室检测。

相关疾病防治原则 包括如下方面。

隔离和防护措施 接触禽类、涉足活禽市场、罹患慢性疾病均是禽流行性感冒病毒感染和致病的危险因素。因此预防禽流行性感冒，建议采用如下措施：推进现代化养殖和经营模式，逐步改变人们的活禽消费习惯；逐步在全国大中城市取消活禽的市场销售和宰杀，对无法取消活禽交易的市场，实施休市制度和严格的卫生管理措施；与禽类接触频繁，尤其是与病禽或高度怀疑感染了禽流行性感冒病毒的禽类接触的人群要做好防护措施，使用合适的个人防护用品，眼、鼻、口、手等部位通常是流行性感冒病毒进入人体的途径，应重点防护，保持个人卫生，勤洗手，勤锻炼，已患有季节性流行性感冒的人应更加注意避免接触禽类。

疫苗 人用 H5N1 禽流行性感冒病毒疫苗只作为应对流行性感冒大流行储备疫苗，人群中尚无须预防性接种高致病性禽流行性感冒病毒疫苗。

药物 禽流行性感冒病毒属于甲型流行性感冒病毒，神经氨

酸酶抑制剂和巴洛沙韦是临床上治疗禽流行性感冒病毒感染的有效药物。

监测 病毒的变异进化很难预测，所以要加强对病毒的实时监测，通过对病毒进化、重配、药物敏感性、临床特征及宿主范围等各个方面的实时监测，为风险评估、应对措施的制定及临床治疗提供科学依据。

（舒跃龙）

yǐxíng liúxíngxìng gǎnmào bìngdú shǔ
乙型流行性感冒病毒属（*Influenzavirus B*）
系统分类学上属正黏病毒科（*Orthomyxoviridae*）。可引发乙型流行性感冒，在人群中呈季节性流行。有报道称海豹也能感染乙型流行性感冒病毒。

生物学特征 乙型流行性感冒病毒属的病毒颗粒含有囊膜，呈球形或丝状。表面的突起是血凝素、神经氨酸酶、NB 和 BM2。乙型流行性感冒病毒基因组由 8 个分节段的负链单链 RNA 组成，全长共含 14 548 个核苷酸，病毒颗粒构成特点见甲型流行性感冒病毒属。病毒理化特性见正黏病毒科和甲型流行性感冒病毒属。

主要病毒种 乙型流行性感冒病毒属仅包括乙型流行性感冒病毒一个种。根据乙型流行性感冒病毒其表面血凝素抗原性的不同，乙型流行性感冒病毒分为 Yamagata 和 Victoria 2 个系。2001~2002 年流行性感冒季节以来，来自 2 个不同系的乙型流行性感冒病毒均在流行，只是流行水平有所不同。

致病性 乙型流行性感冒病毒主要在人群中呈季节性流行，也可引起局部流行或暴发，未曾引起全球流行性感冒大流行。也有报道在海豹中发现乙型流行性感冒病毒。宿主限制性是乙型流行性感冒病毒未引起全球范围内流行性感冒大流行的重要原因。

（舒跃龙）

yǐxíng liúxíngxìng gǎnmào bìngdú
乙型流行性感冒病毒（*Influenza B virus*）
系统分类学上属正黏病毒科（*Orthomyxoviridae*）、乙型流行性感冒病毒属（*Influenzavirus B*）中的唯一种。具有负链单链 RNA 的病原体。主要在人群中呈季节性流行，只引起局部流行性感冒暴发，从未引起世界性流行性感冒大流行。

发现史 1940 年弗兰奇（Franci）首次发现与甲型流行性感冒病毒抗原性完全不同的流行性感冒病毒 B/Lee/40，称为乙型流行性感冒病毒；1983 年后科学家们认识到人群中流行的乙型流行性感冒病毒可分为 2 个系，以 B/Victoria/2/1987 和 B/Yamagata/16/1988 为代表，分别称为 B-Victoria 系和 B-Yamagata 系。

生物学特征 乙型流行性感冒病毒的基因组与甲型流行性感冒病毒类似，均为 8 个分节段的负链单链 RNA 病毒，但乙型流行性感冒病毒的第 6 个 RNA 基因编码神经氨酸酶和 NB 两种蛋白。

免疫特征 1983 年以来，基于血凝素的进化分析，乙型流行性感冒病毒分为 2 个谱系，即 B-Victoria 系和 B-Yamagata 系。2 个谱系的毒株总是在不同时间、不同地区成为优势株。1990 年后，B-Yamagata 毒株在全球广泛流行，B-Victoria 系毒株主要在 20 世纪 80 年代出现，90 年代时只是散发存在。2001 年开始，B-Victoria 系毒株开始在全球范围内再次出现并与 B-Yamagata 毒株形成共流行，二者交替成为优势株，与曾经（1985~2007 年）总是某一单一谱系的乙型流行性感冒病毒在若干年内都是优势株相反。并因此世界卫生组织推荐 B-Yamagata 毒株（B/Shandong/7/97，B/Hong Kong/330/01）成为疫苗株。

人群对乙型流行性感冒病毒普遍易感，感染后有一定的免疫力。乙型流行性感冒病毒的进化比甲型流行性感冒病毒慢，但比丙型流行性感冒病毒快。

致病性 乙型流行性感冒病毒没有天然动物宿主，人是乙型流行性感冒病毒的主要宿主，另从荷兰海豹中分离到的一株乙型流行性感冒病毒。乙型流行性感冒患者及隐性感染者为主要传染源，乙型流行性感冒病毒主要通过空气中的飞沫、人与人之间的接触或与被污染物品的接触传播。乙型流行性感冒以冬春季节流行为主，可引起局部暴发流行，但不会引起世界性流行性感冒大流行。人感染乙型流行性感冒病毒后的临床症状和感染甲型流行性感冒病毒相似，以呼吸道症状为主，也会伴有胃肠道症状及肌肉酸痛等全身症状。

一直以来，人们认为乙型流行性感冒病毒给人群造成的病情远远轻于甲型流行性感冒，然而，有相关研究表明乙型流行性感冒也能导致严重的病情，尽管分子水平存在不同，但甲型流行性感冒和乙型流行性感冒的临床症状和疾病严重程度似乎并无区别，且实际上乙型流行性感冒引起的继发性细菌感染会导致严重的疾病及不良预后。在全世界范围内，感染乙型流行性感冒病毒后儿童比成人罹患严重疾病的可能性更大。乙型流行性感冒在儿童中引起的住院率、肺炎发生率和病死率与甲型流行性感冒相似。

实验室检测 包括一般实验

室检查和病原学相关检查。

一般实验室检查 外周血：白细胞总数减少，淋巴细胞相对增多，嗜酸性粒细胞消失；合并细菌性感染时，白细胞总数和中性粒细胞增多。

病原学相关检查 ①病毒分离：将急性期患者的含漱液接种于鸡胚羊膜囊、尿囊液或细胞系中，进行病毒分离。②血清学抗体检查：用血凝抑制试验、补体结合试验等测定急性期和恢复期血清中的抗体，如有4倍以上升高，为阳性；可应用微量中和试验检测中和抗体。③病毒核酸检测：使用反转录聚合酶链反应和实时反转录聚合酶链反应等检测呼吸道标本（咽拭子、鼻拭子、鼻咽或气管抽取物、痰）中的流行性感冒病毒核酸。④检测病毒抗原：取患者鼻洗液中黏膜上皮细胞的标本，用荧光或酶标记的流行性感冒病毒免疫血清染色检出抗原。

相关疾病防治原则 包括疫苗预防、抗病毒药物治疗及隔离防护等。

疫苗 按照疫苗所含组分，流行性感冒病毒疫苗可分为三价疫苗和四价疫苗。三价疫苗组分含有A（H3N2）亚型、A（H1N1）亚型和B型毒株的1个系，四价疫苗组分是在三价疫苗组分基础上增加B型流行性感冒病毒疫苗的另一个系。

抗病毒药物 乙型流行性感冒病毒对临床上用于抗流行性感冒病毒的三类药物中的烷胺类药物不敏感，因此只能选用神经氨酸酶抑制剂或聚合酶抑制剂治疗乙型流行性感冒病毒感染。神经氨酸酶抑制剂临床治疗效果的好坏在很大程度上与临床流行性感冒诊断的准确性和速度相关。乙

型流行性感冒病毒发生耐药突变的比例远比甲型流行性感冒病毒低，大部分乙型流行性感冒病毒对神经氨酸酶抑制剂敏感。

对症治疗与隔离防护 见甲型流行性感冒病毒。

（舒跃龙）

bǐngxíng liúxíngxìng gǎnmào bìngdú shǔ

丙型流行性感冒病毒属（*Influenzavirus C*）

系统分类学上属正黏病毒科（*Orthomyxoviridae*）。

生物学特征 丙型流行性感冒病毒属病毒含7个RNA节段，而甲型流行性感冒病毒属和乙型流行性感冒病毒属病毒含8个RNA节段，丙型流行性感冒病毒属病毒不含RNA 6节段。其主要理化特性见正黏病毒科和甲型流行性感冒病毒属。

主要病毒种 丙型流行性感冒病毒属中仅含有一个病毒种，即丙型流行性感冒病毒。

致病性 与甲型流行性感冒病毒和乙型流行性感冒病毒相比，丙型流行性感冒病毒通常以散发形式出现，主要侵袭婴幼儿，也能感染猪，一般不引起流行。

（舒跃龙）

bǐngxíng liúxíngxìng gǎnmào bìngdú

丙型流行性感冒病毒（*Influenza C virus*）

系统分类学上属正黏病毒科（*Orthomyxoviridae*）、丙型流行性感冒病毒属（*Influenzavirus C*）中的唯一病毒种。该病毒主要在婴幼儿中呈散发流行，也曾在猪中检出过。

发现史 1947年泰勒（Taylor）发现与甲型流行性感冒病毒和乙型流行性感冒病毒抗原性完全不同的新型流行性感冒病毒，称为丙型流行性感冒病毒。

生物学特征 与甲型流行性感冒病毒不同，丙型流行性感冒

病毒无亚型划分，同时丙型流行性感冒病毒也没有乙型流行性感冒不同谱系的划分。与正黏病毒科的其他病毒一样，丙型流行性感冒病毒是有囊膜的单链RNA病毒，在细胞膜的表面有糖蛋白。丙型流行性感冒病毒只有一种糖蛋白，即血凝素酯酶融合蛋白，这些糖蛋白负责病毒与细胞膜的结合和融合，随后病毒蛋白和基因组释放入宿主细胞。丙型流行性感冒病毒是流行性感冒病毒中唯一表达酯酶的病毒，其酯酶与甲型流行性感冒病毒和乙型流行性感冒病毒中的神经氨酸酶的功能类似，均用于切割宿主细胞的受体，促进成熟的病毒颗粒从被感染的细胞中释放。甲型流行性感冒病毒能同时通过抗原漂移和抗原转变来进化，而丙型流行性感冒病毒仅能发生抗原漂移。

丙型流行性感冒病毒的理化特性，见正黏病毒科和丙型流行性感冒病毒属。

免疫特征 感染丙型流行性感冒病毒后，人的免疫系统会产生针对该病毒的抗体，多数5~10岁的儿童已产生了针对丙型流行性感冒病毒的抗体。

致病性 丙型流行性感冒病毒没有天然动物宿主，可通过飞沫传播，呼吸道上皮细胞为其感染的靶细胞。丙型流行性感冒病毒感染很少有下呼吸道症状，但偶尔会引起轻微的上呼吸道感染，出现发热（体温可达38~40℃）、干咳、流涕、头痛及肌痛等症状。既往有在猪中检测到丙型流行性感冒病毒的报道，没有丙型流行性感冒病毒导致其他动物致病的报道。

实验室检测 丙型流行性感冒病毒的基本检测方法同甲型流行性感冒病毒和乙型流行性感

病毒。实验室诊断通常包括病毒分离、血清学及其他检测。血凝抑制试验是检测抗体的方法之一。由于流行性感冒病毒中只有丙型流行性感冒病毒表达酯酶，原位酯酶杂交检测可用于检测丙型流行性感冒病毒。此外，检测丙型流行性感冒病毒核酸是快速、特异性的检测方法，包括使用反转录聚合酶链反应和实时反转录聚合酶链反应等检测呼吸道标本（咽拭子、鼻拭子、鼻咽或气管抽取物、痰）中的病毒核酸。

相关疾病防治原则　丙型流行性感冒病毒不能发生抗原转变，不会引起暴发流行及流行性感冒大流行，因此一般认为其对人类健康的威胁不大。无针对丙型流行性感冒病毒的疫苗。

（舒跃龙）

fùnián bìngdú kē

副黏病毒科（*Paramyxoviridae*）

一类感染人、动物、禽和鱼类，与黏液蛋白有特殊亲和性的有囊膜负链单链 RNA 病毒。病毒可通过融合蛋白介导病毒囊膜与细胞膜融合。其囊膜糖蛋白的生物学特性与正黏病毒科成员相似，而基因组结构与弹状病毒科成员相似。

生物学特征　病毒颗粒呈球形或多形性，偶见丝状，直径 $100 \sim 350 \mathrm{nm}$，有囊膜。病毒对热不稳定，甲醛、紫外线和脂溶剂能使病毒颗粒失去感染力。病毒囊膜由基质蛋白 M、融合蛋白 F 和血凝素-神经氨酸酶（部分种型为血凝素酶或主要吸附糖蛋白 G）3 种糖蛋白组成，融合蛋白 F 和血凝素-神经氨酸酶分别形成长度为 $8 \sim 12 \mathrm{nm}$ 的纤突。囊膜内部由多拷贝的核衣壳蛋白包裹的病毒 RNA 构成的螺旋形核衣壳核心。病毒基因组为不分节段的负链单链 RNA，长度为 $15.5 \sim 20.0 \mathrm{kb}$。不同种属病毒的基因组分别包含 $6 \sim 10$ 个基因、相互之间有 $1 \sim 47 \mathrm{bp}$ 的间隔区，编码核衣壳蛋白 N、融合蛋白 F、基质蛋白 M、血凝素-神经氨酸酶、磷酸化蛋白 P 和大蛋白 L，有些种属病毒基因组还编码非结构蛋白 NS 和小疏水蛋白 SH 等。病毒感染宿主细胞由细胞受体辅助完成，病毒囊膜与细胞膜融合进而将病毒的核衣壳释放至细胞质。病毒基因组参与病毒的复制、蛋白翻译及子代病毒颗粒的装配。病毒在细胞质中成熟，子代病毒通过出芽的方式释放。

主要病毒属与病毒种　副黏病毒科分为副黏病毒亚科（*Paramyxovirinae*）和肺病毒亚科（*Pneumovirinae*）。副黏病毒亚科包括呼吸道病毒属（*Respirovirus*）、腮腺炎病毒属（*Mumps rubulavirus*）、麻疹病毒属（*Morbillivirus*）、亨尼帕病毒属（*Henipavirus*）、禽腮腺炎病毒属（*Avulavirus*）、水副黏病毒属（*Aqua paramyxovirus*）和费尔拉病毒（*Ferlavirus*）7 个属；肺病毒亚科（*Pneumovirinae*）包括肺病毒属（*Pneumovirus*）和偏肺病毒属（*Metapneumovirus*）。其中与人类疾病相关的主要为呼吸道病毒属的人副流行性感冒病毒 1 型、人副流行性感冒病毒 3 型，腮腺炎病毒属的人副流行性感冒病毒 2 型、人副流行性感冒病毒 4 型及流行性腮腺炎病毒（*Mumps virus*），麻疹病毒属的麻疹病毒（*Measles virus*），亨尼帕病毒属的亨德拉病毒（*Hendra virus*）、尼帕病毒（*Nipah virus*），肺病毒属的人呼吸道合胞病毒（*Human respiratory syncytial virus*）及偏肺病毒属的人偏肺病毒（*Human metapneumovirus*）等。

意义　副黏病毒科病毒是一类重要的人类致病病原体，病毒感染可导致多种呼吸道或其他局部和全身症状，常见的疾病如麻疹、风疹、腮腺炎、上呼吸道感染、肺炎等，严重者可出现多脏器功能衰竭。针对麻疹、风疹和腮腺炎病毒的疫苗已经被列入计划免疫。麻疹病毒是世界卫生组织致力于控制的病毒。呼吸道合胞病毒是儿童肺炎的最主要病原体，也是与哮喘和成人慢性阻塞性肺疾病加重有关的主要病原体之一，缺乏疫苗和有效的治疗药物。相继报道亨德拉病毒、尼帕病毒和 Sosuga 病毒等感染人类并引发高病死率，给公共卫生和疾病防控带来严峻的挑战。

（王健伟　任丽丽）

fùnián bìngdú yàkē

副黏病毒亚科（*Paramyxovirinae*）

系统分类学上属副黏病毒科（*Paramyxoviridae*）。一类有囊膜的负链单链 RNA 的病原体家族。可感染人类和动物，该亚科病毒可通过呼吸道感染宿主。

生物学特征　副黏病毒亚科成员为一类具有囊膜的病毒，病毒颗粒直径为 $100 \sim 350 \mathrm{nm}$，一般呈椭圆形，有时具有多形性，可呈丝状。病毒囊膜由脂质双层和两种表面糖蛋白组成，这两种糖蛋白是融合蛋白 F 和血凝素-神经氨酸酶 [HN，部分家族成员为血凝素酶（H）]，糖蛋白在病毒颗粒表面形成 $8 \sim 12 \mathrm{nm}$ 的纤突；病毒颗粒内部是由多拷贝的碱性核衣壳蛋白包裹的病毒负链单链 RNA 基因组组成的螺旋形核衣壳。副黏病毒亚科家族中所有病毒的基因组组成形式类似，病毒基因编码的蛋白主要包括核衣壳蛋白 N、磷酸化蛋白 P、基质蛋白

M、融合蛋白F、血凝素-神经氨酸酶〔HN，部分家族成员为血凝素酶（H）〕和大蛋白L。该亚科成员不仅编码磷酸化蛋白的P基因，还编码不同的多肽；风疹病毒属和麻疹病毒属成员还编码小的疏水蛋白SH。

主要病毒属 依据病毒颗粒的形态、基因组的组成和进化关系及病毒编码蛋白的生物学特性，将副黏病毒亚科分为7个属，即呼吸道病毒属、腮腺炎病毒属、麻疹病毒属、亨尼帕病毒属、禽腮腺炎病毒属、水副黏病毒属和费尔拉病毒属（Ferlavirus）。其中4个属与人类疾病有关。呼吸道病毒属包括人副流行性感冒病毒1型、人副流行性感冒病毒3型，腮腺炎病毒属包括腮腺炎病毒和人副流行性感冒病毒2型、人副流行性感冒病毒4型和人副流行性感冒病毒5型，麻疹病毒属仅含麻疹病毒，亨尼帕病毒属包括亨德拉病毒和尼帕病毒2个种。

致病性 见副黏病毒科。

（王健伟 任丽丽）

rén fù liúxíngxìng gǎnmào bìngdú1～5 xíng

人副流行性感冒病毒1～5型

（Parainfluenza virus types 1～5）系统分类学上属副黏病毒科（Paramyxoviridae）、副黏病毒亚科（Paramyxovirinae）、呼吸道病毒属（Respirovirus）或腮腺炎病毒属（Mumps rubulavirus）。具有囊膜的负链单链RNA的病原体。人副流行性感冒病毒1型和3型属呼吸道病毒属（Respirovirus），2型、4型（包括4a和4b亚型）和5型属腮腺炎病毒属（Mumps rubulavirus）。

发现史 1956～1960年，人副流行性感冒病毒1～4型陆续被发现。副流行性感冒病毒的名称首次使用是在1959年，是因病毒感染引起流行性感冒样症状而得名。1型、2型和3型从下呼吸道感染的婴幼儿的呼吸道样本中通过细胞培养技术分离得到；4型从上呼吸道感染的儿童和青年的呼吸道样本中分离到，根据抗原性又将其分为4a和4b 2个亚型。人副流行性感冒病毒5型原命名为猴病毒5型，为1954年从原代猴肾组织中分离获得，与人副流行性感冒病毒2型具有较近的进化关系。

生物学特征 人副流行性感冒病毒病毒颗粒大小为150～200nm，呈椭圆形，为有囊膜的负链单链RNA病毒。病毒囊膜由脂质双层和2个表面糖蛋白，包括融合蛋白F和血凝素-神经氨酸酶（HN）组成，人副流行性感冒病毒5型囊膜上还有一个小的跨膜疏水蛋白SH。病毒颗粒内部是由多拷贝的碱性衣壳蛋白包裹的病毒负链单链RNA基因组组成的螺旋形核衣壳。人副流行性感冒病毒的受体是N-乙酰神经氨酸，在中性pH环境下病毒与细胞膜融合进而将病毒的核衣壳释放至细胞质中。所有的副流行性感冒病毒基因均编码6种蛋白，即核衣壳蛋白N、磷酸化蛋白P、基质蛋白M、融合蛋白F、血凝素-神经氨酸酶（HN）和大聚合酶蛋白L。编码P蛋白的基因至少编码一个以上的多肽。人副流行性感冒病毒5型还多编码一个小的疏水跨膜蛋白（SH蛋白）。病毒颗粒的装配在细胞质中完成，子代病毒通过出芽的方式释放。人副流行性感冒病毒对多种细胞系敏感，原代猴肾和人肾细胞、传代猴肾细胞（恒河猴肾细胞、绿猴肾细胞）和人肺癌细胞系（NCI-H292）均能分离病毒。人副流行性感冒病毒1型和4型的细胞培养需在培养基中加入胰酶，致细胞病变效应中少见合胞体的形成；人副流行性感冒病毒2型和3型的培养不需用胰酶，典型的致细胞病变效应为合胞体的形成。副流行性感冒病毒在环境中抵抗力较弱。

免疫特征 人副流行性感冒病毒感染后可诱发宿主的固有免疫应答、细胞免疫应答和体液免疫应答。人体细胞免疫应答可针对病毒的多种蛋白组分产生作用，从而限制和清除病毒的感染。仅针对病毒HN和F蛋白的抗体具有中和活性，且在这两种蛋白中，人副流行性感冒病毒1~4型之间具有保守的中和表位。针对该病毒的细胞免疫持续时间较短，可确保人体在当年流行季节中不被病毒感染；中和抗体在限制病毒下呼吸道的复制中具有重要作用，其对宿主的保护持续时间较长，但不能永久存在，因此人类可反复感染此病毒。

致病性 人副流行性感冒病毒在世界范围内广泛分布，是引起人类呼吸道感染的常见病毒，人类普遍易感。该病毒多在婴儿期就发生初次感染。病毒通过直接接触和气溶胶传播。病毒感染后在呼吸道上皮细胞中复制，引起发热和呼吸道症状。疾病的临床表现多样，包括鼻炎、咽炎、喉炎、支气管炎和肺炎。大多数人感染后症状较轻，疾病呈自限性，少数发展为支气管炎和肺炎等下呼吸道感染。各型的检出率和流行时间随着研究的人群、地域和时间的不同而略有差异；在温带地区，1型多在春季和秋冬季流行，2型多在夏秋季流行，3型在春夏季流行，4型隔年流行，一般在奇数年秋季高发。人副流行性感冒病毒 4 型和 2 型的流行率多低于 1 型和 3 型。

人副流行性感冒病毒 4 型引起的症状与其他型别引起的症状无明显差异，也会导致婴幼儿的急性下呼吸道感染。在儿童，初次感染人副流行性感冒病毒最严重的疾病是急性喉气管支气管炎（哮喘），引起哮喘的主要型别是 1 型和 2 型。人副流行性感冒病毒 5 型广泛感染哺乳动物，能从多种人体组织中分离出来，20% 人群血清中有抗人副流行性感冒病毒 5 型的抗体，其感染除导致犬传染性支气管炎，在其他动物和人类均不致病。人副流行性感冒病毒 5 型多作为载体用于病毒疫苗的研究。

实验室检测　人副流行性感冒病毒感染可通过病毒分离，用免疫荧光检测呼吸道分泌物中的特异性病毒抗原或通过反转录聚合酶链反应检测病毒的核酸来确诊。培养方法和荧光方法检测抗原方法虽然特异度好，但灵敏度较低，最好使用鼻咽抽吸物和鼻洗液样本；核酸检测方法灵敏，用拭子样本即可，但是其阳性结果仅能提示病毒核酸的存在而不能确定病毒的有效感染。

相关疾病防治原则　针对副流行性感冒毒感染尚无特效治疗和预防药物，也无疫苗。勤洗手、多通风、增强宿主抵抗力、避免接触患者等预防呼吸道病毒感染性疾病的方法有助于预防该病毒的感染。

（王健伟　任丽丽）

mázhěn bìngdú shǔ

麻疹病毒属（*Morbillivirus*）
系统分类学上属副黏病毒科（*Paramyxoviridae*）、副黏病毒亚科（*Paramyxovirinae*）。一类有囊膜的负链单链 RNA 的病原体家族。

可感染人类和动物。

生物学特征　病毒颗粒直径 100～300nm，呈球形或丝状，多形性明显。基因组为线状负链单链 RNA，全长约含 16 000 个核苷酸。病毒颗粒至少含有 6 种蛋白：核衣壳蛋白 N 为病毒的主要蛋白，与病毒 RNA 结合形成螺旋对称的核衣壳；磷酸化蛋白 P 为 RNA 聚合酶结合蛋白；基质蛋白 M 参与构成病毒囊膜，与病毒的复制装配及出芽有关；融合蛋白 F 与病毒的溶血特性有关，参与构成病毒囊膜，介导病毒与细胞的膜融合，在病毒进入宿主细胞中起关键作用；血凝素（H）是病毒主要的糖蛋白，通过二硫键连接成的同源二聚体位于病毒囊膜表面，具有凝血活性，在病毒颗粒与细胞表面受体吸附中发挥重要作用；大蛋白 L 为 RNA 聚合酶。麻疹病毒的 N、F、H、M、P、L 基因存在着异质性，多样性最显著的是 N 基因的羧基端。

主要病毒种　该属病毒已被发现并被正式命名的有 6 个种，包括麻疹病毒（*Measles virus*）、犬瘟热病毒（*Canine distemper virus*）、鲸类麻疹病毒（*Cetacean morbillivirus*）、小反刍兽疫病毒（*Peste-des-petis-ruminants virus*）、海豹瘟热病毒（*Phocine distemper virus*）和牛瘟病毒（*Rinderpest virus*）。

致病性　麻疹病毒是麻疹病毒属中人们最熟知的人类病毒，可引起麻疹。已发现的其他麻疹病毒属成员主要感染反刍动物和海洋食肉动物，在大型牛科反刍动物中可引起疫情，导致牲畜死亡。在进化关系上，麻疹病毒与牛瘟病毒的亲缘关系较近，推测二者共同起源于 11～12 世纪。

（王健伟）

mázhěn bìngdú

麻疹病毒（*Measles virus*）　系统分类学上属副黏病毒科（*Paramyxoviridae*）、副黏病毒亚科（*Paramyxovirinae*）、麻疹病毒属（*Morbillivirus*）。具有不分节段、线状、负链单链 RNA 的呼吸道疾病的病原体。可引起患者发热、上呼吸道炎症、麻疹黏膜斑（科氏斑）及全身斑丘疹等疾病或症状。

发现史　人麻疹病毒可能来自动物，其基因组在进化关系上与感染牛的牛瘟病毒相近，据推测其可能是在中东地区早期文明中心时期进化并在人间传播。早在公元 6 世纪，就有关于在儿童中流行某种疾病的记载。1763 年，将这种疾病定义为麻疹。1790 年詹姆斯（James）首次报道了由麻疹引起的脑脊髓炎并发症。随后，彼得·帕纳姆（Peter Panum）对 1846 年法罗岛上流行的麻疹进行了完整的记载，并证实麻疹病毒可在人际间经呼吸道传播。1911 年科学家发现，将麻疹患者呼吸道分泌物注射给动物可引起动物发病。1933 年，道森（Dawson）描述了麻疹患者出现的亚急性硬化性全脑炎的症状。1954 年，恩德斯（Enders）和皮布尔斯（Peebles）等首次在人胚肾细胞上成功培养并分离到麻疹病毒，为研究和制备麻疹病毒疫苗奠定了基础。麻疹病毒疫苗自 1963 年起逐渐在全球得到推广应用。

生物学特征　麻疹病毒形态呈球形或丝状，直径 100～300nm，可呈现多形性。病毒外层为含脂类的双层囊膜，厚 10～22nm，表面有 8～10nm 的纤突，纤突呈放射状排列，纤突间距约 5nm。

病毒基因组为不分节段的线

状负链单链 RNA，全长约 16 000 个核苷酸，与病毒核衣壳蛋白 N 构成螺旋对称的核衣壳结构。病毒基因组编码 6 个主要结构蛋白，其编码基因顺序从 3′～5′端依次为核衣壳蛋白 N 基因、P/V/C 3 个顺式基因（编码磷酸化蛋白 P、V 和 C）、膜蛋白 M 基因、融合蛋白 F 基因、血凝素蛋白 H 基因、大聚合酶蛋白 L 基因。其囊膜上的纤突由 2 个糖蛋白构成，其中融合蛋白 F 与麻疹病毒的溶血特性有关，介导病毒与细胞的膜融合，在病毒进入宿主细胞中起关键作用；血凝素蛋白具有血凝活性，在病毒与宿主细胞受体结合中起重要作用。

麻疹病毒抗原性较稳定，只有一个血清型。麻疹病毒基因存在基因漂移，根据核苷酸序列的相似度世界上流行的毒株被分为 15 个基因型。

培养细胞对麻疹病毒的敏感性根据不同的野生型的毒株而差异较大。麻疹病毒最初是在原代猴肾细胞上被分离出来，随后传代猴肾细胞（如绿猴肾细胞、非洲绿猴肾细胞）也用于病毒的分离，其中分离成功率比较高的细胞系包括 EB 病毒转化的绒猴 B 淋巴细胞、人脐带血 T 淋巴细胞系和表达麻疹病毒受体——信号淋巴细胞激活分子的绿猴肾细胞。病变表现为细胞融合和合胞体的形成。

麻疹病毒对理化因素抵抗力较低，56℃加热 30 分钟和一般消毒剂均可灭活病毒。

免疫特征 免疫功能健全的人被麻疹病毒感染后主要产生体液免疫和细胞免疫，其免疫力持久。病毒的各种结构蛋白都会诱导宿主产生抗体：F 蛋白和 H 蛋白可诱导产生中和抗体，该抗体对抵抗病毒再感染起决定性作用；抗 H 抗体能阻止病毒吸附于敏感细胞上，但不能阻止病毒在相邻细胞间扩散；病毒其他蛋白诱导的抗体对病毒的再感染无保护作用。在麻疹病毒感染恢复过程中，细胞免疫起主要作用。免疫细胞受病毒的刺激活化后，细胞毒性 T 细胞可直接杀伤感染的靶细胞，自然杀伤细胞经抗体依赖性细胞介导的毒作用杀伤靶细胞，在抗体的协同作用下清除病毒。6 个月内的婴儿因从母体获得免疫球蛋白 G，故不易感染，但随着年龄增长抗体逐渐消失，5 岁前自身免疫尚不健全，易感性也随之增加，故麻疹多见于 6 个月至 5 岁的婴幼儿。

致病性 麻疹病毒传染性强，广泛流行于全世界，在麻疹病毒疫苗问世前麻疹几乎是人人必得的疾病，大多数在婴幼儿期发病，病死率很高。20 世纪 60 年代以来，随着麻疹病毒疫苗逐渐在全球范围内被推广应用，麻疹发病率迅速下降，病死率显著降低，麻疹流行得到了有效控制。由于麻疹病毒的基因变异，麻疹发病率有上升趋势，患者年龄分布也有所改变，青少年、成人发病相对增多。

麻疹患者从潜伏期到出疹期均有传染性。急性期患者是传染源，患者在出疹前 6 天至出疹后 3 天有传染性。麻疹病毒借飞沫小滴侵入上呼吸道或眼结膜后，引起上皮细胞内感染和繁殖，由巨噬细胞或淋巴细胞携带入血液循环，引起第一次病毒血症（第 2～3 天）。病毒经血液循环至全身网状内皮细胞，在呼吸道上皮细胞继续增殖，引起第二次病毒血症（第 5～7 天），并发生全身性麻疹病毒感染，侵犯呼吸道、眼结膜及皮肤，全身其他脏器也可受累（第 7～14 天），出现发热、皮疹等临床症状。一般患者于皮疹出完 24 小时后，体温开始下降，呼吸道症状 1 周左右消退，皮疹变暗，有色素沉着。感染一般以麻疹病毒从体内完全被清除而终止，若免疫功能低下，病毒不能被清除，可导致进行性感染，甚至死亡。约百万分之一的麻疹患者在其恢复后的 1～24 年（一般为 6～10 年）可出现亚急性硬化性全脑炎，发病年龄多在 20 岁前，其典型的表现分为 4 个阶段：第一阶段表现为智力减退和人格变化，随后出现肌阵挛且频繁发作（第二阶段），强直等神经退行性病变（第三阶段）及视神经萎缩、无动性缄默症和昏迷（第四阶段），常在发病后数月到数年内死亡。在患者脑神经细胞及胶质细胞中可检测到麻疹病毒核酸和抗原，电镜下可看到核衣壳及包涵体，但无完整的麻疹病毒颗粒，故认为该病可能由于麻疹病毒变异所致。麻疹病毒感染以发热、上呼吸道炎症、眼结膜炎、麻疹黏膜斑（科氏斑）及全身斑丘疹为主要临床表现，还可引起肺炎、喉炎和脑炎等严重并发症。麻疹病毒可能参与佩吉特病、耳硬化症、慢性活动性肝炎和多发性硬化症等疾病的发生，但其在疾病发生中的作用尚存争议。

实验室检测 典型麻疹因临床特点明确而易诊断，轻症和不典型病例需实验室检查结果辅助确诊。①病毒分离：可取患者发病早期的眼、鼻、咽分泌物经抗生素处理后，或取血液接种原代人胚肾或羊膜细胞，经 7～10 天可出现典型的致细胞病变效应，即有多核巨细胞、细胞内和细胞核内有嗜酸性包涵体。此方法因取材时间有限，培养技术复杂，极少用于麻疹急性期的诊断。②抗体检测：利用免疫酶学方法，检测患者急性期和恢复期双份血清，包括检测急性期血清免疫球蛋白 M 或双份血清中低亲和力的免疫球蛋白 G，效价升高 4 倍或 4 倍以上即可辅助临床诊断。③抗原检测：直接检测患者眼、鼻、咽分泌物和尿液等样本中的病毒抗原可辅助诊断，一般使用的是针对病毒 N 蛋白的抗体进行检测。④核酸检测：近年来分子生物学技术，如核酸分子杂交技术或聚合酶链反应，检测麻疹病毒 RNA 也被用于鉴定病毒的感染。对于免疫耐受的患者，其实验室诊断相对较难，这类人群感染病毒后产生抗体功能缺陷，不适用上述抗体检测方法，需采用活检或在患者鼻、咽分泌物等样本中找到病毒等方法辅助诊断。

相关疾病防治原则 预防麻疹的主要措施是隔离患者，进行人工自动免疫，提高宿主的免疫力。全世界普遍实行麻疹病毒减毒活疫苗接种，使麻疹发病率已大幅下降。这种疫苗皮下注射，阳转率高，不良反应小，免疫力可持续 3~5 年。对未注射过疫苗又与麻疹患儿接触的易感儿童，在接触后 5 天内注射丙种球蛋白或胎盘球蛋白都有预防发病或减轻症状的效果。

（王健伟 任丽丽）

sāixiànyán bìngdú shǔ
腮腺炎病毒属（*Mumps rubu-lavirus*）
系统分类学上属副黏病毒科（*Paramyxoviridae*）、副黏病毒亚科（*Paramyxovirinae*）。一类有囊膜负链单链 RNA 的病原体。主要通过呼吸道途径感染人或动物，其代表性病毒为腮腺炎病毒。

生物学特征 腮腺炎病毒属病毒颗粒多为椭圆形，但多形性明显，其颗粒大小差异很大，直径为 100~600nm。病毒囊膜由脂质双分子层和两种表面糖蛋白包括融合蛋白 F 和血凝素-神经氨酸酶（HN）组成，部分成员囊膜表面还有小的疏水蛋白 SH，病毒颗粒内部为螺旋形核衣壳。本属成员具有相似的基因组组成形式，病毒基因编码的蛋白有核衣壳蛋白 N、磷蛋白/V 蛋白（P/V）、基质蛋白 M、融合蛋白 F、血凝素-神经氨酸酶（HN）和大蛋白 L；有些成员还编码一个额外的小疏水蛋白 SH。病毒颗粒的装配在胞质中完成，子代病毒通过出芽方式释放。

主要病毒种 腮腺炎病毒属已被发现并命名的有 7 个种，包括流行性腮腺炎病毒（*Mumps virus*）、人副流行性感冒病毒 2 型（*Human parainfluenza virus type 2*）、人副流行性感冒病毒 4 型（*Human parainfluenza virus type 4*）、人副流行性感冒病毒 5 型（*Parainfluenza virus type 5*）、猪腮腺炎病毒（*Porcine rubulavirus*）、猴病毒 41（*Simian virus 41*）和马普埃拉病毒（*Mapuera virus*）。

致病性 流行性腮腺炎病毒是流行性腮腺炎的病原体，人类是其唯一宿主。人副流行性感冒病毒 2 型与 4 型是引起人类呼吸道感染的常见病毒。人副流行性感冒病毒 5 型虽可从多种人体组织中分离出来，但一般认为其感染不引起人类的疾病。猪腮腺炎病毒是猪蓝眼病的病原体，并可引发脑膜脑炎及生殖功能障碍。猴病毒 41 分离自原代猴肾组织，但对人类是否具有致病性尚无定论。

（王健伟 任丽丽）

liúxíngxìng sāixiànyán bìngdú
流行性腮腺炎病毒（*Mumps virus*）
系统分类学上属副黏病毒科（*Paramyxoviridae*）、副黏病毒亚科（*Paramyxovirinae*）、腮腺炎病毒属（*Mumps rubulavirus*）。具有不分节段、线状单链 RNA 的病原体。引起流行性腮腺炎。

发现史 公元前 5 世纪，古希腊医学家希波克拉底（Hippocrates，公元前 460~前 370 年）首次描述了流行性腮腺炎及其临床症状。1934 年，约翰逊（Johnson）和古德帕斯丘（Goodpasture）首次证明腮腺炎是由病毒感染引起。哈贝尔（Habel）和恩德斯（Enders）在 1945 年通过鸡胚接种技术成功培养并分离出腮腺炎病毒。首支腮腺炎病毒灭活疫苗于 1946 年问世。

生物学特征 流行性腮腺炎病毒病毒颗粒多形性明显，病毒颗粒大小差异很大，直径为 100~600nm。病毒囊膜为宿主细胞来源的脂质双层膜，膜上嵌有两种病毒糖蛋白，即融合蛋白 F 与血凝素-神经氨酸酶蛋白。其中 F 蛋白介导病毒-细胞融合作用，血凝素-神经氨酸酶蛋白介导病毒的吸附与进入。病毒颗粒内部的螺旋形核衣壳直径为 17~20nm，呈中空管状，主要由病毒基因组 RNA 与核衣壳蛋白构成。

病毒基因组为线状单链不分节段的 RNA，全长约 15 400 个核苷酸，从 3′~5′端分别为编码核衣壳蛋白、V 蛋白/磷酸化蛋白/I 蛋白（V/P/I）、基质蛋白 M、融合蛋白 F、小疏水蛋白 SH、血凝素-神经氨酸苷酶蛋白和大蛋白 L 的基因。基因组的 5′端和 3′端均含有非编码序列，为病毒基因组转录和复制所必需的。

根据 SH 基因的序列进化分

析，流行性腮腺炎病毒可被分为A~L型共12个基因型，同一个基因型内部病毒毒株的核苷酸变化可达到4%以上，各基因型之间的核苷酸变异为8%~19%。如果SH基因核苷酸的差异达到5%或5%以上同时结合其他基因进化分析，即可被认为是一个新的基因型。基因型A、C、D、G和H主要出现在西半球，而基因型B、F、I、J/K和L主要分布在亚洲太平洋区域。在同一个地理区域流行或同一次暴发流行中流行的一般是同一基因型的毒株，但也有报道在同一个地理区域的2次暴发流行由不同基因型的毒株引起。

流行性腮腺炎病毒的受体是唾液酸，由于其广泛表达于哺乳动物细胞表面，流行性腮腺炎病毒可感染大多数常用细胞系，包括传代猴肾细胞（绿猴肾细胞、非洲绿猴肾细胞和恒河猴肾细胞）、人胚肾细胞、海拉细胞和鸡胚等。致细胞病变效应取决于毒株和细胞种类，典型病变为出现多核合胞体，也可出现包涵体等。病毒基因组的转录需P蛋白与L蛋白组成的依赖于RNA的RNA聚合酶的参与。病毒颗粒的装配在细胞质中完成，子代病毒通过出芽的方式释放。病毒在环境中的抵抗力较弱。

免疫特征 体液免疫在抗流行性腮腺炎病毒感染中发挥重要作用。不论有无症状，大部分患者感染后均可获得长期甚至终身的免疫力。病毒感染人体11天后可检测到血清抗体。病毒各基因型间存在广泛的抗体交叉反应。HN蛋白和抗F蛋白两种抗原可诱导产生保护性中和抗体。初次免疫应答时，血清免疫球蛋白M与免疫球蛋白A水平在感染早期常超过免疫球蛋白G，出现症状后1~2周内达到峰值，至第8周下降至检测限以下。血清免疫球蛋白G水平在发病后4~8周达到峰值，其后可在体内存在数十年。病毒特异性抗体免疫球蛋白G在早期主要为免疫球蛋白G3，晚期以免疫球蛋白G1与免疫球蛋白G2为主。二次免疫应答时，产生的抗体以高亲和力的免疫球蛋白G1为主。病毒特异性细胞免疫应答在潜伏期内开始出现。其细胞免疫应答水平在接种后2~4周达到峰值并可存在数十年。尚无明确证据显示细胞免疫应答对促进患者康复和产生长期保护具有重要作用。

致病性 流行性腮腺炎病毒呈世界性分布，为单一血清型。人是其唯一的天然宿主，尚未发现任何动物能成为其保存宿主。病毒多在冬春季节流行；5~9岁儿童为易感人群，但10~19岁人群的感染率在近20年逐渐上升，1岁以下婴幼儿的感染病例极为罕见。

该病毒主要通过飞沫经呼吸道传播，感染后潜伏期为16~18天。病毒感染上呼吸道黏膜上皮细胞，在局部细胞内复制、增殖后扩散至淋巴结，再经血液侵入腮腺及其他器官或组织，包括中枢神经系统、生殖腺、肾、胰腺、心脏和骨骼肌等。腮腺炎病毒感染的主要临床症状为一侧或双侧腮腺肿大并伴有明显疼痛，以及发热、乏力等。病程1~2周。超过一半的有临床症状的感染者可并发中枢神经系统感染，如脑膜炎或脑炎等，但致死率很低，患者通常预后良好。性腺感染最常见于青春期后的男性，可引发睾丸炎，但女性极少并发性腺感染。孕妇感染病毒可波及胎盘及胎儿组织。30%的腮腺炎病毒感染为无症状的亚临床感染，是其发病率一直难以准确统计的原因之一。

实验室检测 流行性腮腺炎病毒临床样本检测的传统方法为病毒分离。利用细胞培养方法分离病毒，可通过观察致细胞病变效应来确定样本中是否含有流行性腮腺炎病毒。患者的唾液、尿液或脑脊液均可作为病毒分离的样本。然而由于毒株和培养环境的不同，致细胞病变效应可能有很大差别，甚至有病毒在体外不造成致细胞病变效应的情况，因此细胞培养的结果常需用免疫学方法或反转录聚合酶链反应等核酸检测方法进行确证。反转录聚合酶链反应灵敏度高、特异度强，可在相当比例的病毒分离检测为阴性的样本中检出流行性腮腺炎病毒，现已普遍用于实验室检测。腮腺炎患者的唾液或咽拭子是最理想的样本，对流行性腮腺炎病毒感染引发脑膜炎患者的脑脊液样本也有很好的检出率，但尿液样本检出率低于病毒细胞分离法。腮腺炎病毒血清学检测最常用的方法为酶联免疫吸附试验，该法简便快速、准确率高。中和试验为另一常用方法。其他方法如补体结合试验、凝血抑制试验等由于敏感度或特异度有限已基本不再使用。

相关疾病防治原则 由于流行性腮腺炎病毒感染具有较长的潜伏期及高比例的无症状感染者，隔离感染者等被动预防措施对防止病毒传播基本无效。因此，疫苗接种是唯一有效的预防措施。经过数十年的疫苗接种，美国的腮腺炎发病率已从"二战"前的250/10万下降至2003年的不足0.1/10万。中国已将麻腮风病毒

（麻疹病毒、腮腺炎病毒、风疹病毒）联合疫苗作为一类疫苗纳入国家计划免疫。

针对腮腺炎病毒的感染无特效药，对其引发的腮腺炎及并发症主要采适用对症治疗。

（王健伟　任丽丽）

hēngnípà bìngdú shǔ

亨尼帕病毒属（*Henipavirus*）

系统分类学上属副黏病毒科（*Paramyxoviridae*）、副黏病毒亚科（*Paramyxovirinae*）。一类有囊膜的线状、负链 RNA 病毒家族。人兽共患，可引起人致死性呼吸道疾病和脑炎。该属病毒包括亨德拉病毒和尼帕病毒，这两种病毒都是根据疫情首次发生地的地名命名。

生物学特征　亨尼帕病毒属病毒颗粒呈多形性，从球形到线形，直径为 40～1900nm。和副黏病毒亚科的其他病毒一样，亨尼帕病毒属病毒是有囊膜的不分节段的线状负链 RNA 病毒，其基因组较大，约 18 200 个核苷酸。病毒可在多种细胞中复制，最常用的是绿猴肾细胞。在细胞培养时可形成大的合胞体。狐蝠是这些病毒的储存宿主。

主要病毒属与病毒种　2002年，国际病毒分类学委员会在副黏病毒科副黏病毒亚科中确立了亨尼帕病毒属，该属包括亨德拉病毒和尼帕病毒 2 个种。

致病性　亨尼帕病毒属病毒人类普遍易感，对其感染防治缺乏疫苗和有效的治疗手段，致死率非常高。感染后突然发病，常伴有发热，典型症状是重症脑炎，病死率达 30%～73%；还有8%～15% 为亚临床感染。感染后出现严重的呼吸道症状或脑炎症状。

（王健伟　相子春）

nípà bìngdú

尼帕病毒（*Nipah virus*）

系统分类学上属副黏病毒科（*Paramyxoviridae*）、副黏病毒亚科（*Paramyxovirinae*）、亨尼帕病毒属（*Henipavirus*）。具有不分节段、线状负链单链 RNA 的病原体。可引起人类致死性脑炎。

发现史　1998～1999 年，在马来西亚半岛的猪和人中暴发疾病，一部分养猪场的工人发生重症脑炎，随后该病不断蔓延至马来西亚的其他地区，累计有 265人患急性脑炎，其中 105 人死亡，为阻止疫情传播共杀死超过 100万头猪。1999 年，一种新的病毒从患者的脑脊液中被分离出来，并将其命名为尼帕病毒。尼帕病毒名称来源于这种病毒最初暴发小镇的镇名。孟加拉国从2001～2013 年几乎每年都有尼帕病毒感染人的报道，病死率超过70%。印度在 2001 年也发生了暴发流行，后又在 2007 年发生过小的流行。

生物学特征　与其他副黏病毒相似，在细胞培养时尼帕病毒可使细胞融合形成合胞体，但其导致的合胞体是所有副黏病毒中最大的。尼帕病毒的基因组是不分节段、线状负链单链 RNA。基因组较大，为 18 246～18 252 个核苷酸，编码顺序是 3′-N-P-M-F-G-L-5′，分别编码核衣壳蛋白 N、磷酸化蛋白 P、基质蛋白 M、融合蛋白 F、糖蛋白 G 和大蛋白 L，另外还有 3 个非结构蛋白 C、V 和W。酪氨酸激酶受体的 EphB 族膜结合配基，EphrinB2 和 EphrinB3是尼帕病毒的功能受体，EphrinB3 与尼帕病毒的结合更高效。EphrinB3 在脑干有表达而 EphrinB2 无表达，所以尼帕病毒具有更强的嗜神经性。在马来西亚的

猪中分离到的尼帕病毒的基因序列和从人中分离到的病毒序列高度同源，和在狐蝠中分离到的毒株也高度同源。但是 2004 年在孟加拉国分离到的病毒显示出比较大的差异，说明有多个来源的尼帕病毒从狐蝠传入人类。

绿猴肾细胞是培养尼帕病毒的首选，从人的鼻咽拭子、尿液和脑脊液中均可分离出该病毒。尼帕病毒在国际上被定为生物安全四级的病原体（中国为危害程度一类），其分离培养应在生物安全四级实验室内进行。尼帕病毒可在呼吸道上皮细胞内复制，还可形成病毒血症而播散到其他器官组织。

免疫特征　对肺感染该病毒后的免疫反应特征研究较少。尼帕病毒的 V 蛋白和 W 蛋白可阻断干扰素的作用。尼帕病毒感染后很快就能检测到免疫球蛋白 M，到发病后第 3 天，100% 的患者体内都可检测到免疫球蛋白 M。在发病后 17 天，100% 患者会检测到免疫球蛋白 G。

致病性　与猪的近距离接触是人感染尼帕病毒的最主要途径。孟加拉国的大部分病例感染由携带有尼帕病毒的狐蝠属的蝙蝠通过生的椰枣汁传染给人。尼帕病毒在人与人之间可发生有限的传播。在马来西亚，尼帕病毒脑炎的病死率为 40%，亚临床感染率为 8%～11%。在孟加拉国，尼帕病毒感染的病死率为 73%。尼帕病毒感染的潜伏期还不清楚，从最后一次接触猪到发病的时间从数天到 2 个月不等，大部分患者是在 2 周以内。尼帕病毒感染人后从发病到症状消失可持续 3～31天，大部分患者发生急性脑炎等严重疾病，表现为发热、头痛、嗜睡、头晕、肌痛和呕吐，50%

以上的患者有意识模糊。

实验室检测 病毒分离、培养和血清中和试验是确诊尼帕病毒感染的最准确方法，但培养尼帕病毒需在生物安全四级实验室进行，限制了相关工作的开展。抗原检测对流行病学研究非常有帮助，还没有商品化的抗原检测体系。反转录聚合酶链反应检测是最常用的检测方法。

相关疾病防治原则 没有针对尼帕病毒的有效药物和疫苗，虽有报道称直接针对 G 蛋白的人源性单克隆抗体对中和尼帕病毒十分有效。防止人类感染必须加强健康教育，提高及时识别动物源性疾病的意识，采取措施避免暴露。处理猪及其排泄物时应采用适当的防护措施。在已报道有尼帕病毒流行的地区要保证食用水果前应先消毒，棕榈树液要煮沸以降低人们在接触有潜在污染的植物或产品前的暴露。主要是对症、支持治疗。

（王健伟 相子春）

hēngdélā bìngdú

亨德拉病毒（Hendra virus）

系统分类学上属副黏病毒科（*Paramyxoviridae*）、副黏病毒亚科（*Paramyxovirinae*）、亨尼帕病毒属（*Henipavirus*）。具有不分节段、线状负链单链 RNA 的病原体。引起马和人致死性呼吸道感染及神经系统疾病。

发现史 1994 年，在澳大利亚布里斯班的马群中暴发呼吸道感染，共有 21 匹马和 2 人感染，1 人和 14 匹马死亡。随后，一种新的病毒被分离出来，并以发生此次疾病的小镇名亨德拉命名。1995 年 10 月，澳大利亚麦基的一名农夫由于接触死亡的马而感染亨德拉病毒，感染该病毒 14 个月后死于脑炎。此后，亨德拉病毒在澳大利亚东部的马中造成了多起致死性感染疫情，1999 年 1 次，2004 年 2 次，2006 年 2 次，2007 年 2 次。2004 年感染了一名越南人；2008 年又有 2 次亨德拉病毒感染的疫情暴发，感染了 2 个人；2009 年的暴发疫情导致一名越南人死亡。

生物学特征 亨德拉病毒形态呈多形性，大小为 38~600nm。在电镜下，亨德拉病毒呈独特的双向折边样外观，由一个约 15nm 和一个约 8nm 的纤突构成。亨德拉病毒的基因组是不分节段、线状负链单链 RNA。病毒基因组较大，约为 18 234bp，编码核衣壳蛋白 N、磷酸化蛋白 P、基质蛋白 M、融合蛋白 F、糖蛋白 G 和大蛋白 L，编码顺序是 3′-N-P-M-F-G-L-5′，另外还编码 3 个非结构蛋白 C、V 和 W。亨德拉病毒基因组的保守性很好，1994 年在马和人身上分离出的病毒序列基本相似，和 2 年前在狐蝠中分离的亨德拉病毒的序列几乎一样，且 2006 年分离的亨德拉病毒的序列与 1994 年分离的序列同源性仍然非常高。酪氨酸激酶受体的 EphB 族膜结合配基，EphrinB2 和 EphrinB3 是亨德拉病毒的功能受体。绿猴肾细胞是培养亨德拉病毒的首选，培养时可形成合胞体。肾是唯一能从人体上分离到亨德拉病毒的器官。亨德拉病毒在国际上被定为生物安全四级的病原体（在中国为危害程度一类），因此病毒培养应在生物安全四级实验室中进行。

免疫特征 因为感染病例较少，对亨德拉病毒的免疫特征研究较少，在 2008 年感染的 2 例患者中检测到了免疫球蛋白 G 的血清阳转。亨德拉病毒的 V 蛋白可结合 RIG-I 而抑制下游信号的传导。P 蛋白、V 蛋白和 W 蛋白还可与 STAT 蛋白形成大分子复合物而抑制干扰素的作用。亨德拉病毒和尼帕病毒的抗原存在交叉反应，而和其他副黏病毒不存在交叉反应。

致病性 马是亨德拉病毒的主要感染对象，人感染亨德拉病毒是因接触患病的马而引起。2008 年的 2 例感染亨德拉病毒的病例潜伏期是 9~16 天，马感染亨德拉病毒 3 天后出现症状。最初的 2 例亨德拉病毒感染患者表现为肌痛、头痛、嗜睡和头晕，其中一例患者恢复而另一例发展为肺炎，造成呼吸衰竭、肾衰竭和动脉血栓形成并死亡。第 3 例表现为脑膜炎和咽喉痛、头痛、倦怠、呕吐和颈项强直，这例患者在恢复后的 13 个月死于脑炎。2008 年的 2 例患者最初表现为流行性感冒样症状，很快进展为脑炎。

实验室检测 病毒分离、培养和血清中和试验是确诊亨德拉病毒感染的最准确方法，但培养亨德拉病毒需在生物安全四级实验室进行，限制了相关工作的开展。抗原检测对流行病学研究非常有帮助，还没有商品化的抗原检测体系。反转录聚合酶链反应是最为常用的检测方法。

相关疾病防治原则 没有针对的亨德拉病毒的有效药物和疫苗。防止人类感染必须正确认识其动物源性特点，采取措施避免暴露。在亨德拉病毒流行的地区，照料马匹的人应采用适当的防护措施；在狐蝠大量聚集的地区，食用水果或其他农产品前应先消毒以降低人们在有潜在污染的植物或产品前的暴露。主要是对症、支持处理。

（王健伟 相子春）

fèi bìngdú shǔ

肺病毒属（*Pneumovirus*）

系统分类学上属副黏病毒科（*Paramyxoviridae*）、肺病毒亚科（*Penumovirinae*）。含不分节段、线状、负链单链 RNA 的病原体家族。主要导致呼吸道感染性疾病。

生物学特征　病毒为有囊膜病毒，病毒颗粒呈不规则球体，直径为 80~350nm，核衣壳在电子显微镜下呈副黏病毒科特有的"鱼骨样"结构。病毒基因组为不分节段线状负链单链 RNA，长度为 14 880~15 200 个核苷酸，结构为 3'-NS1-NS2-N-P-M1-SH-G-F-M2-L-5'。病毒基因组编码 11 种蛋白：病毒囊膜有 3 种跨膜糖蛋白，分别是参与病毒黏附到宿主细胞膜的主要黏附蛋白 G，参与病毒囊膜与宿主细胞膜融合的融合蛋白 F 和功能尚不明确的小疏水蛋白 SH；病毒囊膜内部有 8 种蛋白，分别是核衣壳蛋白 N、聚合酶大蛋白 L、磷酸化蛋白 P、基质蛋白 M、基质蛋白 M2-1 和 M2-2、非结构蛋白 NS1 和 NS2。

主要病毒种　该属成员包括人呼吸道合胞病毒（*Human respiratory syncytial virus*，hRSV）、牛呼吸道合胞病毒（*Bovine respiratory syncytial virus*，bRSV）和小鼠肺病毒（*Murine pneumonia virus*，PVM）。hRSV 可分为 A 型和 B 型 2 个基因型。bRSV 也可分为 2 个基因型。对 PVM 的研究较少。

致病性　hRSV 是传染性病毒，可造成急性呼吸道感染（包括上呼吸道感染和支气管炎、肺炎等下呼吸道感染）及中耳炎。与其他呼吸道病毒相比，该属病毒更易感染婴幼儿，是全球范围内婴幼儿重症急性下呼吸道感染的主要病原体，同时是 65 岁以上老人呼吸道疾病和导致死亡的重

要病原体。bRSV 是牛呼吸道疾病的主要病原体，可感染牛的上、下呼吸道，有超过 80% 的养殖场牛感染过 bRSV。PVM 从健康状态小鼠体内分离，致病力不强，在全球流行也不均匀，英国啮齿类动物体内发现 PVM 抗体，而在澳大利亚野生鼠体内未发现 PVM 抗体。

（王健伟　李建国）

rén hūxīdào hébāo bìngdú

人呼吸道合胞病毒（*Human respiratory syncytial virus*，hRSV）

系统分类学上属副黏病毒科（*Paramyxoviridae*）、肺病毒亚科（*Penumovirinae*）、肺病毒属（*Pneumovirus*）。具有不分节段、线状、负链单链 RNA 的病原体。可致急性呼吸道感染，在 5 岁以下婴幼儿、65 岁以上老人及免疫缺陷人群易导致急性支气管炎和肺炎等严重下呼吸道疾病。

发现史　hRSV 最早于 1956 年在医学实验室饲养的黑猩猩体内发现，可引发黑猩猩的传染性呼吸道疾病。后来发现此病毒来源于饲养黑猩猩的实验室工作人员。病毒于 1963 年被成功分离。

生物学特征　hRSV 是有囊膜病毒，病毒形态呈球形，直径约为 150nm。该病毒在感染细胞的细胞质内繁殖，病毒感染时可导致细胞融合，在显微镜下呈典型的合胞体，因此称为呼吸道合胞病毒。

病毒基因组为不分节段线状负链单链 RNA，长度约 15 200 个核苷酸，编码 10 个病毒蛋白基因，其排列顺序为 3'-NS1-NS2-N-P-M-SH-G-F-M2-L-5'。这 10 个基因分别转录，由于 M2 基因有 2 个起始转录位点，产生 2 个转录产物 M2-1 和 M2-2，因此病毒 10 个

基因转录翻译成为 11 个病毒蛋白。病毒蛋白 N（核衣壳蛋白）、P（磷酸化蛋白）、L（大蛋白）和 M2-1（基质蛋白 2-1）位于病毒囊膜内部，其中 N 蛋白与病毒基因组 RNA 组成螺旋状核衣壳；P 蛋白作为病毒聚合酶的关键辅助因子与 N 蛋白、M2-1 蛋白和 L 蛋白结合，介导核衣壳和聚合酶复合物的相互作用；L 蛋白作为大聚合酶，与副黏病毒科其他成员大小相近，但序列相似度低；M2-1 蛋白为病毒基因组持续转录因子；M2-2 蛋白在感染细胞中表达水平低，在病毒颗粒中的作用尚不明确。NS1 和 NS2 为非结构蛋白，可拮抗宿主干扰素反应。M 蛋白（基质蛋白）位于病毒囊膜内表面，负责病毒颗粒装配。病毒蛋白 F（融合蛋白）、G（糖蛋白）和 SH（小疏水蛋白）为跨膜蛋白，大部分位于病毒囊膜外表面。其中 G 蛋白为 II 型跨膜蛋白，以单体形式发挥功能，负责黏附到细胞表面的受体，拉近病毒颗粒与细胞的距离；F 蛋白为 I 型跨膜蛋白，以三聚体形式发挥功能，负责病毒囊膜与感染细胞膜融合；SH 蛋白的功能尚不明确。M2-2 蛋白是否参与病毒颗粒装配尚不明确，其主要功能为调节病毒的 RNA 复制和转录。病毒的生活周期从病毒结合到细胞受体开始，病毒已知受体包括硫酸乙酰肝素、硫酸软骨素 B、细胞间黏附分子、Ras 同源基因家族成员 A、趋化因子受体 CX3CR1 等。病毒的 F 蛋白和 G 蛋白都可与细胞受体结合。病毒结合到细胞受体后，F 蛋白介导病毒囊膜与细胞膜融合，将病毒基因组和蛋白释放到细胞质。病毒 RNA 复制和转录同时进行，并在细胞膜内表面完成子代病毒颗粒装配，

然后裹挟一部分细胞膜以出芽方式完成病毒释放。

hRSV 仅有一种血清型，根据 G 蛋白的特性，可分为 A 型和 B 型 2 个基因型，二者抗原性不同。hRSV 分离、培养的敏感细胞系包括人宫颈癌细胞系海拉细胞、人喉癌上皮细胞、人肝癌细胞系 HepG2 等。

许多动物曾被作为 hRSV 感染的动物模型，如猩猩、棉鼠、小牛、豚鼠、雪貂、小鼠等，其中仅猩猩、小牛感染后出现临床症状，其余动物感染后无明显症状且不致死。

hRSV 对乙醚敏感，无血细胞凝集性。

免疫特征 宿主固有免疫在 hRSV 感染的早期发挥关键作用，并在引导获得性免疫的方向和疾病严重程度方面具有重要作用。病毒感染的固有免疫发生在呼吸道上皮细胞、树突状细胞和巨噬细胞。包括 α 干扰素和 β 干扰素在内的 I 型干扰素是宿主细胞抗病毒反应的主要细胞因子，可诱导细胞凋亡并限制病毒在感染细胞和非感染细胞的复制。hRSV 感染可激发细胞核体液免疫应答。保护性 T 细胞反应通常包括辅助性 T 细胞产生的 γ 干扰素或 α 干扰素等 Th1 型细胞因子。病毒急性感染时，宿主 T 细胞分化成病毒特异性 $CD8^+$ T 细胞，并在病毒感染 14 天后达到最高水平。被病毒清除后，炎症反应消退，病毒特异性 T 细胞转换成记忆性 T 细胞。抗体在预防病毒再次感染方面具有重要作用，可通过中和抗体直接清除病毒，也可作为病毒颗粒的细胞外调理素发挥作用。宿主对 hRSV 的初次抗体反应发生在呼吸道淋巴结。宿主对病毒感染的保护性免疫反应产生高效价的中和抗体。然而宿主 B 细胞对病毒感染产生的免疫记忆在 1 年内即恢复到感染前水平，因此无论是成人还是儿童均可反复感染病毒。源自母体的抗体可有效降低病毒原发感染导致的疾病的严重程度，初次感染后产生的抗体也可降低再次感染导致的疾病的严重程度。

致病性 hRSV 的流行在温带地区具有季节性特点，如在中国，通常冬春季为病毒高流行季节。该病毒是儿童的下呼吸道感染最主要的病毒感染性疾病的病原体，比其他病原体更易引起婴幼儿支气管炎和肺炎。病毒经飞沫和密切接触传播，潜伏期 3~7 天，婴幼儿感染后症状较重，病程可达 2~3 周。6 岁以内婴幼儿大部分感染过 hRSV，20 岁以上人群几乎全部感染过 hRSV。该病毒的反复感染在婴幼儿中较常见，在先天性心脏病或肺部疾病及免疫缺陷和免疫抑制儿童中较易导致死亡，而在免疫功能健全儿童中病死率不高。该病毒感染儿童的主要危险因素包括持续性暴露（包括幼儿园群体生活、与 5 岁以下儿童密切接触、在病毒高流行季节到医院就医等）、母体抗体水平低、病毒原发感染、早产儿、慢性肺病、先天性心脏病、神经肌肉病变、原发性免疫缺陷及家族性哮喘等。hRSV 还可感染成人，是 65 岁以上老人呼吸道疾病和导致死亡的重要病原体；有先天性免疫缺陷和免疫抑制的成人也是易感人群。

该病毒感染可导致急性上呼吸道感染，严重者可发生支气管炎和肺炎等下呼吸道感染。通常于病毒感染后 4~6 天出现流涕和食欲缺乏等症状，随后 1~3 天出现发热、咳嗽、打喷嚏等症状。婴儿感染病毒可能仅出现烦躁、倦怠、呼吸困难等症状，症状出现后 1~2 周可康复。

实验室检测 病毒检测以反转录聚合酶链反应或荧光定量反转录聚合酶链反应为主。其他检测方法包括利用酶联免疫吸附试验检测病毒抗原、使用单克隆抗体通过免疫荧光检测病毒及病毒分离等。

相关疾病防治原则 尚无 hRSV 的预防疫苗和特异性抗病毒药物，上市销售的帕丽珠单抗能减轻 hRSV 感染的疾病严重程度，可用于对高危人群的保护。另外，良好的卫生习惯可有效减少病毒的传播，如咳嗽或打喷嚏时用纸巾遮挡、勤洗手、保持居室环境通风、避免共用水杯和餐具等。病毒感染后的治疗视疾病严重程度而定，以对症治疗为主，包括降低体温、抗组胺药物应用，必要时给予辅助呼吸治疗。

（王健伟 李建国）

piānfèi bìngdú shǔ

偏肺病毒属（Metapneumovirus） 系统分类学上属副黏病毒科（Paramyxoviridae）、肺病毒亚科（Penumovirinae）。含负链单链 RNA 的病原体家族。可导致呼吸道感染。

生物学特征 偏肺病毒属病毒为有囊膜病毒，病毒颗粒呈球状或丝状，球状的直径为 50~600nm。病毒基因组为不分节段线状负链单链 RNA，长度约为 13 300 个核苷酸，结构为 3'-N-P-M1-SH-G-F-M2-L-5'。病毒基因组编码 9 种蛋白，包括病毒囊膜上的 3 种跨膜糖蛋白（分别是参与病毒黏附到宿主细胞膜的主要黏附蛋白 G，参与病毒囊膜与宿主细胞膜融合的融合蛋白 F 和功能尚不明确的小疏水蛋白 SH）及病毒囊膜内部的 6 种蛋白（分别是核衣壳蛋白 N、聚合酶大蛋白 L、磷酸化蛋白 P、基质蛋白 M、基质蛋白 M2-1 和 M2-2）。

主要病毒种 该病毒属成员包括人偏肺病毒（*Human metapneumovirus*，hMPV）和禽偏肺病毒（*Avian metapneumovirus*，aMPV）。hMPV 可分为 A 型和 B 型 2 个基因型，2 个基因型又可分别分为 A1 和 A2、B1 和 B2 共计 4 个亚型，其中 A2 亚型又可进一步分为 A2a 和 A2b 2 个亚系。aMPV 分为 A、B、C 和 D 4 个亚型。

致病性 hMPV 是传染性病毒，可造成急性呼吸道感染，包括上呼吸道感染、中耳炎以及支气管炎、肺炎等下呼吸道感染。与人呼吸道合胞病毒相似，该属病毒更易感染婴幼儿，是全球范围内婴幼儿重症急性下呼吸道感染的重要病原体之一，同时也是 65 岁以上老人呼吸道疾病和导致死亡的重要病原体之一。aMPV 感染火鸡引起急性鼻气管炎，其典型表现为咳嗽、鼻眼分泌物增多、眼眶下鼻窝肿胀、气管啰音和泡性结膜炎。aMPV 感染家鸡可造成鸡肿头综合征，aMPV 还可感染鸭、野鸡和鸵鸟。

（王健伟　李建国）

rén piānfèi bìngdú

人偏肺病毒（*Human metapneumovirus*，hMPV）

系统分类学上属副黏病毒科（*Paramyxoviridae*）、肺病毒亚科（*Penumovirinae*）、偏肺病毒属（*Metapneumovirus*）。具有不分节段、线状、负链单链 RNA 的病原体。可致急性呼吸道感染，在 5 岁以下婴幼儿、65 岁以上老人及免疫缺陷人群中易导致严重的急性支气管炎和肺炎等下呼吸道疾病。

发现史 2001 年荷兰科学家范·登·霍根（Van Den Hoogen）等在对荷兰过去 20 年呼吸道感染样本的病毒筛查时，发现其中 28 份均含有一种尚未鉴定分类的副黏病毒。此病毒与偏肺病毒属（*Metapneumovirus*）的另一成员禽偏肺病毒在病毒学特征、基因序列和基因组结构等方面均具有很高的相似度，故命名为人偏肺病毒。血清学研究证据显示，hMPV 被发现时至少已在人间流行超过 50 年。

生物学特征 hMPV 是有囊膜病毒，病毒颗粒具多形性，呈球状或丝状，球状的直径为 50～600nm。

病毒基因组为不分节段的线状负链单链 RNA，长度约 13 200 个核苷酸，编码 9 个病毒蛋白基因，顺序为 3'-N-P-M-F-M2-SH-G-L-5'。基因分别转录，由于 M2 基因有 2 个起始转录位点，产生 2 个转录产物 M2-1 和 M2-2，因此病毒 8 个基因转录翻译成为 9 个蛋白。病毒蛋白 N（核衣壳蛋白）、P（磷酸化蛋白）、L（大蛋白）和 M2-1（基质蛋白 2-1）与病毒基因组 RNA 组成核衣壳，位于病毒囊膜内部。M 蛋白（基质蛋白）位于病毒囊膜内表面，参与病毒颗粒装配。病毒蛋白 F（融合蛋白）、G（糖蛋白）和 SH（小疏水蛋白）为跨膜蛋白，位于病毒囊膜外表面，其中 G 蛋白为高度糖基化的 II 型跨膜蛋白，以单体形式发挥功能，负责黏附到细胞表面的受体；F 蛋白为保守的 I 型跨膜蛋白，以三聚体形式发挥功能，负责病毒囊膜与感染细胞膜融合；SH 蛋白的功能尚不明确。M2-2 蛋白是否参与病毒颗粒装配尚不明确，但可调节病毒的 RNA 复制和转录。病毒感染细胞需 F 蛋白和 G 蛋白与细胞受体结合，已知 hMPV 受体包括整合素、硫酸乙酰肝素等。F 蛋白介导病毒囊膜与细胞膜融合，膜融合后将病毒基因组和蛋白释放到宿主细胞质，同时进行病毒 RNA 基因组的复制和转录，并在细胞膜内表面完成子代病毒颗粒装配，然后以出芽方式释放病毒。

hMPV 仅有一个血清型，根据 G 蛋白特性分为 A 型和 B 型 2 个基因型，2 个基因型又可分为 A1、A2、B1 和 B2 4 个亚型，其中 A2 亚型还可进一步分为 A2a 和 A2b 2 个亚系。

该病毒较难分离，分离的最佳细胞系为猴肾上皮细胞如恒河猴肾细胞或绿猴肾细胞，人呼吸道上皮细胞 BEAS-2B 也对该病毒敏感。蛋白酶 TMPRSS2 可增加该病毒对培养细胞的感染效率。棉鼠是研究 hMPV 的理想动物模型。

hMPV 在室温或 4℃ 环境下保持稳定，也可经受深低温反复冻融，但病毒在 37℃ 环境下致病力下降。

免疫特征 hMPV 急性感染可诱导早期固有免疫应答，主要为 I 型干扰素反应，激活 JAK/STAT 信号通路，导致一系列抗病毒蛋白的合成。Toll 样受体和 RNA 解旋酶（RIG-I 和 MDA-5）是病毒感染后的主要模式识别受体。在体外培养的人上皮细胞中，hMPV 可诱导 I 型干扰素反应，但 hMPV 的 G 蛋白可阻断抗病毒干扰素通路。缺失 G 蛋白的重组 hMPV 比野生型病毒诱导更高水平的趋化因子和 I 型干扰素。B 型 hMPV 的磷酸化蛋白具有拮抗干扰素功效，但 A 型 hMPV 的磷酸化蛋白不具有此功能。hMPV 通过干扰树突状细胞功能并大量诱导幼稚 T 细胞分化来减低宿主的长效免疫记忆。hMPV 感染可诱导中和抗体，儿童体内病毒中和抗体水平随年龄增长而升高。虽然成人体内存在保护性中和抗体，但 hMPV 仍可再次感染，此现象是否是由 hMPV 毒株间的交叉保护免疫力有限尚不清楚，但可提示体液免疫在清除病毒感染过程中的作用有限。

致病性 hMPV 可通过咳嗽、打喷嚏产生的包含病毒的小液滴传播。与人呼吸道合胞病毒相似，hMPV 也较易感染婴幼儿，是世界范围婴幼儿急性下呼吸道感染的重要病原体。6 月龄婴儿可见原发感染，5 岁以内婴幼儿几乎全部感染过此病毒。hMPV 抗体在 6 个月~1 岁儿童中的检出率为 25%，在 1~2 岁为 55%，2~5 岁为 70%，5 岁以上几乎为 100%。病毒的反复感染在婴幼儿中较常见。先天性心脏病或肺部疾病及免疫缺陷和免疫抑制儿童感染病毒较易导致死亡，但在免疫健全儿童中病死率不高。病毒感染儿童的主要危险因素与人呼吸道合胞病毒相似。病毒也可感染成人，尤其是可导致 65 岁以上老人呼吸道疾病甚至死亡。先天性免疫缺陷和免疫抑制的成人也是易感人群。hMPV 在中国的流行具有季节性特点，通常在奇数年的冬春季和偶数年的春夏季高流行。中国北方地区 5 岁以内儿童 hMPV 年平均检出率为 6%，高流行季节可达 12%；中国北方地区免疫健全成人中 hMPV 年平均检出率为 1.7%，高流行季节流行率约 6%。该病毒感染所致疾病与人呼吸道合胞病毒感染类似，可导致急性上呼吸道感染，表现为发热、咳嗽、流涕、打喷嚏等症状，严重者可发生支气管炎和肺炎等下呼吸道感染。

实验室检测 病毒鉴定以反转录聚合酶链反应或荧光定量反转录聚合酶链反应等分子检测方法为主，其他鉴定方法包括利用酶联免疫吸附试验或免疫荧光检测病毒抗原及病毒分离等。

相关疾病防治原则 人用 hMPV 感染的特异性治疗药物和疫苗尚在研究。尽管利巴韦林在动物实验中具有抗 hMPV 效果，但在人体其效果尚待评价。一种单克隆抗体莫维珠单抗正在进行 Ⅲ 期临床试验。良好的卫生习惯可有效减少该病毒的传播。该病毒感染后的治疗视疾病严重程度而定，以对症治疗为主，包括降低温度、抗组胺药物应用，必要时进行辅助呼吸治疗。感染后服用抗生素通常无效甚至加重疾病。

（王健伟 李建国）

bùníyà bìngdú mù

布尼亚病毒目 （Bunyavirales）

一类媒介生物终身携带，可感染人、脊椎动物和植物的，有囊膜、基因组为分节段负链单链 RNA 病毒。1975 年国际病毒分类委员会正式设立了布尼亚病毒科，2016 年召开的第十次会议上将其升级为布尼亚病毒目，其原型株为 1943 年分离自乌干达伊蚊的布尼亚维拉病毒 （Bnuyamwera virus）。截至 2022 年，布尼亚病毒目有超过 400 种病毒，是最大的 RNA 病毒目。

生物学特征 病毒颗粒呈球形或多形性，直径 80~120nm，有脂质双层囊膜，囊膜表面有糖蛋白形成的 5~10nm 的纤突，病毒衣壳呈二十面体立体对称，其内部含由病毒基因组和核蛋白形成的明显不同其他负链 RNA 病毒的 3 个呈绳状结构的环形核酸衣壳复合物。病毒基因组为分节段负链单链 RNA，由大 （L）、中 （M） 和小 （S） 3 个片段组成，长度为 11~19kb，不同属病毒基因组大小不同，有些病毒的 M 或 S 片段为双链 RNA。病毒基因组末端的互补序列以共价键结合，构成稳定的"锅柄样"结构，并被病毒的 RNA 聚合酶所识别，起始病毒基因组的转录和复制。L 片段编码依赖于 RNA 的 RNA 聚合酶，依赖于 RNA 的 RNA 聚合酶具有核酸内切酶、转录酶和复制酶功能。M 片段编码囊膜糖蛋白 Gn 和 Gc，二者以二聚体形式组成病毒颗粒的表面纤突，可诱导中和抗体，并可和细胞表面受体结合。有些病毒的 M 片段还编码非结构蛋白 NSm。S 片段编码病毒的核衣壳蛋白 N，核衣壳蛋白和病毒 RNA 形成核糖核蛋白，是病毒转录和复制的基本单位。核衣壳蛋白有很好的抗原性，常用于血清学试验的抗原。有些病毒的 S 片段还编码非结构蛋白 NSs，NSs 在病毒感染中常起到干扰素拮抗剂的作用。病毒基因组在细胞质内复制，子代病毒颗粒在细胞高尔基体装配，偶尔会产生基因组片段重配。

主要病毒科 布尼亚病毒目主要包括 Arenaviridae、Cruliviridae、Discoviridae、Fimoviridae、汉坦病毒科 （Hantaviridae）、Leishbuviridae、Mypoviridae、内罗病毒科 （Nairoviridae）、泛布尼亚病毒科 （Peribunyaviridae）、Phasmaviridae、白蛉纤细病毒科 （Phenuiviridae）、Tospoviridae、Tulasviridae、Wupedeviridae 等病毒科。

致病性 根据有无血清学交叉反应、病毒蛋白和基因组的大小和模式、基因表达方式和基因片段末端保守核苷酸的序列，可感染脊椎动物，可导致人类出现发热、脑炎和出血热等症状或疾病。

布尼亚病毒目病毒，除汉坦病毒为啮齿动物传播，其余病毒均通过节肢动物传播，为虫媒病毒。虫媒布尼亚病毒以蚊、蜱、白蛉等为媒介，短暂感染哺乳动物、鸟类等脊椎动物宿主，在节肢动物媒介中可终身携带病毒。啮齿动物可终身携带汉坦病毒，在螨虫中曾发现汉坦病毒。尚有大量的布尼亚病毒未进行科的鉴定。

实验室检测 布尼亚病毒目病毒核蛋白较保守，具体可根据核蛋白的免疫学反应对病毒进行分组。病毒囊膜糖蛋白有共同表位，可用中和试验和血凝抑制试验对病毒进行血清学分组；病毒囊膜糖蛋白有特异性抗原表位，可通过中和试验鉴别病毒。

（李德新）

hàntǎn bìngdú kē

汉坦病毒科（*Hantaviridae*）

系统分类学上属布尼亚病毒目（*Bunyavirales*）。主要感染人类、啮齿动物，引起肾综合征出血热和汉坦病毒肺综合征两种人类疾病。1978年韩国医学家和微生物学家李镐汪（Ho Wang Lee，1928~2022年）等首次分离到汉坦病毒。

生物学特征 电镜下汉坦病毒科病毒颗粒表面呈网格状，病毒颗粒呈圆形、多形性，直径为80~120nm。病毒基因组的核苷酸序列差别较大，不同型别汉坦病毒S、M和L片段的同源性分别在47.1%~75.1%、57.2%~72.3%和66.0%~75.3%。部分汉坦病毒的S片段编码非结构蛋白NSs。

主要病毒属 汉坦病毒科只有唯一的病毒属——汉坦病毒属（*Orthohantavirus*）。

致病性 见汉坦病毒属。

（李德新）

hàntǎn bìngdú shǔ

汉坦病毒属（*Orthohantavirus*）

系统分类学上属布尼亚病毒目（*Bunyavirales*）、汉坦病毒科（*Hantaviridae*）。引起姬鼠型出血热、家鼠型出血热等肾综合征出血热。

发现史 20世纪30年代初在中国黑龙江下游、中苏边境地区的侵华日军中最先发现以发热、出血和肾功能损害为主要临床表现的疾病，称为肾综合征出血热，20世纪40年代苏联学者经人体试验首次提出肾综合征出血热的病原体是病毒。朝鲜战争期间，"联合国军"三千余人患相同疾病，称为朝鲜出血热。1978年韩国学者从非疫区黑线姬鼠中分离到朝鲜出血热的病原体，称为汉坦病毒，汉坦病毒76-118株为汉坦病毒的原型株。1981年中国学者也成功分离到汉坦病毒。

生物学特征 汉坦病毒属病毒颗粒为圆形或椭圆形，直径80~210nm，平均122nm，较经典的布尼亚病毒略大，病毒表面有独特的"格栅样"结构。病毒基因组由L、M和S 3个负链RNA片段组成，原型株的3个基因片段分别为6533个、3616个和1696个碱基，分别编码依赖于RNA的RNA聚合酶、囊膜糖蛋白Gn和Gc及核衣壳蛋白N。从人和动物中分离出的汉坦病毒属病毒没有明显差异，其3个基因片段核苷酸序列的同源性均在80%以上。汉坦病毒属病毒通过受体$\alpha_v\beta_3$整合素感染细胞，衰变加速因子CD55和补体C1q结合的分子量为32 000的糖蛋白（gC1qR/p32）能介导汉坦病毒属病毒感染

细胞。病毒通过受体介导的内噬作用进入细胞，通过低pH膜融合脱壳，释放病毒颗粒中的核糖核蛋白，首先转录信使RNA，翻译病毒蛋白。在细胞质内通过依赖于RNA的RNA聚合酶和N蛋白复制病毒基因组RNA。病毒依赖于RNA的RNA聚合酶切割宿主细胞10~18个碱基的信使RNA 5′端帽状结构，N蛋白结合帽状结构防止降解，病毒转录的信使RNA捕获该帽状结构后通过再对位机制成为成熟的病毒信使RNA。病毒蛋白在内质网合成后转运到高尔基体加工成熟，装配病毒颗粒，通过高尔基体囊泡迁移和质膜融合释放出有感染性的病毒颗粒。病毒基因组的M片段表达糖蛋白前体，由细胞内的蛋白酶在保守的"WAASA"处水解成Gn和Gc。汉坦病毒属病毒的囊膜糖蛋白能诱导宿主产生中和抗体和凝血抑制抗体。

免疫特征 肾综合征出血热发病机制非常复杂，有病毒直接损伤和免疫病理两种学说。病毒直接损伤的实验室发现较少，但在几乎所有的器官组织的内皮细胞中均有病毒感染证据。在发病时即可检出病毒特异抗体免疫球蛋白M、免疫球蛋白G和免疫球蛋白A，显示汉坦病毒属病毒感染的体液免疫亢进。发病早期外周血CD8$^+$细胞明显增高，CD4/CD8比值降低或倒置，抑制性T细胞活性减低，在远侧肾单位的管周区发现肿瘤坏死因子、转化生长因子-β、血小板生长因子等细胞因子的表达，血浆中一些细胞因子和趋化因子水平的改变等均提示免疫调节在发病机制中发挥重要的作用。

致病性 汉坦病毒属病毒有较严格的宿主范围，不同型别病

毒的宿主不同，且会和宿主共进化。汉坦病毒属病毒在中国广泛分布，高度散发，发病季节从 10 月到次年 1 月，是中国肾综合征出血热的主要病原体。该病毒的主要宿主是黑线姬鼠，大林姬鼠、小林姬鼠等也可携带汉坦病毒属病毒。啮齿动物感染汉坦病毒属病毒的急性期会出现高效价病毒血症，由于调节 T 细胞增多，抑制感染细胞清除病毒，动物呈长期或持续携带病毒状态。感染动物的分泌物、排泄物含有病毒并形成气溶胶，人吸入含病毒的气溶胶后会诱发感染。由于姬鼠生活在野外，人们常会在生产过程中感染汉坦病毒属病毒。除此之外，汉坦病毒属病毒还可通过被啮齿动物咬伤和输血途径传播，已有人-人传播感染汉坦病毒肺综合征的相关报道。还在食虫目动物中发现了一些差异较大的汉坦病毒属病毒，但这些病毒是否引起人类疾病尚不清楚。肾综合征出血热患者以 20～50 岁男性为主。人对汉坦病毒属病毒普遍易感，人群的隐性感染率为 1%～4%。

汉坦病毒属病毒在亚洲、欧洲、美洲、非洲和大洋洲均有分布。人对汉坦病毒属病毒普遍易感，感染后可获得终身免疫保护。其中，欧亚大陆的汉坦病毒（又称旧世界汉坦病毒）感染多引起人类肾综合征出血热，临床表现主要为发热、出血和肾功能损害，可分为发热期、低血压休克期、少尿期、多尿期和恢复期；美洲的汉坦病毒（又称新世界汉坦病毒）多导致人类患上汉坦病毒肺综合征，临床表现主要为发热、心肺功能损害，可分为发热期、心肺功能障碍期、多尿期和恢复期。由汉坦病毒属病毒和多布拉伐病毒引起的肾综合征出血热较普马拉病毒引起的流行性肾病的病情较为严重，汉坦病毒肺综合征的病死率高于肾综合征出血热。

汉坦病毒属病毒感染敏感细胞不引起致细胞病变效应，在病毒感染细胞内有主要由核蛋白形成的丝状、颗粒状包涵体。汉坦病毒属病毒以细胞表面的整合素为受体，致病的汉坦病毒属病毒和非致病汉坦病毒属病毒的受体不同。不同型别汉坦病毒属病毒之间存在交叉免疫反应，用交叉中和试验可对病毒进行血清学分型。

实验室检测　实验室检测在肾综合征出血热的诊断中有非常重要的作用。

病毒分离　诊断肾综合征出血热的金标准。用敏感细胞（常用绿猴肾细胞）进行分离，可在发病早期患者的血液、尿液标本中分离到病毒。汉坦病毒属病毒分离率较低，需多次传代，一般要耗时 6 周以上，因此不用于临床诊断。

单克隆或多克隆抗体结合免疫荧光或组织化学方法　部分早期患者的血细胞、尿沉渣细胞中用单克隆或多克隆抗体结合免疫荧光或组织化学方法可检出汉坦病毒抗原。

核酸扩增技术　用于肾综合征出血热的早期诊断，应用最多的是实时荧光定量聚合酶链反应，但因汉坦病毒属病毒核酸的检出率不高，其临床应用受到很大限制。

抗体检测　最常用的实验室特异性诊断方法。以重组核蛋白为基础的免疫球蛋白 M 捕获法酶联免疫吸附试验或免疫层析法具有较好的敏感性和特异性，技术成熟，使用方便，在临床诊断中得到广泛应用。免疫球蛋白 M 在发病时即可呈阳性，且持续数月，检测到免疫球蛋白 M 抗体阳性即可诊断。检测免疫球蛋白 G 常用间接免疫荧光和间接酶联免疫吸附试验，患者急性期和恢复期汉坦病毒特异性抗体免疫球蛋白 G 阳转或抗体效价有 4 倍及 4 倍以上升高可诊断为肾综合征出血热。

相关疾病防治原则　肾综合征出血热的预防措施主要是灭鼠防鼠和疫苗接种。中国研制出了地鼠肾、沙鼠肾、绿猴肾细胞培养的汉坦病毒灭活疫苗，截至 2017 年 6 月使用的仍为姬鼠型和家鼠型双价灭活疫苗。除此之外，中国和韩国还均研制出和使用过乳鼠脑灭活疫苗。美国研制出了 DNA 疫苗和痘苗病毒为载体的汉坦病毒疫苗，并进行了 I 期临床研究。截至 2017 年 6 月，肾综合征出血热尚没有针对病毒的特异性治疗方法，以支持疗法为主。

(李德新)

zhèngbùníyà bìngdú shǔ

正布尼亚病毒属（*Bunyavirus*）　根据国际病毒分类委员会在 2022 年的分类报告，属布尼亚病毒目（*Bunyavirales*）、泛布尼亚病毒科（*Peribunyaviridae*）。主要感染脊椎动物，可引起发热、脑炎和出血热等人类疾病。

生物学特征　正布尼亚病毒属病毒颗粒直径约为 108nm，由 3 个 Gn-Gc 二聚体组成独特的"三脚架"样纤突呈现在病毒表面。病毒基因组 M 片段以 Gn-NSm-Gc 顺序共翻译蛋白前体，经细胞蛋白酶切割成 Gn、Gc 和 NSm。Gc 是主要和细胞受体结合的蛋白，能有效地使病毒吸附于细胞上并进入细胞，但 Gc 胞外区的 N 端对病毒进入细胞不是必需的。Gc 具有 II 型融合蛋白特征。NSm 是膜相关蛋白，但是功能尚不清楚。部分病毒 S 片段通过不同起始密码子分别编码 N 蛋白和 NSs 蛋白，病毒基因组末端核苷酸起到启动子作用，序列的互补程度影响转录效率。

通过补体结合试验、血凝抑制试验和中和试验，可将正布尼亚病毒分为 18 个血清群：按蚊 A 型（Anopheles A）、按蚊 B 型（Anopheles B）、巴考（Bakau）、布尼亚维拉（Bunyamwera）、班姆巴（Bwamba）、C 组（Group C）、卡平（Capim）、加利福尼亚（California）、甘博亚（Gamboa）、瓜马（Guama）、科戈（Koongol）、米纳蒂特兰（Minatitlan）、尼扬多（Nyando）、奥利凡斯特雷（Olifanstlei）、帕托伊斯（Patois）、辛布（Simbu）、太特（Tete）和特洛克（Turlock）。补体结合试验反映病毒核蛋白的抗原性，血凝抑制试验和中和试验反映了病毒囊膜糖蛋白的抗原性，但是据上述实验分类大部分缺少核苷酸序列数据。

主要病毒种 主要包括布尼亚维拉病毒（Bunyamwera virus，BUNV）、拉克罗斯病毒（La Crosse virus，LACV）和奥罗普切病毒（Oropouche virus，OROV），是泛布尼亚病毒科中病毒数量最多的病毒属。

致病性 中国已经发现的正布尼亚病毒有 Tahyno 病毒、Batai 病毒、Akabane 病毒和艾比湖布尼亚病毒，主要分布在中国新疆维吾尔自治区、云南、青海和内蒙古自治区等地。大部分正布尼亚病毒通过蚊媒传播，部分以白蛉或蠓为媒介，也有少数病毒通过蜱或臭虫传播，并以脊椎动物为扩散宿主。正布尼亚病毒在全世界广泛分布，有超过 30 种正布尼亚病毒可引起人类发热、脑炎和出血热等疾病，有些可引起动物疾病。

（李德新）

bùníyàwéilā bìngdú

布尼亚维拉病毒（Bunyamwera virus，BUNV）

根据国际病毒分类委员会在 2022 年的分类报告，属布尼亚病毒目（Bunyavirales）、泛布尼亚病毒科（Peribunyaviridae）、正布尼亚病毒属（Orthobunyavirus）。引起人类发热、头痛、关节痛、皮疹等常见症状，偶尔可引起神经系统表现。

发现史 1943 年，从乌干达塞姆利基森林地区伊蚊中分离到一株病毒，该病毒被命名为布尼亚维拉病毒（Bunyamwera virus，BUNV），为泛布尼亚病毒科的原型株，泛布尼亚病毒科由此得名。之后又陆续在非洲的乌干达、尼日利亚、喀麦隆、肯尼亚和中非共和国的蚊和发热患者血液标本中分离到该病毒。BUNV 曾被分类为 C 组虫媒病毒。

生物学特征 布尼亚维拉病毒病毒颗粒为圆形或椭圆形，直径 80～100nm。基因组末端的保守序列对病毒的复制起重要作用，5'端保守序列对转录复制的影响大于 3'端保守序列，靠近末端的碱基对转录复制的影响大于距离末端较远的碱基。病毒基因组 RNA 5'端和 3'端 2～33 个碱基影响病毒装配。通过反向遗传可获得缩短 L、M 和 S 片段末端非编码区序列的重组病毒，重组病毒在乳地鼠肾细胞产生空斑变小，效价降低，抑制细胞蛋白合成的能力减弱。通过连续传代，一些病毒可恢复效价、产生较大空斑，而病毒基因组序列不变。BUNV 基因的 S 片段 3'端非编码区介导无多聚腺苷酸的信使 RNA 翻译，抑制宿主细胞带多聚腺苷酸尾巴信使 RNA 的翻译。

BUNV 核蛋白氨基酸的一些点突变影响病毒 RNA 合成，使病毒形成较小的空斑。BUNV 的 NSs 蛋白抑制宿主细胞转录和干扰素应答，NSs 蛋白的 N 端是抑制宿主细胞干扰素应答不可或缺的。相对野型病毒，NSs 基因缺失的重组病毒引起细胞凋亡更快。NSs 基因缺失的重组病毒感染哺乳动物细胞产生的空斑较野型病毒小，效价较野型病毒低，而核蛋白的表达量显著高于野毒。NSs 基因缺失的重组病毒颅内感染小鼠时其表达效价和致病力较低，细胞与细胞之间传播能力降低。BUNV 核蛋白上有一些重要的氨基酸残基影响核蛋白和病毒核酸结合，单个重要氨基酸的改变，可影响病毒核酸的转录和复制。BUNV 基因组的 M 片段通过一个开放阅读框编码 Gn、Gc 和 NSm，在病毒基因互补序列，这些蛋白的排列顺序为 5'-Gn-NSm-Gc-3'，病毒 M 片段转录翻译成一多聚蛋白，通过宿主细胞的信号肽酶和信号肽肽酶水解成为 Gn、Gc 和 NSm，Gn 和 Gc 在内质网形成异源二聚体，Gn、Gc 和 NSm 在高尔基体成熟。Gn 蛋白在高尔基体定位需依赖 Gn 蛋白跨膜区的 206～224 氨基酸残基。Gc 糖蛋白在高尔基体定位需要 Gn 糖蛋白参与，和 NSm 无关。NSm 是膜结合蛋白，和 Gn、Gc 定位在高尔基体，与病毒在高尔基体的成熟有关，Gc 糖蛋白胞外区 N 端对病毒在细胞内复制不是必需的。Gn 和 Gc 为 I 型跨膜蛋白，分别有含 78 个氨基酸和 25 个氨基酸的胞质尾区，胞质尾区结构域在 BUNV 介导的膜融合、病毒装配和病毒的形态发生中有重要作用。

免疫特征 BUNV 与一些有血清学联系的病毒组成正布尼亚病毒属中的布尼亚维拉血清组。伊蚊、库蚊和按蚊均对 BUNV 敏感。非洲一些地区的人群中有较高的抗体阳性率。

致病性 人感染 BUNV 会出现发热、头痛、关节痛、皮疹等常见症状，偶尔可引起神经系统表现。除此之外，BUNV 还可和其他正布尼亚病毒通过基因重配产生新病毒，有些基因重配病毒具有新的复制特点，并可引起新的疾病。

(李德新)

àoluópǔqiè bìngdú

奥罗普切病毒（*Oropouche virus*，OROV） 根据国际病毒分类委员会在 2022 年的分类报告，属布尼亚病毒目（*Bunyavirales*）、泛布尼亚病毒科（*Peribunyaviridae*）、正布尼亚病毒属（*Orthobunyavirus*）。引起奥罗普切热。

发现史 1955 年首次从特立尼达岛发热患者中分离到 OROV。1960 年，OROV 在巴西暴发流行，有七千余人发病。此后，OROV 在南美持续流行，仅巴西贝伦市病例就超过 11 000 人。

生物学特征 病毒颗粒直径为 60～110nm。基因组的 L、M、S 3 个基因片段分别含有 6852 个、4385 个和 958 个碱基。L 片段编码分子量约 261 250 的 RNA 聚合酶，M 片段编码病毒囊膜糖蛋白 Gn（分子量约为 28 030）、Gc（分子量约为 107 140）和非结构蛋白 NSm（分子量约为 26 650），S 片段通过 2 个重叠的读码框架编码核衣壳蛋白（分子量约为 26 260）及非结构蛋白 NSs（分子量约为 10 650）。通过反向遗传发现，NSm 和 NSs 不是病毒复制所必需的。NSs 是 I 型干扰素的拮抗剂，和病毒感染的发病机制有关。OROV N 蛋白基因序列和辛波血清组其他病毒的同源性在 70%～95%。用 N 蛋白编码区序列进行的系统发生分析可将 OROV 分为 3 个分支，分支 I 主要是流行于巴西的病毒，分支 II 主要流行于秘鲁，分支 III 流行于巴拿马。

免疫特征 OROV 属于正布尼亚病毒属的辛波血清组，用病毒感染鼠脑制备的血凝素可凝集鹅红细胞。白纹伊蚊 C6/36 细胞、绿猴肾细胞、乳地鼠肾细胞、LCM-MK2、海拉细胞和原代鸡胚成纤维细胞对 OROV 敏感，病毒感染后可出现致细胞病变效应。病毒感染海拉细胞 10 小时后可出现子代病毒，24 小时后病毒效价达到高峰。在病毒感染的海拉细胞中可观察到细胞凋亡。新生小鼠对 OROV 敏感，皮下接种可引起中枢神经系统感染。

致病性 OROV 的传播可分为丛林型和城市型，在丛林型传播中，非人灵长类动物、啮齿动物和树懒为病毒宿主，蠓蚊和骚扰蚊为传播媒介，鸟可能也在病毒传播中起作用。人在丛林型传播中被病毒感染可引起城市型传播，在城市型传播中，人作为病毒宿主，库蚊和库蠓为传播媒介。OROV 引起的疾病称为奥罗普切热，奥罗普切热多发生在雨季，在媒介密度较高的旱季也可发生奥罗普切热流行。

OROV 感染潜伏期一般 4～8 天，奥罗普切热患者可出现发热、头痛、肌肉与关节疼痛、畏光、眶后痛、恶心、头晕和出疹等症状，可发生脑炎、脑膜炎，痊愈后没有后遗症，没有因奥罗普切热死亡的报道。

实验室检测 聚合酶链反应和酶联免疫吸附试验均可用于奥罗普切病毒的实验室诊断。用聚合酶链反应可从患者血液、脑脊液和外周血淋巴细胞中检出 OROV。以重组核蛋白为抗原的酶联免疫吸附试验可检出患者免疫球蛋白 M。

(李德新)

jiālìfúníyà bìngdú xuèqīngqún

加利福尼亚病毒血清群（*California virus* serogroup） 根据国际病毒分类委员会在 2022 年的分类报告，属布尼亚病毒目（*Bunyavirales*）、泛布尼亚病毒科（*Peribunyaviridae*）、正布尼亚病毒属（*Orthobunyavirus*）。包括 12 种抗原性相近的病毒，以其中的首次被发现的病毒——加利福尼亚脑炎病毒而命名的病毒群。该群病毒主要流行于美洲和欧洲等地，可引起发热和神经系统症状。

发现史 加利福尼亚脑炎病毒（*California encephalitis virus*）是首次被发现的加利福尼亚病毒血清群病毒，该病毒首次于 1943 年在美国加利福尼亚州克恩县采集的蚊虫标本中分离到，2 年后在当地发现 3 例病毒性脑炎患者，并从其标本中检测到该病毒特异性中和抗体，表明该病毒可引起病毒性脑炎，但是此后未见到由该病毒感染引起的脑炎病例。2009 年以来，在中国蚊虫标本中分离到相关病毒，并发现感染病例。

生物学特征 蚊虫、蠓虫等节肢动物是该类病毒的主要传播媒介，但是每种病毒在各地的传播媒介和宿主动物有所不同。

加利福尼亚脑炎病毒的最初鉴定结果显示该病毒与西方马脑炎病毒、西尼罗病毒等 18 种 RNA

和 DNA 病毒之间不存在任何免疫学反应，因此确定其为新的病毒种。此后，使用病毒学经典检测方法，如补体结合试验、血凝抑制试验和中和试验，证明加利福尼亚脑炎病毒与其他陆续发现的一些病毒存在血清学交叉反应，遂将此类病毒统一归类为加利福尼亚病毒血清群。加利福尼亚病毒血清群与泛布尼亚病毒科的某些病毒存在单方向血清学反应。

主要病毒种 根据其抗原性可将加利福尼亚病毒血清群分为 3 个复合群，第一复合群包括 10 种病毒，分别为主要流行于美国的加利福尼亚脑炎病毒、拉克罗斯病毒（*La Crosse virus*）、圣安吉洛病毒（*San Angelo virus*）、基斯顿病毒（*Kestone virus*）、詹姆斯敦峡谷病毒（*Jamestown Canyon virus*）、杰雷斯劳病毒（*Jerry Slough virus*）、南河病毒（*South River virus*）、雪靴野兔病毒（*Snow-shoe hare virus*）及在欧洲和非洲流行的塔黑纳病毒（*Tahyna virus*）、因科病毒（*Inkoo virus*）；第二和第三复合群分别包括流行于美国的特里费塔图斯病毒（*Trivittatus virus*）和分离自北美洲的特立尼达和多巴哥的梅劳病毒（*Melao virus*）。

致病性 加利福尼亚病毒血清群感染可引起发热和神经系统疾病，如脑膜炎、脑炎或脑膜脑炎，其中的拉克罗斯病毒感染病例主要发生在美国中西部和东部地区。已从多种蚊虫和病例标本中分离到拉克罗斯病毒，加利福尼亚病毒血清群中的其他病毒，仅从自然界采集的媒介昆虫标本中分离到，但可在发热或神经系统感染患者标本中检测到相关病毒特异性抗体。不过近年来，欧洲有从发热患者血清标本中分离

到塔黑纳病毒的报道，中国有在发热患者标本中检测到塔黑纳病毒核酸阳性的报道。

（梁国栋）

lākèluósī bìngdú

拉克罗斯病毒（*La Crosse virus*，LACV） 根据国际病毒分类委员会在 2022 年的分类报告，属布尼亚病毒目（*Bunyavirales*）、泛布尼亚病毒科（*Peribunyaviridae*）、正布尼亚病毒属（*Orthobunyavirus*）、加利福尼亚病毒血清群（*California virus serogroup*）。LACV 为人兽共患病的病原体，在蚊虫和花栗鼠、松鼠等宿主动物中传播，三列伊蚊是其主要的传播媒介。人类感染该病毒后出现发热及神经系统感染症状。

发现史 LACV 于 1964 年首次由美国威斯康星大学麦迪逊分校学者韦恩·汤普森（Wayne Thompson）从一名 4 岁因脑炎而死亡的儿童尸检脑组织中分离到。此后，相继在三列伊蚊、白纹伊蚊等多种蚊虫媒介中被分离到。

生物学特征 LACV 病毒颗粒呈圆形或椭圆形，直径 90 ～ 110nm。病毒具有囊膜，从囊膜伸出许多糖蛋白突起，该突起由 G1（分子量约为 120 000）和 G2（分子量约为 34 000）两种糖蛋白构成。病毒基因组为负链单链 RNA，全长约 12.5kb，包含大（L）、中（M）、小（S）3 个 RNA 节段。S 节段编码核蛋白 N 和非结构蛋白 NSs 两种蛋白；M 节段编码 M 多聚蛋白，该蛋白经过翻译、加工后释放出 G1 和 G2 两种表面糖蛋白及非结构蛋白 NSm。G1 和 G2 表面糖蛋白是 LACV 重要的中和抗体表位抗原。L 节段编码依赖于 RNA 的 RNA 聚合酶。

LACV 病毒颗粒对热、去污剂、甲醛和低 pH 敏感。

免疫特征 小鼠和恒河猴是 LACV 免疫策略研究的两种理想模型。给小鼠腹膜外接种 LACV 后，病毒到达中枢神经系统前可在多个器官、组织中复制，主要在鼻甲复制，因此推测病毒是通过嗅觉神经到达中枢神经系统。另外，乳鼠皮下接种 LACV 后，病毒首先在肌肉复制，继而在通过血管内皮细胞侵袭脑组织的过程中产生病毒血症。恒河猴对 LACV 非常敏感，接种较低剂量的病毒（10 噬斑形成单位）即可诱发产生较强的中和抗体。

致病性 在自然界中，三列伊蚊既是 LACV 的传播媒介，又是其储存宿主，病毒可经蚊卵传播至下一代，也可在蚊卵中越冬。加拿大伊蚊、白纹伊蚊、刺扰伊蚊也是 LACV 的传播媒介。实验室中已证实加拿大伊蚊可将病毒传播给小鼠和花栗鼠。花栗鼠、松鼠等小型哺乳动物是 LACV 主要扩增宿主，人类是 LACV 的终末宿主。

LACV 引起的疾病目前只在美国有报道，大多数病例发生在美国五大湖区、大西洋中部和东南部各州。基于 ArboNET 被动监测数据，美国 2003 ～ 2019 年共报道人感染病例 1281 例，涉及 24 个州，平均年龄为 8 岁，18 岁以下人群占比超过 88%。

人类经蚊虫叮咬感染 LACV 后发病的潜伏期为 5 ～ 15 天，继而出现非典型发热、头痛、恶心、呕吐和嗜睡等症状。轻症患者临床表现主要以恶心、头痛和呕吐为主，重症患者会出现癫痫、昏迷、麻痹和长期的脑损伤等脑炎表现。儿童、老人和免疫功能不全人群更容易发展成重症病例，存活者会留有不同程度的神经系统后遗症。LACV 感染引起的脑

炎患者中死亡病例低于1%。

实验室检测 LACV感染引起的脑炎病例，其脑脊液中白细胞总数轻度增多，血糖正常，约1/3病例出现蛋白质增多。外周血白细胞计数通常也会增多。绝大多数病例脑部CT结果正常，但脑电图异常。

从临床病例血清标本中分离LACV或检测LACV核酸并不容易，从患者标本中得到阳性分离物主要来自于脑组织或脑脊液。LACV感染的实验室检测以血清学方法检测病毒特异性抗体为主，如酶联免疫吸附试验、免疫荧光试验、血凝抑制试验和中和试验等，利用上述方法在双份血清中检测到病毒特异性抗体呈4倍或4倍以上升高，或在脑脊液检测到病毒特异性抗体免疫球蛋白M，都可作为LACV感染的确诊证据。在单份血清中检测到病毒特异性抗体免疫球蛋白M可作为LACV近期感染的推测证据。

另外，由于LACV与一些虫媒病毒之间存在血清学交叉反应，建议对临床标本同时进行圣路易斯脑炎病毒、东方马脑炎病毒、西方马脑炎病毒、波瓦森病毒、西尼罗病毒抗体检测，以排除由这些病毒交叉反应引起的假阳性。

相关疾病防治原则 截至2023年尚未有疫苗用于LACV感染的预防。在LACV流行地区，人们可将含有避蚊胺、埃卡瑞丁、避蚊酯、柠檬桉叶油等驱蚊剂涂抹在暴露的皮肤或衣物上，从而减少或避免蚊虫叮咬，也可通过穿长袖衣物等避免蚊虫叮咬。另外，清除三列伊蚊等主要媒介的滋生地也是重要的预防手段，如可通过清除花盆、水桶等开放容器中的静置水破坏蚊虫媒介的滋生地。截至2023年，针对LACV

感染还没有特异性治疗方法，主要是对症、支持治疗，以缓解症状、维持水电解质平衡为主。静脉注射利巴韦林可有效抑制LACV，正在重症患者中试验。

（梁国栋 高晓艳）

zhānmǔsīdūn xiágǔ bìngdú

詹姆斯敦峡谷病毒（*Jamestown Canyon virus*，JCV）

根据国际病毒分类委员会在2022年的分类报告，属布尼亚病毒目（*Bunyavirales*）、泛布尼亚病毒科（*Peribunyaviridae*）、正布尼亚病毒属（*Orthobunyavirus*）、加利福尼亚病毒血清群（*California virus serogroup*）。具有囊膜的单链RNA的病原体。人感染后可出现轻微发热症状。蚊是其主要的传播媒介，人被携带有JCV的蚊虫叮咬后可致病。

发现史 JCV于1961年首次从美国科罗拉多州詹姆斯敦峡谷附近采集的蚊虫标本中分离到。1980年，美国密歇根州一名8岁女孩被诊断为JCV感染，首次证实了JCV可感染人并致病。在JCV感染患者的脑组织切片中已利用聚合酶链反应证实了JCV感染的存在，但截至2023年尚未有从病例标本中分离到JCV的报道。

生物学特征 JCV为有囊膜的单链RNA病毒，病毒基因组包含大（L）、中（M）、小（S）3个RNA节段。S节段编码两种蛋白质，即核蛋白N和非结构蛋白NSs；M节段编码M多聚蛋白，经过翻译、加工后释放出G1和G2两种表面糖蛋白，以及非结构蛋白NSm。G1和G2表面糖蛋白是重要的中和抗体表位抗原。L节段编码依赖于RNA的RNA聚合酶。JCV主要分布在位于北美温带气候区的国家如美国、加拿大等。鹿等野生有蹄类动物是病

毒的主要动物宿主。在美国，白尾鹿是JCV的主要扩散宿主。伊蚊和按蚊是其主要传播媒介。

对3周龄小鼠颅内接种JCV，表现出低神经侵染性。病毒接种绿猴肾细胞可出现致细胞病变效应，主要表现为细胞圆缩、脱落等现象；而接种在白纹伊蚊C6/36细胞中并未出现致细胞病变效应。

免疫特征 病毒血清交叉中和试验显示流行于美国的JCV、南河病毒（*South River virus*）和腐肉病毒（*Jerry slough virus*）3种病毒之间存在着交叉中和反应。

致病性 鹿等野生有蹄类动物是JCV的动物宿主，伊蚊和按蚊是其主要的传播媒介，JCV在蚊虫媒介和有蹄类动物之间构成循环圈。对于JCV的动物宿主来说，北美黑尾鹿、梅花鹿、麋鹿、北美驯鹿、加拿大马鹿和北美野牛可自然感染JCV；马、羊等家畜对JCV也易感。和其他蚊媒病毒病相似，JCV感染呈现明显的季节性，主要发生在夏季。2004~2023年间，美国报道超过300例人感染JCV，病例主要分布在美国中西部和东北部的几个州。

母鹿感染JCV可导致流产、死胎或胎儿畸形等，未见JCV致其他动物发生疾病的报道。人被携带有JCV的蚊虫叮咬后可发病，主要表现为发热，尚有肌肉酸痛、颈项强直、恶心、呕吐、疲倦乏力、头晕、头痛等。该病毒可引起中枢神经系统感染而引发脑炎或脑膜炎。

JCV主要感染成人，而与JCV处在同一血清群中的拉克罗斯病毒（*La Crosse virus*）主要引起儿童疾病。

实验室检测 由于JCV感染引起的临床症状与其他脑炎病毒

感染极为相似，所以需经过实验室检测来确诊是否为 JCV 感染。

通过酶联免疫吸附试验检测血清或脑脊液中的 JCV 特异性抗体免疫球蛋白 M，若免疫球蛋白 M 抗体阳性，说明有 JCV 感染存在。病例急性期和恢复期血清标本中 JCV 中和抗体效价呈现 4 倍升高是确定 JCV 感染的金标准。

相关疾病防治原则 大部分 JCV 感染者的症状较轻，对其尚未有特殊治疗措施。预防 JCV 感染尚无疫苗可用，因此避免被蚊虫叮咬仍是预防 JCV 感染最有效的措施，使用驱虫剂灭蚊、外出时穿长袖衣服及长裤可减少被蚊虫叮咬的风险。

（梁国栋 李晓龙）

xuěxuē yětù bìngdú

雪靴野兔病毒（*Snowshoe hare virus*，SSHV） 根据国际病毒分类委员会在 2022 年的分类报告，属布尼亚病毒目（*Bunyavirales*）、泛布尼亚病毒科（*Peribunyaviridae*）、正布尼亚病毒属（*Orthobunyavirus*）、加利福尼亚病毒血清群（*California virus serogroup*）。具有分节段、负链单链 RNA 的病原体。是经蚊虫传播的虫媒病毒。

发现史 SSHV 原型株"Snowshoe hare original"于 1959 年分离自美国蒙大拿州采集的野生动物雪靴野兔的血液标本。此后在加拿大等国家采集的动物标本中也分离到 SSHV。1986 年，首次在俄罗斯北部采集的伊蚊标本中分离到 SSHV，这也是首次在欧洲分离到该病毒。有学者在 1961 年从患者血液中分离到 SSHV，是该病毒引起人类疾病的首次报道。

生物学特征 SSHV 是负链单链、分节段 RNA 病毒，3 个节段分别为 L 片段、M 片段和 S 片段。3 个 RNA 节段具有相同末端保守序列，5′端有 10 个碱基保守，为 AGUAGUGUGC；3′端有 10 个碱基保守，为 UCAUCACAUG。每个基因片段具备不同的编码功能，其中 L 片段编码依赖于 RNA 的 RNA 聚合酶，L 片段与病毒的神经致病力有关。M 片段编码一个多聚蛋白前体，最后断裂生成 2 个跨膜糖蛋白［Gc（G1）与 Gn（G2）］和 NSm 蛋白。Gn 和 Gc 可形成异多聚体，该多聚体通过位于 Gn 蛋白内的定位信号定位于高尔基体，稍大的糖蛋白 Gc 作为重要的吸附蛋白在介导病毒进入宿主细胞中起重要作用。Gc 为 II 型融合蛋白，属于 pH 依赖性构象变化，在病毒与宿主细胞膜融合并介导病毒进入细胞中起主要作用，其末端的 2/3 处为主要功能区。S 片段编码核衣壳蛋白 N 和非结构蛋白（NSs），N 蛋白主要用于包裹病毒 RNA 的 3 个片段，构成病毒的核心部分；NSs 蛋白可抑制哺乳动物 I 型干扰素系统，从而抑制宿主先天性免疫反应。

SSHV 病毒颗粒化学成分包括 2% 的 RNA、58% 的蛋白质、33% 的脂质及 7% 的碳水化合物，病毒沉降系数约为 500S，在蔗糖中浮力密度约为 1.18g/ml，在 CsCl 中浮力密度约为 1.21g/ml，对脂溶剂和非离子去污剂敏感，这些物质可使其丧失对人或哺乳动物的感染力。

免疫特征 SSHV 属于加利福尼亚病毒血清群成员，该组病毒还包括加利福尼亚脑炎病毒、塔黑纳病毒、拉克罗斯病毒、詹姆斯敦病毒等多种病毒。这些病毒具有相近的抗原性，引起的免疫反应容易有交叉。

致病性 加利福尼亚病毒血清群，包括拉克罗斯病毒、詹姆斯敦病毒、雪靴野兔病毒，可引起人相似的脑炎症状。疾病潜伏期为 3~7 天，其后表现出颈项强直、头痛、头晕及呕吐等，这些症状通常在 7 天内消失。少数严重的病例出现脑炎症状，其脑脊液中出现单核细胞和多形核细胞。SSHV 是人兽共患病病毒，主要分布在环北极地区。在美国北部及阿拉斯加州存在 SSHV 的传播，且 SSHV 被认为是引起当地人类脑炎的重要病原体。人感染 SSHV 引起的症状以发热、头痛、呕吐为主，有时会引起中枢神经系统损害症状。在加拿大，已经发现由 SSHV 感染所引起的马脑炎，患马表现为发热、共济失调及循环系统障碍，可在 1 周内康复。该病毒传播媒介包括伊蚊属、脉毛蚊属蚊虫，具体为灰色伊蚊、刺扰伊蚊、普通伊蚊、刺螫伊蚊、丛林伊蚊、纯色脉毛蚊和凤仙脉毛蚊。其脊椎动物宿主有雪靴野兔、田鼠属和变色旅鼠属。雪靴野兔、松鼠及一些小型哺乳动物还是 SSHV 的主要扩散宿主。尽管许多野生动物和家养动物均表现有 SSHV 抗体阳性，但是这些动物很少发生明显的病毒血症，因此不太可能成为扩散宿主。2008 年加拿大学者对纽芬兰地区的野兔、马、羊、牛和貂等动物进行 SSHV 抗体调查发现，不同动物种类之间 SSHV 感染率不同。野兔感染率最高，达到 55%；其次为马，感染率为 10.2%，随后为羊和貂，感染率分别为 4% 和 3%；牛感染率最低，为 0.8%。SSHV 的自然疫源地是苔原生物群落和针叶林生物群落。

1985 年，中国陈伯权等在广东省广州市采集的 34 例散发性病毒性脑炎病例双份血清标本中，利用血凝抑制试验检测出 5 例患者标本为 SSHV 抗体阳性。中和试验结果表明，这 5 例患者血清标本中 SSHV 中和抗体效价恢复期与急性期存在 3~5 倍差异，这是中国首次报道存在 SSHV 感染的脑炎病例。截至 2023 年，在中国尚未见 SSHV 分离的报道。

实验室检测 实验室诊断方法包括补体结合试验、血凝抑制试验、中和试验、酶联免疫吸附试验及反转录聚合酶链反应等。通常情况下，血凝抑制试验的灵敏度要优于补体结合试验，酶联免疫吸附试验是诊断人感染 SSHV 的较好方法。由于 SSHV 与拉克罗斯病毒、塔黑纳病毒有相似的抗原性，所以在血清学诊断上容易混淆。因此，在鉴别诊断上最好选择中和试验，也可开展分子生物学试验来加以区别，如聚合酶链反应、寡核苷酸杂交试验等。另外，也可利用敏感细胞系（如绿猴肾细胞）和乳鼠对采集的临床样本开展病毒分离。

相关疾病防治原则 由于 SSHV 经蚊虫传播，有效预防蚊虫叮咬是预防其感染的最重要方式：在 SSHV 流行地区，尽量避免在蚊虫活动高峰期（黄昏和夜晚）到户外活动，如必须在户外作业，可穿长袖衣服和长裤，皮肤暴露处可涂抹驱避剂（避蚊胺、埃卡瑞丁、避蚊酯、柠檬桉叶油等驱蚊剂）防蚊叮咬；睡前可在卧室喷洒杀虫剂或点蚊香；睡觉时使用蚊帐；房屋安装纱门、纱窗；清除蚊虫媒介的滋生地也是重要的预防手段，如可通过清除房屋前后的开放容器中的静置水体，破坏蚊虫媒介（尤其是伊蚊）的滋生地。SSHV 感染以对症治疗为主，截至 2023 年无有效的疫苗。

（梁国栋 曹玉玺）

tǎhēinà bìngdú

塔黑纳病毒（Tahyna virus, TAHV） 根据国际病毒分类委员会在 2022 年的分类报告，属布尼亚病毒目（Bunyavirales）、泛布尼亚病毒科（Peribunyaviridae）、正布尼亚病毒属（Orthobunyavirus）、加利福尼亚病毒血清群（California virus serogroup）。负链单链 RNA 的病原体。经蚊虫叮咬而感染人兽，可引起发热等症状。

发现史 TAHV 最早于 1958 年分离自前捷克斯洛伐克塔黑纳（Tahyna）小镇的蚊虫标本，并由此而得名。之后，法国、英国、捷克、西班牙、德国、奥地利、苏联、罗马尼亚、塔吉克斯坦，甚至苏联的近北极地区都报道分离到该病毒。中国于 2006 年首次从新疆维吾尔自治区喀什地区库蚊标本中分离到 TAHV，之后又连续在青海格尔木地区的屑皮伊蚊、新疆维吾尔自治区南部巴音郭楞蒙古自治州的刺扰伊蚊、内蒙古自治区呼和浩特市的背点伊蚊体内分离到该病毒，由此说明该病毒已经在中国境内广泛播散。多种媒介参与该病毒的自然循环。

生物学特征 TAHV 病毒颗粒电镜下呈球形，直径在 70nm 左右，有囊膜，表面有突起。其基因组为负链单链 RNA，分为大（L）、中（M）和小（S）3 个节段。3 个 RNA 节段具有相同末端保守序列，5′ 端有 13 个碱基保守，为 AGUAGUGUGUGCU；3′ 端有 11 个碱基保守，为 UCAUCACAUGA。每个节段 5′ 端和 3′ 端碱基互补配对，形成"锅柄样"结构。基因组全长约 12 445bp，其中 L 节段约 6976 个碱基，编码 RNA 聚合酶，与病毒复制和转录有关。M 节段约 4491 个碱基，编码一个多聚蛋白前体，最后断裂生成 2 个跨膜糖蛋白 [Gc（G1）、Gn（G2）] 和 NSm 蛋白。Gn 和 Gc 可形成异多聚体，该多聚体通过位于 Gn 蛋白内的定位信号定位于高尔基体；稍大的糖蛋白 Gc 作为重要的吸附蛋白在介导病毒进入宿主细胞中起重要作用。Gc 为 II 型融合蛋白，属于 pH 依赖性构象变化，在病毒与宿主细胞膜融合并介导病毒进入细胞中起主要作用，其末端的 2/3 处为主要功能区。S 节段为 978 个碱基，有 2 个相互重叠的编码框，编码核衣壳蛋白 N 和非结构蛋白 NSs。核衣壳蛋白 N 主要用于包裹病毒 RNA 的 3 个片段，构成病毒的核心部分；NSs 蛋白可抑制哺乳动物 I 型干扰素系统，从而抑制宿主先天性免疫反应。此外，病毒的致病力与多节段编码蛋白共同作用有关。

TAHV 可在白纹伊蚊卵细胞系 C6/36 细胞中复制，也可在绿猴肾细胞和金黄地鼠肾细胞等哺乳动物细胞系中复制并引起细胞规律性病变。TAHV 接种 2 日龄乳鼠颅内 48 小时内可见乳鼠病变，表现为拒觅乳、离群、颈项强直、震颤，直至死亡。

TAHV 是有囊膜的 RNA 病毒，易于失去感染力；在中性及偏碱性时稳定；不耐热，56℃ 下很容易被灭活；对紫外线敏感；易被脂溶剂、乙醚、去污粉剂灭活。

免疫特征 TAHV 与加利福尼亚病毒血清群其他病毒，如拉克罗斯病毒（La Crosse virus, LACV）、加利福尼亚脑炎病毒（California encephalitis virus, CEV）等，存在血清学交叉反应，使用血清学方法诊断 TAHV 感染时应注意鉴别。

致病性 TAHV 属于虫媒病

毒，主要流行于欧洲多个国家或地区，是截至 2023 年欧洲大陆流行范围最广的泛布尼亚科病毒。中国于 2006 年从新疆维吾尔自治区喀什地区采集的蚊虫标本中首次分离到该病毒，之后又陆续在中国新疆维吾尔自治区、青海等地夏季出现的不明原因的发热病例中发现 TAHV 感染病例，在当地采集的牛、羊、兔、田鼠、猪等动物血清标本中也检测到 TAHV 抗体。TAHV 感染病例多发于夏天的多雨季节，各年龄段均可发生，疫区人群总体感染率可达 30% 以上，儿童易感。

感染 TAHV 后发生瓦尔季采热（Valtice fever）综合征，出现感冒样表现，如突发高热，持续 3~5 天，伴头痛、精神欠佳、结膜炎、咽炎、肌痛、呕吐、食欲缺乏，少数人出现关节痛、脑膜脑炎、非典型肺炎及神经系统后遗症。在 TAHV 感染的患者中，61% 出现发热，31.7% 出现神经感染症状，7.3% 病例二者均有。中枢神经系统感染可表现为无菌性脑膜炎、脑膜脑炎及脑炎。有报道称，在疫区，每 7 例有感冒症状患者或 5 例脑膜脑炎的患者中就有 1 例是由 TAHV 感染引起的。尽管其致死率不高，但许多患者出现神经系统后遗症。

实验室检测 TAHV 感染主要通过血清学方法进行诊断，常用方法有血凝抑制试验、免疫荧光试验和蚀斑减少试验、中和试验。从发热病例血清标本中分离到 TAHV 或检测到病毒基因可作为实验室诊断依据。

相关疾病防治原则 和许多虫媒病毒病相似，TAHV 感染主要由被带病毒的蚊虫叮咬而引起。因此有效预防蚊虫叮咬是预防发病的最重要方式：尽量避免在蚊虫活动高峰期（黄昏和夜晚）到户外活动；如必须在户外作业，可穿长袖衣服和长裤，皮肤暴露处可涂抹驱避剂，防蚊叮咬；睡前可在卧室喷洒杀虫剂或点蚊香；睡觉时使用蚊帐；房屋安装纱门、纱窗。病毒感染没有特效的治疗手段，也未见疫苗研制的报道。

（梁国栋　吕　志）

nèiluó bìngdú kē

内罗病毒科 （Nairioviridae）

系统分类学上属布尼亚病毒目（Bunyavirales）。其命名来源于 1910 年在非洲内罗毕分离内罗毕羊病（Nairobi sheep disease, NSD）的病原体。

生物学特征 内罗病毒科病毒的直径约 100nm，病毒表面有由 Gn、Gc 组成的纤突，其中的 Hazara 病毒和 Clo Mor 病毒有 3 个囊膜结构糖蛋白。囊膜糖蛋白 Gc 具有和病毒结合的能力，但是其细胞受体尚不完全清楚。病毒的 N 蛋白分子量约为 53 000，是布尼亚病毒目中最大的病毒。N 蛋白含有催化 N6 腺嘌呤甲基化酶的保守序列——NPPW，但是 N 蛋白没有核定位信号，也没有发现 N 蛋白在核内聚集现象。有些内罗病毒科病毒 M 片段基因编码 Gn 前体、Gc 前体和 NSm，Gn、Gc 通过对其前体的修饰在内质网或高尔基体成熟。该类病毒复制过程中大量糖蛋白在内质网和高尔基体成熟，使内质网自身蛋白合成负荷增加，导致其产生细胞凋亡。

主要病毒属 内罗病毒科至少包括 35 种病毒，根据血清交叉反应，分为 7 个血清组，分别是内罗毕绵羊病血清组、克里米亚-刚果出血热血清组、休斯血清组、德拉加齐汗血清组、盖勒尤卜血清组、萨哈林血清组和蒂亚福拉血清组。

致病性 大部分内罗病毒科病毒为蜱传病毒，可引起人或家畜疾病。对内罗病毒的研究多集中在内罗病毒中克里米亚-刚果出血热病毒，其会引起人类严重的克里米亚-刚果出血热。

（李德新）

kèlǐmǐyà-gāngguǒ chūxuèrè bìngdú

克里米亚-刚果出血热病毒 （Crimean-Congo hemorrhagic fever virus，CCHFV）

系统分类学上属内罗病毒科（Nairoviridae）。引起克里米亚-刚果出血热（Crimean-Congo hemorrhagic fever，CCHF）。

发现史 1944 年在苏联的克里米亚半岛军人中暴发了严重的出血热，病例达 200 人，随后在欧洲和苏联的一些中亚加盟共和国陆续出现；数年后，在非洲刚果民主共和国也暴发了严重的出血热。1956 年从刚果出血热患者中分离到病毒，此后在欧洲和亚洲陆续分离到病毒。1977 年，有研究证实上述在不同时间和地区分离到的病毒的理化特性、形态学基本一致，血清学上相关联，都属于布尼亚病毒目内罗病毒科，这两种在不同时间和地区暴发的出血热被命名为 CCHF，引起该病的病原体命名为 CCHFV。2000 年以来，在欧洲、亚洲和非洲的一些地区出现了 CCHF 的暴发，截至 2017 年，CCHF 至少在 39 个国家流行。1965 年从中国新疆维吾尔自治区的出血热患者血清、尸解组织标本和亚洲璃眼蜱中分离到某种病毒，该病毒被命名为新疆出血热病毒。通过形态学、血清学和病毒核苷酸序列的比较证实，新疆出血热病毒即 CCHFV。

生物学特征 CCHFV 病毒颗粒直径为 100nm 左右，病毒颗粒表面有糖蛋白 Gn 和 Gc 异源二聚体形成的纤突,病毒颗粒内有大(L)、中(M)、小(S)3 个基因片段和核蛋白 N 及依赖于 RNA 的 RNA 聚合酶组成的核糖核蛋白。

CCHFV 的复制策略和其他布尼亚病毒没有明显差别。S 片段编码的核蛋白 N 有约 482 个氨基酸,是核衣壳的主要成分。CCHFV 的 N 蛋白含有胱天蛋白酶切割位点,N 蛋白在感染细胞凋亡晚期被切割,但胱天蛋白酶切割位点在病毒复制中的作用尚不清楚。原核细胞表达的 N 蛋白可用于血清学检测抗原。没有发现 S 片段编码的 NSs。病毒的 M 片段编码一个多肽,首先通过宿主细胞的信号肽酶水解成分子量约为 140 000 的 PreGn、分子量约为 85 000 的 PreGc 和分子量约为 15 000 的 NSm。PreGn 在宿主 SKI-1 蛋白酶的作用下水解成分子量约为 37 000 的 Gn,同时产生一个蛋白前体。该蛋白前体经费林蛋白酶作用,水解产生黏液素样多肽、GP38 和 GP85/GP160,此类分泌性蛋白的功能尚不清楚。PreGc 在 SKI-1 样蛋白酶的作用下水解成分子量约为 75 000 的成熟 Gc。Gn 和 Gc 在内质网和高尔基体修饰后形成分子量分别约为 37 000 和 75 000 的 I 型跨膜糖蛋白。病毒的囊膜糖蛋白可诱导中和抗体。CCHFV 基因组 L 片段由约 12 000 个碱基组成,通过单一开放阅读框编码分子量约为 459 000 的 RNA 聚合酶,CCHFV 的依赖于 RNA 的 RNA 聚合酶比其他布尼亚病毒都大。在靠近 RNA 聚合酶的 N 端有卵巢肿瘤蛋白酶结构域,接着有病毒拓扑异构酶、锌指和亮氨酸拉链等结构,靠近 C 端有依赖于 RNA 的 RNA 聚合酶催化结构域。相对其他一些虫媒病毒,如裂谷热病毒,CCHFV 具有更丰富的多样性。CCHFV 有较多的宿主和媒介,需通过多样性适应这些宿主和媒介。M 片段核苷酸序列的多样性高于 S 和 L 片段,但是 Gn 和 Gc 氨基酸序列的多样性不高。

根据核苷酸序列,可将 CCHFV 分为 7 个不同的基因型:非洲 1 型(塞内加尔)、非洲 2 型(刚果和南非共和国)、非洲 3 型(南部和西部非洲)、欧洲 1 型(俄罗斯、土耳其、阿尔巴尼亚、保加利亚和科索沃)、欧洲 2 型(希腊)、亚洲 1 型(中东国家、巴基斯坦和伊朗)、亚洲 2 型(中国、塔吉克斯坦、乌兹别克斯坦和哈萨克斯坦)。

致病性 CCHFV 分布在中国西部、南亚、中亚、中东、东南欧洲和撒哈拉沙漠以南的大部分非洲地区,是分布最广泛的蜱传传染病的病原体。璃眼蜱属是 CCHFV 的主要媒介,蜱感染 CCHFV 后可终身携带病毒,并通过水平传播和垂直传播方式在蜱中循环,病毒可感染多种哺乳动物,如牛、羊、马、兔、驴、骆驼和鼠等,能引起动物短暂的病毒血症但不引起动物发病。除此之外,在鸟类携带的蜱中也发现过 CCHFV,但是除鸵鸟,没有鸟类被 CCHFV 感染的证据。CCHFV 可能通过鸟类携带感染病毒的蜱而远距离扩散,另一个远距离扩散的途径是国际运输家畜。人通过被蜱叮咬或接触感染的动物和患者的血液及其他体液而感染。患者大部分为农民,医务人员具有较高的感染风险。CCHF 最常发生在春夏季,和璃眼蜱属媒介的活动增强有关。

人感染 CCHFV 可导致严重的出血热——CCHF,CCHF 发病进展较快,病死率较高。该病可分为 4 期,即潜伏期、出血前期、出血期和恢复期。潜伏期一般 1~7 天,但也有长潜伏期的报道。早期主要临床表现有发热、头痛、头晕、肌痛和呕吐等。一般 3 天后出现鼻腔出血、胃肠道出血、泌尿道出血和呼吸道出血。CCHF 的平均病死率为 30%,最高可达 70%,疾病的严重程度和血液中病毒的载量有关。死亡病例在发病早期就开始出现血小板极度减少,往往导致脑出血、休克、严重脱水和肺水肿,大部分由于多器官衰竭而死亡。最早的病理生理改变是红细胞和血浆从血管渗出。病毒感染引起细胞因子风暴和/或病毒对细胞的直接作用造成血管内皮细胞损伤,导致血小板凝集、出血。发病 1 周后,血液中可出现特异性抗体免疫球蛋白 M 和免疫球蛋白 G,免疫球蛋白 M 可在体内持续 4 个月,免疫球蛋白 G 可持续数年。

实验室检测 病毒分离,核酸、抗原和抗体检测均可用于诊断。

绿猴肾细胞、乳地鼠肾细胞等均可用于 CCHFV 分离,乳鼠腹腔接种更敏感。病毒分离耗时较长,且需高等级生物安全试验室,一般不用于常规实验室诊断。

实时定量聚合酶链反应、酶联免疫吸附试验和抗原捕获酶联免疫吸附试验等常用于早期快速诊断,在发病 1~2 周内可检测到病毒核酸和抗原,发病 1 周后可检测到免疫球蛋白 M 和免疫球蛋白 G。

相关疾病防治原则 CCHFV 的自然循环涉及节肢动物和哺乳动物,控制的难度很大。保加利亚在军人、医务人员和其他高危人群中使用鼠脑病毒灭活疫苗,该疫苗为氯仿和 58℃ 热灭活，含氢氧化铝佐剂，可诱导细胞免疫和体液免疫，但是诱导的中和抗体效价较低。中国也曾研制、生产过灭活的鼠脑病毒疫苗。支持疗法是治疗 CCHF 的基础，可给予患者血小板、新鲜血浆、红细胞等；大部分文献认为恢复期血浆治疗有效。利巴韦林在体外抑制 CCHFV 的效果明显高于抑制其他布尼亚病毒的效果，虽然该药在 CCHF 的治疗中得到应用，但其确切治疗效果尚需设计完善的临床试验予以证实。

（李德新）

báilíng bìngdú shǔ

白蛉病毒属（*Phlebovirus*）

系统分类学上属布尼亚病毒目（*Bunyavirales*）、白蛉纤细病毒科（*Phenuiviridae*）。

生物学特征 白蛉病毒属病毒的 S 片段均采取双义编码策略，通过转录独立的亚基因组信使 RNA 分别表达 N 蛋白和 NSs 非结构蛋白。N 蛋白的信使 RNA 由 S 片段的 3′ 端编码，由基因组 RNA 转录。NSs 蛋白信使 RNA 由 S 片段的 5′ 端编码，由基因组互补的 RNA 转录，因此只有在基因组 S 片段完成复制后才能转录 NSs 的信使 RNA。

主要病毒种 白蛉纤细病毒科的白蛉病毒属包含 70 种病毒，根据血清学关系可分为 2 个病毒组，即白蛉热病毒组和乌库样病毒组。

致病性 白蛉病毒属中病毒被研究最多是裂谷热病毒。裂谷热病毒可引起反刍动物和人的疾病，严重时可导致患者死亡。

主要流行于地中海地区的白蛉热病毒组的那不勒斯病毒、西西里病毒、托斯卡纳病毒等可引起人发热，偶尔引起脑炎。乌库病毒和乌库样病毒一般不引起人类疾病。

2011 年，在中国发现了一种新布尼亚病毒——大别班达病毒（*Dabie bandavirus*），属于白蛉病毒属，被确定为发热伴血小板减少综合征的病原体。大别班达病毒和白蛉热病毒组、乌库样病毒组有明显差异，在系统发生中成为独立的一组。大别班达病毒以长角血蜱为媒介，可感染羊、牛、犬等动物。人被携带大别班达病毒的蜱叮咬而感染，大别班达病毒也可通过接触患者的血液及其他体液引起人-人传播。发热伴血小板减少综合征可引起发热、血小板减少、白细胞减少和消化道症状，重症病例可出现弥散性血管内凝血和多器官衰竭，该病的病死率在 10% 左右。

（李德新）

tuōsīkǎnà bìngdú

托斯卡纳病毒（*Toscana virus*，TOSV）

系统分类学上属白蛉纤细病毒科（*Phenuiviridae*）、白蛉病毒属（*Phlebovirus*）。引起人类高热、剧烈头痛及无菌性脑膜炎等疾病。

发现史 1971 年，在意大利中部捕获的白蛉中分离到最初的托斯卡纳病毒，之后在意大利其他地区的白蛉和蝙蝠的脑中分离到 TOSV。

生物学特征 TOSV 病毒颗粒直径 80~120nm，具有典型的布尼亚病毒目病毒结构。病毒囊膜内有结合了核蛋白和 RNA 聚合酶的大（L）、中（M）和小（S）3 个负链 RNA 片段。3 个基因片段的 3′ 端和 5′ 端有特异的保守序列。TOSV 的 RNA 聚合酶由 2095 个氨基酸组成，分子量均约为 239 000。托斯卡纳病毒和裂谷热病毒的 RNA 聚合酶的同源性为 37%，但是主要集中在 650~1600 氨基酸的中央部分。TOSV 基因组的 M 片段编码 NSm、Gn 和 Gc 3 种蛋白，NSm 的分子量约为 30 000，两种囊膜糖蛋白 Gn 和 Gc 的分子量均约为 65 000。M 片段羧基端序列和其他白蛉病毒的同源性较高。

TOSV 的 S 片段通过双义机制编码分子量约为 27 000 的核蛋白和分子量约为 37 000 的非结构蛋白 NSs。病毒互补序列的 5′ 端编码核蛋白，3′ 端编码 NSs。和其他白蛉病毒相同，TOSV 的 S 片段编码的核蛋白和 NSs 的序列之间存在基因间隔区，不同的是 TOSV 核蛋白和 NSs 的编码序列有 80 个碱基的重叠。

TOSV 是白蛉病毒属那不勒斯病毒的一个血清型，是以白蛉为媒介的虫媒病毒。

免疫特征 TOSV 的核蛋白具有很强的免疫原性，感染后诱导宿主较强的免疫应答，有实验发现核蛋白抗体有部分中和活性。重组核蛋白常用作酶联免疫吸附试验试剂的抗原，用于抗体检测。

致病性 虽然在犬和猫中发现 TOSV 核酸和抗体，但该病毒的动物宿主尚未确定，不过已明确的是野生哺乳动物和鸟类不是其宿主。白蛉可能既是该病毒的传播媒介又是其宿主，病毒可经卵垂直传播，TOSV 感染主要在夏季媒介活跃时流行，每年的 6~10 月是发病高峰。TOSV 主要在欧洲和北非的地中海地区流行，流行的国家有意大利、法国、西班牙、塞浦路斯、希腊、葡萄牙、德国、科索沃、土耳其、突尼斯、阿尔及利亚和摩洛哥。TOSV 和利什曼原虫都以白蛉为媒介，血清学调查发现欧洲一些地区存在 TOSV 和利什曼原虫的共同感染。

TOSV 抗体检出率为 3% ~ 26%，但因 TOSV 感染而就诊的患者却不多，二者之间的不吻合，提示存在较多的隐性感染和轻症病例。TOSV 感染潜伏期为 3 ~ 7 天（最长 2 周），主要引起无菌性脑膜炎，有时会引起脑炎、脑膜脑炎，感染通常会出现剧烈头痛、发热、恶心、呕吐、肌痛等临床症状，体检可见颈项强直、克尼格征阳性、眼球震颤、局部麻痹等，病程平均 7 天，预后良好，恢复期时间较长。单纯从临床表现不能鉴别 TOSV 感染和其他病原体感染引起的无菌性脑膜炎。有些地区，80% 以上儿童和 50% 以上的成人夏季无菌性脑膜炎是 TOSV 所致。

实验室检测　TOSV 对绿猴肾细胞、乳地鼠肾细胞等敏感，产生致细胞病变效应，细胞培养病毒的效价较高。TOSV 对白纹伊蚊 C6/36 细胞等蚊子细胞不敏感。刚分离的病毒对实验动物不敏感，即使颅内接种也不能使乳鼠死亡，需经多次传代后才能在动物中适应。但 TOSV 具有嗜神经特点，从患者的脑脊液中可分离到病毒。

（李德新）

lièɡǔrè bìnɡdú

裂谷热病毒（*Rift valley fever virus*，RVFV）　系统分类学上属白蛉纤细病毒科（*Phenuiviridae*）、白蛉病毒属（*Phlebovirus*）。引起裂谷热（rift valley fever，RVF）等严重人类疾病。

发现史　1931 年，在非洲肯尼亚大裂谷地区的一个农场，4 周内超过 4700 只羊突然死亡，从濒死的羊中分离到某种病毒，该病毒被命名为裂谷热病毒。

生物学特征　RVFV 病毒颗粒直径 80~120nm，有双层脂质囊膜，囊膜表面有由 Gn 和 Gc 组成的长 5~8nm 的病毒颗粒，病毒颗粒为二十面体对称结构，其表面含 122 个病毒子粒，其中 110 个为中空的圆柱体六聚体子粒，12 个为五聚体子粒，在 T = 12 的二十面体对称框架中规则排列。

病毒基因组的 L 和 M 片段为负链 RNA，S 片段为双义 RNA。RNP 和囊膜糖蛋白的胞内区强烈相互作用，将基因组装配进病毒颗粒。RVFV 的 S 片段通过双义策略，以负链表达 N 蛋白，以正链表达 NSs。在编码 N 和 NSs 序列之间有 82 个碱基的基因间隔区，该区域含有独特的 Poly-C（负链）或 Poly-G（正链）序列。从病毒负链或正链 RNA 分别合成 N 和 NSs 的亚基因组信使 RNA。N 蛋白结合病毒 RNA 形成核糖核蛋白，该核糖核蛋白为病毒基因转录和复制所必需的结构。N 蛋白促进病毒样颗粒形成，提示 N 蛋白参与病毒装配。NSs 蛋白是 RVFV 的主要致病力相关蛋白，缺失 NSs 的病毒不能致死小鼠。和其他布尼亚病毒不同，RVFV 的 NSs 以丝带状存在于感染病毒细胞的核内，这是细胞质内复制病毒所不具备的特征。NSs 和 TFIIH 的亚单位蛋白 p44 作用，抑制宿主细胞的基因转录。虽然 RVFV 感染激活 IRF-3、AP-1 和核因子 κB 等转录因子，但干扰素相关基因的转录并没有上调。NSs 能抑制诱导干扰素的蛋白激酶 PKR。NSs 是多功能蛋白，可抑制普通转录，也抑制干扰素相关基因的转录，具有拮抗干扰素的功能。RVFV 病毒颗粒中除病毒基因组的负链 RNA，其 M 片段用单一阅读框编码前体蛋白，通过共翻译经宿主细胞的蛋白酶切割产生 5 个蛋白。开放阅读框上的第一个 AUG 起始编码 NSm1（分子量约为 78 000）和 Gc（分子量约为 65 000），第二个 AUG 起始编码 NSm2（分子量约为 14 000）、Gn（分子量约为 56 000）、Gc 和 NSm2$^+$Gn。Gn 和 Gc 具有和细胞受体结合的功能，但是 RVFV 的受体尚不明确。和其他布尼亚病毒一样，RVFV 在高尔基体出芽成熟。Gn 和 Gc 单独表达时，Gn 定位在高尔基体，Gc 定位在内质网。若同时表达 Gn 和 Gc，则 Gn 和 Gc 共同定位于高尔基体。去除 NSm1 和 NSm2 病毒的生物学特征没有明显改变。一般认为病毒的囊膜蛋白较病毒的其他蛋白更易变异，但是 RVFV 的 Gn 和 Gc 却非常保守，测定了 33 株 RVFV 的序列，蛋白的大小没有变化，N 糖基化位点均相同。RVFV 糖蛋白抗原表位也较保守，通过单克隆抗体发现少量的抗原性差异可能和蛋白的空间结构有关。

RVFV 感染哺乳动物后，在细胞核内出现由 NSs 蛋白形成的丝状结构。C 端的 2 个丝氨酸残基的磷酸化造成形成寡聚体结构域，通过这些寡聚体结构域形成丝状结构。这些丝状结构引起细胞核异常，造成染色体聚集。RVFV 的 NSs 和很多细胞的启动子作用，可能调节相关基因的表达。

RVFV 的遗传多样性不明显，远低于白蛉纤细病毒科的其他虫媒病毒。对 33 株 RVFV 全基因组序列分析显示，L、M 和 S 片段之间的差异在核苷酸水平分别为 4%、5% 和 4%，在氨基酸水平分别为 1%、2% 和 1%，可据此将病毒分为 7 个独立的进化簇。对 203 株 RVFV 部分 M 片段的分析发现（图 1），在这些病毒在核苷酸水平的差异为 2.8%，在氨基酸水平为 5.4%，并可据此将病毒分为

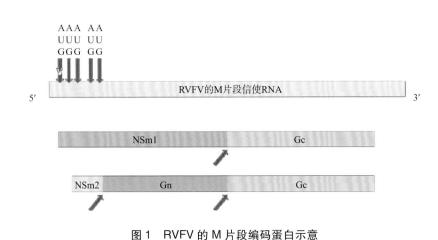

图 1　RVFV 的 M 片段编码蛋白示意

15 个独立的进化簇。津巴布韦株和南非共和国株分布在多个进化簇中，呈现出相对较丰富的遗传多样性，与这两个国家在动物中使用 RVFV 减毒活疫苗有关。

致病性　RVFV 是经蚊传播的虫媒病毒，是引起人和动物RVF 的主要病原体。伊蚊、库蚊、按蚊等是 RVFV 的媒介，病毒可再经卵传播。动物感染 RVFV 后出现病毒血症，但不是 RVFV 的储存宿主。

20 世纪 60 年代以来，在非洲的津巴布韦、肯尼亚、赞比亚、埃及、毛里塔尼亚、南非共和国、苏丹等国家多次暴发 RVF，在非洲大陆以外的马达加斯加岛也发生过 RVF 暴发。21 世纪初，RVF 跨越亚非边界出现在阿拉伯半岛的沙特阿拉伯和也门。RVFV 可引起反刍家畜严重疾病甚至致其死亡，牛、羊等动物的新生幼畜可 100% 死亡，成年家畜的病死率在 10%～20%，RVFV 还可引起动物流产。RVF 在动物中的流行有周期性，在草原地区的流行间隔一般为 10～15 年，在干旱地区为25～35 年。

RVF 是一种人兽共患病，发生于人的 RVF 疫情一般规模不大，且大多集中在非洲。人通过接触感染动物的组织和体液，或被携带病毒的蚊叮咬而感染RVFV，人也可通过吸入屠宰感染动物或流产动物尸体产生的气溶胶感染。RVFV 可通过实验室事故或解剖动物和帮助动物分娩而感染。很多哺乳动物对 RVFV 敏感，感染后临床表现可不明显但可突然死亡。RVFV 可引起小鼠、大鼠、仓鼠、犬、猫和恒河猴等实验动物突然发病和死亡。

大部分人感染 RVFV 后没有明显的临床症状。有症状患者的潜伏期为 2～6 天，其中大部分为自限性发热性疾病，主要表现为突然发热、全身不适、肌肉和关节疼痛等流行性感冒样症状；1%～2% 患者病情严重，可出现重症肝炎、迟发性脑炎、视网膜炎、失明和出血热。出血热患者常出现凝血障碍、弥散性血管内凝血和多器官衰竭，病死率可达10%～20%。高病毒载量和预后有明显关系，死亡病例的平均病毒载量 > 10^6 噬斑形成单位/毫升（血液）。

实验室检测　人和动物感染RVFV 的早期诊断对救治患者或患病动物和控制疫情都很重要，为此，已研发了诸多用于人和动物感染的诊断方法。

病毒分离　诊断 RVFV 感染的金标准。RVFV 对乳鼠敏感，可接种小鼠分离病毒。病毒对绿猴肾细胞、乳地鼠肾细胞和白纹伊蚊 C6/36 细胞等均敏感，常用于 RVFV 分离；也可用鸡胚分离病毒。RVFV 的分离需在高等级生物安全实验室进行，且耗时较长，一般不用于临床诊断。

核酸扩增技术　广泛应用于RVF 的诊断，实时定量反转录聚合酶链反应使用最多，该方法具有很好的敏感性和特异性。

多重聚合酶链反应　可同时检测多种病毒核酸，有助于快速诊断 RVF，同时和疫区流行的其他病毒感染进行鉴别。

重组核蛋白为基础的血清学诊断方法　可检测免疫球蛋白 M和免疫球蛋白 G，是病例诊断和血清流行病学研究的重要手段。可用单克隆抗体通过酶联免疫吸附试验或免疫层析方法检测患者血标本中的病毒核蛋白。检出病毒蛋白和检出核酸一样，具有确诊意义。

相关疾病防治原则　经福尔马林灭活的 RVFV 疫苗在实验室工作人员中得到了应用。该疫苗需接种多次，具有较好的安全性，可提供长期保护。用分离自乌干达蚊子的 Smithburn 株在鼠脑传102 代，然后在鸡胚传 50 代，接着再在鼠脑传 16 代，得到减毒株，此减毒株在非洲作为人用疫苗。仅在鼠脑传 102 代的减毒株用于制备动物疫苗。该疫苗具有较好的免疫效果，但对胎崽有一定的致畸作用。MP-12 减毒活疫苗是用人分离病毒株在氟尿嘧啶作用下，在细胞上连续传 12 代得到的减毒株，该减毒株为温度敏感突变株，其 3 个基因片段均有突变发生。该疫苗仍在进行临床试验。Clone-13 是通过空斑挑选获得的自然减毒株，缺失了 70% 的 NSs 基因。

没有针对 RVF 的特异性治疗方法，利巴韦林、干扰素曾用于动物实验。作用于依赖于 RNA 的 RNA 聚合酶的法匹拉韦（T-705）在体外细胞培养中能抑制 RVF，在动物攻击试验中对威斯特鼠有明显的保护作用，显著降低了动物病死率。

（李德新）

kuángquǎnbìng bìngdú shǔ

弹状病毒科（Rhabdoviridae）

以水疱病毒属、狂犬病病毒属、短暂热病毒属、非毒粒弹状病毒属、细胞核弹状病毒属、细胞质弹状病毒属为主，由形态似棒状或子弹状病毒组成的家族。"rhabdo" 系来自希腊文的 "rhabdos"，意为杆状。该科病毒的宿主范围很广，遍布动物界，可感染植物、昆虫、变温和恒温脊椎动物，以及水生生物。

生物学特征 病毒颗粒长 100～430nm，直径 45～100nm，缺损病毒颗粒相对较短。侵染脊椎动物的病毒呈弹状或锥状，侵染植物的病毒在负染色前经过固定大多呈杆菌状，未固定样品中病毒呈弹状或多形性颗粒。病毒有囊膜，一些暂定的植物弹状病毒无囊膜。病毒外表面具有长 5～10nm、直径约 3nm 的钉状纤突，由病毒糖蛋白的三聚体组成，在一些病毒的表面可看到囊膜子粒蜂窝状形态。囊膜内是直径 30～70nm 的核衣壳，螺旋对称结构，在负染色样品和超薄切片中可看到间隔 4.5～5.0nm 的横纹，核衣壳外围着脂质囊膜。病毒基因组为负链单链 RNA。RNA 的 5′端有 1 个三磷酸基团，无多聚腺苷酸尾巴，RNA 两端含有倒置的互补序列。在病毒群体 RNA 中已分离到缺损型 RNA，其大小要小于全长 RNA 的一半，缺损 RNA 只有在同源的辅助弹状病毒（偶尔也可为异源辅助弹状病毒）存在时才能复制。病毒通常含有 5 种主要结构蛋白，如糖蛋白（glycoprotein，G）、基质蛋白（matrix protein，M）、磷蛋白（phosphoprotein，P）、核衣壳蛋白（nucleocapsid protein，N）和大聚合酶蛋白（large polymerase protein，L）；某些弹状病毒还含有其他蛋白，但功能未知。病毒在细胞质内增殖，以芽生方式释放。病毒对乙醚和脂溶剂敏感，对冻融稳定。

主要病毒属与病毒种 主要包括 6 个属：水疱病毒属、狂犬病病毒属、短暂热病毒属、非毒粒弹状病毒属、细胞核弹状病毒属、细胞质弹状病毒属。其中，水疱病毒属总共超过 20 种，包括印第安纳水疱性口炎病毒、新泽西水疱性口炎病毒、阿拉戈斯水疱性口炎病毒、帛黎病毒、科卡尔病毒、马拉巴病毒、伊斯法罕病毒、金迪普拉病毒等。狂犬病病毒属包括狂犬病病毒、拉各斯蝙蝠病毒、莫科拉病毒、杜文黑基病毒、欧洲蝙蝠病毒 1 型及 2 型、澳大利亚蝙蝠狂犬病病毒等。

致病性 该科病毒的宿主范围较为广泛，有许多病毒具有节肢动物和脊椎动物两种宿主，还有一些侵染植物及某些植食性节肢动物。蚊子、白蛉、螨、库蠓、蚜虫、草蛉和叶蝉为传播媒介，一些病毒通过汁液或体液传播，病毒感染脊椎动物可通过接触、空气、叮咬、性接触发生传播。狂犬病病毒属病毒只能通过动物之间的接触（咬、抓等）等方式传播。

（郭斐 许丰雯）

kuángquǎnbìng bìngdú shǔ

狂犬病病毒属（Lyssavirus）

系统分类学上弹状病毒科（Rhabdoviridae）。具有单链 RNA 的病原体。

生物学特征 狂犬病病毒属成员外形呈弹状，核衣壳呈螺旋对称，表面具有囊膜，内含有单链 RNA。病毒颗粒外有囊膜，内有核蛋白壳。囊膜的最外层有由糖蛋白构成的许多纤突，此突起排列比较整齐，具有抗原性，能刺激宿主产生中和抗体。

主要病毒种 狂犬病病毒属共有 12 种，如狂犬病病毒、拉各斯蝙蝠病毒、莫科拉病毒、杜文黑基病毒、欧洲蝙蝠病毒 1 型及 2 型、澳大利亚蝙蝠狂犬病病毒等。

致病性 见狂犬病病毒。

（郭斐 许丰雯）

kuángquǎnbìng bìngdú

狂犬病病毒（Rabies virus）

系统分类学上属弹状病毒科（Rhabdoviridae）、狂犬病病毒属（Lyssavirus）。不分节段的负链单链 RNA 的病原体。可在野生动物（狼、狐狸、鼬鼠、蝙蝠等）及家养动物（犬、猫、牛等）与人之间引发狂犬病传播。

发现史 早在 1566 年就有了关于犬咬人致病，即狂犬病的记载，并发现该病能传染给其他动物。当时在世界范围内对狂犬病的病原体进行了长期的探索，直到 1885 年人们还不知道狂犬病的病原体。在细菌学说占统治地位的年代，法国微生物学家路易斯·巴斯德（Louis Pasteur，1822～1895 年）并不知道狂犬病是一种病毒感染性疾病，但他研究发现有侵染性的物质经过反复传代和干燥，会减少其毒性。1880 年，埃米尔·鲁埃和路易·莱尔梅尔在巴斯德的指导下，收集了患有狂犬病病毒的犬和兔子的脑组织样本，再用这些减毒的液体注射给犬，能抵抗正常强度狂犬病病毒的侵染。1885年，一名被疯犬咬伤的9岁男孩迈斯特尔（Meister）被送至巴斯德处抢救，巴斯德先给该患者注射了毒性减到很低的上述提取液，然后再逐渐用毒性较强的提取液注射，希望在狂犬病的潜伏期过去之前，使他产生抵抗力，结果，巴斯德成功了，孩子得救。直至1889年巴斯德正式研发出狂犬病病毒疫苗，他指出这种病原体是某种可通过细菌滤器的"过滤性的超微生物"。1962年，艾美达（Almeida）等发现狂犬病病毒呈子弹状，1970年，国际病毒命名委员会正式将狂犬病病毒确定为弹状病毒科（*Rhabdoviridae*）、狂犬病病毒属（*Lyssavirus*）。"lyssa"一词来源于希腊字"rage"，即狂犬病的意思。

生物学特征 狂犬病病毒外形呈弹状，大小（60~400）nm×（60~85）nm，一端纯圆，一端平凹，有囊膜，内含衣壳呈螺旋对称。狂犬病病毒为不分节段的负链单链RNA病毒，病毒基因组长约12kb，依次排列着N、P、M、G和L 5个结构基因，分别编码核衣壳蛋白（nucleocapsid protein，N）、磷蛋白（phosphoprotein，P）、基质蛋白（matrix protein，M）、糖蛋白（glycoprotein，G）、大聚合酶蛋白（large polymerase protein，L），各个基因间还含非编码的间隔序列。5种蛋白都具有抗原性。磷蛋白、基质蛋白分别构成衣壳和囊膜的基质。糖蛋白在囊膜上构成病毒纤突，与病毒致病性有关；核蛋白有保护RNA功能；核蛋白和糖蛋白是狂犬病病毒的主要抗原，刺激宿主可诱生相应的抗体和细胞免疫。

用血清学方法可将狂犬病病毒分为4个血清型，I型病毒有CVS原型株、古典狂犬病病毒、街毒和疫苗株，血清Ⅱ型、Ⅲ型及Ⅳ型病毒为狂犬病相关病毒，其原型株分别为Lagos bat、Mokola和Duvenhage。根据核蛋白基因N端500个碱基的同源性还可将狂犬病病毒分为6个基因型。其中，基因1~4型分别对应血清I~Ⅳ型，基因5型和6型为从德国和芬兰蝙蝠中分离到的两株欧洲狂犬病病毒EBLV-1、EBLV-2，基因7型为1996年7月从澳大利亚果蝠体内发现的狂犬病病毒。随着研究的不断深入，还将不断发现新的狂犬病病毒。由于流行病学调查不够系统，病原学研究不够深入，中国至今仅发现基因1型狂犬病病毒。该型狂犬病病毒分布广泛，进化较为保守，全球范围内的核苷酸与氨基酸同源性很高。

狂犬病病毒宿主范围广，可感染鼠、家兔、豚鼠、马、牛、羊、犬、猫等，在中枢神经细胞（主要是大脑海马回锥体细胞）中增殖，于细胞质中形成嗜酸性包涵体（内氏小体）。除此之外，狂犬病病毒还可在人二倍体细胞、地鼠肾细胞、鸡胚、鸭胚细胞中增殖，用于制备培养疫苗。

狂犬病病毒对温度的抵抗力很弱，在高温下很不稳定。在100℃持续加热2分钟、56℃加热30~60分钟或60℃加热10分钟均可有效将狂犬病病毒灭活。保留在宿主组织中的病毒灭活时间延长，在新鲜的唾液中，狂犬病病毒可存活数小时至数天；在新鲜的血液中，病毒可存活数小时至数天；在脑组织或神经组织中，病毒可存活更长时间，通常为数天至数周。狂犬病病毒离开宿主后，其传染性会迅速降低，被灭活的时间也会加快。日光和紫外线照射、强酸或强碱的环境下，病毒灭活的时间会缩短。狂犬病病毒在pH为7.4~8.0时较稳定，若pH超过这个范围则病毒易灭活。甲醛、乙醚、氯化汞、过氧化氢、高锰酸钾和季胺类化合物（如苯扎溴铵）等化学药品对狂犬病病毒都有杀伤作用。1%甲醛或3%来苏尔15分钟可使病毒灭活；20%乙醚、10%氯仿、75%乙醇、5%碘酊和0.1%胰蛋白酶等也可使病毒灭活。

免疫特征 宿主感染狂犬病病毒后产生的抗体，除补体介导溶解和抗体依赖细胞毒作用，特异性抗体免疫球蛋白G还能提高和调节T细胞对狂犬病病毒抗原反应，此为接触狂犬病病毒后同时注射特异性抗体和疫苗的重要依据。细胞免疫是抗狂犬病病毒的主要免疫反应，如细胞毒性T细胞针对靶抗原糖蛋白、核蛋白溶解病毒，单核细胞产生干扰素和白细胞介素-2对抑制病毒复制和抵抗病毒攻击起重要作用。

致病性 狂犬病是人兽共患性疾病，主要在野生动物及家畜中传播。人狂犬病主要由患病动物咬伤所致，或与病畜密切接触有关；也可能通过不显性皮肤或黏膜而传播，并有角膜移植引起感染。人被咬伤后，病毒进入伤口，先在该部位周围神经背根神经节内，沿着传入感觉神经纤维上行至脊髓后角，然后散布到脊髓和脑的各部位内增殖。在发病前数日，病毒从脑内和脊髓沿传出神经进入唾液腺内增殖，不断随唾液排出。其潜伏期一般为1~2个月，短则5~10天，长则1年至数年。潜伏期的长短取决于咬伤部位与头部距离的远近，伤口的大小、深浅、有无衣服阻挡，以及侵入病毒的数量。有人认为病毒在犬群多次传播后致病力增强，可缩短潜伏期。人发病时，先出现不安、头痛、发热、侵入部位有刺痛或出现蚁爬感；继而出现神经兴奋性增强、脉速、出汗、流涎、多泪、瞳孔放大、吞咽时咽喉肌痉挛，见水或其他轻微刺激可引起发作，故又称"恐水病"；最后出现麻痹、昏迷、呼吸及循环衰竭而死亡。病程5~7天。

实验室检测 捕获可能的动物传染源观察10~14天，不发病则可认为未患狂犬病。若观察期间发病，取脑组织作病理切片检查包涵体，或用荧光标记抗狂犬病病毒血清染色，检查抗原，如为阴性，则用10%脑悬液注射至小白鼠颅内，发病后同上取脑组织作病理切片检测包涵体和抗原，可提高阳性率，但需时较长，约28天。如于发病前用放射性核标记的合成寡核苷酸探针检测狂犬病病毒RNA，1~2天即可出结果。

可采取患者唾液沉渣涂片，荧光抗体染色检查细胞内病毒抗原；或发病后2~3天行睑、颊皮肤活检，用荧光抗体染色，于毛囊周围神经纤维中可发现病毒抗原；也可将狂犬病病毒固定毒株感染细胞制成抗原片，加入不同稀释血清，阻止荧光抗体染色以测定抗体，一般24小时可出结果。血清中和抗体于病后6天测得，病后8天50%血清为阳性，15天时全部阳性，疫苗注射后中和抗体大多<10IU，临床可达640IU。此外，从唾液腺、脑脊液及尿沉渣等标本中均可分离出病毒，以脑组织阳性率最高。尸检时，咬伤处、心包、肾上腺、胰肝等部位均可获阳性培养。以死

者脑组织或咬人动物脑组织作病理切片或压片，用塞莱（Seller）染色法及直接免疫荧光法检查内氏小体，阳性率约70%。

相关疾病防治原则 主要原则如下。

动物管理 预防家畜及野生动物患狂犬病是防止人狂犬病的重要措施，如捕杀野犬、加强家犬管理或口服兽用减毒活疫苗（与食物混合喂食）。其任务涉及面广，需全社会的配合支持与理解。

咬伤处理 人被疑似患狂犬病的病犬咬伤时，应先将伤口挤压出血并用浓肥皂水反复冲洗伤口，再用大量清水冲洗，擦干后用5%碘酒烧灼伤口，以清除或杀灭污染伤口的狂犬病病毒。若伤口较深，可先用注射器伸入伤口深部全面彻底灌注清洗后，再用75%乙醇消毒，继而涂擦浓碘酊处理。局部伤口处理越早越好，即使延迟1~2天，甚至3~4天也不应忽视局部处理。如果伤口已结痂，应将痂皮去掉后按上法处理。伤口不宜包扎、缝合，应尽可能暴露。如果伤口必须包扎缝合（如侵及大血管），则应保证彻底清创消毒并按上述方法使用抗狂犬病病毒血清。被动物咬伤后应尽早注射狂犬病病毒疫苗，越早越好。首次注射疫苗的最佳时间是被咬伤后的48小时内。

疫苗应用 用人狂犬病免疫球蛋白（20IU/kg）或抗狂犬病马血清（40IU/kg）的1/2量在伤口周围浸润注射，其余行肌内注射；同时立即肌内注射人二倍体纤维母细胞狂犬病病毒疫苗1次；并于第一次注射后3天、7天、14天、28天再行注射，共计5次，防止发病。人用狂犬病病毒疫苗适用于被狂犬病病毒感染的风险

人群。可分为绿猴肾细胞纯化疫苗、原代地鼠肾细胞纯化疫苗、原代鸡胚细胞纯化疫苗、人二倍体细胞纯化疫苗。中国批准上市的狂犬病疫苗的暴露后免疫程序包括"5针法"和"2-1-1"程序两种，各疫苗的免疫程序以国家食品药品监督管理总局批准的疫苗使用说明书为准。截至2023年，中国应用的狂犬病病毒疫苗主要为地鼠肾细胞狂犬病病毒疫苗、绿猴肾细胞狂犬病病毒疫苗和人二倍体细胞狂犬病病毒疫苗，其中绿猴肾细胞狂犬病病毒疫苗是使用的主流狂犬病病毒疫苗，已取得较好的保护效果；治疗性单克隆抗体已获批，与疫苗联用。

（郭 斐 许丰雯）

shuǐpào bìngdú shǔ

水疱病毒属（*Vesiculorirus*）

系统分类学上弹状病毒科（*Rhabdoviridae*）。具有不分节段的负链单链RNA的病原体。

生物学特征 水疱病毒属病毒颗粒为子弹状或圆柱状，长度约为直径的3倍，大小为（150~180）nm×（50~70）nm。表面有囊膜，内部为紧密盘旋的螺旋对称的核衣壳。囊膜上有由糖蛋白构成的许多纤突均匀密布。

主要病毒种 水疱病毒属共超过20个种，如水疱性口炎病毒（*Vesicular stomatitis virus*，VSV）、口蹄疫病毒（*Foot-and-mouth disease virus*，FMDV）、柯萨奇病毒B组5型（*Coxsakievirus B5*，CV-B5）等。

致病性 见水疱性口炎病毒。

（郭 斐 许丰雯）

shuǐpàoxìng kǒuyán bìngdú

水疱性口炎病毒（*Vesicular stomatitis virus*，VSV）

系统分类学上属弹状病毒科（*Rhabdoviri-*

dae ）、水疱病毒属（*Vesiculovirus*）。具有不分节段的负链单链 RNA 的病原体。能感染多种动物和昆虫，引发水疱性口炎。

发现史 1927 年首次分离到水疱性口炎病毒，但水疱性口炎最早可追溯至 19 世纪初，1801 年、1802 年、1817 年在美国东部的马、牛、猪等畜群中发生一种当时称为"舌疮"的疾病，其具体描述与该病表现类似。1862 年美国内战时期，该病使数千匹战马丧失战斗力。"一战"时期由于从美洲引进马匹而将该病传到欧洲。

生物学特征 VSV 病毒颗粒为子弹状或圆柱状，长度约为直径的 3 倍，大小为（150～180）nm×（50～70）nm。病毒有囊膜，囊膜上均匀密布长约 10nm 的纤突。病毒内部为紧密盘旋的螺旋对称的核衣壳。基因组为不分节段的负链单链 RNA，长约 11kb，从 3′端到 5′端依次排列着 N、P、M、G 和 L 5 个不重叠的基因，分别编码核蛋白、磷酸蛋白、基质蛋白、糖蛋白及 RNA 聚合酶蛋白等 5 种不同的主要蛋白。N 基因的 3′端有不翻译的先导序列，5′端有非翻译区，各基因间有间隔序列。47nt 的先导 RNA 在感染细胞中是最早的病毒转录物，既不加帽，也不翻译，其功能尚未完全清楚，可能与抑制宿主 RNA 的合成有关。核蛋白由 422 个氨基酸残基组成，可有效地保护病毒 RNA 免受各种核酸酶的消化。核蛋白呈群特异性，为许多型和亚型所共有，有高的抗原性，刺激宿主产生非中和抗体，且在转录复制中担任重要角色，可能在维持基因组 RNA 呈伸展形式中起作用，与调节复制有关。磷酸蛋白由 222 个氨基酸残基组成，与核

蛋白、聚合酶、RNA 形成的复合物一起促进转录酶活性的发挥。基质蛋白（位于囊膜内侧面）作为一种连接蛋白，使核衣壳与镶有糖蛋白的脂质膜接触，可通过与核衣壳结合而抑制转录，同时在 VSV 的出芽过程中必不可少，是涉及出芽过程的唯一多肽，基质蛋白的合成对 VSV 的成熟是必需的。糖蛋白由 511 个氨基酸残基组成，含有 2 个糖基化位点，是病毒的主要表面抗原，决定病毒的致病力，也是病毒的保护性抗原，可刺激宿主产生中和抗体；糖蛋白在病毒吸附在宿主细胞中及病毒从宿主细胞中出芽、释放起重要作用。RNA 聚合酶蛋白由 2109 个氨基酸残基组成，可能决定 RNA 的转录活性，涉及起始、延伸、甲基化、加帽、多聚腺苷酸尾巴形成等。

VSV 具有 2 个显著特点，即复制期短和高的自发变异。VSV 在感染脊椎动物细胞后，可很快引起明显的致细胞病变效应（18～24 小时）。病毒的基因复制有出错倾向，导致了很多变异株的产生。VSV 在细胞中若以高复制数传代时，易产生缺陷干扰颗粒，对亲本病毒的复制产生干扰现象。缺陷干扰颗粒可快速成为主要的颗粒，竞争复制的病毒只有通过变异才能抵制缺陷干扰颗粒的干扰。因此可认为，缺陷干扰颗粒至少在细胞培养中推动了病毒颗粒的进化演变。为了防止缺陷干扰颗粒的产生，传代时应以低"感染复数（multiplicity of infection，MOI）"传代（MOI = 0.01），还应尽可能减少传代次数。

VSV 在大多数哺乳动物、鸟类、爬行动物、鱼类及昆虫的细胞中培养。VSV 在感染动物细胞

后，可很快引起明显的致细胞病变效应，18～24 小时即可引起细胞快速圆缩、脱落，在动物的原代肾细胞单层产生不同大小的蚀斑，而感染昆虫细胞引起持续性感染，无致细胞病变效应。

免疫特征 在动物模型的研究中，原发感染该病毒 1 周后就会引起体液免疫，产生强的抗核蛋白和糖蛋白的抗体反应，并引起细胞毒性 T 细胞反应，所产生抗糖蛋白的抗体与病毒表面糖蛋白结合，可产生有效的中和病毒的作用，使病毒失去感染能力。另外，B 细胞缺陷的小鼠对 VSV 非常敏感，感染后 9 天就会因脑膜炎而死亡；T 细胞缺陷的小鼠也会在感染后 30 天死于神经系统病变。在转化的细胞中存在抑制病毒感染的固有免疫系统缺陷，因此在肿瘤细胞中，病毒可避免抗病毒反应对其的抑制作用而大量复制，引起肿瘤细胞溶解死亡，因此，可利用 VSV 溶解肿瘤细胞的功能用于肿瘤的治疗。

致病性 人感染 VSV 后 20～30 小时开始发作，起初可能出现结膜症状，而后出现流行性感冒样表现，如寒战、恶心、呕吐、肌痛、咽炎、结膜炎、淋巴结炎，儿童感染可导致脑炎。病程持续 3～6 天，无并发症，不致死。

牛、马、猪感染后的潜伏期一般为 1～7 天。早期表现为发热、迟钝、食欲缺乏、流涎多，继而出现 0.5 厘米至数厘米大小的白色至灰红色水疱，通常成群聚集。水疱多见于口腔、鼻、唇、乳头、趾间及蹄冠等部位，马的耳部也可出现水疱（图 1）。水疱内部充满黄色液体，含有大量的病毒（平均为 10^{10} 感染单位/毫升）。水疱易破裂，露出红色糜烂

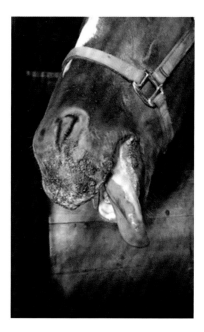

图 1 感染 VSV 的马表现出鼻舌部位的损伤

面，但常在 7~10 天内痊愈。患畜常有病毒血症和全身感染表现，组织病理学检查可见淋巴管增生，感染 4 天后，大脑神经胶质细胞及大脑、心肌单核细胞浸润。VSV 感染可致被感染动物死亡，但是病死率较低，也可造成病畜局部继发细菌和真菌感染，从而导致病畜跛行、体重下降、分泌乳汁量下降和发生乳腺炎，给牧民带来重大的经济损失。

实验室检测 VSV 感染的诊断可采用的方法很多，如病毒的分离培养、电镜观察、琼脂免疫扩散、免疫电泳、酶联免疫吸附试验、补体结合试验、中和试验、聚合酶链反应等。一般水疱皮和水疱液中含有大量的病毒颗粒，所以可用常用的方法分离到病毒。由于 VSV 的特殊形态，电镜观察可有效地鉴别病毒谱系。世界动物卫生组织推荐间接夹心酶联免疫吸附试验、补体结合试验等用于鉴定病毒抗原，液相阻断酶联免疫吸附试验、中和试验、补体

结合试验用于血清学试验。动物感染后 4~5 天即可产生特异性抗体。急性期和恢复期的血清中含有高效价的中和抗体和补体结合抗体，可用补体结合试验来检测抗体的增长情况。聚合酶链反应是近年来发展起来的一种快速诊断技术，也是一种高敏感的实验方法。此方法既无病毒复制过程，也无带活毒的试验，全部试验可在 1 天内完成，能达到快速诊断的目的，同时可检出血样中不具感染性的 VSV，可用于持续性感染的检测，快速鉴别诊断 VSV，同时还可鉴别 VSV 的两种血清型。

相关疾病防治原则 早发现和报告疑似病例至关重要。将感染 VSV 的动物与其他动物隔离，避免病毒传播。保持动物环境的清洁和卫生，包括定期清理饲料和饮水设施。采取措施控制传播 VSV 的昆虫，如使用驱虫剂和昆虫防治措施。限制动物接触和运输，特别是与疫区或受感染地区的动物接触。尚无特定的 VSV 疫苗可供使用，但在某些情况下，可使用其他病毒相关的疫苗来提供交叉保护。在处理受感染动物时应采取适当的防护措施，避免直接接触患病动物的体液和分泌物造成人体感染。

由于 VSV 的广泛流行性、高度感染性、变异性、抗体保护的特殊性，截至 2024 年 3 月尚无一种安全有效的疫苗防治措施。一旦发生此病，应立即采取紧急隔离、封锁、消毒等措施。注意改善卫生环境，防止继发感染十分必要。

(郭 斐 许丰雯)

shālì bìngdú kē

沙粒病毒科 （*Arenaviridae*）

一类以啮齿类动物和爬行动物为

宿主、病毒颗粒内含沙粒状电子致密颗粒、能感染人类并诱发严重疾病的有囊膜分节段的负链单链 RNA 病毒。电镜下病毒囊膜的纤突显示为若干沙粒样电子致密体，形似沙粒而命名为沙粒病毒。

生物学特征 病毒颗粒呈球形、直径为 50~300nm，囊膜表面有长度 7~10nm 的突起。温度高于 56℃，有机溶剂、洗涤剂都可很快灭活病毒。在病毒颗粒内部常会存在长度为 20~25nm 的核糖体，其在电镜下表现为电子致密颗粒。病毒基因组为分节段的负链单链 RNA，其 3′端有多聚腺苷酸尾巴。大节段 L 长度为 7.2~7.5kb，编码依赖于 RNA 的 RNA 聚合酶 L 和锌结合蛋白 Z 蛋白，L 蛋白以病毒 L RNA 互补序列 L 信使 RNA 为模板，Z 蛋白的信使 RNA 直接由病毒基因组 RNA 转录。小节段 S 长度为 3.4~3.5kb，编码核蛋白和糖蛋白前体 GPC，后者被加工形成 GP1 与 GP2，N 蛋白信使 RNA 直接来源于病毒基因组的 S 片段 RNA，而 GPC 信使 RNA 从 S RNA 互补 RNA 转录而来。L 和 S 节段常以 2∶1 的摩尔比存在于病毒颗粒中。核蛋白是病毒颗粒中含量最多的蛋白，该蛋白与病毒基因组 RNA 一起形成核衣壳。Z 蛋白起到基质蛋白的作用，与病毒颗粒的装配与解体密切相关，并可抑制病毒基因组 RNA 的转录。糖蛋白 GP1 和 GP2 与病毒的抗原性及病毒与宿主细胞简单相互识别等功能密切相关。病毒颗粒在细胞质中成熟，以芽生方式释放子代病毒。

主要病毒属与病毒种 原沙粒病毒科 （*Arenaviridae*） 仅有一个属，即沙粒病毒属 （*Arenavirus*）。2022 年国际病毒命名和分类委员会将沙粒病毒科分为蜚蠊病

毒属（*Antennavirus*）、哈特曼病毒属（*Hartmanivirus*）、内蒙沙粒病毒属（*Innmovirus*）、哺乳动物沙粒病毒属（*Mammarenavirus*）和爬行动物沙粒病毒属（*Reptarenavirus*）5 个病毒属。与人类疾病相关的主要是哺乳动物沙粒病毒属病毒。

根据宿主动物种群特征、地理分布特征、交叉中和抗原特性及病毒重要的氨基酸序列特征，可将哺乳动物沙粒病毒属分为旧世界哺乳动物沙粒病毒属（*Old world mammarenavirus*）和新世界哺乳动物沙粒病毒属（*New world mammarenavirus*）两大类。旧世界哺乳动物沙粒病毒属在全球均有分布，包括拉沙热病毒（*Lassa fever virus*，LASV）、淋巴细胞脉络丛脑膜炎病毒（*Lymphocytic choriomeningitis virus*，LCMV）等；新世界哺乳动物沙粒病毒属主要分布在南美洲和北美洲，根据其基因序列分为 4 个种系，其中 B 种系的鸠宁病毒（*Junin virus*，JUNV）、马秋波病毒（*Machupo virus*，MACV）、萨比亚病毒（*Sabia virus*，SABV）、瓜纳瑞托病毒（*Guanarito virus*，GTOV）和恰巴瑞病毒（*Chapare virus*）与人类疾病相关。该类病毒感染宿主动物后可引发病毒血症或病毒尿症，但均为无临床症状的隐性感染。该类病毒是一类可引发人类感染的重要病原体，可引起出血热、淋巴细胞脉络丛脑膜炎等重要疾病。沙粒病毒科的代表病毒是 LCMV。

致病性　沙粒病毒科病毒是一类重要的人类烈性传染病的病原体，可引起人类严重疾病，拉沙热病毒可引起拉沙热，鸠宁病毒可引起阿根廷出血热，马秋波病毒和恰巴瑞病毒可引起玻利维

亚出血热，瓜纳瑞托病毒可引起委内瑞拉出血热，萨比亚病毒可引起巴西出血热，淋巴细胞脉络丛脑膜炎病毒可引起淋巴细胞脉络丛脑膜炎。由于感染性极高，多数病毒被列入 A 级病原体，在生物安全级别上被定为四级，由于易于大量制备并能以气溶胶形式分布，因此具有潜在的生物恐怖用途，1996 年日内瓦《禁止生物武器公约》将其列为潜在的致死性生物战剂。同时，由于能以多种方式实现宿主动物 – 人、人 – 人之间的感染传播，加上致病性沙粒病毒科病毒普遍存在发病潜伏期及亚临床感染，使沙粒病毒科病毒易于通过国际往来等方式引起国际流行，动物饲养及动物走私活动极有可能开辟这类病毒新的疫源地。因此必须加强对这类病毒的防控。

（梁国栋　朱武洋）

bǔrǔ dòngwù shālì bìngdú shǔ

哺乳动物沙粒病毒属（*Mammarenavirus*）　系统分类学上属沙粒病毒科（*Arenaviridae*）。

生物学特征、主要病毒种
见沙粒病毒科。

致病性　哺乳动物沙粒病毒属病毒是一类重要的人类病原体，可引起人类严重疾病，如拉沙热病毒可引起拉沙热，鸠宁病毒可引起阿根廷出血热，马秋波病毒和恰巴瑞病毒可引起玻利维亚出血热，瓜纳瑞托病毒可引起委内瑞拉出血热，萨比亚病毒可引起巴西出血热，淋巴细胞脉络丛脑膜炎病毒可引起淋巴细胞脉络丛脑膜炎。被哺乳动物沙粒病毒属病毒感染后，患者可表现出发热、头痛、肌肉疼痛、咽喉炎、体弱、食欲缺乏、恶心、呕吐等临床症状，部分患者可出现鼻出血、牙龈出血、咯血、黑便、月经过多、

结膜充血、颜面部和躯干充血、皮肤瘀点及低血压等表现，重者可出现出血和休克，若如此预示预后不良。

（梁国栋　朱武洋）

línbā xìbāo màiluòcóng nǎomóyán bìngdú

淋巴细胞脉络丛脑膜炎病毒（*Lymphocytic choriomeningitis virus*，LCMV）　系统分类学上属沙粒病毒科（*Arenavirus*）、哺乳动物沙粒病毒属（*Mammarenavirus*）。含 L 和 S 2 个单链 RNA 片段基因组的病原体。主要通过啮齿动物传播，在动物和人中引起淋巴细胞脉络丛脑膜炎（lymphocytic choriomeningitis，LCM）。

发现史　LCMV 于 1934 年由美国医师阿姆斯特朗（Armstrong，1886～1967 年）和外科医师利耶（Lillie）在圣路易一名因脑炎而死亡的患者的受染组织浸出液经猴脑内传代的过程中分离。1935 年，美国学者韦尔斯（Rivers）和斯科特（Scott）从临床诊断为良性无菌性脑炎患者脑脊液标本中再次分离出该病毒，从而确定 LCMV 是人类 LCM 的病原体。

生物学特征　LCMV 病毒颗粒呈多形性，直径为 50～60nm。病毒结构蛋白外面包裹着一层囊膜，上有 5～10nm 长的棍棒状突起，有一个中空的中心轴。病毒颗粒内有 2 个疏松的螺旋环状的核衣壳结构及不同数量的核糖体颗粒。病毒基因组由 L RNA 和 S RNA 2 个单链 RNA 片段组成，其中 S RNA 具有双义编码基因的排列，合成 3 个主要结构蛋白，内部核蛋白（NP），分子量约 63 000，与基因组 RNA 结合；两种糖蛋白 GP1（分子量约 43 000）和 GP2（分子量约 36 000），由一个前体蛋白 GPC 于翻译后加工切

割而成，构成病毒的囊膜和纤突，为病毒型特异性中和抗原。L RNA 编码分子量约 200 000 的病毒聚合酶和 Z 蛋白（调节蛋白）。

病毒颗粒可被乙醚、氯仿、去氧胆酸钠及酸性（pH<5.0）溶液灭活，β-丙内酯处理和 γ 射线照射可破坏病毒感染性，但保留病毒在常规血清学试验中的反应性。

免疫特征 长期以来，LCMV 是研究病毒与细胞的关系，以及病毒隐性感染和病毒免疫的重要模型。作为 LCMV 自然宿主的家鼠可终身带毒并能通过胎盘垂直传代，而颅内接种易感染的成年小白鼠可迅速引起小白鼠全身性感染并死亡，这一现象说明 LCM 是由免疫病理损伤造成的。若小白鼠在子宫内被感染或出生后数日被感染，则发生全身持续性感染，此时小白鼠虽然呈无症状态，但却处于严重的病毒血症和病毒尿症中，这是病毒感染典型的免疫耐受的现象。

致病性 LCMV 在自然状态下存在于一些啮齿动物中，在这些动物体内产生病毒血症和/或病毒尿症，从中可分离到病毒，因此可在小鼠和其他动物（犬、猴、豚鼠）中引起流行，LCMV 偶尔可传染给人，主要通过直接或间接接触到感染 LCMV 的啮齿类动物或其排泄物这一途径感染；实验室内感染较多，因此，气溶胶感染被认为是重要的感染途径；但截至 2023 年没有发现人与人之间传播；妊娠期间可垂直传播。

人类的 LCMV 感染是世界性的，在北美、南美、亚洲和欧洲均有报道。发病年龄为 15～40 岁，无性别差异。潜伏期为 8～13 天，15～21 天出现脑膜炎症状。有 4 种临床类型，即不显性感染、

无脑膜症状的流行性感冒样疾病、无菌性脑膜炎、脑脊髓膜炎，以前两种临床类型居多。LCMV 引起的流行性感冒样疾病的潜伏期为 1～2 周，继而出现发热、全身不适、肌痛、卡他症状，并伴眼眶后痛、恶心、食欲缺乏，一般无脑膜症状，脑脊液正常，但是有少数病例在恢复期可并发单侧睾丸炎；约 10% 病例可发生腮腺炎和睾丸炎。LCMV 引起的无菌性脑膜炎常有发热、食欲缺乏、头痛、全身不适、易怒和颈项强直等症状，恢复期，在脑脊髓液中有大量的单核细胞（脑脊髓液细胞增多症），大多数病例在脑膜炎之前有流行性感冒样疾病的表现。最严重的临床类型是脑膜炎、脑脊髓膜炎，一般在急性脑膜炎之后发生，患者很快出现精神错乱、四肢麻痹。几乎所有类型的患者都可痊愈，因此 LCMV 感染为一过性疾病，即使出现神经系统疾病也极少引起死亡。

实验室检测 血常规检测中发现白细胞总数正常或减少，淋巴细胞相对增多。脑膜炎型患者的脑脊液中细胞数增多，且 80% 以上为淋巴细胞，其中单核细胞占 80%～90%；蛋白质增多，但一般不超过 100mg/dl；糖、氯化物正常。脑脊液压力正常或稍增高。

通过免疫球蛋白 M 捕获酶联免疫吸附试验检测血清或脑脊液中的病毒特异性抗体免疫球蛋白 M，或用免疫荧光法检测双份血清抗体，效价升高者或 LCMV 核酸检测阳性者均具有诊断价值。早期的血液和/或脑脊液，可通过颅内接种无特定病原体的昆明鼠（3～5 周龄）或采用金黄地鼠肾细胞系进行病毒分离。LCM 应与其他无菌性脑膜炎和病毒性脑炎

进行鉴别。

相关疾病防治原则 截至 2023 年，没有有效的 LCMV 疫苗。由于鼠是本病的主要传染源，因此建议如下措施：在野外，人们应尽量避免接触野生啮齿动物；在家中，要杀灭家鼠，且避免进食可能被鼠类污染的粮食；在实验室，进行与鼠相关的操作时应严格遵守操作规程且加强个人防护，以避免受到感染；针对急性发热期患者不需隔离，但其鼻咽部分泌物、尿液、粪便及其污染的物品需随时消毒。绝大多数感染者顺利康复，罕有死亡者，但伴脑炎者康复较慢，并可有神经系统后遗症。本病无特效疗法，主要是对症治疗。

（梁国栋 王环宇）

lāshārè bìngdú

拉沙热病毒（*Lassa fever virus*，LASV） 系统分类学上属沙粒病毒科（*Arenavirus*）、哺乳动物沙粒病毒属（*Mammarenavirus*）。含 2 条双义、单链 RNA 基因组的病原体。引起人类拉沙热（Lassa fever，LF）。该病原体主要通过啮齿动物传播。

发现史 LF 是一种由啮齿类动物传播的病毒性出血热，该病于 20 世纪 50 年代在西部非洲首次发现，但直到 1969 年才在尼日利亚东北地区拉沙镇发现的病例中分离出病毒，并因此将该病毒命名为拉沙热病毒。

生物学特征 LASV 病毒颗粒呈圆形或卵圆形，直径 110～130nm，内部存在一个由囊膜包绕的典型粒状结构。病毒基因组由 2 条双义的单链 RNA 组成，分别是 3.4kb 的 S 链和 7.2kb 的 L 链。S 链的 2 个基因编码 3 种结构蛋白，即核蛋白 NP、囊膜糖蛋白 GP1 和 GP2。L 链的 2 个基因编码病毒聚

合酶（L蛋白）和Z蛋白。NP和L蛋白与RNA结合组成核糖核蛋白，参与核衣壳的构成。一般认为Z蛋白作为基质蛋白参与形成病毒颗粒。GP1和GP2由其前体-糖蛋白C（GPC）经蛋白酶SKI-I/SIP裂解而来。GP1是作为受体结合部位的表面糖蛋白纤突的一部分；GP2与其他囊膜病毒的跨膜融合蛋白结构一致。

LASV单克隆抗体与不同LASV分离株存在血清学差异。对从塞拉利昂和尼日利亚分离到的Josiah株和Nigeria株的S RNA进行核酸序列测定，证实这两种病毒基因存在相当大的差异；随后对其他分离株的S RNA核酸序列测定也说明了同样的问题。

LASV在体外不稳定，56℃、pH为5.5以下或8.5以上、乙醚等脂溶剂、去氧胆酸盐等均能使其灭活；紫外线、γ射线等也易使其灭活；0.10%~0.15%β-丙内酯可完全灭活，但却保留其抗原性；在-70℃或冷冻、干燥条件下能长期保存病毒活性。

免疫特征 LASV可通过损伤的皮肤或黏膜侵入，进入淋巴系统和血液循环，可感染人树突状细胞和巨噬细胞，但不引起细胞凋亡。LF患者血清中炎症介质升高，如白细胞介素-8、γ干扰素诱导蛋白-10、γ干扰素、白细胞介素-12、白细胞介素-6等。在死亡患者中白细胞介素-8水平较低或检测不到。γ干扰素诱导蛋白-10可通过抑制内皮细胞功能，趋化T细胞和自然杀伤细胞参与感染和休克的发生。LASV体内和体外复制与一种免疫抑制性表型有关。在塞拉利昂的一些村庄，人群LASV抗体阳性率高达40%~50%。未发现患者康复和抗体水平之间存在必然联系。

致病性 LASV的自然宿主是啮齿类动物。在啮齿类动物之间主要是垂直传播。水平传播一般发生在咬伤或密切接触时。在疫区与受感染的啮齿类动物接触是发病的主要因素；同时，接触患者的尿液、粪便、唾液、呕吐物或食物，也可发生人际间的传播。LF主要发生在西非，从疫源地返回英国、荷兰、德国的旅行者中有散发病例发生，中国尚无报道。

LF潜伏期为1~24天，平均10天。80%患者症状轻微或无明显症状，20%有严重的多系统症状，少数发展至出血、成人呼吸窘迫综合征、脑病和低血容量性休克。初期症状包括咽喉痛、发热、畏寒、头痛、肌痛、相对心动过缓；随后可出现食欲减退、呕吐、胸痛和上腹痛，10%~30%的患者有颜面、颈部水肿及结膜出血。60%~80%患者收缩压<90mmHg，脉压<20mmHg；10天左右将要恢复的患者体温下降，病情严重者可出现休克、意识模糊、焦躁不安、肺部啰音和胸膜渗出液，有时出现癫痫大发作。存活者病程7~31天（平均15天），死亡病例病程7~26天（平均12天）。听觉神经损伤是LF的一个特征，发生在康复期，与免疫损伤有关。

实验室检测 LF患者血常规检测出现淋巴细胞减少和轻度血小板减少，血生化检测出现谷草转氨酶和谷丙转氨酶升高，肌酸激酶及乳酸脱氢酶升高；尿蛋白阳性。

采用病毒分离法和电镜法从患者体液中检出病毒较少采用。酶联免疫吸附试验多用于检测病毒抗原、特异性抗体免疫球蛋白M和免疫球蛋白G，在血清学方法中灵敏度和特异度最高，分别

达88%和95%。间接免疫荧光抗体法不仅可独立用于检测病毒抗原或抗体，也可作为病毒分离检测的辅助手段，灵敏度稍低于酶联免疫吸附试验。蛋白质印迹法也可用于检测患者血清中特异性抗体免疫球蛋白M和免疫球蛋白G。聚合酶链反应检测患者体内病毒载量可很好地判断预后，且对疑似病例的排除起决定性作用。

相关疾病防治原则 主要预防措施是防鼠灭鼠；对患者或可疑患者应隔离治疗及监护，隔离期为3周，或以从其血液、咽拭子及尿液中分离病毒阴性为准；对接触者留验检疫3周；对直接有关的自然环境进行彻底的消毒。LASV疫苗的研制进展不大，由于LASV可被用作潜在的生物战剂，其疫苗的研制近期受到较多的重视。1969年开始使用免疫血浆治疗，但除在免疫血浆的获得、检测、控制、储存等方面存在困难，其疗效在动物实验中相对有限。LF主要治疗方法是应用利巴韦林和支持疗法。

（梁国栋　吕新军）

jiūníng bìngdú

鸠宁病毒（*Junin virus*，JUNV）

系统分类学上属沙粒病毒科（*Arenaviridae*）、哺乳动物沙粒病毒属（*Mammarenavirus*）。又称胡宁病毒。具有分节段、单链RNA的病原体。引起阿根廷出血热（Argentina hemorrhagic fever，AHF），主要由啮齿类动物传播。

发现史 1958年，首次从阿根廷胡宁（Junin）镇出血热患者血液标本中分离到该病毒，并以此镇名命名。该病毒感染引起的疾病称为"阿根廷出血热"，又称为"胡宁病"，与玻利维亚出血热（Bolivian hemorrhagic fever，BHF）一起合称为南美洲出血热（South

American hemorrhagic fever，SAHF）。

生物学特征 JUNV 病毒颗粒呈球形或多形性颗粒，直径为 60～300nm，平均为 92nm。超薄切片可见 2～10 个电子致密颗粒，颗粒间由细丝连接，其直径为 20～25nm，呈沙粒状外观。囊膜表面由糖蛋白（glycoprotein，GP）（GP1 和 GP2）构成四聚体，且密集排列成约 10nm 长的棒状突起。核衣壳由核样亚单位呈线性连接而成，并闭合呈环状，长为 450～1300nm。JUNV 基因组为分节段单链 RNA，由比例约为 1∶2 的小（S）和大（L）2 个 RNA 片段组成，L RNA 长约为 7300bp，S RNA 长约为 3500bp。L 片段编码病毒依赖于 RNA 的 RNA 聚合酶（L 蛋白）和小的环指 Z 蛋白；S 片段编码病毒糖蛋白前体（GPC）和核蛋白，GPC 在翻译后被切割成 GP1 和 GP2 两种糖蛋白。

JUNV 可用非洲绿猴肾细胞及金黄地鼠肾细胞分离并增殖，病毒在这两种细胞中均可形成空斑。

JUNV 在体外不稳定，加热至 56℃以上、pH 在 5.0 以下或 8.5 以上及脂溶剂和去氧胆酸盐等均易使其灭活；紫外线、γ 射线等也可将其灭活；0.1%～0.15% 的 β-丙内酯可完全灭活病毒，同时保持其抗原性。

免疫特征 JUNV 感染通常会导致人类和动物的免疫抑制，T 细胞和 B 细胞数量减少，以及 CD4 和 CD8 T 细胞比例降低。淋巴细胞亚群在 AHF 康复早期均能恢复到正常水平；外周血单个核细胞和多形核细胞可参与正常的抗体依赖细胞介导的细胞毒性作用，表面巨噬细胞也参与病毒的清除。

致病性 AHF 在 20 世纪 50 年代刚发现时，仅局限于阿根廷的胡宁镇，此后，该病的流行范围逐年扩大。中国境内尚无该病的报道。AHF 的主要传染源是 JUNV 感染的啮齿类动物，以及被含病毒的唾液和尿液污染的食物和水等。该病毒可在啮齿动物间水平和垂直传播，并在这些动物体内呈持续性感染状态。多肌美鼠是 JUNV 的主要自然宿主；小鼠、大鼠、豚鼠和非灵长类动物均可作为实验动物。JUNV 在南美洲阿根廷主要侵犯 15～60 岁农业工人，感染后可获得一定的免疫力。

啮齿动物感染 JUNV 后，可呈现急性一过性感染、死亡和慢性感染 3 种状态，死亡率可达 50%。病毒可侵犯宿主中枢神经系统，新生幼鼠感染后表现为生长迟缓、死亡率升高。

AHF 于 1953 年首次报道，患者以血管系统的损伤为主，表现为肌痛、腰痛、出血和休克，严重者有中枢神经系统症状。人类接触 JUNV 后，存在隐性感染和显性感染两种状态，潜伏期为 7～16 天。早期症状为发热、全身不适，可伴头痛、肌痛、心前区痛和食欲缺乏等，3～4 天后出现恶心、呕吐和昏迷等血管受损症状，肌痛加剧，尤以腰部明显，重者可有结膜充血，颜面部和躯干皮肤充血、瘀点及低血压，患者出现出血和休克症状预示预后不良，而出现昏迷和癫痫等神经系统症状者则增加死亡的可能性。症状出现 10～13 天后，随着体内病毒中和抗体的增加，患者症状逐渐消失，恢复期可持续数周，并可伴疲劳、头晕和脱发等症状。在未治疗的情况下 AHF 患者病死率为 15%～30%。

实验室检测 患者出现白细胞和血小板同时减少并伴蛋白尿者，结合流行病学史，可作出早期临床诊断，但确诊或与其他出血热（BHF 或 SAHF）鉴别需以下实验室检查结果的支持：患者 3～10 天急性期血液、脑脊液、咽拭子或尿液等临床标本分离到病毒并鉴定为 JUNV；经血清学检测方法证实急性期与恢复期双份血清标本中病毒特异性抗体效价呈 4 倍或 4 倍以上升高；患者血液等临床标本中 JUNV 基因检测阳性；患者临床标本经免疫组化检测发现 JUNV 抗原。

相关疾病防治原则 AHF 属自然疫源性疾病，预防措施应以隔离传染源、切断传播途径为主：最有效的预防措施是远离 JUNV 的自然宿主及其分泌物、排泄物；在居民中采用防鼠板等措施将传染源与居民隔离；对于必须在野外活动的农民等高危人群，建议其戴口罩和手套，以尽量减少感染机会；还要保护好水源和食物，防止污染。

已有针对 JUNV 的减毒活疫苗，大多数注射疫苗的人成隐性感染或出现轻微症状，90% 的人免疫后产生的中和抗体在疫苗注射 9 年后仍能被检测到。

截至 2023 年，本病尚无特效疗法，以支持治疗和对症治疗为主。早期诊断和早期治疗可有效缓解 AHF 症状，并减少后续严重病理变化的发生。利巴韦林对所有沙粒病毒科引起的出血热均有一定的疗效。对具有出血倾向的患者可采用血液凝固因子或血小板置换疗法。而采用恢复期患者血清治疗可将死亡率从 30% 降低至 15%，如果使用及时（病期 8 天以内），死亡率可降至 1% 左右，但免疫血清的治疗有诱发晚期神经症状的可能性。另外，阿糖尿苷可显著降低脑积液中病毒特异性抗体免疫球蛋白 G 明显升高的患者的病死率。

（梁国栋　于鹏程）

mǎqiūbō bìngdú

马秋波病毒（*Machupo virus*, MACV）

系统分类学上属沙粒病毒科（*Arenaviridae*）、哺乳动物沙粒病毒属（*Mammarenavirus*）、新世界病毒组 B 种系。又称黑斑疹伤寒病毒。又译作马丘波病毒、马丘坡病毒等。具有负链单链 RNA 的病原体。引起玻利维亚出血热（Bolivian hemorrhagic fever, BHF）。

发现史　1959 年玻利维亚东北部贝宁省开始出现出血热疾病流行，1963 年从相关死亡病例脾组织标本中分离到 MACV，并以 BHF 疫情暴发地附近的河流名称命名为马秋波病毒。

生物学特征　MACV 病毒颗粒呈圆形或多形性，大小为 110～130nm，由双层脂质囊膜包裹，外层囊膜表面有长约 10nm 的纤突，囊膜内有数目不等的游离的核糖体样颗粒，其直径为 20～25nm。含有核糖体是 MACV 的典型特征。

MACV 基因组为负链单链 RNA，包括大（L）和小（S）2 个大小不等的 RNA 片段。L 片段（长约 7.2kb）包括 5′端非编码区（NCR）、Z 基因、间隔区（IGR）、具有依赖于 RNA 的 RNA 聚合酶作用的 L 蛋白基因和 3′NCR。L 编码 2 个蛋白，即 L 蛋白和调节蛋白 Z 蛋白。S 片段（长约 3.4kb）包括 5′ NCR、前体-糖蛋白 C（GPC）基因、IGR、核蛋白（NP）基因和 3′ NCR。S 编码 3 个主要结构蛋白：与病毒基因组结合的核蛋白及构成病毒囊膜和纤突的 2 个糖蛋白 GP1 和 GP2（由前体糖蛋白 GPC 切割而成）。

1963 年第一次从患者脾中分离到的 MACV 原型株（Carvallo）全基因组已在基因库公布（S 片段：AY129248，L 片段：AY358021）。2009 年有学者对 1963～2000 年（38 年）分离的 28 株病毒的种系发生分析显示，MACV 可分为 Lineage Ⅰ～Ⅷ共 8 个群，最近的一次暴发流行（2007～2008 年）的 5 个毒株分属于Ⅱ群和Ⅴ群。

MACV 对绿猴肾细胞、白纹伊蚊 C6/36 细胞和金黄地鼠肾细胞等组织培养细胞敏感，接种 10 天左右可获得大量病毒，也可通过新生仓鼠颅内或腹腔内接种分离病毒。MACV 在体外很不稳定，56℃下加热 30 分钟即可灭活，pH<5.0 条件下极易灭活，对常用消毒剂 70% 乙醇、10% 次氯酸钠等非常敏感。

免疫特征　对 MACV 免疫特征的研究较少，MACV 在感染过程中会对宿主产生免疫抑制作用。MACV 可抑制宿主启动具有抗病毒作用的干扰素反应。

致病性　MACV 感染引起的 BHF 仅流行于玻利维亚，1959 年在玻利维亚东北部的贝宁省首次发现，至 1962 年共报道 470 例患者。1962～1964 年 BHF 多次暴发，超过 1000 例患者确诊，其中 180 人死亡。BHF 流行有明显的季节性，以 4～7 月的发病率最高。在经历 1976～1993 年的无疫情状态后，1994 年又暴发 19 人的流行，之后每隔几年间歇性暴发流行，2007 年和 2008 年，有超过 200 例病例报道。MACV 的宿主为啮齿类动物，胼胝鼯鼠为其主要贮存宿主，硬皮仓鼠中也分离到该病毒。硬皮仓鼠多为无症状感染，但脾会大 3～4 倍。啮齿类实

验动物接种病毒后，不表现出任何临床症状，但可从血液、尿液、咽分泌物及组织标本中分离到病毒。豚鼠感染 MACV 后很少引起或不引起病毒血症。人通过接触感染的啮齿类动物或吸入其分泌物与排泄物、食用受其污染的食物或水等而感染。接触患者的分泌物可能会引起人与人之间的传播，1971 年医院内暴发一起 5 人感染。

人感染 MACV 后，潜伏期通常为 1～2 周，起病缓慢，初期表现为持续发热（38～40℃）、肌痛，随后有头痛、背痛、眩晕、恶心、呕吐、极度衰弱等症状。约 1/3 未经治疗的患者会出现出血症状，如躯干上部瘀斑、牙龈出血等。起病 4～6 天时患者开始出现手的意向性震颤，约 25% 的患者可发展为广泛而明显的神经损伤，除婴幼儿，患者很少出现嗜睡和昏迷。病程一般持续 2～3 周，死亡率为 5%～30%。进入恢复期患者全身无力、脱发、自主活动欠灵活等状态将持续较长时间。

实验室检测　BHF 的早期诊断主要依赖酶联免疫吸附试验检测血清中 MACV 抗原或特异性抗体免疫球蛋白 M。MACV 实验操作需要在生物安全四级实验室进行，应用重组 MACV 核蛋白作为抗原建立的间接免疫荧光实验和酶联免疫吸附试验，可更方便地检测病毒特异性抗体免疫球蛋白 M 或免疫球蛋白 G。另外，也可利用核蛋白单克隆抗体包被酶联免疫吸附试验板，进行病毒抗原检测。采集患者急性期及恢复期双份血清进行中和试验，也是常用诊断方法。设计特异性扩增 MACV 核酸片段的引物，用反转录聚合酶链反应检测患者血清、

咽拭子或脾等组织标本，快速敏感。MACV 分离难度较大、所需时间较长，患者发热期间的血液、咽喉拭子或死亡患者的脾等标本可接种小鼠颅内或腹腔进行病毒分离，也可通过接种敏感细胞，孵育 10 天左右扩增病毒。

相关疾病防治原则 预防鼠类传染病，应首先作好对疫区啮齿类动物的监测，及时预警，并作好防病知识普及工作；保持居住环境卫生，消除房屋内鼠患，妥善保存食物和水；疫区野外工作活动时，应佩戴口罩和手套，减少感染概率。尚无针对 BHF 的特效药物，因此患者应早期诊断，发病 8 天内输入含有抗体的血浆（从经历 BHF 后存活下来的患者体内采集而来），可增加患者的存活机会。广谱的抗病毒药物利巴韦林在发病早期（6 天内）有一定的治疗效果。尚无预防 BHF 的疫苗上市，MACV 所属的沙粒病毒科中，只有鸠宁病毒有相应的减毒活疫苗（Candid No.1）。MACV 与鸠宁病毒最为相近，动物实验表明预防鸠宁病毒感染的疫苗对 MACV 的感染有交叉保护作用。

（梁国栋　陶晓燕）

guānàruìtuō bìngdú

瓜纳瑞托病毒（*Guanarito virus*，GTOV） 系统分类学上属沙粒病毒科（*Arenaviridae*）、哺乳动物沙粒病毒属（*Mammarenavirus*）。具有 L 和 S 2 个单链 RNA 片段基因组的病原体。可引起人类委内瑞拉出血热（Venezuelan hemorrhagic fever，VHF）。啮齿类动物是其主要贮存宿主。由于感染性极高，GTOV 被列入第一类病原体，在生物安全四级实验室操作。

发现史 1989 年 9 月，位于南美洲委内瑞拉国波图格萨（Portuguesa）南部的瓜纳瑞托（Guanarito）及其附近地区居民中暴发了一种严重的发热伴出血性疾病，最终确定瓜纳瑞托病毒是引起该疾病流行的病原体。委内瑞拉出血热与玻利维亚出血热、阿根廷出血热，合称为南美洲出血热。

生物学特征 在电子显微镜下观察，GTOV 病毒颗粒近似于球形，表面包裹由病毒糖蛋白形成的囊膜，病毒颗粒直径从近似 60nm 到大于 300nm 不等，平均直径为 92nm。

GTOV 基因组由 L 和 S 2 个单链 RNA 片段组成（L RNA 和 S RNA），包含基本不重叠的序列信息。不同分离株之间，基因组 RNA 片段长度存在较小的差异（L RNA 约有 7200 个碱基，S RNA 约有 3400 个碱基）。GTOV 基因组结构具有沙粒病毒科病毒的普遍特点，其 2 个基因组 RNA 片段具有双义编码基因的排列。其中，L RNA 3′端的 L 基因和 5′端的 Z 基因分别编码病毒 RNA 聚合酶蛋白 LP 和一种可能具有转录复制调节功能的 Z 蛋白，S RNA 3′端的 N 基因和 5′端的 G 基因分别编码病毒的核蛋白 NP 及糖蛋白前体 GPC。病毒的转录与复制机制较复杂，基因组中 Z 蛋白和 G 蛋白编码的基因序列与其信使 RNA 序列相同而不互补，因此，其基因组 RNA 并不是完全意义上的负链而是双义链。病毒颗粒中 L RNA 和 S RNA 并非等量出现，通常 S RNA 较多，与 L RNA 的摩尔比约为 2∶1，加之 S RNA 中编码核蛋白的 N 基因相对保守，因此常用于病毒的检测及进化研究。

GTOV 共编码 5 种结构蛋白。核蛋白 NP 的数量最多，其与病毒基因组 RNA 紧密相连，形成结构紧凑的核糖核蛋白复合物，具有保护病毒 RNA 免遭核酸酶破坏的功能。糖蛋白有两种，即 GP1（分子量约 44 000）和 GP2（分子量约 35 000），由 G 基因编码的糖蛋白前体 GPC 经翻译后裂解而来，GP1 与 GP2 以四聚体的形式构成横跨病毒囊膜的表面纤突。LP 为依赖于 RNA 的 RNA 聚合酶，在病毒的转录与复制中起催化作用，过度表达的 L 蛋白在急性感染的细胞中可对转录与复制行使负调控功能。Z 蛋白可能是一种锌结合蛋白，其功能尚不明确，可能是一种转录调节蛋白。

GTOV 对绿猴肾细胞敏感，可使用绿猴肾细胞进行病毒分离和培养，并具有 3 种人类感染动物模型，分别为豚鼠、乳鼠和猕猴。其理化特性与其他沙粒病毒一样，可被乙醚、氯仿、夫氧胆酸钠及酸性（pH < 5.0）溶液灭活，经 β-丙内酯处理和 γ 射线照射可破坏其感染性。

免疫特征 病毒主要通过气溶胶传播，人类黏膜及破损的皮肤与受感染动物的粪便、尿液、唾液及其他分泌物、排泄物直接接触，也会造成感染。GTOV 与其他引起出血性疾病的沙粒病毒类似，在受累组织的内质网壁芽生出病毒颗粒，组织化学证实其存在抗原决定簇，最常受累的是肺和淋巴等器官组织，病变组织不存在单核细胞浸润及其结合的同种免疫球蛋白，提示病毒对细胞直接损害机制的存在。宿主动物间的群居、撕咬、性活动及气溶胶等水平传播模式对维系病毒种群具有重要意义。同时，胚胎时期能建立慢性感染，对自然状态下的垂直传播也很重要。GTOV 能以多种方式实现宿主动物与人、人与人之间的感染传播，已有康复数周后的患者仍可通过尿液及精液排毒，并通过性行为造成感染的病例报道。

致病性 在自然界，一种名为短尾蔗鼠的草原鼠是 GTOV 主要宿主。棉鼠最初也被认为是 GTOV 储存宿主，此后证实棉鼠所携病毒为新成员 Pirital 病毒（Pirital virus，PIRV），后者尚无对人类致病的报道。

GTOV 的流行分布与宿主动物生态分布及种群动态有关，其在葡萄牙和委内瑞拉中部平原地区分布相当广泛。GTOV 感染病例全年均可发生，但半数以上病例发生在 11 月至次年 3 月，这段时期内有大规模农业生产劳作，人类暴露机会增多，感染机会增多，因此显示出该病的季节性。人类感染无明显性别差异，各不同年龄段人群均有发病，但以 15~44 岁人群发病率最高，可能是成人暴露概率高的原因。病毒感染潜伏期一般为 10~14 天，患者发病后出现发热、头痛、肌痛、咽喉炎、乏力、食欲缺乏、恶心、呕吐等症状，偶尔发生癫狂病；部分患者出现鼻出血、牙龈出血、咯血、黑便和月经过多等症状。检查可见面部水肿，颈淋巴结肿大，白细胞和血小板减少。约 30% 的患者因感染该病毒而死亡。

实验室检测 CTOV 感染的临床表现与阿根廷出血热和玻利维亚出血热较相似，三者不易鉴别。此外，如果不行病原体感染的特异性检测，该病毒感染还容易被误诊为登革热、黄热病、原发性血小板减少性紫癜和其他一些伴白细胞减少和出血症状的发热性疾病。

患者急性期标本中 GTOV 特异性抗体免疫球蛋白 M 阳性，恢复期标本中病毒特异性抗体免疫球蛋白 G 阳性，或采用反转录聚合酶链反应检测到标本中的病毒基因，均有助于诊断。

相关疾病防治原则 由于尚未研制出有效的疫苗，其预防措施应以防鼠、灭鼠为主，以阻断病毒由啮齿类宿主动物向人类传播。因 GTOV 具有高度的致死性，并能以气溶胶方式传播，故成为潜在的生物战剂，已引起各国政府和卫生部门高度重视。虽然该病毒主要分布于委内瑞拉局部地区，但随着国际贸易和跨国旅游的增多，不排除其向其他国家和地区扩散的可能。中国境内虽然尚未发现该病毒感染病例，但必须严防其从其他国家传入中国，故需加强进出口检验检疫工作中对 GTOV 的检测。同时，在实验室应加强操作人员的个人防护，所有感染性操作均应在生物安全四级实验室中进行，严格遵守既定的操作规程，避免造成实验室感染。截至 2023 年，GTOV 感染尚无特效的治疗方法，主要通过对症、支持治疗和抗病毒治疗等方法治疗。

（梁国栋 李 浩）

sàbǐyà bìngdú

萨比亚病毒（Sabia virus，SABV）

系统分类学上属沙粒病毒科（Arenaviridae）、哺乳动物沙粒病毒属（Mammarenavirus）。具有分节段的负链单链 RNA 的病原体。能引起巴西出血热。此病毒天然宿主尚不清楚，但怀疑极有可能是啮齿类动物。仅记录了少数人类感染，其中一些为实验室感染。人感染后症状有所不同，通常包括发热、恶心、呕吐、肌肉疼痛和出血，严重者可导致休克、昏迷，甚至死亡。

发现史 1990 年首次在巴西发现一种由未知病原体感染引起的出血热，称为巴西出血热。研究人员从第一例巴西出血热患者血液标本中分离并鉴定到其病原为一种新病毒，因该患者居住在巴西萨比亚（Sabia）社区，故将此病毒命名为萨比亚病毒。

生物学特征 萨比亚病毒呈球形，直径为 110~130 nm。病毒结构蛋白外面具有囊膜并镶嵌长 8~10 nm 的突起。病毒基因组为分节段的负链单链 RNA，由长链（L）和短链（S）组成。长链约有 7100 个核苷酸，短链约有 3400 个核苷酸。萨比亚病毒采用双义编码策略表达蛋白。S 链的 3′端基因编码核衣壳蛋白，5′端基因编码糖蛋白（glycoprotein，GP），GP 又可裂解为糖蛋白 GP1 和 GP2。L 链 3′端基因编码依赖于 RNA 的 RNA 聚合酶，5′端基因编码锌指结构蛋白。在 2 个分节段的基因片段内，位于两端编码基因之间均有发卡结构的形成。

病毒颗粒在 56℃，pH < 5.5 或 > 8.5、紫外线或 γ 射线照射下很快灭活，并对次氯酸钠和乙醇敏感。5% 次氯酸钠和 70% 乙醇可用于环境消毒。

免疫特征 萨比亚病毒感染可引起患者出现白细胞和血小板减少、巨噬细胞增多、谷草转氨酶含量升高及尿蛋白。

致病性 该病毒的流行季节还不清楚。截至 2023 年，共有 4 例人类感染萨比亚病毒的记载。2 例为自然感染，2 例为实验室感染，尚未发现萨比亚病毒在人与人之间传播。萨比亚病毒具有地域性，主要在巴西和南美洲其他国家有报道，中国尚未发现该病毒。发病无年龄、性别和种族的差异。

人感染萨比亚病毒主要是与

病毒偶然接触所致，如食用了被患病动物排泄物所污染的食物或破损的皮肤接触到动物排泄物，吸入患病动物尿液或唾液所形成的气溶胶也可导致疾病的产生。感染的形式取决于人和啮齿类动物的生活习性，若受感染地区的啮齿类动物习惯于户外活动，则感染通常发生于人类进行农业生产时；若受感染动物习惯于户内活动，则户内工作的人通常易感。

啮齿类动物感染萨比亚病毒后表现为隐性感染，无明显症状。人感染后能引起持续高热和出血热，重症患者出现全身性出血热症状，胃肠出血症状明显，并发症包括肝损伤、多系统衰竭、广泛性感染和受感染器官发生坏疽等，病死率达 15%～30%。

实验室检测 萨比亚病毒核酸可在病例血清、血浆、尿液、咽拭子及多种组织中检测到。免疫荧光、酶联免疫呼吸试验等方法检测出高效价的特异性抗体免疫球蛋白 M 或双份连续血清（急性期和恢复期）抗体效价呈 4 倍以上升高可作为血清学诊断依据。萨比亚病毒可在绿猴肾细胞中培养，病毒可在疾病发作 3～10 天的血清和咽拭子中分离到。

萨比亚病毒引起的巴西出血热应与脓毒症、钩端螺旋体病、疟疾、病毒性肝炎、黄热病、登革热及其他病毒性出血热相鉴别。

相关疾病防治原则 萨比亚病毒感染以预防为主，尚无可用疫苗及有效的治疗措施。一般性防护措施是减少啮齿类种群的数量，减少人类与啮齿类动物接触的机会；医院和实验室的防护要更为严格，标本的处理和病毒的分离应在生物安全四级实验室进行；在离心血液标本或操作其他具有潜在感染性的物质时应使用

密封的转子；对潜在的事故应有具体的应急措施；操作危险物品的人员都应进行培训。早期应用利巴韦林抗病毒治疗及加强对症治疗是治疗巴西出血热的关键，此外，免疫治疗也是一种方法，如用高效价的恢复期血清抗体。

（梁国栋 王力华）

sīzhuàng bìngdú kē
丝状病毒科（Filoviridae）
一类具有负链单链 RNA 病毒的家族，主要感染脊椎动物，可引起严重的人兽共患病。

生物学特征 丝状病毒科成员为一类具有囊膜的病毒，具外膜、核鞘、聚合酶复合体和基质。外形呈多种形态，如丝状、分枝状、"U" 形、"6" 字形或圆形（特别在纯化后），病毒的直径约 80nm，长可达 14 000nm，纯化出的病毒长度为 790～970nm。其表面有瘤状突起，散布在脂质双层膜中。丝状病毒科病毒的基因组长度 18 000～19 000 个碱基对，具体的大小根据不同的病毒种类和株系有所变化，是负链单链病毒中基因组最大的一类病毒。基因组编码 7 种蛋白质，其排列顺序为 3'-NP-VP35-VP40-GP-VP30-VP24-L-5'，其中每种蛋白产物由一种单独的信使 RNA 所编码：核蛋白 NP 是主要的核衣壳蛋白质；VP35 是病毒基因组复制和转录所必需的结构蛋白；VP30 是一种转录激活因子，可能参与基因复制和基因表达的调节；VP40 是一种基质蛋白，参与病毒的装配和出芽释放；GP（glycoprotein）组成病毒的外膜糖蛋白，参与受体结合和病毒的入侵过程；VP24 是一种小的膜蛋白，可能参与病毒的装配和释放；L 蛋白是一种依赖于 RNA 的 RNA 聚合酶，在病毒基因组复制和转录中发挥作用。

病毒感染宿主细胞主要通过胞吞过程完成。细胞内体低 pH 酸性环境诱导病毒与细胞来源的膜融合，进而释放病毒 RNA 基因组至细胞质。病毒基因组参与完成病毒复制、蛋白翻译及子代病毒颗粒的装配。装配完成的子代病毒通过内体等细胞内膜系统运输至细胞表面进而实现出芽与释放。

主要病毒属 丝状病毒科（Filoviridae）包括奎瓦病毒属（Cuevavirus）、滇丝病毒属（Dianlovirus）、埃博拉病毒属（Ebolavirus）、马尔堡病毒属（Marburgvirus）、条状病毒属（Striavirus）、塔姆诺病毒属（Thamnovirus）等 9 个属。

意义 丝状病毒科病毒是一类烈性疾病的病原体，对人类的危害极大，感染后死亡率可达 50%～90%，对感染者的健康和生命危害极大，导致严重的社会和公共卫生问题。由于特有的生物学性质和致病力，这类病毒有可能用作生物战剂，世界卫生组织也将其列为潜在的生物战剂之一，应引起人们的警惕。

（郭斐 许丰雯）

āibólā bìngdú shǔ
埃博拉病毒属（Ebolavirus）
系统分类学上属丝状病毒科（Filoviridae）。长丝状体，负链单链 RNA 病毒。可引起人类发生严重的出血热。埃博拉病毒属包括扎伊尔埃博拉病毒（Zaire ebolavirus）、苏丹埃博拉病毒（Sudan ebolavirus）、莱斯顿埃博拉病毒（Reston ebolavirus）、科特迪瓦埃博拉病毒（Taï Forest ebolavirus）、本迪布焦埃博拉病毒（Bundibugyo ebolavirus）、邦巴里埃博拉病毒（Bombali ebolavirus）。

（郭斐 许丰雯）

āibólā bìngdú
埃博拉病毒（Ebola virus，EBOV）

系统分类学上属丝状病毒科（Filoviridae）、埃博拉病毒属（Ebolavirus）。不分节段的负链单链 RNA 病毒。埃博拉病毒是导致高致死率的烈性传染病的病毒。能引起人类和灵长类动物产生埃博拉出血热。

发现史 1976 年在苏丹南部和扎伊尔即现在的刚果（金）的埃博拉河地区发生规模性暴发引起医学界的广泛关注和重视，"埃博拉病毒"由此而得名。在这次暴发中，共 602 人感染，397 人死亡。

生物学特征 埃博拉病毒为无节段的负链单链 RNA 病毒，直径 70~90nm，长度为 300~1500nm，内含直径 40nm 的内螺旋衣壳，在电子显微镜下呈条状盘踞在组织细胞中。病毒具有多形性，多为杆状、丝状及 L 形。病毒由 7 种结构蛋白组成，分别是核衣壳蛋白、VP35、VP40、糖蛋白、VP30、VP24 和聚合酶 L 蛋白。

埃博拉病毒确定有 6 个亚型，即扎伊尔型（EBOV-Z）、苏丹型（EBOV-S）、科特迪瓦型（EBOV-C）、本迪布焦型（EBOV-B）、莱斯顿型（EBOV-R）和邦巴里型（EBOV-L）。不同亚型病毒的致病力不同，其中 EBOV-Z 致病力较强，人感染后的病死率最高；EBOV-S 次之；EBOV-C 对黑猩猩有致死性，对人的致病力较弱；EBOV-R 在非人灵长类中有致死性，但人感染后不发病。埃博拉病毒在常温下较稳定，对热有中度抵抗力，在-70℃十分稳定，可长期保存；4℃可存活数天，冷冻干燥保存的病毒仍具传染性，但其对紫外线、γ 射线和钴 60 照射敏感，紫外线照射 2 分钟可使其完

全灭活。对多种化学试剂敏感，如过氧乙酸、高氯酸钠、甲基乙醇、乙醚、福尔马林和去氧胆酸钠等均可完全灭活病毒感染性，但苯酚和胰蛋白酶不能使其完全灭活，只能降低其感染性。

免疫特征 病毒初期感染淋巴组织，通过激活肿瘤坏死因子相关凋亡诱导配体和 Fas 死亡受体等途径诱导淋巴细胞凋亡，在致死的患者和非人灵长动物的脾、胸腺和淋巴结中，淋巴细胞耗尽和坏死等非常严重。病毒攻击单核巨噬细胞和树突状细胞，破坏宿主细胞的固有免疫并阻断病毒抗原呈递到 T 淋巴细胞，激活获得性免疫。埃博拉病毒攻击树突状细胞，导致抗原呈递功能的丧失，被认为是埃博拉病毒引起宿主免疫抑制和免疫功能异常的主要原因。在病毒感染发病的晚期，干扰素、白细胞介素-6、白细胞介素-8、白细胞介素-10、白细胞介素-12 等炎症因子大量释放，一定程度上导致血管和凝血系统受损，引发休克、出血和多功能器官衰竭。

致病性 病毒感染常引起人的严重出血热。发病初期感染者突然出现高热、头痛、咽喉痛、虚弱和肌肉疼痛，然后是呕吐、腹痛、腹泻。发病后的 2 周内，病毒外溢，导致人体内外出血、血液凝固、坏死的血液很快传及全身的各个器官，患者最终出现口腔、鼻腔和肛门出血等症状（图 1）。埃博拉病毒感染致死率可达 25%~90%。

埃博拉病毒在中非人类中引起出血性疾病的暴发已超过 50 年的历史，是 2013~2016 年西非流行病的罪魁祸首，该流行病导致超过 28 000 人患病，其中近一半人死亡。2018~2020 年在刚果民

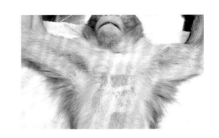

图 1　感染了埃博拉病毒的恒河猴的上部躯干出现明显的出血点

主共和国暴发的大规模疫情，导致超过 2000 人死亡。2013 年，埃博拉病毒在西非造成了有记录以来最具破坏性的埃博拉病毒疫情，主要影响几内亚、利比里亚和塞拉利昂。该病毒感染了近 30 000 人，并造成超过 11 000 人死亡。

实验室检测 埃博拉病毒具有极高的传染性，实际操作要求在生物安全四级实验室中进行。病毒感染可用酶联免疫吸附试验检测特异性抗体免疫球蛋白 G（出现免疫球蛋白 M 提示近期感染）、反转录聚合酶联反应等核酸扩增方法进行核酸检测等。

相关疾病防制原则 截至 2023 年，已有埃博拉病毒疫苗及治疗性抗体获批，但控制感染源仍是预防和控制埃博拉出血热最重要的措施。口服补液或静脉输液等支持性疗法及针对特定症状的治疗可改善埃博拉出血热患者的生存率。

（郭　斐　许丰雯）

mǎ'ěrbǎo bìngdú shǔ
马尔堡病毒属（Marburgvirus）

系统分类学上属丝状病毒科（Filoviridae）。具有负链单链 RNA 的病原体。可引起马尔堡出血热。马尔堡病毒属只有唯一的种马尔堡病毒。

（郭　斐　许丰雯）

mǎ'ěrbǎo bìngdú

马尔堡病毒（Marburg virus）

系统分类学上属丝状病毒科（Filoviridae）、马尔堡病毒属（Marburgvirus）。具有负链单链RNA的病原体。可引起马尔堡出血热，与同科的埃博拉病毒（Ebola virus，EBOV）一样属高致病性烈性病毒。

发现史 1967年秋，西德马尔堡、法兰克福和南斯拉夫贝尔格莱德的医学实验室的工作人员同时暴发了一种严重的出血热，共31人发病，其中7人死亡，经调查发现这些患者大都接触过一批从乌干达运来的非洲绿猴。科学家们通过对患者的血液和组织细胞进行培养，分离出一种新的病毒，并根据发病地点，将这种病毒命名为马尔堡病毒。之后，在南非共和国、肯尼亚、津巴布韦也相继出现过马尔堡病毒感染的病例。

生物学特征 马尔堡病毒为典型的丝状病毒，形似丝线，长度为800~14 000nm，感染力最强时长度约为790nm。马尔堡病毒结构与埃博拉病毒类似，基因组为负链单链RNA，长约19kb，编码7种病毒蛋白，分别是核衣壳蛋白、VP35、VP40、糖蛋白、VP30、VP24和聚合酶L蛋白。

该病毒对热有中度抵抗力，56℃下30分钟不能完全灭活，但60℃下1小时感染性会丧失；在室温及4℃下存放35天，其感染性基本不变，-70℃下可长期保存。紫外线、γ射线，以及一定剂量的脂溶剂、β-丙内酯、次氯酸、酚类等均可对马尔堡病毒灭活。

致病性 马尔堡病毒传染性强，感染后病情发展快且重、病死率高，可引发马尔堡出血热，临床上主要表现为发热、头痛、肌痛、关节痛、频繁的腹泻和呕吐、出血（皮肤瘀点、呕血、黑便）等症状。

免疫特征 马尔堡病毒进入人体后，首先侵染树突状细胞和巨噬细胞，随后被带至区域淋巴结在淋巴系统内播散，并通过血行感染肝、脾和其他组织器官。病毒由入侵部位扩散至各系统，抑制宿主固有免疫应答（包括树突状细胞和巨噬细胞对Ⅰ型干扰素的应答），在整个感染过程中导致大量的淋巴细胞凋亡。受感染的细胞表面表达组织因子引发弥散性血管内凝血，细胞因子和趋化因子的释放导致血管功能失调、低血压和多脏器功能衰竭。

实验室检测 发病早期多采用反转录聚合酶链反应、蛋白质印迹法进行诊断；另可用电子显微镜观察血凝块和组织切片中的病毒，根据形态进行初步诊断，或用酶联免疫吸附试验检测抗原、免疫球蛋白M及免疫球蛋白G；也可用免疫荧光检测感染的细胞；或采用补体结合试验、中和抗体试验进行血清学诊断。

相关疾病防治原则 截至2023年，尚无经批准的马尔堡病毒病疫苗和抗病毒治疗。但通过口服或静脉补液提供支持性治疗和针对特定症状进行治疗可提高生存率。正在开发单克隆抗体。在埃博拉病毒感染性疾病临床研究中使用的瑞德西韦和法匹拉韦等抗病毒药物也可用于马尔堡病毒病试验或作为安慰剂或扩大使用。对马尔堡出血热的有效处理办法主要是采取对症、支持治疗，减缓病程进展，为固有免疫和获得性免疫发挥作用赢取时间；除此之外，给早期患者注射恢复期患者血清也可能有助缓解病情。

（郭斐 许丰雯）

bó'ěrnà bìngdú kē

博尔纳病毒科（Bornaviridae）

由非细胞溶解性、嗜神经性核糖核酸病毒组成的家族。博尔纳病毒科只有博尔纳病毒属（Bornavirus）一个属，博尔纳病毒（Borna virus）一个种。该类病毒感染恒温动物（包括鸟类、猫、牛、灵长类和人类），造成行为异常、脑实质和脑膜的炎症细胞浸润及疾病特异性的抗原在边缘系统神经元积聚为特征的神经综合征。研究该病毒对了解病毒感染与人类精神活动障碍相关性有重要意义。

（郭斐 许丰雯）

bó'ěrnà bìngdú shǔ

博尔纳病毒属（Bornavirus）

系统分类学上属博尔纳病毒科（Bornaviridae）。

生物学特征 见博尔纳病毒。

主要病毒种 截至2023年，该属尚只有一种病毒，即博尔纳病毒。

致病性 见博尔纳病毒。

（郭斐 许丰雯）

bó'ěrnà bìngdú

博尔纳病毒（Borna virus）

系统分类学上属博尔纳病毒科（Bornaviridae）、博尔纳病毒属（Bonavirus）。一种感染哺乳类动物和鸟类、具有严格嗜神经性的有囊膜负链单链RNA病毒。19世纪德国萨克森州博尔纳镇的马群中暴发了病毒引起的伴有神经精神症状脑膜脑炎的流行，由此得名博尔纳病毒。

生物学特征 病毒颗粒呈球形，直径40~190nm，有囊膜。病毒基因组为不分节段的负链单链RNA，长约8.9kb，含有6个开放阅读框，分别编码磷蛋白、核蛋白、糖蛋白、基质蛋白、非糖基化蛋白和依赖于RNA的RNA聚合酶。病毒通过神经细胞表面受体介导的胞吞过程侵入宿主细胞，随后在细胞核内由磷蛋白、核蛋白及 RNA 聚合酶参与完成病毒基因组的转录和复制。病毒在感染细胞内呈低拷贝、非溶细胞性复制，一般不引起明显的致细胞病变效应。病毒感染后可在宿主大脑神经细胞中形成持续性感染并引发一种以行为异常、脑实质和脑膜炎症细胞浸润及特异性抗原在系统神经元中积聚为特征的神经感染综合征，即博尔纳病。病毒的宿主范围非常广，几乎可感染所有恒温动物。

致病性 博尔纳病毒可经由动物传染给人类。俄罗斯和美国的研究人员先后在部分精神活动障碍患者的血清及其大脑中发现了博尔纳病毒，提示病毒感染与某些人类精神活动障碍疾病有关。尚不清楚博尔纳病毒在人类精神活动障碍疾病的发生、发展过程中的具体作用机制。

（郭 斐 许丰霙）

hūchánggū bìngdú mù

呼肠孤病毒目（*Reovirales*）

主要包含 2 个科，光滑呼肠病毒科（*Sedoreoviridae*）、棘突呼肠病毒科（*Spinareoviridae*）。一类感染人、脊椎动物、昆虫、植物和水生动物的无囊膜分节段双链 RNA 病毒。20 世纪 60 年代初，从人和动物的呼吸道或肠道中分离出这类病毒，并将其称为呼吸道（respiratory）肠道（enteric）孤儿（orphan）病毒，简称呼肠孤病毒。呼肠孤病毒目学名的前缀"reo"来源于 3 个单词首字母的组合。

生物学特征 病毒颗粒呈球形，直径为 60~80nm，无囊膜。病毒衣壳由 1~3 层蛋白外壳所组成，呈二十面体立体对称。病毒对脂溶剂不敏感。病毒基因组为分节段线状双链 RNA，分为 9~12 个 RNA 节段（各病毒属之间节段数不同），所有节段总长度为 18.2~30.5kb，每个 RNA 节段编码一种蛋白。病毒通过胞饮进入细胞，在细胞溶酶体水解酶的作用下脱壳，并转录出 5′端有甲基化的核苷酸帽子结构、而 3′端无腺苷酸化的信使 RNA。病毒颗粒中至少含有 RNA 聚合酶、参与信使 RNA 合成的相关酶和与加帽有关的酶 3 个非结构蛋白，有些小的蛋白质可能也是病毒颗粒的组分，参与病毒的形成过程。病毒在细胞质内复制、成熟。

主要病毒科与病毒属 光滑呼肠病毒科（*Sedoreoviridae*）主要包括甲壳动物呼肠孤病毒属（*Cardoreovirus*）、微胞藻呼肠孤病毒属（*Mimoreovirus*）、环状病毒属（*Orbivirus*）、植物呼肠孤病毒属（*Phytoreovirus*）、轮状病毒属（*Rotavirus*）、光滑呼肠病毒属（*Seadornavirus*）6 个属。棘突呼肠病毒科（*Spinareoviridae*）主要包括水生动物呼肠孤病毒属（*Aquareovirus*）、Colti 病毒属（*Coltivirus*）、质型多角体病毒属（*Cypovirus*）、迪诺维纳病毒属（*Dinovernavirus*）、斐济病毒属（*Fijivirus*）、虫源呼肠孤病毒属（*Idnoreovirus*）、真菌呼肠孤病毒属（*Mycoreovirus*）、正呼肠孤病毒属（*Orthoreovirus*）、水稻病毒属（*Oryzavirus*）9 个属。其中，正呼肠孤病毒属中的哺乳动物正呼肠孤病毒（*Mammalian orthoreovirus*），轮状病毒属中的甲型轮状病毒（*Rotavirus A*）、乙型轮状病毒（*Rotavirus B*）、丙型轮状病毒（*Rotavirus C*），Colti 病毒属中的科罗拉多蜱传热病毒（*Colorado tick fever virus*）等与人类疾病相关。

致病性 轮状病毒是引起人类非细菌性腹泻的主要病原体，全球约 40% 的婴幼儿腹泻是由甲型轮状病毒感染所致。因此预防与控制轮状病毒的感染流行是全球公共卫生领域的重点之一。

（郭 斐 许丰霙）

zhènghūchánggū bìngdú shǔ

正呼肠孤病毒属（*Orthoreovirus*）

系统分类学上属呼肠孤病毒目（*Reovirales*）、棘突呼肠病毒科（*Spinareoviridae*）。该属病毒只感染脊椎动物，包括人类、鸟、猴、羊等。

生物学特征 正呼肠孤病毒为无囊膜的 RNA 病毒。完整的病毒呈二十面体球形颗粒，病毒颗粒含有双链 RNA，RNA 有 10 个大小不同的片段。病毒颗粒有双层壳，直径为 60~80nm。病毒颗粒脱壳后进入核内体，有转录活性的病毒核心释放入细胞质，在细胞质中进行复制。病毒依赖于 RNA 的 RNA 聚合酶位于病毒核心，转录时，只有双链 RNA 的负链被转录。

主要病毒种 正呼肠孤病毒属包括禽正呼肠孤病毒（*Avian orthoreovirus*）、狒狒正呼肠孤病毒（*Baboon orthoreovirus*）、布鲁姆正呼肠孤病毒（*Broome orthoreovirus*）、Mahlapitsi 正呼肠孤病毒（*Mahlapitsi orthoreovirus*）、哺乳动物正呼肠孤病毒（*Mammalian orthoreovirus*）、尼尔森湾正呼肠孤病毒（*Nelson Bay orthoreovirus*）、新禽正呼肠孤病毒（*Neoavian orthoreovirus*）、水生动物正呼肠孤病毒（*Piscine orthoreovirus*）、爬行动物正呼肠孤病毒（*Reptilian orthoreovirus*）、龟正呼肠孤病毒（*Testudine orthoreovirus*）10 种。

致病性 正呼肠孤病毒可感

染婴幼儿、小鼠、猫、犬、猪、牛、马、猴及禽类等，可引起多种疾病，具有一定的致死率。

（郭 斐 许丰雯）

bǔrǔ dòngwù zhènghūchánggū bìngdú

哺乳动物正呼肠孤病毒

（Mammalian orthoreovirus，MRV） 系统分类学上属呼肠孤病毒目（Reovirales）、棘突呼肠病毒科（Spinareoviridae）、正呼肠孤病毒属（Orthoreovirus）。分节段的双链 RNA 病毒。可引起儿童上呼吸道感染、发热、热性皮疹、肠炎、普通感冒和鼻炎等疾病。

发现史 1957 年，美国西弗吉尼亚大学的诺曼·奥尔森（Norman Olson）等在研究滑液囊支原体的致病性时，从发病鸡的病变部位分离出了一种对金属素、呋喃唑酮不敏感并能导致滑膜炎的病原体。随后，这种病原体通过电镜观察证实并命名为呼肠孤病毒。

生物学特征 病毒颗粒为等轴对称的二十面体，外观常呈球形，无囊膜，直径为 60～80nm。病毒基因组为分节段的线状双链 RNA。哺乳动物正呼肠孤病毒较稳定，在潮湿的环境中可存活很长时间，能抵抗脂溶剂（如乙醚）、1% 酚及 1% H_2O_2 处理。但在室温下 70% 乙醇 1 小时可灭活该病毒。pH 的稳定范围很广，pH 为 3.2 时仍保持感染性。蛋白酶和硫氰化钠及低渗盐溶液可破坏其蛋白质外壳，但其核心对尿素、二甲基亚砜及低浓度的十二烷基磺酸钠都有抵抗力。

免疫特征 哺乳动物正呼肠孤病毒在宿主细胞中通常产生溶细胞性感染，但有时也可引起持续性感染。在溶细胞性感染过程中，宿主的代谢和细胞支架组织被改变，而在持续性感染时，病毒很少破坏宿主细胞。病毒感染能引发宿主的体液免疫应答和细胞免疫应答。病毒感染后至少诱发两种类型的抗体。中和抗体结合于病毒表面，阻断病毒对易感细胞的附着。血凝抑制抗体可结合于感染细胞表面的病毒抗原，使其对补体介导或细胞介导的溶解作用更敏感。结合病毒抗原的抗体也能引起典型的抗原抗体复合物炎症反应。细胞毒性 T 细胞能溶解有病毒抗原的感染细胞。辅助性 T 细胞和介导迟发型超敏反应的 T 细胞在与病毒作用后能刺激分化和合成淋巴因子，然后这些淋巴因子能增强巨噬细胞的吞噬活性。

致病性 哺乳动物正呼肠孤病毒广泛流行，哺乳动物正呼肠孤病毒感染在临床上较常见且流传广泛，大多数感染者症状并不明显，或仅产生轻度的上呼吸道和胃肠道感染症状。病毒感染可引发儿童上呼吸道感染、发热、热性皮疹、肠炎、普通感冒和鼻炎等疾病。

实验室检测 可用电子显微镜观察组织切片中的病毒，进行形态学诊断，或用酶联免疫吸附试验、反转录聚合酶联反应进行早期诊断；也可采用中和试验、血凝抑制试验、补体结合试验、免疫荧光试验进行血清学诊断。

相关疾病防治原则 注意个人卫生及环境卫生，保持环境的清洁和通风，对预防哺乳动物正呼肠孤病毒感染起到一定作用。仅有兽用和禽用疫苗，安全有效，保护率可达 70% 以上。

（郭 斐 许丰雯）

Colti bìngdú shǔ

Colti 病毒属

（Coltivirus） 系统分类学上属呼肠孤病毒目（Reovirales）、棘突呼肠病毒科（Spinareoviridae）。以美国分离的科罗拉多蜱媒热病毒（Colorado tick fever virus，CTFV）为代表株。蜱虫为其传播媒介，该属病毒感染可引起发热和脑炎等。

生物学特征 电子显微镜下病毒颗粒形态与环状病毒相似，其基本理化性质也与环状病毒相似，因此人们一直将 CTFV 归入环状病毒属。此后发现，该病毒与环状病毒 RNA 基因组在聚丙烯酰胺凝胶电泳图谱中具有明显的不同，核酸杂交试验也证实 CTFV 与环状病毒基因组各片段间均不存在杂交反应，CTFV 与环状病毒不发生血清学交叉反应。2005 年国际病毒分类委员会的报告中为 CTFV 在呼肠孤病毒科中设立一个新属，称为 Colti 病毒属。2021 年，Colti 病毒属归为棘突呼肠病毒科（Spinareoviridae）。

Colti 病毒属病毒基因组由 12 节段双链 RNA 组成，病毒 RNA 可在聚丙烯酰胺凝胶电泳看到明显的 12 条带，基因组全长约 29 174bp。病毒各个基因的正链 RNA 5′端和 3′端具有相似保守序列，如 CTFV 为 SACAUUUUGY 和 WUGCAGUS，且每个片段 5′端和 3′端 2 个核苷酸反向互补。Colti 病毒与仅感染水中鱼类等的水生病毒在部分基因节段具有较高的同源性。

主要病毒种 截至 2023 年，国际病毒分类委员会的报告中 Colti 病毒属成员除了美国分离的 CTFV、法国分离的 Eyach 病毒（Eyach virus-France-578），还包括 Kundal coltivirus、Tai Forest coltivirus、Tarumizu coltivirus。另外，SRV（Salmon River virus）也可能被归入 Colti 病毒属，但是尚未被国际病毒分类委员会所批准。

致病性 见科罗拉多蜱媒热病毒。

（梁国栋）

kēluólāduō pímérè bìngdú
科罗拉多蜱媒热病毒（*Colorado tick fever virus*，CTFV）

系统分类学上属呼肠孤病毒目（*Reovirales*）、棘突呼肠病毒科（*Spinareoviridae*）、Colti 病毒属（*Coltivirus*）。具有双链、分节段、无囊膜 RNA 的病原体。可引起科罗拉多蜱热病，蜱虫为传播媒介。

发现史 CTFV 于 1943 年从美国西北部洛基山地区发热患者血标本中首次分离到，此后相继在加拿大、德国、法国、捷克斯洛伐克等国家分离到病毒。1980 年以前，CTFV 归入环状病毒属，此后发现该病毒与环状病毒基因组各片段间均不存在杂交反应，且与环状病毒不发生任何血清学交叉反应，由此提示 CTFV 与环状病毒为完全不同的病毒。在第五次国际病毒分类委员会报告中为该病毒在呼肠孤病毒科设立 Colti 病毒属，而 CTFV 为该属代表病毒。2021 年，Colti 病毒属归为棘突呼肠病毒科（*Spinareoviridae*）。

生物学特征 病毒颗粒呈二十面立方体，直径约 80nm，核衣壳直径约 50nm，衣壳由 32 个大型壳粒组成。该病毒对乙醚和 5-碘尿苷抵抗的特性，提示其为无囊膜 RNA 病毒。

CTFV 基因组为分节段双链 RNA，在聚丙烯酰胺凝胶电泳中表现为不同分子量的 12 条带，1997 年首次用单引物扩增法成功地克隆并测定了其部分基因片段核苷酸序列。CTFV 是所知棘突呼肠病毒科病毒中基因组最长的病毒，全长约 29 174bp，基因组中鸟嘌呤和胞嘧啶含量约为 50%。

CTFV 各节段 5′端和 3′端具有相似保守序列，分别为 SACAUUUUGY 和 WUGCAGUS，且每个片段 5′端和 3′端 2 个核苷酸反向互补，除第 10 片段 5′端为 CA，其他所有片段 5′端和 3′端分别为 GA 和 UC。CTFV 每一个基因片段各编码一个蛋白质形成 VP1～VP12 蛋白。VP1 蛋白的功能为依赖于 RNA 的 RNA 聚合酶；VP2 蛋白可能具有 DNA 乙酰转移酶作用；VP3 蛋白可能为病毒复制酶；VP4 蛋白为核苷结合蛋白或嘌呤核苷磷酸化酶；VP7 蛋白与核酸复制过程所需的蛋白质如转录因子、转录延长因子、RNA 聚合酶的 δ 因子相似；通过核酸序列分析发现 VP9 具有一个 UGA 终止子，其 3′端有一胞嘧啶残基，这一特征在反转录病毒和甲病毒中有通读现象，此现象可导致编码两种蛋白；VP12 蛋白具有 RNA 聚合酶 II 类似功能等；VP4、VP5、VP8 和 VP11 蛋白功能不清。

CTFV 对组织培养细胞和实验动物都有不同程度的致病性。该病毒易使乳地鼠肾细胞发生病变，并使之形成空斑，对绿猴肾细胞和白纹伊蚊 C6/36 细胞等多种细胞引起病变。CTFV 颅内接种可致 1～3 日龄小鼠死亡。

CTFV 在氯化铯中浮力密度为 1.38g/ml，对热和 pH 为 3.0 的酸性环境抵抗力不高，不具有凝血活性。

免疫特征 交叉快速微量中和试验及酶免疫测定试验表明，CFTV 与棘突呼肠病毒科其他病毒属病毒间无血清学交叉，但与其所属 Colti 病毒属内其他病毒存在血清学交叉，如从德国、法国等地分离的 Eyach 病毒与该病毒间有补体结合试验的交叉反应。

致病性 CTFV 的传播媒介主要为吸血蜱，其感染具有明显的季节性，多为散发、可出现小范围流行。科罗拉多蜱媒热发病年龄多见于 10 岁以下儿童和 21～30 岁青壮年，男性多于女性，可能与个体的免疫水平、工作及活动习性及与携带病毒的节肢动物接触机会多有关。病毒可在哺乳动物体内增殖，引起长期高效价病毒血症（如罗猴感染 CTFV 后，病毒血症可达 128 天），也可在蜱、蚊子、蠓、白蛉等吸血节肢动物体内繁殖，并由其传播扩散，带毒者可能起到扩散宿主的作用。自然感染的人和动物可获得长期免疫力。

CTFV 感染可引起患者发热和脑炎症状，潜伏期为 3～7 天，临床主要表现为骤起的畏寒，头痛，背、腿部肌肉疼痛，发热，体温可达 38～40℃，常有双峰热，此为科罗拉多蜱媒热特征表现之一。小儿感染还可出现无菌性脑膜炎或脑炎症状，白细胞总数减少。

实验室检测 根据患者对吸血蜱接触史、双峰热等典型的临床症状及白细胞减少等实验室检测结果可对科罗拉多蜱媒热患者作出临床诊断。该病需与落基山斑疹热鉴别。实验室诊断方法：①病毒分离。②血清学诊断。可用酶联免疫吸附试验检测病毒特异性抗体；也可用蛋白质印迹法检查针对 CTFV 分子量为 38 000 蛋白的特异抗体，该方法比较敏感，甚至能检出酶联免疫吸附试验检测不出来的阳性血清标本；另外，将病毒基因组第 12 片段合成的多肽作为抗原，检测患者血清标本中病毒急性期免疫球蛋白 M 的方法也已建立；双份血清（急性期和恢复期）标本中和抗体效价呈 4 倍以上升高也可确诊。

③分子生物学诊断方法：如反转录聚合酶链反应可从少于 100 噬斑形成单位的标本中同时特异性扩增出 3 个基因片段；病毒 S2 片段的反转录聚合酶链反应扩增不但灵敏特异，且可对美国和欧洲国家分离株进行分类。

相关疾病防治原则　无有效疫苗可预防 CTFV 感染，其主要措施是减少与媒介蜱的接触，如进入疫区时要注意作好个人防护、防止蜱叮咬等，可采取以下具体措施：①用适当的衣服完全遮住身体。②适当使用驱避剂喷在衣服上。③防止蜱侵扰住处。④在蜱栖息地活动后，检查衣服或身上的蜱。截至 2023 年，未有治疗药物与疫苗。

（梁国栋　曹玉玺）

lúnzhuàng bìngdú shǔ

轮状病毒属（*Rotavirus*）　系统分类学上属呼肠孤病毒目（*Reovirales*）、光滑呼肠病毒科（*Sedoreoviridae*）。一类双链 RNA 病毒。主要诱发婴幼儿腹泻。

生物学特征　该类病毒基因组包括了 11 条独特的核糖核酸双螺旋分子。其外围是包绕了三层二十面体的蛋白质壳体。病毒颗粒直径约 76.5nm，无囊膜。

主要病毒种　轮状病毒属病毒共有 9 种，分别以英文字母 A、B、C、D、F、G、H、I 和 J 编号。这 9 种轮状病毒均可致动物患病。而人类轮状病毒感染主要与轮状病毒 A 种、B 种及 C 种有关，其中以轮状病毒 A 种感染为最常见。

致病性　几乎每个 5 岁前儿童都曾感染过轮状病毒至少 1 次。每次感染后人体免疫力会逐渐增强，后续感染的影响也会相应减轻，因此成人很少受其影响。然而，每年仍有超过 50 万名 5 岁以下婴幼儿因轮状病毒感染死亡，有 200 万以上儿童因此罹患重病。轮状病毒也会感染动物，是家畜感染疾病的病原体之一。

（郭　斐　许丰雯）

rén lúnzhuàng bìngdú

人轮状病毒（*Human Rotavirus*）　系统分类学上属呼肠孤病毒目（*Reovirales*）、光滑呼肠病毒科（*Sedoreoviridae*）、轮状病毒属（*Rotavirus*）。具有无囊膜、双链 RNA 的病原体。可引起婴幼儿腹泻。

发现史　1943 年，雅各·莱特（Jacob Light）与荷瑞西·赫德斯（Horace Hodes）证明了在感染传染性腹泻的儿童身上有一种滤过性的病原体，此病原体也会造成家畜腹泻。30 年后，被保存下来的病原体样本被证明是轮状病毒。1974 年，汤玛斯·亨利·费留特（Thomas Henry Flewett）通过电子显微镜观察这类病毒，发现病毒颗粒很像轮子，因此建议将其命名为轮状病毒（*Rotavirus*），此名称 4 年后经由国际病毒分类委员会正式认可。

生物学特征　病毒基因组包括了 11 条独特的核糖核酸双螺旋分子，这 11 条基因组总长约 18 555bp。每一条螺旋或分段即是一个基因，依照分子尺寸由大到小依次编号为 1~11。每一个基因都可编码成一种蛋白质，其中第 9 基因与第 11 基因比较特别，可编码两种蛋白质。核糖核酸外围则是包围了三层二十面体的蛋白质壳体。病毒颗粒直径约 76.5nm，无囊膜，核蛋白中的 VP1、VP2、VP3、VP4、VP6 和 VP7 6 个结构蛋白组成整个病毒颗粒，在病毒感染的细胞中还有 6 个非结构蛋白（nonstructural protein，NSP）表达，是 NSP1、NSP2、NSP3、NSP4、NSP5 和 NSP6。这 12 个病毒蛋白中，至少有 6 个会与核糖核酸结合。

VP1 蛋白位于病毒体核心，是一种核糖核酸聚合酶，帮助病毒基因组的复制及转录。VP2 蛋白形成病毒体的核心层，且结合病毒基因组。VP3 蛋白是一种鸟苷酸转移酶，在病毒信使 RNA 5'端加帽，保护病毒信使 RNA 免受核酸酶水解，使之保持稳定。VP4 蛋白位于病毒体的表面，形成纤突，并帮助病毒入侵。VP6 蛋白是病毒的主要抗原，可被用来分辨轮状病毒的种类。VP7 蛋白是一种病毒表面的糖蛋白。NSP1 蛋白是第 5 基因编码的产物，是一种非结构蛋白，也是核糖核酸结合蛋白。NSP2 蛋白是一种基因组复制所需的核糖核酸结合蛋白。NSP3 蛋白受感染细胞中的病毒信使 RNA 的影响，负责停止细胞蛋白合成的工作。NSP4 蛋白是一种病毒性肠毒素，会引起腹泻，是首次发现的病毒性肠毒素。NSP5 蛋白及 NSP6 蛋白是由轮状病毒第 11 基因编码的产物。

病毒借受体介导的胞吞作用进入细胞后，2 小时内快速地在细胞核周围形成所谓的“病毒工厂”，进行基因组的复制及病毒蛋白的合成，组成双层结构病毒颗粒。新生的双层结构病毒颗粒移动到内质网，获得第三层外层（由 VP7 与 VP4 蛋白所构成）。最后，子代病毒经由细胞溶解释放到细胞外。

免疫特征　人轮状病毒感染早期，出现特异性体液免疫尤其是黏膜免疫的显著增强。细胞免疫应答以 Th1 细胞反应为早期特征，且 CD4$^+$T 细胞及 CD8$^+$T 细胞均增加。病毒感染后，几种 Toll 样受体表达增加，通过一系列信号传导途径激活干扰素、肿瘤坏死因子、白细胞介素-1、白细胞介素-6、白细胞介素-10、白细胞介素-12 等的表达，启动固有免疫应答。

致病性 全世界每年因人轮状病毒感染导致的婴幼儿死亡人数约 90 万例，其中大多数发生在发展中国家。在中国，每年有 1000 万例 0～2 岁婴幼儿患轮状病毒感染性胃肠炎，占婴幼儿人数的 1/4，是引起婴幼儿严重腹泻的最主要病原体之一。轮状病毒感染致病进程通常会经历无症状、轻微发病到严重发病 3 个阶段，病情严重时甚至会诱发致死性胃肠炎、脱水及电解质平衡失调。

实验室检测 可用电子显微镜根据形态进行初步诊断，用酶联免疫吸附试验检测病毒抗原，用反转录聚合酶链反应检测并识别所有种与所有血清型的人轮状病毒。除此之外，利用酵素免疫分析法对患者的粪便进行检测同样可识别 A 种轮状病毒。

相关疾病防治原则 使用疫苗预防轮状病毒感染导致的腹泻是减轻轮状病毒引发疾病的最有效方法。2006 年，经研究者证明两种对抗 A 种轮状病毒感染的疫苗——罗特律与轮达停对儿童安全有效。

（郭斐 许丰雯）

dōngnányà shí'èr jiéduàn RNA bìngdú shǔ

东南亚十二节段 RNA 病毒属

（*Seadornavirus*） 系统分类学上属呼肠孤病毒目（*Reovirales*）、光滑呼肠病毒科（*Sedoreoviridae*）。2005 年国际病毒分类委员会为该类病毒建立新的病毒属 Seadorna 病毒属。该病毒属名称来自英文"South-East Asian dodeca RNA virus"，翻译为中文的含义为"东南亚地区存在的具有 12 节段基因组的 RNA 病毒"，缩写为 Seadorna，其后缀"dodeca"为拉丁语，意指 12 基因节段。此前该类病毒归于呼肠孤病毒科，2021 年国际病毒分类委员会把东南亚十二节段 RNA 病毒属（*Seadornavirus*）归为光滑呼肠病毒科（*Sedoreoviridae*）。

生物学特征 东南亚十二节段 RNA 病毒属病毒颗粒为球形颗粒，直径为 60～70nm。病毒基因组由 12 节段双链 RNA 组成，基因组全长约为 21 000 bp。病毒 RNA 经凝胶电泳可依据分子量大小区分出 1～12 节段（S1～S12）。东南亚十二节段 RNA 病毒属中的病毒 RNA 在凝胶电泳图片中的带型表现：在 1% 琼脂糖凝胶电泳（AGE）中，版纳病毒（*Banna virus*，BAV）、卡蒂皮诺病毒（*Kadipiro virus*，KDV）和辽宁病毒（*Liao Ning virus*，LNV）的 RNA 基因组片段分别以 6-6、6-5-1 和 6-2-3-1 的形式迁移。

主要病毒种 截至 2023 年，东南亚十二节段 RNA 病毒属病毒包含版纳病毒（*Banna virus*，BAV）、卡蒂皮诺病毒（*Kadipiro virus*，KDV）、辽宁病毒（*Liao Ning virus*，LNV）和版纳病毒样病毒（*Banna like virus*，BALV），其中版纳病毒为该病毒属代表病毒。2012 年国际病毒分类委员会报告认为，蚊虫可将东南亚十二节段 RNA 病毒传播给脊椎动物。

致病性 版纳病毒和辽宁病毒由中国学者首次分离出并以病毒分离地命名，而 KDV 首次分离自印度尼西亚卡蒂皮罗（Kadipiro）地区并因此得名。除辽宁省，中国还在新疆维吾尔自治区、山西和青海等地分离到大量辽宁病毒。2006 年中国从云南省西北部地区采集的蚊虫标本中分离到 KDV，这是该病毒首次在印度尼西亚以外的国家分离到。

（梁国栋）

bǎnnà bìngdú

版纳病毒（*Banna virus*，BAV）

系统分类学上属呼肠孤病毒目（*Reovirales*）、光滑呼肠病毒科（*Sedoreoviridae*）、东南亚十二节段 RNA 病毒属（*Seadornavirus*）。主要通过节肢动物传播。

发现史 1987 年夏季，中国科学家徐普庭在云南省西双版纳地区医院采集的无名热和脑炎患者的脑脊液和血清标本中分离到一种新的环状病毒，并根据分离地将其命名为版纳病毒，同时在患者血清中可检测到版纳病毒免疫球蛋白 M，提示此病毒可能是与当地无名热和脑炎相关的新发病原体。此后，在印度尼西亚、越南的蚊虫标本中及中国云南地区的猪、牛、蜱、蠓、蚊虫等标本中相继分离到多株版纳病毒。版纳病毒为呼肠孤病毒属的新成员，2005 年国际病毒分类委员会第八次分类报告中正式确定版纳病毒为新建立病毒属——东南亚十二节段 RNA 病毒属的代表种，这是国际上首次以中国科学家首先分离出并以中国地名命名的病毒作为新病毒属的代表种。2021 年国际病毒分类委员会把东南亚十二节段 RNA 病毒属（*Seadornavirus*）归为光滑呼肠病毒科（*Sedoreoviridae*）。

生物学特征 版纳病毒电镜下观察为二十面体球形颗粒，表面有纤突，直径为 60～70nm。该病毒在 pH 为 7.0 条件下稳定，感染力随着 pH 降低而下降，pH 为 3.0 时感染力丧失。版纳病毒在低温下很稳定，−70℃可长期保存，文献资料记载液氮保存一年半的标本中仍可分离到病毒。版纳病毒对高温敏感，56℃下加热30分钟即可使其活性丧失。该病毒对乙醚和5-碘尿苷抵抗，表现出典型的无囊膜 RNA 病毒特征。版纳病毒的基因组由12个节段的双链 RNA 组成，每节段长度从759bp 到 3747bp 不等，全长约21 000bp。在凝胶电泳时根据相对分子质量可以区分出 1~12 节段（S1~S12），聚丙烯酰胺凝胶电泳带型表现为 6-6 带型，每个基因节段均为单顺反子仅含有一个开放读码框编码对应的病毒蛋白 VP1~VP12，各自执行不同的功能。

版纳病毒能引起白纹伊蚊卵细胞系（C6/36）产生致细胞病变效应（表现为折光性增强、收缩和脱落），对哺乳动物细胞系（乳地鼠肾细胞、绿猴肾细胞）不产生病变，对 2~4 日龄乳鼠不致死。自 1987 年以来，已从中国的病毒性脑炎患者、猪、牛、蜱，以及印度尼西亚、越南、中国大部分地区库蚊、伊蚊和按蚊这 3 个属中的 10 种（三带喙库蚊、淡色库蚊、凶小库蚊、环带库蚊、伪杂鳞库蚊、中华按蚊、迷走按蚊、白纹伊蚊、刺扰伊蚊、背点伊蚊）蚊虫标本中分离到超过 40 株版纳病毒，其中库蚊为携带版纳病毒的优势蚊种。

版纳病毒已在赤道至北纬 42°之间的区域分离到，这些地区包括印度尼西亚（属热带雨林气候，炎热、潮湿，雨水充沛，年气温为 2~28℃），中国的云南省和越南属于热带季风性气候，终年高温多雨，年平均气温 24℃。2013年，采用病毒宏基因组测序技术在匈牙利采集的淡水鲤鱼肠内容物标本中检测到与版纳病毒高度同源的核酸片段，表明版纳病毒的地理分布范围并不仅局限于中国和东南亚地区，甚至可能涵盖欧洲。版纳病毒可在患者、猪、牛、蜱标本中分离，在淡水鲤鱼标本中可检测到病毒核酸，可被 3 属 10 种蚊虫媒介携带，在多种复杂的气候地理条件存在，提示版纳病毒具有较强的生存能力，极易在自然界形成稳定的循环圈。

对版纳病毒第十二节段进行系统进化分析，结果显示，版纳病毒表现出明显的地域分布特征，可分为 3 个主要基因型别：中国和越南分离株组成 A 型，印度尼西亚分离株组成 B 型，C 型主要由中国中部地区（武汉）蚊虫标本及蜻蜓标本中的分离株构成，其中 A 型又进一步分为主要由北方株构成的 A1 亚型和主要由南方株构成的 A2 亚型。版纳病毒分子遗传与病毒地域分布之间的关系提示，版纳病毒可在不同地域形成相对稳定的循环圈，经过长期自然的选择产生稳定的进化差异。

免疫特征 用酶联免疫吸附试验可检测到人类血清标本中存在版纳病毒免疫球蛋白 M。关于版纳病毒免疫特征未见相关系统研究报道，也未见该病毒与其他病毒之间存在交叉反应的研究报道等。

致病性 1987 年首次从发热和脑炎患者标本（脑脊液和血清）中分离到版纳病毒，并从患者血清标本中检测出版纳病毒特异性抗体免疫球蛋白 M，此后有多篇文章报道从不明原因的发热或病毒性脑炎患者血清标本中检测到版纳病毒免疫球蛋白 M 抗体阳性。截至 2023 年，所有在人类血清标本中检测到的版纳病毒抗体均出自酶联免疫吸附试验，未见其他阳性检测方法的结果，如中和试验等。版纳病毒为新发现病毒，其是否与其他病毒存在免疫学交叉反应仍不清楚，而酶联免疫吸附试验检测结果也不能排除是否存在交叉反应，因此仅用酶联免疫吸附试验界定版纳病毒和疾病的关系其依据并不充分。另外，自 20 世纪 80 年代从患者标本中分离到版纳病毒以来，再无从患者标本中分离到版纳病毒或检测到病毒核酸的报道，也未见病例急性期与恢复期双份血清标本中存在版纳病毒特异性中和抗体效价呈现 4 倍差异的检测结果。鉴于已在越南、印度尼西亚、中国的大部分地区蚊虫标本中分离到版纳病毒，在这些地区广泛开展版纳病毒与人兽疾病关系的系统调查研究十分必要。

实验室检测 版纳病毒为新发现的病毒，截至 2023 年，版纳病毒的检测方法除酶联免疫吸附试验，还包括反转录环介导等温扩增检测、定量实时聚合酶链反应与实时聚合酶链反应。未见应用组织培养细胞法建立的版纳病毒嗜斑减少中和试验方法的报道。

相关疾病防治原则 与其他蚊媒病毒一样，防止蚊虫叮咬是预防版纳病毒感染最有效的措施。

（梁国栋 刘 红）

liáoníng bìngdú

辽宁病毒（Liao Ning virus, LNV） 系统分类学上属呼肠孤病毒目（Reovirales）、光滑呼肠病毒科（Sedoreoviridae）、东南亚十二节段 RNA 病毒属（Seadornavirus）。

发现史 LNV 于 1997 年首次分离于中国东北地区采集的伊蚊标本。由于当时对该病毒序列特征研究尚不清楚，所以先后将 LNV 归类于呼肠病毒科中的环状病毒属及 Colti 病毒属，直到 2005年，国际病毒分类委员会第八次分类报告中将 LNV、版纳病毒（*Banna virus*，BAV）和卡蒂皮诺病毒（*Kadipiro virus*，KDV）共同建立名为东南亚十二节段 RNA 病毒属。

2005 年以来，LNV 陆续从中国新疆维吾尔自治区喀什地区的库蚊、巴音郭楞蒙古自治州的库蚊和背点伊蚊标本及阿勒泰地区背点伊蚊、青海省采集的凶小库蚊和山西省的背点伊蚊和淡色库蚊标本中分离到。其中，新疆维吾尔自治区南部喀什地区蚊虫标本的带病毒率明显高于其他地区。从 1988 年至 2014 年在澳大利亚南半球收集的 4 个属（伊蚊、库蚊、阿蚊、曼蚊）中共分离出 35 株 LNV 病毒株。分离地点包括新南威尔士州、北领地、昆士兰州和西澳大利亚州，几乎遍布整个澳大利亚大陆。很明显，LNV 在澳大利亚是广泛的。更重要的是，澳大利亚最初的 LNV 分离株是从 1988 年收集的蚊子中获得的，早于 1997 年获得的第一个中国 LNV 分离株。

生物学特征　电镜观察显示，LNV 完整病毒颗粒呈球形，直径约 55nm，无囊膜。病毒基因组由 12 节段 RNA 节段组成，由长到短排列依次为 S1～S12，长度分别为 3704bp、3055bp、2404bp、2062bp、1870bp、1750bp、1208bp、1147bp、943bp、903bp、897bp 和 760bp。生物信息学对各病毒各基因节段功能的预测结果显示，病毒各节段由长到短分别编码依赖于 RNA 的 RNA 聚合酶、核衣壳蛋白、鸟苷酸转移酶、外层蛋白、非结构蛋白。其中第 10 节段基因编码蛋白 VP10，该蛋白为介导病毒与细胞受体接触的外层衣壳结构蛋白，也是病毒中和表位分布区域，具有重要作用；第 12 节段编码非结构蛋白，通常十分保守，因此常作为该病毒分子检测的目的基因节段。通常使用 LNV 第 10 节段和第 12 节段基因序列进行病毒分子遗传进化分析。

对 80 株分离自不同国家和地区、不同蚊虫的 LNV 第 10 节段基因核苷酸序列的分子遗传进化分析提示，LNV 可分为 3 个基因型别，各型别具有明显的地域分布特征。其中，基因 I 型包括来自中国辽宁省的初始分离株（LNV-NE97-31）和来自澳大利亚的 7 株，是最古老的谱系；基因 II 型由从中国新疆维吾尔自治区分离的 LNV 毒株组成；基因 III 型包括来自中国的青海省、山西省和辽宁省的分离株（另一个初始分离株 LNV-NE97-12），是最年轻的 LNV 谱系。核苷酸同源性分析提示，对 1990～2014 年从不同媒介和地区分离的 80 株 LNV 毒株进行序列分析，结果显示，核苷酸相似度水平为 70.4%～100%，氨基酸相似度为 75.0%～100% 之间。I 型核苷酸相似度为 87.5%～100%，氨基酸相似度为 91.2%～100%；II 型核苷酸相似度为 92.5%～100%，氨基酸相似度为 92.5%～100%；III 型核苷酸相似度 97.5%～100%，氨基酸相似度 98.1%～100%。在 3 种 LNV 基因型中，I 型群体的核苷酸和氨基酸变异度最高。贝叶斯法对 LNV 基因溯源分析显示，LNV 最近共同祖先约出现在 273 年前（95% HPD：59790），整个 LNV 群体的平均核苷酸替换率估计为 1.6×10^{-3} 核苷酸/位点/年，碱基变异速率明显大于其他常见虫媒病毒，提示 LNV 的时间发生并不久远，且处于快速变异过程中。

LNV 可在白纹伊蚊卵细胞系 C6/36 细胞中复制，并引起规律性病变。此外，该病毒还是东南亚十二节段 RNA 病毒属内唯一可在多种哺乳动物细胞系及原代培养细胞包括鼠成纤维细胞 L-929、乳地鼠肾细胞系、猴肾细胞系等细胞复制的病毒，并引起致细胞病变效应。

对小鼠首次接种 LNV，会引起虚弱乏力等症状，5 天后康复。而再次接种 LNV 后，小鼠于第 4 天死于鼻腔和皮下等多部位出血。病毒核酸可从死亡小鼠的脾、血液、尾巴及四肢的匀浆液中检测到。

截至 2023 年，LNV 的病毒理化特征尚不清楚。

免疫特征　到 2023 年为止，该病毒对人兽致病性并不明确，因此尚无此方面信息。

致病性　澳大利亚 LNV 分离株在体外或体内均未发现在脊椎动物细胞中复制的现象，也没有在野生型或免疫缺陷小鼠中致病的现象。从发现该病毒高发地区收集的一组人类和动物血清也未显示 LNV 特异性抗体的证据。此外，在受感染的成年雌性蚊子的后代中，病毒检出率很高，加上免疫组化在卵巢卵泡内观察到病毒，表明 LNV 是通过卵巢传播的。关于该病毒与人兽疾病的关系尚不清楚，不过有实验研究显示，连续 2 次接种 LNV 可引起鼠出血甚至死亡。20 世纪 90 年代，新疆维吾尔自治区曾报道从不明原因的发热患者的血清、蜱和病牛血清标本分离到一种"新环状病毒"，病毒具有 12 节段 RNA 病毒特征。这些病毒是否为所知的 LNV，尚待进一步研究。

实验室检测　①病毒分离：将从自然界采集的蚊虫标本，以每 50 只为一批，经组织研磨、高速离心后接种白纹伊蚊 C6/36 细胞，一般 3 天出现致细胞病变效应，收获阳性细胞上清液开展进一步鉴定。以使用聚丙烯酰胺凝胶电泳方法检测阳性分离物中的病毒基因，电泳胶经过银染色后，可清楚地看到双链 RNA 条带，带型为 6-5-1 分布。②基因检测：可直接检测蚊虫研磨液中 LNV 基因，因 LNV 第 10 和第 12 基因节段核苷酸序列较为保守，故可作为设计引物的部位。

相关疾病防治原则 因对 LNV 致病性及致病机制尚不了解，故和许多虫媒病毒感染性疾病的预防方法相似，有效预防蚊虫叮咬是其预防的最重要方式。

（梁国栋 吕 志）

kǎdìpínuò bìngdú

卡蒂皮诺病毒 （Kadipiro virus，KDV）

系统分类学上属呼肠孤病毒目 （Reovirales）、光滑呼肠病毒科 （Sedoreoviridae）、东南亚十二节段 RNA 病毒属 （Seadornavirus）。为无囊膜、双链 RNA 的病毒。1981 年，KDV 首次从印度尼西亚爪哇的库蚊中分离出，此后，KDV 也从中国云南省西北部的三带喙库蚊、中华按蚊和骚扰阿蚊，以及山东省的中华按蚊中分离出。

发现史 1981 年，在印度尼西亚卡蒂皮罗 （Kadipiro） 地区采集的棕头库蚊标本中分离到并以此地名命名为卡蒂皮诺病毒。全世界除在印度尼西亚分离的 KDV （JKT-7075 株），2006 年还在中国云南省西北部地区采集的蚊虫标本中分离到 5 株 KDV，随后在中国山东省也分离到新的 KDV。

生物学特征 自中国分离的 KDV 在电子显微镜下的观察结果显示，病毒颗粒为球形，直径约 70nm，无囊膜，表面可见明显的纤状突起。

KDV 为双链 RNA 病毒，病毒基因组 RNA 经凝胶电泳显示为 6-5-1 带型。2000 年完成该病毒全部 12 节段 RNA 基因组核苷酸序列的测定与分析。KDV 基因组具有如下特征：同一病毒株各基因节段 5′端和 3′端非编码区 （noncoding region，NCR） 均具有相似保守序列；印度尼西亚分离的 KDV 5′ NCR 和 3′ NCR 保守序列分别为 GUAGAA 和 WMYGAC （W 代表 A 或 U，M 代表 A 或 C，Y 代表 A、C 或 U），而中国云南省分离的 KDV （YN0557 株） 与其完全相同；基因组末端的序列互补使 RNA 转录产物形成特殊的环状结构，在病毒包装时作为分拣信号，保证每个基因节段只有一个拷贝。

KDV 基因组为 12 节段 （S1~S12） 双链 RNA，分别编码 12 个蛋白质产物 （VP1~VP12）。VP1 为依赖于 RNA 的 RNA 聚合酶，VP2 是细胞受体结合位点，VP3 为甲基转移酶和解旋酶，VP4 是甲基转移酶，VP5 是腺苷三磷酸酶，VP7 是蛋白激酶，VP8 是双链 RNA 结合位点，而 VP6、VP9~VP12 功能尚不清楚。

KDV 可引起白纹伊蚊卵细胞系 （C6/36） 病变，表现为细胞聚集、脱落等现象。尚未见 KDV 引起哺乳动物细胞系病变的报道。已在 2006 年中国云南省采集的棕头库蚊、三带喙库蚊、中华按蚊和骚扰阿蚊标本，以及 2016 年中国山东省的中华按蚊中分离到 KDV。

实验室检测 由于该病毒可引起白纹伊蚊 C6/36 细胞系病变，因此可使用该细胞系分离 KDV。细胞出现病变后提取 RNA，经琼脂糖凝胶电泳或聚丙烯凝胶电泳检测病毒 RNA，电泳图片中可见

到 12 节段 RNA 带型，各分子量 RNA 呈 6-5-1 分布；还可通过反转录聚合酶链反应直接扩增 KDV 基因，一般选择病毒第 12 基因节段作为扩增目的基因。

（梁国栋 孙肖红）

fǎnzhuǎnlù bìngdú kē

反转录病毒科 （Retroviridae）

一类含有反转录酶的 RNA 病毒组成的家族。分 2 个亚科，即正反转录病毒亚科 （Orthoretrovirinae） 和泡沫反转录病毒亚科 （Spumaretrovirinae），前者包括 5 个反转录病毒属 （α、β、γ、δ、ε） 和慢病毒属；后者包括泡沫病毒属。

生物学特征 反转录病毒科成员均呈球形，病毒最外层由脂蛋白囊膜包裹，囊膜表面有纤突，病毒直径为 80~120nm。病毒的基因组位于核衣壳内，由两条相同的正链单链 RNA 组成，核衣壳内还含有反转录酶、整合酶与蛋白酶，为病毒复制所必需。反转录病毒的复制需经过独特的反转录过程，在反转录酶的催化下，病毒基因组正链单链 RNA 首先反转录出互补的负链 DNA，形成 RNA 与 DNA 的杂合体，由病毒自身携带的 RNA 酶 H 水解其中的 RNA 链，再由负链 DNA 合成其互补链，形成双链 DNA，在整合酶的作用下病毒新合成的双链 DNA 整合进宿主细胞基因组中，形成前病毒。反转录病毒科成员具有 gag、pol 和 env 3 个结构基因及数个调节基因。反转录病毒对宿主的嗜性取决于组织细胞膜表面是否有相应受体，细胞内装配形成的新病毒以芽生方式释放，从宿主细胞膜释出时获得囊膜。

主要病毒属与病毒种 反转录病毒科按其致病作用分为 2 个亚科，即正反转录病毒亚科和泡

沫反转录病毒亚科。正反转录病毒亚科包括5个反转录病毒属（α、β、γ、δ、ε）和慢病毒属；泡沫反转录病毒亚科只含泡沫病毒属一个属。

其中，对人类致病的反转录病毒：慢病毒属中的人类免疫缺陷病毒（1型和2型），为获得性免疫缺陷综合征（艾滋病）的病原体；δ反转录病毒属中的人T细胞白血病病毒（1型和2型），是成人T淋巴细胞白血病的病原体。此外，在人和动物组织中可检测到反转录病毒的基因序列，整合在染色体上，称为内源性反转录病毒，但是它们与人类疾病的关系尚不清楚，有待进一步研究。

意义　人类免疫缺陷病毒是获得性免疫缺陷综合征的病原体。自从人类免疫缺陷病毒被发现以来，其在全球已造成数千万人感染，病毒感染后造成宿主T淋巴细胞进行性减少和功能丧失，导致宿主机会致病菌感染或引发恶性肿瘤。人T细胞白血病病毒被证实与人类T淋巴细胞白血病有病因学上的联系。针对这两种病毒造成的宿主感染，尚无有效的治疗措施将其从宿主彻底清除。感染者需长期或终身服药以抑制宿主内病毒的复制。由于人类免疫缺陷病毒感染者难以彻底治愈，且会成为潜在的传播者，获得性免疫缺陷综合征已成为全球最重要的公共卫生问题之一。

（何玉先　孙有湘）

màn bìngdú shǔ

慢病毒属（Lentivirus）
系统分类学上属反转录病毒科（Retroviridae）、正反转录病毒亚科（Orthoretrovirinae）。慢病毒属病毒种类较复杂，形态学上，共同特征是具有圆柱或圆锥形的病毒核心。慢病毒属中的免疫缺陷病毒是获得性免疫缺陷综合征的病原体。

生物学特征　慢病毒属成员为有囊膜病毒，核衣壳呈圆柱或圆锥形，基因组都含有gag、pol、env 3个基因。慢病毒进入宿主细胞，必须借助宿主细胞表面的特异性受体分子的存在。人类免疫缺陷病毒主要感染CD4$^+$ T细胞，但单独的CD4分子并不能使病毒完成进入过程。易感细胞表面的细胞因子受体家族，尤其是趋化因子受体5、趋化因子CXC亚家族受体4分子在介导病毒囊膜与细胞膜融合及进入过程中发挥重要作用。在多种哺乳动物中，发现有大量的外源性慢病毒属成员基因序列，但这些序列与病毒基因序列的进化关系相对较远。

主要病毒种　根据所致疾病及宿主范围的不同，慢病毒属成员可划分为人类免疫缺病毒1型、人类免疫缺陷病毒2型、猴免疫缺陷病毒、马传染性贫血病毒、猫免疫缺陷病毒、山羊关节炎-脑炎病毒及维斯那-梅迪病毒。

致病性　人类免疫缺病毒1型和人类免疫缺陷病毒2型是获得性免疫缺陷综合征的病原体。其中，人类免疫缺病毒2型主要在西非及欧洲局部流行，人类免疫缺陷病毒1型呈世界性蔓延。

（何玉先　孙有湘）

rénlèi miǎnyì quēxiàn bìngdú

人类免疫缺陷病毒（Human immunodeficiency virus，HIV）
系统分类学上属反转录病毒科（Retroviridae）、正反转录病毒亚科（Orthoretrovirinae）、慢病毒属（Lentivirus）。具有2个相同正链RNA基因组的病原体。可引起获得性免疫缺陷综合征。HIV自1983年被发现以来，在全球迅速蔓延，导致数千万人感染，已成为全球最重要的公共安全问题之一。根据血清学和基因序列差异，HIV分1型（HIV-1）和2型（HIV-2）。HIV-1广泛分布于世界各地，是造成全球获得性免疫缺陷综合征流行的主要原因；HIV-2流行较局限，主要分布于非洲西部。

猴免疫缺陷病毒（Simian immunodeficiency virus，SIV）又称非洲绿猴病毒（African green monkey virus），是一种至少可影响33种非洲灵长类动物的反转录病毒，分为SIVsm、SIVcpz、SIVagm和SIVmnd等亚型。不同于HIV-1和HIV-2对人体的感染，SIV对其天然宿主的感染在很多情况下不具有致病性，但该病毒如果感染了亚洲或印度普通猕猴，则将在感染后期发展成猴获得性免疫缺陷综合征。将HIV-1与HIV-2的核苷酸序列与在非洲大陆猴身上流行的SIV作比较发现，HIV-1与SIVcpz很相似，而HIV-2与SIVsm最为接近。进一步的研究表明，HIV的M亚组为一单一事件，大约在1930年由非洲中西部的黑猩猩传染给人类。实际上，非洲中西部的黑猩猩才是SIVcpz及HIV-1的天然宿主及发源地。HIV-2则经由多个事件，从乌白眉猴传染给人类。因此，HIV实际上是跨种属传播的结果。

发现史　1981年美国洛杉矶出现一系列不明原因的以细胞免疫缺陷为特征的综合征病例，引起了研究人员对致病原因的寻找。1983年，法国巴斯德研究所病毒学家吕克·蒙塔尼（Luc Montagnier，1932~2022年）和弗朗索瓦丝·巴尔－西诺西（Françoise Barré-Sinoussi，1947~　）博士研究小组从一名淋巴结肿大的患者体内分离出致病的反转录病毒，该病毒与 1904 年发现的马传染性贫血病毒相似，具有子弹头状的病毒核心，于是研究者将此病毒归类于马传染性贫血病毒所属的慢病毒属。1984 年，美国国家癌症研究所的罗伯特·盖洛（Dobert Gallo，1937~）教授研究小组及加州大学旧金山分校的杰·利维（Jay Levy）教授研究小组也先后分离出了相同的病原体。起初各个研究小组对这一病毒的命名比较混乱，为了反映此病毒的致病特点，1986 年此病毒被命名为人类免疫缺陷病毒，随后又有一新型人类免疫缺陷病毒被发现，因此先被发现的 HIV 被重新命名为 HIV-1，后被发现的 HIV 被命名为 HIV-2。

生物学特征 主要包括以下方面。

形态结构 HIV 病毒颗粒呈球形，直径 100~120nm。病毒外层为脂蛋白囊膜，镶嵌有 GP120 和 GP41 两种病毒糖蛋白构成的纤突。核衣壳核心呈子弹头状，内含 2 个相同的正链 RNA 基因组和包裹其外的核衣壳蛋白（p7）、衣壳蛋白（p24），并携带有反转录酶、整合酶和蛋白酶。囊膜与圆柱形核心之间有一层内膜蛋白（p17）。囊膜糖蛋白 GP120 和 GP41 形成棒糖样的三聚体，镶嵌在病毒体表面。GP120 与易感细胞表面 CD4 分子结合并决定病毒的亲嗜性（趋化因子 CXC 亚家族受体 4 或趋化因子受体 5），同时携带中和抗原决定簇被体内中和抗体识别；慢性感染中，GP120 易发生变异，有利于病毒逃避免疫清除。GP41 为跨膜蛋白，分膜外区、跨膜区和膜内区 3 个片段，主要起介导病毒囊膜与宿主细胞膜融合的作用。HIV 基因组全长约 9200bp，中间含有 *gag*、*pol* 和 *env* 3 个基因，以及 *tat*、*rev*、*vif*、*vpr*、*vpu* 和 *nef* 6 个调节基因；两端有长末端重复序列，包含启动子、增强子及与其他转录调控因子结合的序列。

亚种及分群 HIV-1 和 HIV-2 两型病毒的核苷酸序列差异超过 40%。根据囊膜蛋白 *env* 基因与衣壳蛋白 *gag* 基因序列差异的大小，HIV-1 被分为 M（main）、N（new）、O（outlier）3 个组，M 组又分 A~K 11 个亚型和数种重组型。世界上不同地区流行的亚型和重组亚型不同：在全球，A 亚型、C 亚型流行最广，其次是 B 亚型，然后为 AE/AG 重组亚型；在北美和欧洲以 B 亚型为主；中国已有 A、B（欧洲）、B′（泰国）、C（印度）、D、E、F、G 等亚型存在。HIV-1 中的 O 组和 N 组主要局限于非洲地区；HIV-2 分 A~F 6 个组，主要流行于非洲，中国也有散在报道。

传染性 获得性免疫缺陷综合征的传染源是 HIV 感染者和患者。HIV 主要存在于血液、精液和阴道分泌物中，主要传播途径有性传播、血液传播和垂直传播（通过胎盘、产道传给胎儿、新生儿，母婴间还可通过哺乳进行传播）。

抵抗力 HIV 对理化因素的抵抗力较弱。0.5% 次氯酸钠、5% 甲醛、2% 戊二醛、70% 乙醇处理 10~30 分钟即可灭活病毒。高压灭菌 121℃ 下 20 分钟或 100℃ 煮沸 20 分钟均可达到灭活病毒的目的。在冷冻血液制品中可长期存活，需 68℃ 条件下 72 小时才能保证灭活。HIV 在 20~22℃ 液体环境中可存活 15 天；在 37℃ 存活 10~15 天。

免疫特征 HIV 感染可诱导宿主产生特异性细胞免疫应答和体液免疫应答，感染细胞内病毒的清除主要依靠宿主的细胞免疫应答。细胞免疫应答可限制病毒感染，但不能完全清除病毒，宿主免疫力随着疾病进展而下降。大多数感染者可产生中和抗体，病毒囊膜是中和抗体的主要目标，尤其是 GP120 的 V1~V3 片段、CD4 结合部位及 GP41 外膜段。中和抗体与 HIV 结合后可通过诱导依赖抗体的细胞毒性作用，清除 HIV 侵染细胞。由于 CD4$^+$T 细胞首先被感染，CD4$^+$T 细胞功能的早期丧失可导致特异性 CD8$^+$T 细胞功能障碍。另外，由于病毒囊膜抗原的频繁变异，常会导致病毒逃避宿主的免疫清除作用和诱发耐药性的产生。

HIV 主要感染 CD4$^+$T 细胞和单核巨噬细胞，引起宿主免疫系统进行性损伤，这是因为此类细胞表面表达 HIV 主要受体 CD4 分子和辅助受体趋化因子受体 5 或趋化因子 CXC 亚家族受体 4，病毒对它们具有高度亲嗜性。HIV 依赖细胞表面 GP120 分子与上述细胞受体结合，导致 GP41 融合肽暴露，介导膜融合，使病毒进入细胞。受感染的 CD4$^+$T 细胞被溶解破坏，T 细胞数量进行性减少和功能丧失导致免疫缺陷。单核细胞和巨噬细胞也能表达少量的 CD4 分子，其辅助受体为趋化因子受体 5。与 CD4$^+$T 细胞不同，单核细胞和巨噬细胞能抵抗 HIV 的溶细胞作用，一旦感染可长期携带 HIV，病毒随细胞游走导致全身播散。感染的巨噬细胞丧失吞噬和诱发免疫应答功能。在感染早期，HIV 主要以感染单核巨噬细胞为主，有利于病毒的体内播散；随后，HIV 以感染 CD4$^+$T 细胞为主。HIV 也可感染脑组织中小神经胶质细胞和巨噬细胞，引起神经细胞损伤，被感染的细胞可释放神经毒物质或趋化因子，促进脑组织炎症反应。

致病性 HIV 可造成感染者体内 $CD4^+T$ 细胞进行性减少，导致宿主发生机会性感染及恶性肿瘤，最终导致患者死亡。由于 HIV 在反转录过程中具有高突变与频繁重组的特征，致使 HIV 新的变种或亚型不断产生，导致抗 HIV 治疗药物的效力受到了严峻挑战。获得性免疫缺陷综合征的潜伏期长，从感染到发病 3~10 年。在急性感染期，因 HIV 大量复制，引起病毒血症，患者可出现类似流行性感冒的非特异症状。2~3 周后症状消退，HIV 进入潜伏期。通常患者在感染 HIV 后 4~8 周可检出 HIV 抗体。在潜伏期，一般无临床症状，但 HIV 在淋巴结中持续存在并活跃复制。随着 HIV 大量复制，严重损伤宿主免疫系统，患者开始出现如低热、盗汗、全身倦怠、慢性腹泻及全身淋巴结肿大等症状，且症状逐渐加重，随后进入典型获得性免疫缺陷综合征期。此时，血中 $CD4^+T$ 细胞显著下降（<200 cell/μl），引起严重的免疫缺陷合并各种机会致病菌感染和恶性肿瘤。未治疗常在临床症状出现后 2 年内死亡。获得性免疫缺陷综合征常见的机会性感染病原体有白念珠菌、新型隐球菌、巨细胞病毒、单纯疱疹病毒、隐孢子虫、弓形体等；常见的获得性免疫缺陷综合征相关恶性肿瘤有疱疹病毒 8 型引起的卡波西肉瘤、多克隆 B 细胞恶变产生的恶性淋巴瘤、伯基特淋巴瘤等；HIV 也可侵犯神经系统，诱发患者出现人类免疫缺陷病毒性脑病。

实验室检测 常见以下 4 种。

检测病原体抗体 酶联免疫吸附试验筛查 HIV 阳性感染者。确认实验常用蛋白质印迹法及免疫荧光染色法检测患者血清中 HIV 衣壳蛋白 p24 抗体和糖蛋白 GP41、GP120/160 抗体。通常 HIV 抗体在感染后 4~8 周才能检出。

检测病毒抗原 急性感染期，可通过酶联免疫吸附试验检测血清中 p24 抗原辅助早期诊断。p24 抗原检出具有窗口期，常在 HIV 抗体出现后转阴。

检测病毒核酸 常用荧光定量聚合酶链反应检测血浆中病毒 RNA 载量，用于检测疾病进展和评价抗病毒治疗效果。聚合酶链反应也可检测感染细胞中的 HIV 前病毒 DNA，用于诊断急性感染。

病毒分离 用未感染者外周血单个核细胞与患者单核细胞混合培养 7~14 天，检测培养液中反转录酶活性或 p24 抗原。

相关疾病防治原则 人类应对 HIV 感染的手段主要包括以下 3 种。

疫苗开发 应用安全有效的 HIV 疫苗是控制获得性免疫缺陷综合征流行的重要途径。全球目前有数十个 HIV 疫苗在进行人体临床试验，但尚无有效的疫苗上市。采用多种疫苗联合免疫诱导中和抗体保护未感染 HIV 的健康人群，使用治疗性疫苗增强细胞毒性 T 细胞免疫应答，配合抗病毒药物治疗 HIV 感染者，是治愈 HIV 的希望所在。

宣传教育 在全球 HIV 流行的背景下，宣传教育对 HIV 的预防至关重要。预防措施：①开展预防获得性免疫缺陷综合征的宣传教育。②建立全球和地区性 HIV 感染监测网，及时掌握疫情。③对献血、器官捐献者必须行 HIV 抗体检测。④禁止共用注射器、注射针、牙刷、剃须刀等。⑤提倡安全性生活。⑥HIV 抗体阳性妇女避免妊娠或避免母乳喂养等。

药物治疗 抗 HIV 药物主要包括以下几种类型：①反转录酶抑制剂。此类抑制剂可抑制 HIV 反转录酶的正常作用，从而阻止病毒的复制。常用的药物有齐多夫定、阿巴卡韦、拉米夫定、替诺福韦等。②整合酶抑制剂。主要包括拉替拉韦、埃替拉韦、卡博特拉韦等。③膜融合抑制剂。主要以西夫韦肽、恩夫韦肽、马拉维若等为代表。④蛋白酶抑制剂。包括沙奎那韦、利托那韦等。⑤组合疗法。为防止耐药性产生，HIV 治疗多采取多种抗病毒药物联合方案，称为高效抗反转录病毒治疗。这些抗病毒药物通常通过干扰病毒的生活周期，抑制病毒的复制和传播，从而控制和治疗获得性免疫缺陷综合征。在治疗获得性免疫缺陷综合征时，通常需要根据患者具体情况选择最合适的药物组合，且需要严格遵守医师的用药指导，以确保治疗效果最大化和不良反应最小化。抗病毒治疗可显著降低血液中病毒载量，但尚不能完全清除体内 HIV。为保证治疗效果，延缓耐药性产生，在治疗过程中需定期进行 $CD4^+T$ 细胞计数及病毒载量检测。

（何玉先 孙有湘）

δ fǎnzhuǎnlù bìngdú shǔ

δ 反转录病毒属 （*Deltaretro-virus*） 系统分类学上属于反转录病毒科 （*Retroviridae*）、正反转录病毒亚科 （*Orthoretrovirinae*）。

生物学特征 病毒基因组为 RNA，在反转录酶的作用下首先将 RNA 转变为互补 DNA，再在 DNA 复制酶、转录酶、翻译酶的作用下进行扩增。3 个读码框中 *gag*、*pol*、*env* 基因分别编码组成病毒中心和结构的蛋白质、蛋白酶、整合酶及反转录酶、病毒的囊膜糖蛋白。此外，病毒基因组还包括 2 个调节基因 *rex* 和 *tax*，编码的产物参与调控病毒 RNA 的合成及加工。

主要病毒种　包括牛白血病病毒和人 T 细胞白血病病毒。

致病性　该属病毒感染可导致癌症，如人 T 细胞白血病病毒可导致成人急性 T 细胞白血病。

（郭 斐　许丰雯）

rén T xìbāo báixuèbìng bìngdú

人 T 细胞白血病病毒（*Human T-lymphotropic virus*，HTLV）

系统分类学上属于反转录病毒科（*Retroviridae*）、正反转录病毒亚科（*Orthoretrovirinae*）、δ 反转录病毒属（*Deltaretrovirus*）。可引起 T 细胞白血病和毛细胞白血病。人 T 细胞白血病病毒有 1 型（HTLV-1）和 2 型（HTLV-2），是 20 世纪 70 年代后期首次发现的人类反转录病毒。

发现史　1977 年日本学者内山（Uchiyama）等报道，日本的 T 细胞白血病和淋巴瘤多见于西南部的九州和四国等沿海地区，因其好发于成人，称为成人 T 细胞白血病。1980 年应用成人 T 细胞白血病患者的外周血与婴儿脐血中的白细胞共同培养，先后建成了 MT-1、MT-2、MT-3、MT-4 等细胞系，皆能释放出 C 型反转录病毒，并将其命名为成人 T 细胞白血病病毒。免疫学和分子杂交方法研究表明，美国分离的 HTLV 和日本的成人 T 细胞白血病病毒性质是一样的。1983 年 9 月在美国冷泉港举行的 T 细胞白血病病毒讨论会上，学者认为二者是一种病毒，并建议统一使用 HTLV 命名。

生物学特征　电镜下两型 HTLV 均呈球形，直径约 100nm，中心为病毒的 RNA 和反转录酶，最外层系病毒的囊膜，其表面嵌有 GP120，能与 CD4 结合而介导病毒的感染。囊膜内有病毒的衣壳，含有 p18 和 p24 两种结构蛋白。病毒的基因组包括 *gag*、*pol* 和 *env* 3 个基因，以及 *tax*、*rex* 等调节基因，其两端均为长末端重复序列。*gag* 等 3 个结构基因的功能与人类免疫缺陷病毒的结构基因相似；*tax* 基因能够编码一种反式激活因子，一方面活化长末端重复序列，促进病毒基因的转录，另一方面可活化宿主细胞白细胞介素-2 及其受体的基因，发挥细胞促生长作用；*rex* 基因可表达两种对病毒结构基因有调节作用的蛋白；非结构蛋白 p12、p30、p13 分别参与调控感染后细胞的免疫识别、病毒蛋白的表达及细胞的增殖等。

免疫特征　病毒首先与 CD4+ 细胞结合并活化受染细胞，细胞膜上表达白细胞介素-2 受体，进而经病毒的反转录酶作用形成病毒 DNA，并整合于宿主细胞染色体形成前病毒。在病毒 *tax* 基因产物的作用下，CD4+ 细胞白细胞介素-2 及其受体的基因异常表达，使受染细胞大量增殖。带有前病毒的宿主细胞可因病毒 DNA 整合部位的多样性，转化成不同的细胞克隆。

致病性　两型 HTLV 均可通过其表面囊膜糖蛋白与易感细胞的 CD4 分子结合而感染，导致受染细胞发生转化而恶变。其中，HTLV-1 不仅可经输血、注射或性接触等传播，也可通过胎盘、产道或哺乳等途径垂直传播。由其导致的成人 T 细胞白血病，在加勒比海地区、南美东北部、日本西南部及非洲某些地区呈地方性流行。在中国部分沿海地区也发现少数病例。

HTLV-1 感染通常是无症状的（图 1），但受染者发展为成人 T 细胞白血病的概率为 1/20，CD4+ T 细胞可呈急性或慢性恶性增殖，

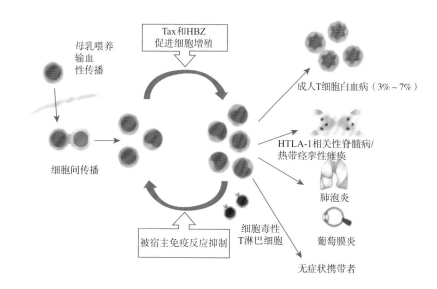

图 1　HTLV-1 感染后的自然进程

注：HTLV-1 感染细胞后，病毒蛋白表达，被感染的细胞的生长受细胞毒性 T 细胞所抑制，其数量受病毒蛋白的表达及宿主的免疫体统所调控。约 5% 的感染者发展为成人 T 细胞白血病。少量携带者发展为炎症性疾病，如 HTLV-1 相关性脊髓病/热带痉挛性瘫痪、葡萄膜炎、肺泡炎。而大多携带者无明显症状。

出现淋巴细胞数异常增多、淋巴结病、肝脾肿大的临床表现，也可见斑疹、丘疹样小结和剥脱性皮炎等皮肤损伤。强直性下肢轻度瘫痪是 HTLV-1 感染相关的第二类综合征，是慢性进行性神经系统紊乱，表现为两侧下肢无力、麻木、背痛，也可出现膀胱刺激征。在某些人群，如注射药物使用者等，HTLV-2 的感染率较高。

实验室检测　病毒分离采用植物血凝素处理的患者淋巴细胞，加入含白细胞介素-2 的营养液培养 3~6 周，电镜观察病毒颗粒，并检测上清液反转录酶活性，最后用免疫血清或单克隆抗体鉴定。抗体检测可用酶联免疫吸附试验和间接免疫荧光法，也可用蛋白质印迹法和聚合酶链反应等检测抗原或病原体。血液中 HTLV-1 抗体存在，即可诊断为该病毒感染；而血液中异常淋巴细胞大量增殖，同时证实这些淋巴细胞中有 HTLV-1 DNA，则可支持成人 T 细胞白血病的诊断。

相关疾病防治原则　加强卫生知识的宣传；避免与患者体液尤其是血液或精液等接触；对供血者可行 HTLV 抗体检测（1988 年起美国已开始对血库的血源作 HTLV-1 和 HTLV-2 的测定），保证血源的安全性；强化对 HTLV 感染的监测，及时了解流行状况，采取应对措施；严格进口检疫，防止传入。成人 T 细胞白血病的治疗以化疗为主，但对 HTLV-1 的抵抗效果不佳。齐多夫定和其他反转录酶抑制剂能有效地对抗细胞培养中的 HTLV-1。

（郭　斐　许丰雯）

pàomò bìngdú shǔ

泡沫病毒属（Spumavirus）

系统分类学上属于反转录病毒科（Retroviridae）、泡沫反转录病毒亚科（Spumaretrovirinae）。基于泡沫病毒属与其他反转录病毒属具有不同的特点，如具有感染性的基因组、特殊的复制模式及不同的生物学属性，泡沫病毒属从反转录病毒科中被单独划分出来。泡沫病毒在自然界广泛存在，有较广泛的宿主范围，可从多种哺乳动物中分离出来，包括人类、非人灵长类、猫、仓鼠、海狮等。

生物学特征　该属病毒为有囊膜的正链单链 RNA 病毒，在反转录后病毒被插入宿主基因组中。电镜下，病毒颗粒呈二十面体球形，直径 100~140nm，病毒颗粒囊膜上有 5~15nm 放射状纤突。泡沫病毒是反转录科病毒家族中与其他成员差异最大的一个分支，反转录病毒科中很多被广泛接受的观点并不适用于泡沫病毒属。从生活周期过程看，泡沫病毒与嗜肝 DNA 病毒更相似，如人乙型肝炎病毒。

主要病毒种　泡沫病毒属病毒在自然界中宿主范围广泛，根据宿主不同，泡沫病毒属成员划分有牛泡沫病毒、马泡沫病毒、恒河猴泡沫病毒、非洲绿猴泡沫病毒及人泡沫病毒等，但人不是泡沫病毒的天然宿主。

致病性　对泡沫病毒的致病性研究，一直以来受到各国学者的广泛关注。泡沫病毒虽会引起培养细胞产生致细胞病变效应，但其致病性并不明确。病毒感染动物后，能引起动物终身低水平感染，但不表现有病理损伤。

（何玉先　孙有湘）

rén pàomò bìngdú

人泡沫病毒（Human foamy virus，HFV）

系统分类学上属于反转录病毒科（Retroviridae）、泡沫反转录病毒亚科（Spumaretrovirinae）、泡沫病毒属（Spumavirus）的二聚线型 RNA 病毒。HFV 因其感染宿主后可诱导宿主生成大量泡沫样空泡和多核细胞而得名。

发现史　20 世纪 70 年代从鼻咽癌患者中分离出人泡沫病毒，随后又从亚急性甲状腺炎及格雷夫斯病中分离出。20 世纪 80 年代，由于人类免疫缺陷病毒对人类的危害，科学家们对同为反转录病毒的 HFV 的研究趋于活跃。20 世纪 90 年代初，研究者从 HFV 转基因小鼠中发现，HFV 能引起动物神经系统退行性病变，但 HFV 与人类特定疾病的关系仍不明确。

生物学特征　与典型的反转录病毒一样，HFV 由类脂囊膜和核衣壳组成，类脂囊膜表面有突起且长于其他反转录病毒。新合成的病毒颗粒以出芽方式释放到细胞外。此时释放的病毒需经病毒自身编码的蛋白酶剪切加工才能成熟。未成熟病毒颗粒衣壳呈环形，成熟病毒颗粒有一致密核心居于中央。泡沫病毒基因组为反转录病毒中最长的，HFV 基因组 RNA 长约 11 670nt。基因组结构复杂，两端为长末端重复序列，中间包含反转录病毒共有的 gag、pol 和 env 3 个结构基因，另有 4 个开放阅读框编码是非结构基因或调控基因（bel1、bel2、bel3 和 bet）。HFV 与其他反转录病毒，如人类免疫缺陷病毒、人 T 细胞白血病病毒基因结构并不一样，人类免疫缺陷病毒、人 T 细胞白血病病毒的调控基因分布在 env 基因的上下游，而 HFV 的调控基因位于 env 与 3′长末端重复序列之间，仅小部分与 env 基因 3′端重合。另外，HFV 基因组较人类免疫缺陷病毒和人 T 细胞白血病病毒大很多，原因是 HFV 的 env 基因与长末端重复序列 *U3* 区都较长。HFV 基因结构复杂，其转录模式也较特别；HFV 含有内源性基因内启动子，且反式激活因子 Bel1 在转录过程中起重要作用。

免疫特征　关于宿主对人泡沫病毒的免疫应答研究较少。感染动物产生的抗体主要对应病毒的 Gag 蛋白和 Bet 蛋白。在 HFV 感染者体内，可在外周血淋巴细胞中检测到病毒反转录后的 DNA 序列。CD8[+]T 细胞可能是 HFV 的主要靶细胞。

致病性　血液传播为其主要传播途径。感染 HFV 的实验工作者及 HFV 携带者并不表现临床症状，其致病性未能确定。HFV 可感染人，但未发现其与人类某种疾病相关联。值得注意的是，非洲鼻咽癌患者中 HFV 抗体阳性率很高，HFV 是否具有转化潜能还需进一步研究。

实验室检测　HFV 与人类特定疾病的关系并不明确，人群感染多为病毒携带者，针对 HFV 感染的常规检测手段较少，主要采取以下 3 种手段：①取外周血聚合酶链反应检测 HFV DNA。②免疫荧光法检测 HFV Gag 前体蛋白表达或用 *gag* 基因探针做 Southern 杂交。③取目的组织或细胞与恒河猴肾细胞共培养分离病毒。

相关疾病防治原则　主要针对 HFV 的血液传播途径进行干预。

(何玉先　孙有湘)

wèifēnlèi bìngdú

未分类病毒 （unassigned viruses）

一类按照国际病毒分类委员会 （International Committee on Taxonomy of Virus，ICTV） 分类规则暂不适合归类到已知病毒科的病毒。这些病毒包括对细菌、真菌、植物、动物及人类致病的病毒。但是，随着研究的深入和 ICTV 的不断更新，此类病毒也可被归为某一类分类层级下。

生物学特征　未分类病毒由约 15 个病毒属的病毒组成，生物学特征差异较大。

主要病毒属与病毒种　未分类病毒中病毒大多数与植物和真菌感染有关，与人类疾病相关的病毒包括人丁型肝炎病毒 （Hepatitis D virus，HDV）、朊病毒等。

意义　部分未分类病毒对植物与农作物致病，导致其减产。丁型肝炎病毒伴随乙型肝炎病毒感染人类，因此深入研究这些未分类病毒的特征及寻找高效抗病毒的手段，对人类健康与农业经济发展等具有重要的意义。随着高通量测序等新技术的不断涌现和广泛应用，会有越来越多的新发现病毒或病毒序列被暂时划分为未分类病毒，等待人们对其进行深入研究后再确定其具体分类。

(杨　威)

ruǎnbìngdú

朊病毒 （prion）

一类不含核酸 （DNA 和 RNA），仅由蛋白质构成的，能够自我复制并具备感染性的因子。朊病毒能引起人和其他哺乳动物中枢神经病变。该病毒由美国加州大学旧金山分校的史坦利·布鲁希纳 （Stanley B. Prusiner） 教授于 1982 年在感染的羊脑中分离获得，其因此获得了 1997 年的诺贝尔生理学或医学奖。

生物学特征　朊病毒和其他病毒一样，具有可滤过性、传染性、致病性和对宿主的特异性，但比已知的最小的病毒还要小得多。20 世纪 80 年代在电镜下所观察到的羊瘙痒病相关纤维是唯一一种可被观察到的朊病毒的形态。它具有一种特殊的纤维结构，分为两种结构形式：Ⅰ型纤维由两根原纤维螺旋构成，直径 11～14nm，螺距约 40nm；Ⅱ型纤维由四根原纤维组成，直径 27～34nm，每 100～200nm 形成一个狭窄区。朊病毒主要由称为蛋白感染粒 （proteinaceous infectious particle，PrP） 的蛋白质组成。根据不同的结构 PrP 主要分为两类，即 PrP[c] 和 PrP[Sc]，前者为健康人或动物所具有的正常 PrP，该蛋白富含阿尔法螺旋结构，并能被蛋白酶 K 所降解，参与细胞间的黏附作用和信号转导；后者为致病性的 PrP，该蛋白与 PrP[c] 具有相同的一级结构，即氨基酸序列，但却具有不同的三级结构，富含贝塔折叠结构，不能被蛋白酶 K 降解，因此能在细胞中集聚。朊病毒对多种灭活作用具有惊人的抗性，能抵御紫外线照射、电离辐射、超声波和 120℃ 高温等物理因素；能耐受甲醛、羟胺、核酸酶及蛋白酶 K 等生化因素；生物学上能导致宿主慢性感染而不产生免疫原性，不能诱导特异性抗体的产生，也不能诱发干扰素的产生，且本身不受干扰素的作用。朊病毒的活动机制和复制机制尚不清楚，由于其不含有任何核酸成分，因此有学说认为朊病毒是以自身蛋白质作为遗传编码的信息，但这种假说与经典的"中心法则"相违背。

主要病毒种　主要包括哺乳动物朊病毒 （Mammalian prion） 如羊瘙痒因子 （Scrapie）、传染性貂脑病朊病毒 （Transmissible mink encephalooathy prion）、慢性消瘦病朊病毒 （Chronic wasting disease prion）、牛海绵状脑病朊病毒 （Bovine spongiform encephalopathy prion）、猫海绵状脑病朊病毒 （Faline spongiform encephalopathy prion）、外来有蹄动物脑病朊病毒（Exotic ungulate encephalopathy prion）、库鲁病朊病毒（Kuru disease prion）、克－雅病朊病毒（Creutzfeldt-Jakob disease prion）、格斯特曼综合征朊病毒（Gerstmann syndrome prion）、致死性家族型失眠症朊病毒（Fatal familial insomnia prion），真菌朊病毒（Fungal prion）如啤酒酵母朊病毒（URE3 prion）、啤酒酵母 PSI 朊病毒（PSI prion）、鹅掌柄孢壳 Het-s 朊病毒（Het-s prion）、啤酒酵母 BETA 朊病毒（BETA prion）、啤酒酵母 PIN 朊病毒（PIN prion）。

致病性　由于朊病毒特殊的结构，导致其在体内不能被蛋白酶降解，从而在细胞内不断聚集，形成淀粉样蛋白。此效应会导致神经细胞的死亡，在神经组织中形成"空洞"样结构，形如海绵。朊病毒的潜伏期通常比较长（5~20 年），病程缓慢，但一旦出现症状，则发展迅速，导致脑功能紊乱，直至死亡。根据脑部受损部位的不同，导致的症状也不尽相同，如果小脑受到损伤，会引起运动功能的损害，导致共济失调；大脑灰质受到损伤，会引起记忆下降。截至 2014 年，已知朊病毒导致的人疾病有 4 种，即库鲁病、克－雅病、格斯特曼综合征和致死性家族型失眠症。

朊病毒感染性疾病的发生主要分为 3 种情况，即后天获得型、家族遗传型和散发型。后天获得型朊病毒感染性疾病，其传播途径尚存在争议，比较公认的包括两方面：食用受感染的动物或动物制品，通过积累缓慢地引起疾病，如库鲁病；通过注射污染的脑垂体生长激素、促性腺激素和硬脑膜移植、角膜移植、输血等造成医源性感染，甚至通过脑部

外科手术的仪器感染（朊病毒可残留于通常为外科器械消毒的高压灭菌器上）引起疾病，如克－雅病。朊病毒的特点是耐受蛋白酶的消化和常规消毒作用，由于其不含核酸，用常规的聚合酶链反应技术还无法检测出来。朊病毒具有大量的潜在感染来源，未知的潜在宿主范围可能很广，传播的潜在危险性不明，且很难预测和推断。朊病毒可感染多个器官，主要为脑，朊病毒感染潜伏期较长，防止发病难度大，一旦发病，6 个月至 1 年死亡，100% 的死亡率。

由于朊病毒感染性疾病尚无有效的治疗方法，因此只能积极预防，其预防方法：处置已知的感染牲畜；禁止食用污染的食物；手术操作要严格遵守无菌操作要求，所用器械要进行严格消毒，对角膜及硬脑膜的移植要排除供者患病的可能；对有基础性疾病的家属更应注意防止其接触该患者。

意义　经典的"中心法则"理论认为，蛋白质的合成是由 DNA→RNA→蛋白质，而朊病毒是以蛋白质为模版，进行自身复制，这对传统的遗传学理论带来了一定的冲击。朊病毒的发现为揭示与痴呆有关的疾病（如阿尔茨海默病、帕金森病）的生物学机制、诊断与防治提供了信息，并为药物研发和新的治疗方法的研究奠定了基础。

（杨　威）

quēxiàn bìngdú

缺陷病毒（Defective virus）基因组不完整或因基因某一点改变而不能进行正常增殖的病毒。缺陷病毒不能复制，却能干扰同种的成熟病毒进入易感细胞，故又称缺陷干扰颗粒。缺陷病毒与

另一病毒共同培养时，若后者能为缺陷病毒提供其所缺少的物质，缺陷病毒可增殖出完整的有感染性的病毒，这种具有辅助作用的病毒称为辅助病毒。

主要病毒种　研究较多的缺陷病毒主要包括丁型肝炎病毒和腺相关病毒。

生物学特征、致病性　见丁型肝炎病毒和/或腺相关病毒。

（郭　斐　许丰雯）

dīngxíng gānyán bìngdú

丁型肝炎病毒（Hepatitis D virus，HDV）　人类丁型肝炎的病原体。原称 δ 因子，为缺陷 RNA 病毒。2019 年国际病毒分类委员会将其归为线状病毒目（Ligamenvirales）、三层病毒科（Tristromaviridae）、德尔塔病毒属（Deltavirus）。

发现史　1977 年意大利都灵学者马里奥·里泽托（Mario Rizzetto）首次在慢性乙型肝炎患者肝细胞中发现了一种不同于乙型肝炎核心抗原的核抗原，称为 δ 因子。1980 年，里泽托（Rizzetto）等从感染的土拨鼠血清中观察到 δ 因子的病毒颗粒。1984 年里泽托提议将 δ 因子命名为 δ 病毒。

生物学特征　从分类、基因型及其分布、病毒特征及理化性质、病毒基因组结构与编码产物等介绍其生物学特征。

分类　HDV 是核酶病毒域、三角病毒科、δ 病毒属的成员。

基因型及其分布　根据基因序列的差异，HDV 被分为 8 种类型。不同基因型之间的序列变异可达整个 RNA 基因组的 40% 及氨基酸序列的 35%。HDV 基因型具有不同的地理分布特点和相关的疾病谱，Ⅰ型分布最广泛，主要存在于北美、欧洲、非洲、东亚、

西亚、南太平洋；在中国台湾Ⅱ型最流行，在南美洲Ⅲ型最流行。

病毒特征及理化性质　完整成熟的 HDV 为球形颗粒，直径 35~41nm，表面无明显的纤突，囊膜为乙型肝炎表面抗原，内部核心为丁型肝炎抗原（hepatitis D antigen，HDAg）和 HDV 基因组的疏松结合，核衣壳为二十面体对称。HDV 颗粒在氯化铯梯度中的浮力密度为 1.25g/ml。HDV 相对较稳定，可耐受 60℃干热 30 小时。100℃下 10 分钟或高压蒸汽灭菌法可破坏 HDV。由于 HDV 核衣壳外包裹着乙型肝炎病毒的囊膜，故灭活乙型肝炎病毒的方法也可灭活 HDV。

病毒基因组结构及编码产物　HDV 核心由共价闭合环状负链单链 RNA 基因组组成，长约 1.7kb，由约 200mol 的 HDV 抗原包裹成一个病毒颗粒。HDV 基因组有 4 个特征：①基因组小。②呈滚环状复制。③基因组呈环状，鸟嘌呤和胞嘧啶含量 60% 以上，约 70% 的核苷酸碱基可互补配对，因此易形成分子内互补，可折叠成双链、不分支的棒状结构，这使其与类病毒非常相似。④基因组 RNA 和抗基因组 RNA 内部含有一个 85nt 的区域，均具有核酶活性，能进行自我切割和连接。在 HDV 感染的细胞内可观察到 3 种主要的 RNA：第一种是长约 1.7kb 的负链基因组 RNA，主要存在于病毒颗粒中；第二种是与 HDV 基因组互补的正链抗基因 RNA，主要存在于肝中；第三种是长约 0.8kb 的多聚腺苷酸化的信使 RNA，编码 HDAg，在感染的肝中存在，但数量较少。在 HDV 基因组和抗基因组内存在数个可编码百余个氨基酸的开放阅读框（open reading frame，ORF），但只有一个 ORF 转录活跃并编码 HDAg。

HDAg 是一种核蛋白，是 HDV 编码的唯一蛋白，由正链抗基因组中 ORF5 编码。HDAg 有两种类型，是由 195 个氨基酸组成的分子量约为 24 000 的小 HDAg（S-HDAg）和由 214 个氨基酸组成的分子量约为 27 000 的大 HD-Ag（L-HDAg），又称大 δ 抗原和小 δ 抗原。两种类型由长约 0.8kb 的 RNA 不同的剪接产物翻译而成，除 L-HDAg 的 C 端比 S-HDAg 多 19 个氨基酸，二者在序列上完全相同。S-HDAg 和 L-HDAg 的比值决定 HDV 的复制、装配和转运。S-HDAg 对 HDV 复制有反式抑制作用，L-HDAg 对 HDV 的复制有反式激活作用，且对 HDV 装配的启动必不可少。约 60 个 HD-Ag 与一个 HDV 基因组的 RNA 结合，构成二十面体对称的核衣壳。若 HDAg 单独被乙型肝炎表面抗原包装，可形成不含 HDV RNA 的"空壳颗粒"。HDV 囊膜来自辅助病毒乙型肝炎病毒的囊膜，囊膜蛋白为乙型肝炎表面抗原，可起保护 HDV RNA 的作用，并在 HDV 感染中发挥重要作用。

HDV 除感染人，还可感染黑猩猩、东方土拨鼠、北京鸭、美洲旱獭等。这些动物可作为 HDV 研究的动物模型。

免疫特性　人感染 HDV 后，先产生抗 HDV 抗体免疫球蛋白 M，再产生抗 HDV 抗体免疫球蛋白 G。抗 HDV 抗体不是中和抗体，无免疫保护作用。

致病性　HDV 感染呈世界性分布，但各国及各地区流行的程度不同。HDV 在巴西的亚马逊湾及意大利南部地区流行率较高，中国及东南亚地区则较低。中国乙型肝炎病毒感染者中，HDV 感染率为 0~10%。HDV 的主要传染源为乙型肝炎病毒/HDV 联合或重叠感染患者，尤其是慢性 HDV 感染者。HDV 传播方式与乙型肝炎病毒基本相同，主要通过肠道外传播，在地方性流行区 HDV 主要通过日常生活接触传播，在非地方性流行区主要经血液或血液制品及静脉内注射毒品传播。HDV 也可经性传播和垂直传播。

人感染 HDV 主要有联合感染和重叠感染两种形式。①联合感染：患者同时感染乙型肝炎病毒和 HDV。即同时发生急性乙型肝炎和急性丁型肝炎。此种情况下乙型肝炎病毒复制呈一过性，因此也限制了 HDV 的复制，故病情多呈良性、自限性，临床表现和血生化检查特点类似于急性乙型肝炎病毒感染，但有时可见到双峰型谷丙转氨酶升高，两峰分别代表乙型肝炎病毒感染和 HDV 感染。有时乙型肝炎病毒和 HDV 联合感染可表现为重型肝炎，多见于药物依赖者。联合感染者中发展成慢性的患者病情严重，可在较短时间内形成肝硬化，多数患者在病程中可检测到抗 HDV 抗体免疫球蛋白 M 和免疫球蛋白 G，部分患者急性期血清可检测到 HDAg。通常感染消退时，HDAg 随着乙型肝炎表面抗原的消失而消失，抗 HDV 抗体会逐渐降至检测不到的水平。②重叠感染：在慢性乙型肝炎病毒患者或慢性乙型肝炎病毒携带者的基础上感染 HDV。此类患者一般病情较重，多伴黄疸和肝功能损害。乙型肝炎表面抗原携带者重叠感染 HDV 可导致急性发作；慢性乙型肝炎患者重叠感染后可进展为重型慢性活动性肝炎。重叠感染一般预后较差，大多数患者可发展成为慢性肝炎，或使原肝病变及临床病情恶化，如导致急性重型肝炎甚至死亡。典型的乙型肝炎病毒/HDV重叠感染的血清学经过一般有3个特点：①血清中出现HDAg时乙型肝炎表面抗原效价有所下降。②血清中一般可持续监测到HDAg和HDV RNA。③高效价抗HDV抗体免疫球蛋白M和免疫球蛋白G可长期存在。

HDV致病作用主要是病毒对肝细胞的直接损伤作用，且肝损伤程度与HDV RNA呈正相关。此外，免疫机制也参与了其致病过程。丁型肝炎患者的血清中检测到病毒自身抗体，提示在HDV致病机制中有免疫反应的作用。慢性丁型肝炎中HDV抗原特异的辅助性T细胞可能参与了B细胞和T细胞应答，最终导致实验动物和人的发病。而细胞毒性T细胞介导的细胞免疫在慢性肝炎发病及炎症活动中有重要意义，体外试验证实，Fas配体（Fas ligand，FasL）介导Fas阳性的靶细胞凋亡是细胞毒性T细胞的主要作用机制之一，细胞免疫损伤与慢性肝病有密切关系，可导致肝细胞坏死与凋亡并存。通过大量的免疫组化及核酸分子原位杂交技术已证明病毒性肝炎时肝细胞大量表达FasL，部分肝细胞和单个核细胞（淋巴细胞、单核细胞）也表达FasL，且Fas和FasL表达强度均与肝组织病理损害程度和肝细胞炎症活动度一致，由此提示经Fas和FasL途径的细胞凋亡机制确实参与了慢性肝炎的形成。

实验室检测 用酶联免疫吸附试验检测HDAg是诊断HDV感染的常用方法，但HDAg在血清中持续时间短，平均21天。标本采集时间合适与否是决定检出率的主要因素。部分患者可有较长时间的抗原血症，但HDAg效价较低，不易检出。HDAg主要在肝细胞核内呈细颗粒状、小球状或弥散状分布，若用免疫组化方法检测到肝内HDAg可作为诊断HDV感染的直接证据，也可作为HDV感染呈活动性的指标，但活检标本不易获得，故此方法不常用。

用酶联免疫吸附试验检测抗HDV抗体免疫球蛋白M和免疫球蛋白G。抗HDV抗体免疫球蛋白M于急性感染的第4~5周检出率高，是HDV感染早期的诊断指标，而持续高效价抗HDV抗体免疫球蛋白G是诊断慢性HDV感染的主要血清学指标。

HDV的RNA可通过采集血或肝组织标本，用斑点杂交法、原位杂交法或反转录聚合酶链反应方法进行检测。HDV的RNA浓度与HDAg平行，且与肝损伤程度呈正相关。HDV RNA阳性表示有HDV感染和复制，有传染性。

相关疾病防治原则 由于HDV感染的发生必须有乙型肝炎病毒的辅助，因此预防乙型肝炎的措施也可预防丁型肝炎。接种乙型肝炎病毒疫苗可预防丁型肝炎。严格筛选献血员和血液制品可防止医源性感染。对乙型肝炎病毒患者和乙型肝炎病毒携带者进行健康教育，可减少HDV重叠感染的机会。

凡抑制乙型肝炎病毒增殖的药物，也能控制HDV的复制，如用重组α干扰素或γ干扰素治疗，但由于同时存在乙型肝炎病毒和HDV感染，故丁型肝炎的抗病毒治疗效果差。对肝衰竭患者可实行肝移植，术前及术后给予免疫球蛋白和抗病毒联合治疗。

（鲁凤民）

xìhuán bìngdú
细环病毒（*Torque teno virus*，TTV） 可引起输血后肝炎，导致血谷丙转氨酶水平升高的小的、无囊膜的、二十面体对称的环状单链DNA病毒，属于指环病毒科（*Anelloviridae*）。又称输血传播病毒。最新的分类将其归为指环病毒科（*Anelloviridae*）、甲型细环病毒属（*Alphatorquevirus*）。

发现史 1997年日本学者通过代表性差异分析法从一例非甲型肝炎患者血清中获得了一段500bp的核苷酸片段，由于其与基因库中已知病毒的序列同源性非常低，提示可能是一种新的病毒核酸序列，并将可能代表的病毒用患者名字命名为TTV，又称辛型病毒。因TTV与输血传播病毒二者的简写（*Transfusion transmitted virus*，TTV）恰好相同，所以也经常被称为输血传播病毒。

生物学特征 TTV为一种小的、无囊膜、二十面体对称的环状单链DNA病毒。病毒颗粒直径30~50nm，对脱氧核糖核酸酶I、绿豆核酸酶敏感，抗RNA酶A和部分限制性内切酶。基因组长约3.8kb，有4个开放阅读框（open reading frame，ORF），分别编码含有770个、120个、286个、289个氨基酸的多肽。

免疫特征 TTV感染可导致免疫耐受。TTV感染所诱发的免疫反应研究机制尚不清楚，有研究发现TTV的ORF2蛋白可抑制细胞内核因子κB的活性，从而抑制细胞炎症因子、趋化因子等的表达来调控炎症反应。通常在感染者体内可检测到多种TTV变异株，提示TTV已进化出免疫逃逸机制来建立持续性感染。

致病性 TTV在全球广泛流行，人群中感染率很高，欧美等国家正常献血者的感染率为33%~76%，亚洲、非洲和南美洲等正常献血者的感染率为90%~100%。TTV 能感染灵长类动物中的黑猩猩、类人猿和猴以及猪、牛、羊、犬、猫、鸡、鼠、骆驼和其他多种动物。TTV 主要通过血液及血液制品传播，且能在粪便、唾液、胆汁、乳汁内检测到病毒。

多数 TTV 感染者表现为无临床症状，无明显的肝炎生化指标，肝穿刺活检无明显病理改变。在自发炎症性肌病、癌症和红斑狼疮患者体内 TTV 含量很高，婴幼儿发生急性呼吸道感染时病毒复制呈现活跃状态；病毒极易发生遗传变异、易引起持续性感染。某些基因型（如基因 1 型）可能具有潜在的致病性。有报道认为 TTV 感染和暴发型肝炎、肝炎引发的肝硬化、谷丙转氨酶长期波动的慢性肝炎等有一定的关系。在慢性丙型病毒性肝炎及慢性乙型病毒性肝炎患者中的发病率较高。人群中 TTV 的感染率较庚型病毒性肝炎患者的感染率高，一般人群中 TTV 阳性率多在 10% 以上，中国静脉吸毒者的 TTV 阳性率为 41.8%。在非甲型、非庚型肝炎患者中，TTV 阳性率为 43%。

实验室检测　主要采用聚合酶链反应进行核酸检测及酶联免疫吸附试验检测。

相关疾病防治原则　严格筛选献血者，尽量采集来自低危献血者的血液。增加血液检测项目和新检测技术的应用，对血液制品进行病毒灭活。

（郭　斐　许丰雯）

索　引

条 目 标 题 汉 字 笔 画 索 引

说　明

一、本索引供读者按条目标题的汉字笔画查检条目。

二、条目标题按第一字的笔画由少到多的顺序排列，按画数和起笔笔形横（一）、竖（丨）、撇（丿）、点（、）、折（乛，包括丁乚く等）的顺序排列。笔画数和起笔笔形相同的字，按字形结构排列，先左右形字，再上下形字，后整体字。第一字相同的，依次按后面各字的笔画数和起笔笔形顺序排列。

三、以拉丁字母、希腊字母和阿拉伯数字、罗马数字开头的条目标题，依次排在汉字条目标题的后面。

十一 画

条目外文标题索引

内 容 索 引

说 明

一、本索引是本卷条目和条目内容的主题分析索引。索引款目按汉语拼音字母顺序并辅以汉字笔画、起笔笔形顺序排列。同音时，按汉字笔画由少到多的顺序排列，笔画数相同的按起笔笔形横（一）、竖（｜）、撇（丿）、点（、）、折（乛，包括丁乚乚等）的顺序排列。第一字相同时，按第二字，余类推。索引标目中夹有拉丁字母、希腊字母、阿拉伯数字和罗马数字的，依次排在相应的汉字索引款目之后。标点符号不作为排序单元。

二、设有条目的款目用黑体字，未设条目的款目用宋体字。

三、不同概念（含人物）具有同一标目名称时，分别设置索引款目；未设条目的同名索引标目后括注简单说明或所属类别，以利检索。

四、索引标目之后的阿拉伯数字是标目内容所在的页码，数字之后的小写拉丁字母表示索引内容所在的版面区域。本书正文的版面区域划分如右图。

a	c	e
b	d	f

本卷主要编辑、出版人员

责任编辑　郭　琼

索引编辑　丛春燕

名词术语编辑　王晓霞

汉语拼音编辑　潘博闻

外文编辑　顾　颖

参见编辑　周艳华

责任校对　张　麓

责任印制　黄艳霞